Foundation in Kinesiology
and Biomechanics
Vickie Samuels

運動学と
バイオメカニクス
の基礎

監訳 黒澤和生 赤坂清和 河西理恵

南江堂

F. A. Davis Company
Philadelphia, PA 19103
www.fadavis.com

The original English language work has been published by: The F.A. Davis Company, Philadelphia, Pennsylvania

Copyright © 2018 by F. A. Davis Company. All rights reserved. This product is protected by copyright. No part of it may be reproduced, stored in a retrieval system, or transmitted in any form or by any means, electronic, mechanical, photocopying, recording, or otherwise, without written permission from the publisher.

As new scientific information becomes available through basic and clinical research, recommended treatments and drug therapies undergo changes. The author(s) and publisher have done everything possible to make this book accurate, up to date, and in accord with accepted standards at the time of publication. The author(s), editors, and publisher are not responsible for errors or omissions or for consequences from application of the book, and make no warranty, expressed or implied, in regard to the contents of the book. Any practice described in this book should be applied by the reader in accordance with professional standards of care used in regard to the unique circumstances that may apply in each situation. The reader is advised always to check product information (package inserts) for changes and new information regarding dose and contraindications before administering any drug. Caution is especially urged when using new or infrequently ordered drugs.

基礎研究や臨床研究による最新の科学により，推奨される治療法や薬物療法は変化している．著者と出版社は，本書を正確かつ最新の状態で，出版時に認められた基準に最大限準拠させた．著者，編集者および出版社は，本書の誤記，脱字，および適用結果について一切の責任を負わない．また，本書の内容に関しては，明示，黙示を問わず，いかなる保証も行わない．本書で記した治療は，適用の可能性がある特有の状況において，専門的な医療基準に従い，読者によって適用されるべきである．読者には，患者に薬剤を投与する前に製品情報（添付文書）の変更や，服用量と禁忌に関する最新の情報を常に確認することを勧める．特に新規に開発された薬剤や，まれにしか処方されない薬剤を使用するときには注意が必要である．

Japanese version © Nankodo Co., Ltd., 2019
Translated by Kazuo Kurosawa, Kiyokazu Akasaka and Rie Kasai
Published by Nankodo Co., Ltd., Tokyo
Authorized translation from English language edition
published by F.A Davis Company

Printed in Japan

何度もパンにマスタードを塗っていたビルに捧げる．

まえがき

　学生の学びを成功させるためにはさまざまな教材が必要であり，その根幹によい教科書が必要なのは当然である．私は運動学を教える者として，学部教育に適した教科書を見つけることができなかったので，運動学の講義で使っていた教科書とのギャップを埋めるため，大学院生向けの教材をつけ加え講義を行った．さまざまな教材から情報を引き出してくる作業に熱中した結果，私の関心は教えることからは離れたが，学生達が運動学を学習するために必要なあらゆる情報を備えた1冊の教科書を作ることができたと信じている．現在用いられている運動学の教科書は，暗記にあまりにも多くのページを割いているが，運動学を学ぶ上で重要なのは，しっかりとした概念的基礎の修得により多くの時間を費やすことである．それによって運動障害やリハビリテーションに必要な学問的背景を理解することができる．運動学を学ぶために必要な知識を集めた資料がないという私の当初のフラストレーションが，この本を執筆するきっかけとなった．本書は外傷や疾患によって生じる運動障害が，どのような運動制限や機能不全をもたらすのかを理解するために十分な情報を提供しており，学習者が人の運動を確実に理解できることに焦点を当てた．

　第1章〜第4章は運動学の全般的な概念と，さまざまな身体の部位に応用できる概念について解説した．続く章では，身体のさまざまな部位や関節に焦点を当て，まず解剖学的構造の概要について述べ，さらに外傷や疾患に伴い関節運動に影響を与え，痛みや機能不全を引き起こす可能性のある構造について解説した．本書の全体を通して強調されている重要な概念は，関節は単独で動くことはほとんどないという事実である．たとえば，安全で効率よく立ち上がるためには，足関節，膝関節，股関節，脊柱，さらには上肢や頭部も重要な役割を果たす．解剖学的構造に続く章では，身体の部位に固有の運動に関する概念と効率的な運動を行うために必要な要素に焦点を当てた．

　各章には，しばしば関節痛につながり痛みや機能不全を引き起こすと考えられている外傷の状態を解説した「クリニカル・コネクション」を含めた．また，各章の最後にはその章で学習した身体の部位の傷害を経験した患者について解説した「症例検討」を設けた．「症例検討」では，学生は各章で学んだ運動学の概念を応用し，関節の構造がどのように運動に影響を与えるかについて推論できるよう工夫した．さらに，本書に記した知識を応用し，学生に考えることを促す「章末問題」を含めた．こうした問題を解くことを通じて学生は，外傷や疾患がどのように機能不全を引き起こすのかを理解するためには，関節の機能について理解していることが重要であることを知るだろう．健康な人の運動を理解しない限り，好ましい運動と機能を取り戻すために患者に治療介入を行うことはできないからである．これは，筋の起始停止の暗記を超えた，患者の生活を向上させるために学生に必要な一種の批判的思考スキルである．

Vickie W. Z. Samuels
ノースカロライナ州，アシュビル

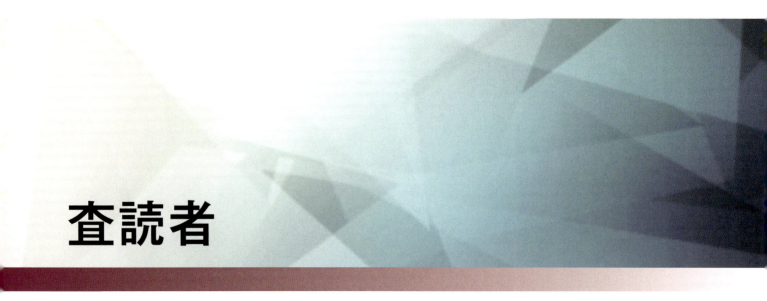

査読者

Denise Abrams, PT, DPT, MA
Chairperson, Physical Therapist Assistant Program
SUNY Broome Community College
Binghamton, New York

Jennifer M. Ball, PT/ATC, MHR
Physical Therapist Assistant Program Director
Health Professions
Oklahoma City Community College
Oklahoma City, Oklahoma

Peggy Block, PT
Dean of Allied Health and Personal Services
Physical Therapist Assistant Program Coordinator
West Kentucky Community and Technical College
Paducah, Kentucky

Yves Charette, RMT, DO
Registered Massage Therapist, Osteopath
Professor, Heath Sciences
Collège Boréal
Sudbury, Ontario, Canada

Nijah Chinn-Gonsalves, PT, MHA, DHS
PTA Program Director
PTA
ECPI University
Richmond, Virginia

Nick Demilio, MS, PT
Professor
Department of Health Sciences
Nash Community College
Rocky Mount, North Carolina

Megan Edwards, PhD, OTR/L
Assistant Professor
Occupational Therapy
Winston-Salem State University
Winston-Salem, North Carolina

Beverly Farr, PT, DPT, MEd
Assistant Professor/ACCE
Allied Health, Physical Therapist Assistant Program
Volunteer State Community College
Gallatin, Tennessee

Catherine Finch, PT
Program Faculty
Allied Health
Kirkwood Community College
Cedar Rapids, Iowa

Brenda Gail Hyatt, COTA/L
Academic Fieldwork Coordinator, Instructor
Occupational Therapy Assistant Program
Wallace State Community College
Hanceville, Alabama

Justin Kraft, PhD

Associate Professor
Department of Health, Physical Education, and
    Recreation
Missouri Western State University
Saint Joseph, Missouri

Angie McConkey, PTA, MS

PT Instructor
Department of Health Education
Madison Area Technical College
Madison, Wisconsin

Jeremy G. Oldham, MEd, BS, PTA

Assistant Professor/Academic Clinical Coordinator of
    Education
Physical Therapist Assistant
Allegany College of Maryland
Cumberland, Maryland

Claire Olney, PT, DPT, ABDA

Core Faculty Instructor
Physical Therapist Assistant Program
ECPI University, School of Health Sciences, Medical
    Careers Institute
Newport News, Virginia

Kathryn G. Parham, MPT

Physical Therapist, Adjunct Instructor
Physical Therapist Assistant Program
South College—Asheville
Asheville, North Carolina

Anna Marie Prado, MEd, PTA

Part-time Instructor
Physical Therapist Assistant/Nursing
Butler County Community College
Butler, Pennsylvania

Nancy K. Rupp, PT

Full-time faculty
Physical Therapist Assistant Program
Owens Community College
Perrysburg, Ohio

Jean E. Sanchez, PTA, BHS, MHA

Academic Coordinator of Clinical Education/Lecturer
Physical Therapist Assistant Program, Department of
    Allied Health
Washburn University
Topeka, Kansas

Bhagwant S. Sindhu, PhD, OTR/L

Assistant Professor
Occupational Science and Technology
University of Wisconsin-Milwaukee
Milwaukee, Wisconsin

Mary Kay Solon, PT, MS

Professor and Chair
Physical Therapist Assistant Studies
University of Saint Francis
Fort Wayne, Indiana

謝　辞

　本書のアイデアは才能豊かな教育者や臨床医との多くの議論から生まれた．運動学の考え方を教えようと努力している彼らをみたとき，また私自身が運動学を教えていた経験から，私は本書が必要であると考えた．Jane Morse，Katie Parham，Pam deMent，Martha Zimmerman，Diane Page その他大勢の先生方に感謝の意を表する．そして，過去 10 年間にわたり多くの教材から資料を収集する私の仕事を見守っていてくれた多くの学生達にも感謝する．

　特に，本書の図中モデルとして多くの時間を割いてくれた Mary Samuels 氏と Riq Llanos 氏，そして編集者として本書のコンセプトに理解を示し，本書がわかりやすい書籍になるよう深い洞察力を以て支援をしてくれた Molly Ward 氏に感謝の意を表する．

翻訳者一覧

監　訳

黒澤　和生	くろさわ　かずお	国際医療福祉大学小田原保健医療学部学部長，教授
赤坂　清和	あかさか　きよかず	埼玉医科大学大学院医学研究科理学療法学教授
河西　理恵	かさい　りえ	国際医療福祉大学小田原保健医療学部理学療法学科准教授

翻　訳

河西　理恵	かさい　りえ	国際医療福祉大学小田原保健医療学部理学療法学科准教授
高林　知也	たかばやし　ともや	新潟医療福祉大学リハビリテーション学部理学療法学科
鈴木　啓介	すずき　けいすけ	国際医療福祉大学小田原保健医療学部理学療法学科
城岡　秀彦	しろおか　ひでひこ	National University Health System（Singapore）研究員
高﨑　博司	たかさき　ひろし	埼玉県立大学保健医療福祉学部理学療法学科准教授
及川しのぶ	おいかわ　しのぶ	からだフィズ代表
来間　弘展	くるま　ひろのぶ	首都大学東京健康福祉学部理学療法学科准教授
守川　恵助	もりかわ　けいすけ	松阪市民病院リハビリテーション室
松井　一久	まつい　かずひさ	岐阜保健大学短期大学部リハビリテーション学科准教授
鈴木　誠	すずき　まこと	東京家政大学健康科学部リハビリテーション学科作業療法学専攻教授
濱口　豊太	はまぐち　とよひろ	埼玉県立大学大学院保健医療福祉学研究科教授
瓜谷　大輔	うりたに　だいすけ	畿央大学健康科学部理学療法学科准教授
久保　峰鳴	くぼ　たかなり	香芝旭ヶ丘病院リハビリテーション科
牧原由紀子	まきはら　ゆきこ	国際医療福祉大学成田保健医療学部理学療法学科講師
阿部　裕一	あべ　ゆういち	長野保健医療大学保健科学部リハビリテーション学科講師
前田　佑輔	まえだ　ゆうすけ	国際医療福祉大学小田原保健医療学部理学療法学科講師

監訳者まえがき

　今から1年半ほど前になるが，南江堂から本書の翻訳を打診された際，不安と期待が入り混じった気持ちでお受けしたことを覚えている．当初，心配事は二つあった．一つは，運動学やバイオメカニクス関連の本はすでに数多く出版されており，今から出版するとなると相当インパクトのあるものでないと注目されないだろうという不安，もう一つは，果たしてよい翻訳本が作れるだろうかという不安だった．

　しかし，原著を読み始めてすぐに一つ目の不安は私の頭の中から消えていった．まず気づいたのが，これはありがちな運動学やバイオメカニクスの本とは少し違うということだ．特に感銘を受けたのが，著者であるVickie Samuels氏の以下の言葉である．「現在使われている運動学の教科書は，暗記に多くのページを割きすぎている．運動学を学ぶ上でより重要なのは，概念的基礎の修得に多くの時間を費やすことであり，それによって運動障害やリハビリテーションに必要な学問的背景を理解することができる．」彼女のこの信念は，本書の至る所に余すところなく発揮されている．読者はページをめくるとすぐに，運動学の基礎となる重要な概念や，臨床との繋がりを意識した記述が随所にあることに気づくだろう．また，各章に設けられたクリニカル・コネクションや症例検討により，その章で学習した運動学やバイオメカニクスの概念や知識を臨床的な課題に応用できるのも，実践を重視した本書の魅力である．

　本書のもう一つの魅力は，内容の充実度とわかりやすい解説である．本書には大学院レベルの高度な専門知識も多く含まれているが，ていねいな解説と多くの効果的な図やイラストにより，初学者でも円滑に学習が進むよう工夫されている．たとえば，多くの学生が苦手意識を抱きやすいバイオメカニクスの項では，文章によるていねいな説明に加え，図やイラストを多用し，細かいところまで配慮が行き届いた解説となっており，長年運動学を教えてきた著者の教育者としての知恵と才能を垣間みることができる．一方，第II部〜第IV部の脊柱編，上肢編，下肢編では基礎知識にとどまらず，高度な専門知識まで惜しみなく提供している．こうした理由から，本書は初学者のみならず，あらためて運動学やバイオメカニクスを学び直し，臨床に活用できる実践的な知識を身につけたいと考えている方々にも推薦できる1冊である．

　さて，もう一つの心配の種であったよい翻訳本が作れるかについては，こちらも翻訳メンバーが決まり，実際の作業が始まるとまったくの杞憂であることがわかった．私が特にこだわったのは，英語を直訳しただけの読みづらい翻訳本にはしたくないということだったが，翻訳者の中には留学経験のある人も多く，いずれの章も正確でわかりやすい文章に仕上げていただいた．こうして翻訳メンバーにも恵まれ，今では本書を完訳できたことに私自身とても満足している．

　最後に，お忙しい中，共に監訳を引き受けて下さった黒澤和生先生，赤坂清和先生，そしてすべての翻訳者の皆様に感謝申し上げます．また，きめ細かい編集作業をして下さった南江堂の藤原さん，笠井さんに深謝いたします．

2019年9月

監訳者を代表して　河西　理恵

本書の構成

第Ⅰ部　総　論

第1章　身体運動学とバイオメカニクス
　　　　の原則 ……………………………… 3

第2章　関節の構造と機能 ………………… 31

第3章　筋の構造と機能 …………………… 49

第4章　バイオメカニクスにおける
　　　　その他の法則 ……………………… 75

第Ⅱ部　脊　柱

第5章　脊柱の構造と機能 ………………… 93

第6章　胸郭の構造と呼吸機能 ………… 119

第7章　顎関節の構造と機能 …………… 133

付録 A　体幹の筋の起始停止と
　　　　　神経支配・骨格の構造 ………… 143

第Ⅲ部　上　肢

第8章　肩関節複合体の構造と機能 ……… 153

第9章　肘関節複合体の構造と機能 ……… 177

第10章　手関節と手関節複合体の
　　　　　構造と機能 …………………… 193

付録 B　上肢の筋の起始停止と
　　　　　神経支配・構造 ……………… 219

第Ⅳ部　下　肢

第11章　股関節複合体の構造と機能 ……… 229

第12章　膝関節の構造と機能 …………… 251

第13章　足関節と足部複合体の構造
　　　　　と機能 ………………………… 277

第14章　歩行の運動学 …………………… 303

付録 C　下肢の筋の起始停止と
　　　　　神経支配・構造 ……………… 319

用語解説 ……………………………………… 327

索　引 ………………………………………… 333

目　次

第I部　総　論

第1章　身体運動学とバイオメカニクスの原則————河西理恵 3

1. 方向を表わす用語 …………………………4
2. 骨運動 …………………………………………6
   2.1 運動の面 …………………………………6
   　[a] 矢状面 ………………………………6
   　[b] 前額面（冠状面） …………………6
   　[c] 水平面（横断面） …………………7
   2.2 回転軸 …………………………………7
   2.3 骨運動に関連する専門用語 …………8
   2.4 自由度 …………………………………9
3. 運動学（キネマティクス） …………………10
   3.1 線形運動 ………………………………10
   　[a] 直線運動 …………………………10
   　[b] 曲線運動 …………………………10
   3.2 回転運動 ………………………………12
   3.3 一般的な運動 …………………………12
   3.4 運動連鎖 ………………………………13
   　[a] 開放運動連鎖（OKC） ……………14
   　[b] 閉鎖運動連鎖（CKC） ……………14
4. 力 ………………………………………………14
   4.1 内力 ……………………………………15
   4.2 外力 ……………………………………15
   4.3 力の種類 ………………………………16
   4.4 力の影響 ………………………………16
   　[a] 質量中心 …………………………16
   　[b] 支持基底面 ………………………17
   　[c] 平衡状態 …………………………18
   4.5 応力‐歪み関係 …………………………19

4.6 ベクトル …………………………………19
　[a] ベクトル合成 ………………………20
　[b] ベクトル分解 ………………………21
4.7 トルク ……………………………………22
　[a] 関節の位置と力 ……………………23
4.8 フォースカップル ………………………24

第2章　関節の構造と機能————高林知也 31

1. 骨格系の機能 …………………………………32
2. 関節の構成 ……………………………………33
   2.1 組織と細胞の成分 ……………………33
   　[a] 線維性タンパク質 ………………33
   　[b] 基質 ………………………………34
   　[c] 細胞 ………………………………34
   2.2 構造要素 ………………………………34
   　[a] 関節包 ……………………………34
   　[b] 靱帯 ………………………………35
   　[c] 腱 …………………………………36
   　[d] 軟骨 ………………………………36
   　[e] 骨 …………………………………36
3. 関節の分類 ……………………………………38
   3.1 構造の分類 ……………………………38
   　[a] 線維性連結 ………………………38
   　[b] 軟骨性連結 ………………………38
   　[c] 滑膜性関節 ………………………38
   3.2 機能と運動の分類 ……………………39
   　[a] 不動結合（線維性連結と軟骨性連結）…39
   　[b] 可動関節（滑膜性関節） …………39
4. 関節運動 ………………………………………43
   4.1 骨運動学 ………………………………43
   　[a] エンドフィール …………………43

xvi　目次

4.2 関節包内運動 ……………………………44
　[a] 基本的概念 ……………………………44
　[b] 関節包内運動の種類 …………………44

第3章 筋の構造と機能 ——————鈴木啓介 49

1. 筋活動に関する用語 …………………………50
2. 筋の構造 ………………………………………52
　2.1 細胞の成分 ………………………………52
　　[a] 筋線維 …………………………………52
3. 筋収縮（活動）………………………………53
　3.1 連結橋 ……………………………………53
　3.2 収縮の種類 ………………………………54
　　[a] 求心性収縮 ……………………………54
　　[b] 遠心性収縮 ……………………………54
　　[c] 等尺性収縮 ……………………………54
　3.3 運動単位 …………………………………57
　　[a] 運動単位の動員 ………………………57
4. 筋の構成 ………………………………………59
　4.1 筋線維配列 ………………………………59
　4.2 筋線維タイプ ……………………………59
　4.3 筋結合組織 ………………………………62
5. 筋の長さと張力の関係 ………………………63
　5.1 他動的な筋の長さと張力の関係 ………63
　5.2 自動的な筋の長さと張力の関係 ………64
　5.3 すべての長さ（他動的＋自動的）と
　　　張力の関係 ………………………………64
　5.4 筋の伸縮域 ………………………………65
　　[a] 自動制限と他動制限 …………………65
　5.5 力と速度の関係 …………………………66
6. 神経系の構造と運動の出力 …………………67
　6.1 神経経路 …………………………………67
　6.2 神経受容体 ………………………………68
　　[a] ゴルジ腱器官（GTO）………………68
　　[b] 筋紡錘 …………………………………69
7. 年齢や不活動（廃用）に伴う骨格筋の変化 …70
　7.1 加齢 ………………………………………70
　7.2 不活動（廃用）…………………………72

第4章 バイオメカニクスにおけるその他
の法則 ——————城岡秀彦 75

1. ニュートンの運動法則 ………………………76
　1.1 ニュートンの運動の第1法則：
　　　慣性の法則 ………………………………76
　　[a] 静的平衡，動的平衡 …………………76
　1.2 ニュートンの運動の第2法則：
　　　加速度の法則 ……………………………78
　　[a] 質量，力，加速度 ……………………79
　1.3 ニュートンの運動の第3法則：
　　　作用・反作用の法則 ……………………79

　　[a] 床反力 …………………………………80
2. 仕事とエネルギーの関係 ……………………81
　2.1 位置エネルギーと運動エネルギー ……81
3. 仕事率 …………………………………………81
4. てこの原理 ……………………………………82
　4.1 第1のてこ ………………………………82
　4.2 第2のてこ ………………………………83
　4.3 第3のてこ ………………………………83
5. 力学的優位性 …………………………………84
6. 解剖学的滑車 …………………………………86

第Ⅱ部　脊柱

第5章 脊柱の構造と機能 ——————高﨑博司 93

1. 脊柱の構造 ……………………………………94
　1.1 脊柱の弯曲 ………………………………94
　1.2 椎体 ………………………………………94
　　[a] 骨の構造 ………………………………94
　　[b] 椎間関節 ………………………………97
　　[c] 椎間板 …………………………………97
　　[d] 靱帯 ……………………………………99
2. 脊柱の運動学 …………………………………101
3. 領域ごとの脊柱の特徴 ………………………102
　3.1 頸椎領域 …………………………………102
　3.2 胸椎領域 …………………………………104
　3.3 腰椎領域 …………………………………106
　3.4 仙骨領域 …………………………………107
4. 脊柱の筋群 ……………………………………109
　4.1 脊柱の後方筋群 …………………………109
　4.2 脊柱の前方筋群 …………………………113
5. 脊柱の安定筋群とアライメント ……………116

第6章 胸郭の構造と呼吸機能 ——及川しのぶ 119

1. 胸郭の構造 ……………………………………120
　1.1 胸骨 ………………………………………120
　1.2 肋骨 ………………………………………120
2. 呼吸 ……………………………………………121
3. 呼吸の運動学 …………………………………122
4. 呼吸に関わる筋 ………………………………124
　4.1 安静時呼吸に関わる筋 …………………124
　　[a] 横隔膜 …………………………………125
　　[b] 斜角筋群 ………………………………125
　　[c] 肋間筋群 ………………………………126
　4.2 強制吸気に関わる筋 ……………………127
　　[a] 胸鎖乳突筋 ……………………………127
　　[b] 大胸筋，小胸筋 ………………………127
　　[c] 吸気補助筋 ……………………………127
　4.3 強制呼気に関わる筋 ……………………128
　　[a] 腹筋群 …………………………………129

目次　xvii

　　[b] 胸横筋，内肋間筋 ………………………129
　5．加齢や疾病に伴う呼吸器の変化 …………129
　　5.1 加齢による変化 …………………………129
　　5.2 疾病による変化 …………………………130

第7章 顎関節の構造と機能────来間弘展 133
　1．関節構造 …………………………………134
　　1.1 骨と円板構造 ……………………………134
　　1.2 関節包と靱帯 ……………………………135
　2．運動学 ……………………………………136
　　2.1 下顎の下制と挙上 ………………………136
　　2.2 下顎の前突と後退 ………………………137
　　2.3 下顎の側方運動 …………………………137
　3．筋　群 ……………………………………138
　　3.1 主動作筋群 ………………………………139
　　3.2 補助筋群 …………………………………139
　4．加齢や疾病に伴う顎関節機能障害 ………140

付録A 体幹の筋の起始停止と神経支配・
　　　　骨格の構造────守川恵助 143
　1．脊髄の構造 ………………………………144
　2．体幹のデルマトーム ……………………145
　3．体幹の筋 …………………………………145
　　3.1 体幹後面の筋 ……………………………145
　　　[a] 脊柱起立筋（腸肋筋，最長筋，棘筋）………145
　　　[b] 横突棘筋（多裂筋，回旋筋，半棘筋）………145
　　3.2 体幹前面・側面の筋 ……………………146
　　　[a] 腹部の筋 ………………………………146
　　3.3 頭頸部の筋 ………………………………146
　　　[a] 頭頸部の前面・側面の筋 ……………146
　　　[b] 斜角筋 …………………………………146
　　　[c] 胸鎖乳突筋 ……………………………147
　　　[d] 頭頸部後面の筋 ………………………147
　　　[e] 後頭下筋 ………………………………147
　　3.4 その他：腰方形筋 ………………………147
　　　[a] 腰方形筋 ………………………………147
　4．主な咀嚼筋群 ……………………………147
　　4.1 咬筋：浅頭，深頭 ………………………147
　　4.2 側頭筋 ……………………………………147
　　4.3 内側翼突筋：浅頭，深頭 ………………147
　　4.4 外側翼突筋（上頭）……………………147
　　4.5 外側翼突筋（下頭）……………………147
　5．舌骨上筋群 ………………………………147
　　5.1 顎二腹筋：後腹 …………………………147
　　5.2 顎二腹筋：前腹 …………………………148
　　5.3 オトガイ舌骨筋 …………………………148
　　5.4 顎舌骨筋 …………………………………148
　　5.5 茎突舌骨筋 ………………………………148
　6．舌骨下筋群 ………………………………148

　　6.1 肩甲舌骨筋 ………………………………148
　　6.2 胸骨舌骨筋 ………………………………148
　　6.3 甲状舌骨筋 ………………………………148
　7．呼吸に関わる筋群 ………………………148
　　7.1 横隔膜 ……………………………………148
　　7.2 外肋間筋 …………………………………149
　　7.3 内肋間筋 …………………………………149
　　7.4 肋下筋 ……………………………………149
　　7.5 肋骨挙筋（長肋骨挙筋，短肋骨挙筋）……149
　　7.6 下後鋸筋 …………………………………149
　　7.7 上後鋸筋 …………………………………149
　　7.8 胸横筋 ……………………………………149

第Ⅲ部　上　肢

第8章 肩関節複合体の構造と機能
　　　　────松井一久 153
　1．肩関節複合体の構造 ……………………154
　　1.1 骨 …………………………………………155
　　　[a] 胸骨 ……………………………………155
　　　[b] 鎖骨 ……………………………………155
　　　[c] 肩甲骨 …………………………………155
　　　[d] 上腕骨 …………………………………155
　　1.2 関節 ………………………………………156
　　　[a] 胸鎖関節 ………………………………156
　　　[b] 肩鎖関節 ………………………………157
　　　[c] 肩甲胸郭関節 …………………………159
　　　[d] 肩甲上腕関節 …………………………161
　2．肩関節複合体の運動学 …………………164
　　2.1 肩関節複合体の運動における肩甲胸郭関
　　　　節と肩甲上腕関節の役割 ………………164
　　2.2 肩関節複合体の運動における胸鎖関節と
　　　　肩鎖関節の役割 …………………………167
　3．肩関節複合体の筋群 ……………………168
　　3.1 肩甲胸郭関節の筋群 ……………………168
　　　[a] 挙上筋群と下制筋群 …………………168
　　　[b] 前方突出筋群と後退筋群 ……………169
　　　[c] 上方回旋筋群と下方回旋筋群 ………169
　　3.2 肩甲上腕関節の筋群 ……………………169
　　　[a] 動的安定性機構 ………………………169
　　　[b] 主動作筋群 ……………………………171
　4．肩関節複合体の機能障害 ………………172

第9章 肘関節複合体の構造と機能
　　　　────鈴木　誠 177
　1．肘関節複合体の構造 ……………………178
　　1.1 骨 …………………………………………178
　　　[a] 上腕骨遠位部 …………………………178

[b] 橈骨と尺骨 ……………………… 178
　1.2 関節 ………………………………… 179
　　[a] 腕尺関節と腕橈関節 …………… 179
　　[b] 近位橈尺関節と遠位橈尺関節 … 182
　2. 肘関節複合体の筋群 ………………… 183
　　2.1 肘関節屈筋群 …………………… 184
　　　[a] 上腕二頭筋 …………………… 184
　　　[b] 上腕筋 ………………………… 186
　　　[c] 腕橈骨筋 ……………………… 186
　　2.2 肘関節伸筋群 …………………… 187
　　　[a] 上腕三頭筋 …………………… 187
　　　[b] 肘筋 …………………………… 188
　　2.3 前腕の回外と回内 ……………… 188
　3. 機能的な活動における筋の動員 …… 189

第10章 手関節と手関節複合体の構造
と機能 ―――――濱口豊太 193
　1. 手関節複合体の構造 ………………… 194
　　1.1 骨 ………………………………… 194
　　1.2 関節と靱帯 ……………………… 195
　　1.3 手根管 …………………………… 196
　　1.4 運動学 …………………………… 196
　　1.5 筋群 ……………………………… 197
　　　[a] 手関節伸筋群 ………………… 199
　　　[b] 手関節屈筋群 ………………… 199
　　　[c] 手関節の橈屈と尺屈 ………… 199
　2. 手関節複合体の構造 ………………… 200
　　2.1 骨 ………………………………… 200
　　　[a] 手のアーチ …………………… 200
　　2.2 関節 ……………………………… 200
　　　[a] 手根中手関節 ………………… 200
　　　[b] 中手指節関節と指節間関節 … 202
　　2.3 靱帯と結合組織 ………………… 204
　　2.4 筋群 ……………………………… 205
　　　[a] 手外来筋群 …………………… 205
　　　[b] 手内在筋群 …………………… 212
　3. 手関節と手の機能的な運動 ………… 214
　　3.1 機能的肢位 ……………………… 214
　　3.2 把握 ……………………………… 214
　　　[a] 握り …………………………… 215
　　　[b] つまみ ………………………… 216

付録B 上肢の筋の起始停止と神経支配・
構造 ―――――守川恵助 219
　1. 腕神経叢 ……………………………… 220
　2. 上肢の末梢神経 ……………………… 220
　3. 肩の筋 ………………………………… 220
　　3.1 烏口腕筋 ………………………… 220
　　3.2 三角筋 …………………………… 220

　　3.3 棘下筋 …………………………… 220
　　3.4 広背筋 …………………………… 220
　　3.5 肩甲挙筋 ………………………… 220
　　3.6 大胸筋 …………………………… 221
　　3.7 小胸筋 …………………………… 223
　　3.8 大菱形筋と小菱形筋 …………… 223
　　3.9 前鋸筋 …………………………… 223
　　3.10 鎖骨下筋 ……………………… 223
　　3.11 肩甲下筋 ……………………… 223
　　3.12 棘上筋 ………………………… 223
　　3.13 大円筋 ………………………… 223
　　3.14 小円筋 ………………………… 223
　　3.15 僧帽筋 ………………………… 223
　4. 肘と前腕の筋 ………………………… 223
　　4.1 肘筋 ……………………………… 223
　　4.2 上腕二頭筋 ……………………… 223
　　4.3 上腕筋 …………………………… 224
　　4.4 腕橈骨筋 ………………………… 224
　　4.5 円回内筋 ………………………… 224
　　4.6 方形回内筋 ……………………… 224
　　4.7 回外筋 …………………………… 224
　　4.8 上腕三頭筋 ……………………… 224
　5. 手関節の筋 …………………………… 224
　　5.1 短橈側手根伸筋 ………………… 224
　　5.2 長橈側手根伸筋 ………………… 224
　　5.3 尺側手根伸筋 …………………… 224
　　5.4 橈側手根屈筋 …………………… 224
　　5.5 尺側手根屈筋 …………………… 224
　　5.6 長掌筋 …………………………… 225
　6. 手外来筋 ……………………………… 225
　　6.1 長母指外転筋 …………………… 225
　　6.2 総指伸筋 ………………………… 225
　　6.3 小指伸筋 ………………………… 225
　　6.4 示指伸筋 ………………………… 225
　　6.5 短母指伸筋 ……………………… 225
　　6.6 長母指伸筋 ……………………… 225
　　6.7 深指屈筋 ………………………… 225
　　6.8 浅指屈筋 ………………………… 225
　　6.9 長母指屈筋 ……………………… 225
　7. 手内在筋 ……………………………… 225
　　7.1 小指外転筋 ……………………… 225
　　7.2 短母指外転筋 …………………… 225
　　7.3 母指内転筋 ……………………… 226
　　7.4 背側骨間筋 ……………………… 226
　　7.5 短小指屈筋 ……………………… 226
　　7.6 短母指屈筋 ……………………… 226
　　7.7 虫様筋 …………………………… 226
　　7.8 小指対立筋 ……………………… 226
　　7.9 母指対立筋 ……………………… 226
　　7.10 短掌筋 ………………………… 226
　　7.11 掌側骨間筋 …………………… 226

第IV部　下　肢

第11章　股関節複合体の構造と機能
―――――瓜谷大輔・久保峰鳴 229

- 1. 股関節複合体の構造 …………………230
  - 1.1 骨 ……………………………………230
    - [a] 腸骨 ……………………………230
    - [b] 坐骨 ……………………………231
    - [c] 恥骨 ……………………………231
    - [d] 寛骨臼 …………………………231
    - [e] 大腿骨 …………………………231
  - 1.2 関節 …………………………………233
    - [a] 大腿骨頭 ………………………233
    - [b] 寛骨臼 …………………………234
  - 1.3 関節包，靱帯，滑液包 …………235
- 2. 運動学 …………………………………237
  - 2.1 骨運動学 ……………………………237
    - [a] 骨盤に対する大腿骨の運動 …237
    - [b] 大腿骨に対する骨盤の運動 …239
  - 2.2 関節運動学 …………………………241
- 3. 股関節複合体の筋 ……………………241
  - 3.1 屈筋群 ………………………………242
  - 3.2 内転筋群 ……………………………243
  - 3.3 伸筋群 ………………………………245
  - 3.4 外転筋群 ……………………………246
  - 3.5 外旋筋群 ……………………………247
  - 3.6 内旋筋群 ……………………………247

第12章　膝関節の構造と機能――牧原由紀子 251

- 1. 膝関節の構造 …………………………252
  - 1.1 骨 ……………………………………252
    - [a] 大腿骨 …………………………252
    - [b] 脛骨と腓骨（近位部） ………253
    - [c] 膝蓋骨 …………………………254
  - 1.2 関節 …………………………………255
    - [a] 膝蓋大腿関節 …………………255
    - [b] 脛骨大腿関節 …………………255
- 2. 運動学 …………………………………262
  - 2.1 骨運動学 ……………………………262
    - [a] 屈曲と伸展 ……………………262
    - [b] 膝蓋骨の軌道 …………………264
    - [c] 内旋と外旋（軸回旋） ………265
  - 2.2 関節運動学 …………………………266
    - [a] 伸展 ……………………………266
    - [b] 屈曲 ……………………………268
    - [c] 内旋と外旋（軸回旋） ………268
- 3. 筋 ………………………………………268
  - 3.1 膝関節伸筋群 ………………………268
  - 3.2 膝関節屈筋群と膝関節回旋筋群 …………270

- 4. 股関節の肢位が膝関節の機能に及ぼす影響 …273
  - 4.1 股関節屈曲位での膝関節伸展 …………273
  - 4.2 股関節伸展位での膝関節屈曲 …………273
  - 4.3 股関節屈曲位での膝関節屈曲 …………274
  - 4.4 股関節伸展位での膝関節伸展 …………274

第13章　足関節と足部複合体の構造と機能
―――――阿部裕一 277

- 1. 骨 ………………………………………279
  - 1.1 脛骨 …………………………………279
  - 1.2 腓骨 …………………………………279
  - 1.3 距骨 …………………………………279
  - 1.4 踵骨 …………………………………279
  - 1.5 舟状骨，楔状骨，立方骨 ………280
  - 1.6 中足骨，趾節骨 …………………280
- 2. 関　節 …………………………………281
  - 2.1 近位脛腓関節，遠位脛腓関節 …281
  - 2.2 距腿関節 ……………………………281
    - [a] 靱帯 ……………………………281
    - [b] 骨運動学 ………………………282
    - [c] 関節運動学 ……………………282
  - 2.3 距骨下関節 …………………………282
    - [a] 骨運動学 ………………………284
    - [b] 関節運動学 ……………………284
  - 2.4 横足根関節 …………………………286
    - [a] 関節包，靱帯 …………………286
    - [b] 骨運動学 ………………………287
  - 2.5 足根中足関節 ………………………287
  - 2.6 中足間関節 …………………………288
    - [a] 運動学 …………………………288
  - 2.7 中足趾節関節，趾節間関節 ……288
- 3. 足部アーチ ……………………………290
- 4. 筋 ………………………………………291
  - 4.1 前面の筋群 …………………………291
    - [a] 前脛骨筋 ………………………292
    - [b] 長母趾伸筋，長趾伸筋 ………292
  - 4.2 後面の筋群 …………………………293
    - [a] 浅層筋群 ………………………293
    - [b] 深層筋群 ………………………294
    - [c] 歩行時における底屈筋群の運動 …295
  - 4.3 外側の筋群：長腓骨筋，短腓骨筋 …………295
  - 4.4 内在筋群 ……………………………296
- 5. 足部の機能的運動 ……………………297
  - 5.1 距骨下関節の回内，回外 ………297
  - 5.2 横足根関節の回内，回外 ………300

第14章　歩行の運動学―――――前田佑輔 303

- 1. 歩行周期 ………………………………304
  - 1.1 立脚期 ………………………………304

目次

1.2 遊脚期 ··········304	3.14 外閉鎖筋 ··········323
1.3 単脚および両脚支持期 ··········305	3.15 内閉鎖筋 ··········323
1.4 歩行の空間的要素 ··········307	3.16 恥骨筋 ··········323
1.5 歩行の時間的要素 ··········307	3.17 梨状筋 ··········323
2. 歩行時の重心移動 ··········307	3.18 膝窩筋 ··········323
3. 歩行時の関節運動学 ··········308	3.19 小腰筋 ··········323
3.1 骨盤 ··········308	3.20 大腿方形筋 ··········324
3.2 股関節 ··········309	3.21 大腿直筋 ··········324
3.3 膝関節 ··········309	3.22 縫工筋 ··········324
3.4 足関節 ··········309	3.23 半膜様筋 ··········324
3.5 距骨下関節 ··········310	3.24 半腱様筋 ··········324
3.6 第1足根中足関節と第1中足趾節関節 ···310	3.25 大腿筋膜張筋 ··········324
3.7 体幹と上肢 ··········310	3.26 中間広筋 ··········324
4. 歩行時の筋活動 ··········311	3.27 外側広筋 ··········324
4.1 股関節と膝関節における筋活動 ··········311	3.28 内側広筋 ··········324
4.2 足関節と足部における筋活動 ··········312	4. 足関節と足部の筋 ··········324
5. 異常歩行 ··········313	4.1 長趾伸筋 ··········324
5.1 フットスラップと下垂足 ··········314	4.2 長母趾伸筋 ··········324
5.2 大殿筋歩行 ··········314	4.3 短腓骨筋 ··········324
5.3 トレンデレンブルグ歩行 ··········315	4.4 長腓骨筋 ··········325
5.4 背伸び歩行,骨盤引き上げ歩行,	4.5 第3腓骨筋 ··········325
分回し歩行 ··········315	4.6 長趾屈筋 ··········325
5.5 その他の歩行パターン ··········315	4.7 長母趾屈筋 ··········325
	4.8 腓腹筋 ··········325
	4.9 足底筋 ··········325
付録C 下肢の筋の起始停止と神経支配・	4.10 ヒラメ筋 ··········325
構造―――――守川恵助 **319**	4.11 前脛骨筋 ··········325
1. 下肢のデルマトーム ··········320	4.12 後脛骨筋 ··········325
2. 下肢の末梢神経 ··········320	5. 足部の内在筋 ··········325
3. 股関節と膝関節の筋 ··········320	5.1 短趾伸筋 ··········325
3.1 短内転筋 ··········320	5.2 第1層 ··········325
3.2 長内転筋 ··········320	[a] 小趾外転筋 ··········325
3.3 大内転筋 ··········320	[b] 母趾外転筋 ··········325
[a] 前部 ··········320	[c] 短趾屈筋 ··········325
[b] 後(伸展)部 ··········320	5.3 第2層 ··········326
3.4 膝関節筋 ··········320	[a] 虫様筋 ··········326
3.5 大腿二頭筋 ··········321	5.4 第3層 ··········326
[a] 長頭 ··········321	[a] 母趾内転筋 ··········326
[b] 短頭 ··········321	[b] 小趾屈筋 ··········326
3.6 下双子筋 ··········321	[c] 短母趾屈筋 ··········326
3.7 上双子筋 ··········323	5.5 第4層 ··········326
3.8 大殿筋 ··········323	[a] 背側骨間筋 ··········326
3.9 中殿筋 ··········323	[b] 底側骨間筋 ··········326
3.10 小殿筋 ··········323	
3.11 薄筋 ··········323	**用語解説**※ ··········前田佑輔 **327**
3.12 腸腰筋 ··········323	
[a] 大腰筋 ··········323	**索 引**··········**333**
3.13 腸骨筋 ··········323	

※本文中の**太字**の用語は「用語解説」に解説あり.

第Ⅰ部

総　論

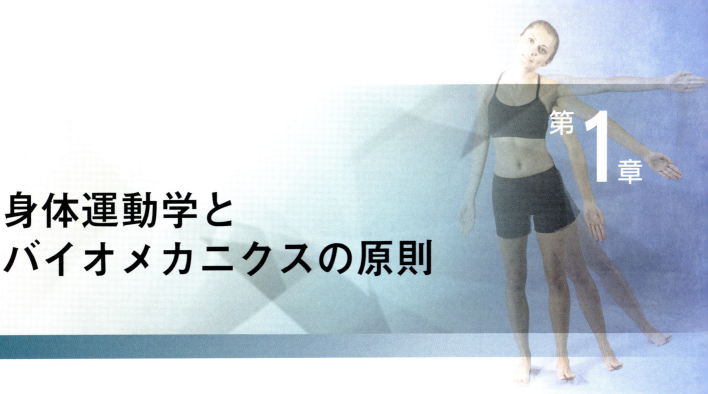

身体運動学と
バイオメカニクスの原則

本章の概要

1. 方向を表わす用語

2. 骨運動
    2.1 運動の面
        [a] 矢状面
        [b] 前額面（冠状面）
        [c] 水平面（横断面）
    2.2 回転軸
    2.3 骨運動に関連する専門用語
    2.4 自由度

3. 運動学（キネマティクス）
    3.1 線形運動
        [a] 直線運動
        [b] 曲線運動
    3.2 回転運動
    3.3 一般的な運動
    3.4 運動連鎖
        [a] 開放運動連鎖（OKC）
        [b] 閉鎖運動連鎖（CKC）

4. 力
    4.1 内力
    4.2 外力
    4.3 力の種類
    4.4 力の影響
        [a] 質量中心
        [b] 支持基底面
        [c] 平衡状態
    4.5 応力 – 歪み関係
    4.6 ベクトル
        [a] ベクトル合成
        [b] ベクトル分解
    4.7 トルク
        [a] 関節の位置と力
    4.8 フォースカップル

学習効果

本章を学習すると，以下のことができるようになる．

1.1 標準的な記述方法により身体の位置や方向を特定すること．
1.2 3つの基本的な運動面を用いて運動を説明し，運動が起きている軸を特定すること．

1.3 運動の方向を記述し，運動の自由度について説明すること．
1.4 直線運動，回転運動と一般的な運動の違いを説明すること．
1.5 開放運動連鎖（OKC）と閉鎖運動連鎖（CKC）について説明し，日常生活の中で起こるこれらの運動を例示すること．
1.6 力の種類について説明し，内力や外力が運動や安定性，あるいは機能障害に及ぼす影響について理解すること．
1.7 ベクトルの大きさと方向について説明すること．
1.8 トルクの構成について概説し，力やモーメントアームと，それらにより発生するトルクの関係を理解すること．
1.9 人の運動で生じるフォースカップルについて説明すること．

はじめに

「キネシオロジー Kinesiology（身体運動学）」は，ギリシャ語で「動くこと」を意味する「kinein」と，「学問」を意味する「logy」からなる合成用語であり，人の運動やパフォーマンスに関する科学的な学問である．運動学の科学性は，さまざまな科学領域の中でも，とりわけ，解剖学，生理学，物理学，バイオメカニクスに影響を受けるところが大きい．解剖学は人体構造に関する知識を提供することで運動学の基盤を築き，生理学は人体の構造とさまざまな身体システムの相互作用について概説する．物理学は力や質量の概念と運動時の両者の関係を力学を基に解説し，**バイオメカニクス**（生体力学）は力学的な概念を人の運動に応用する．つまり，運動学とは人体の構造に関する検証や個体あるいは全体としての関節機能の検討，および運動を引き起こしたり妨げたりする力についての理解を含む学問といえる．

これから人の運動について学習していくが，本章ではまずさまざまな運動の種類や方向ならびに運動が起こる面を表わす標準的な用語について解説する．運動には直線的な運動や曲線を描く運動があるが，どちらも日常生活を行う上で重要である．

身体の複数の部位が双方の関係性の中で，どのように動くかにより，身体の果たす機能や運動課題を遂行する方法が変わる．たとえば，下肢の機能は立ち上がり動作のような足部が床に接している場合と，ボールを蹴る動作のように足部が地面から離れている場合ではまったく異なる．運動を起こすには，筋骨格系により生じる内力が，重力や摩擦力などの外力に打ち勝たなければならない．

リハビリテーションの原理原則となる基盤を構築するには，身体のアライメントやさまざまな力がどのように治癒過程を促進し，また身体機能の向上に寄与するのか，あるいは外傷や機能障害を引き起こすのかに関する洞察が重要である．

1. 方向を表わす用語

解剖学的構造や運動について誰もが同じ方法で記述したり議論したりするために，世界共通の肢位として開始肢位すなわち解剖学的肢位がある．**解剖学的肢位**では，人の身体は立位で，顔は前方を向き，両腕は体側で下垂し，手掌と手指を前方に向けた姿勢で描かれる（図 1.1）．解剖学的肢位は解剖学的構造や運動面，運動軸を記述する際の基準となる．

解剖学的肢位において，人体の構造や構造間の関係は方向を表わす標準的な用語で記される．**内側** medial・**外側** lateral は，全身または身体のある部位と正中線との位置関係を示すために用いる．正中線により近い部位を内側，正中線から離れた部位を外側と記す．**前方** anterior・**後方** posterior は，身体部位と前－後（前方－後方）の位置関係を示す．**近位** proximal・**遠位** distal は，身体部位と体幹の位置関係を考える際に用いる．たとえば，「股関節は膝関節よりも近位にある」のように体幹に近い部位を近位とし，体幹から離れた部位を遠位とする．**上方** superior・**下方** inferior は，ある構造が他の構造よりも上または下にあることを表わす際に用いる．表 1.1 に方向を表わす用語とその使用例を示した．また，図 1.2・図 1.3 に実際の運動方向を示した．**頭側** cephalic・**頭方** cranial は，頭部により近い位置を表わし，**尾側** caudal は足部に近い位置を表わす．**浅層** superficial は身体表面（皮膚）に近い構造または部位を示し，**深層**

第1章 身体運動学とバイオメカニクスの原則　5

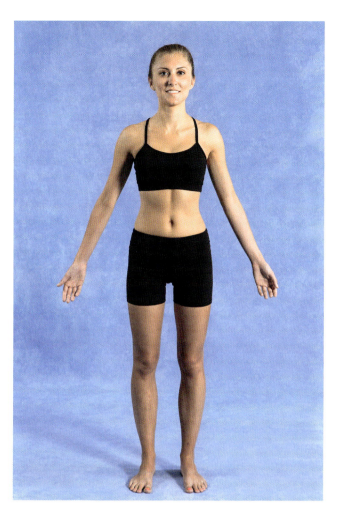

図1.1　解剖学的肢位では上肢は体側，手掌は前方を向く．

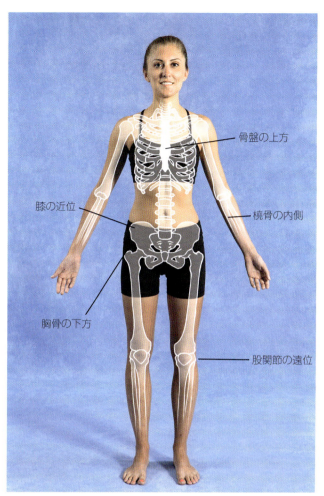

図1.2　尺骨は橈骨より内側にあり，橈骨は尺骨より外側にある．股関節は膝関節より近位にあり，膝関節は股関節より遠位にある．胸骨は骨盤より上方に位置しており，骨盤は胸骨より下方に位置する．

表1.1　方向を表わす解剖学的用語

用　語	定　義	例
内側 medial	身体の正中線に近い側	尺骨は橈骨の内側にある
外側 lateral	身体の正中線から遠い側	橈骨は尺骨の外側にある
前方 anterior	身体の前方	胸骨は脊柱の前方にある
後方 posterior	身体の後方	大腿骨は膝蓋骨の後方にある
近位 proximal	体幹に近いほう	股関節は膝関節よりも近位にある
遠位 distal	体幹から離れたほう	膝関節は股関節よりも遠位にある
上方 superior	他より上にある構造を記述する際に用いる	胸骨は骨盤よりも上方にある
下方 inferior	他より下にある構造を記述する際に用いる	骨盤は胸骨よりも下方にある

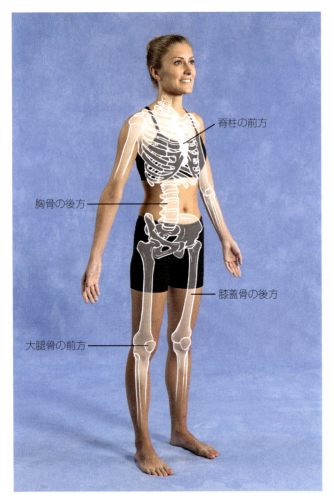

図1.3 胸骨は脊柱の前方にあり，脊柱は胸骨の後方にある．大腿骨は膝蓋骨の後方にあり，膝蓋骨は大腿骨の前方にある．

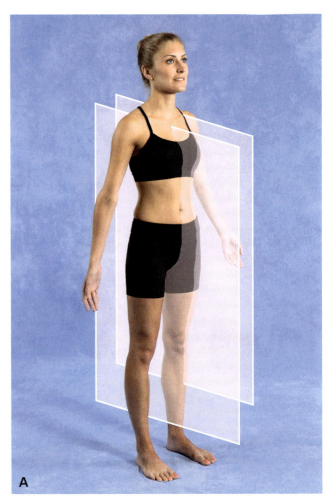

図1.4 （A）矢状面では身体や身体の部位は左右に分けられる．
(次頁に続く)

deep は身体表面（皮膚）から離れた構造はたは部位を表わす．

2. 骨運動

2.1 運動の面

椅子から立ち上がったり，頭上にある物を取ったりなどの日常動作を行う際，骨格系は3次元的に動く．3つの基本的な**運動面**は，矢状面，前額面（冠状面），水平面（横断面）の各空間に対応する．**骨運動**は解剖学的肢位を基準に，これらの運動面を通る骨格系の運動として記される．仮に1つの面でのみ運動が起これば，それは直線的で単一面の運動となるが，人の運動の多くは，複数の運動面を介して行われるため，多面上の運動になることが多い．

たとえば，寝返りから座位，座位から立位のような一連の動作では，さまざまな関節がすべての面で運動している．

[a] 矢状面

矢状面は垂直な面であり，身体や身体のさまざまな部位を左右に分ける．矢状面における運動は，屈曲・伸展のように前から後ろ，あるいは後ろから前方向に起こる．物を取ろうとして腕を前上方に伸ばす運動は矢状面の運動である．図1.4に矢状面で分けられた身体と，矢状面で運動するさまざまな身体部位を示した．

[b] 前額面（冠状面）

前額面も垂直な面であり，身体や身体のさまざまな部位を前後に分ける．前額面における運動の例として，上肢や下肢を体側から離したり，頸部や体幹を側方に傾けたりする運動がある．外転や内転のような横方向の運動が前額面の運動である．図1.5に前額面で生じる運動

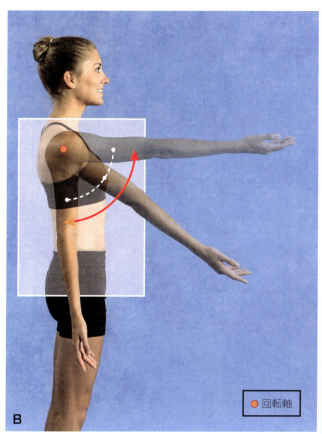
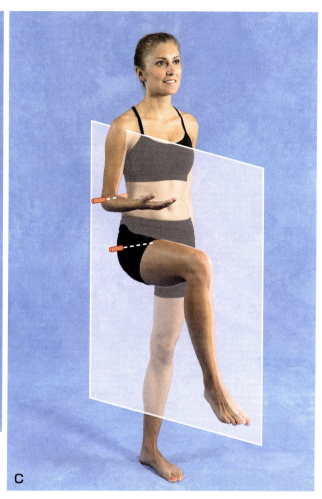

図 1.4（続き）（B）肩の屈伸運動では腕は矢状面にある前額軸周りを回転する．（C）肘関節と股関節は矢状面にある前額軸周りを回転する．(B)，(C) の運動の面は矢状面である．

の例を示した．

[c] 水平面（横断面）

地面と平行に起こる回旋運動は水平面で生じる．水平面は地面と水平な面であり，身体のさまざま部位を上下に分ける．**水平面**における運動の例として，股関節や肩関節を体幹に向かって内外側に回旋させる運動がある．また，前腕を回旋させ手掌を上下に向ける運動や，体幹を左右に回旋させる運動がある．図 1.6 に水平面で生じる運動の例を示した．

2.2 回転軸

1 つの運動面上で身体の部位が運動するとき，その部位は中軸点または回転軸を中心に回転運動をしている．運動が生じる軸は常に運動の面に対し垂直である．**矢状軸**は（矢状面を）前後に通る軸で，運動は前額面で生じる．四肢を側方に動かし体幹から離したり近づけたりする外転や内転運動は，前額面にある矢状軸で生じる．図 1.5 は肩関節と股関節の外転時の矢状軸の運動を示している．一方，図 1.4 に示す**前額軸**では軸は（前額面を）内－外（側方）に通り，屈伸運動が生じる．上腕が矢状面で屈曲する際，上腕は前額軸の周りを回転する．身体部位の回旋運動は水平面にある**垂直軸**（長軸）で生じる（図 1.6）．頭部の回旋運動は垂直軸の運動である．

ここまでは，運動軸は完全に静止した一点と仮定してきたが，実際には運動により骨が移動するに伴い，軸の位置もわずかに移動している．このわずかな軸の移動には関節面の曲率変化が関与しており，関節面が完全な対称形ではないことを示している．図 1.7 は瞬間回転軸と呼ばれる関節軸のわずかな移動を示している．大腿骨

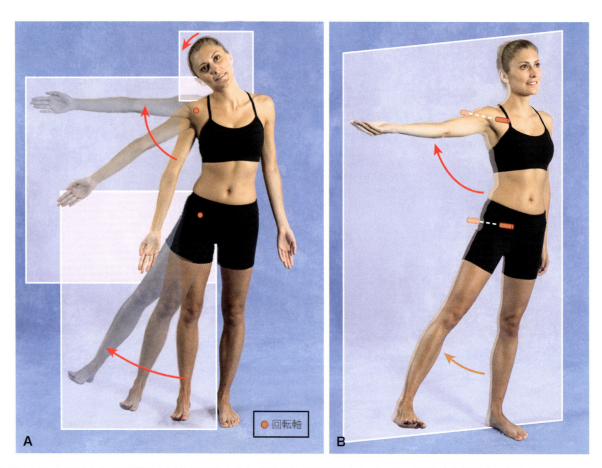

図1.5 (A) 上下肢ともに前額面上で身体の正中線から離れる外転運動をしている．頸椎は前額面上で右方向へ側屈している．(B) 肩関節と股関節は矢状面にある軸周りを回転する．(A), (B) の運動の面は前額面である．

表 1.2 骨運動を表わす用語

面	軸	用語	機能的な動作の例
矢状面 sagittal plane	前額軸 frontal axis	屈曲 flexion, 伸展 extension	食事のとき，肘を屈曲させ手を口のほうに近づける．元の位置に戻るにつれ，肘は伸展方向に動いていく
前額面 frontal plane	矢状軸 sagittal axis	外転 abduction, 内転 adduction	片方の足で車に乗るとき，股関節を外転させ下肢が体幹から遠ざかる
水平面 horizontal plane	垂直軸 vertical axis	内旋 medial rotation, 外旋 lateral rotation	グラスに水を注ぐとき，前腕を回内させる（前腕の回内）

の遠位端は完全な球体ではないため，膝の屈伸運動に伴い回転軸がわずかに移動する．

2.3 骨運動に関連する専門用語

運動軸周りの運動面で起こる骨運動は，共通の用語で記される．表1.2は一般的な骨の運動用語，運動面，運動軸およびこれらの運動に関連する機能的動作の例を示している（各関節に固有の運動は個々の章に記載した）．**屈曲**とは，肘を曲げると前腕が上腕に近づくように関節を形成する2つの骨の間の角度が減少する運動をいう．一方，**伸展**は肘を伸ばすと前腕が上腕から離れる

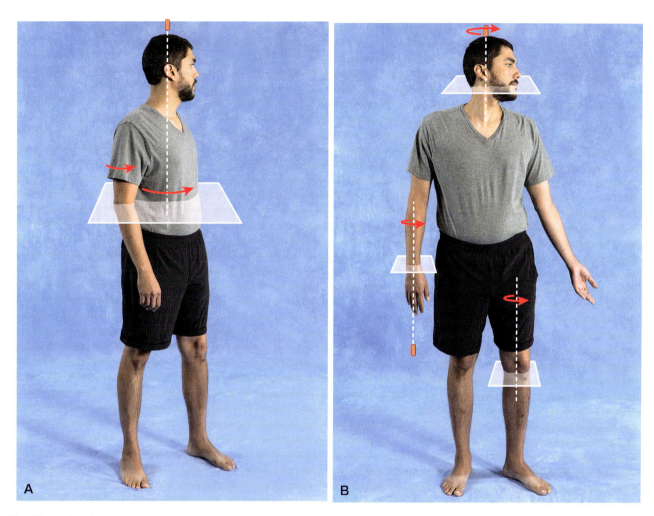

図1.6 （A）脊柱は垂直軸を中心に回転し，水平面上で左回旋している．（B）右腕は垂直軸を中心に回転し，水平面上で内旋している．左下肢は外旋している．

ように2つの骨の間の角度が増加する運動をいう．脊柱では頭部や体幹を前下方に曲げる運動を屈曲といい，後方に反る運動を伸展という．

　四肢を身体の中心から遠ざける運動を**外転**といい，四肢を身体の中心に近づける運動を**内転**という．骨を正中線に向かって回旋させる運動を**内旋**といい，骨を正中線から離れる方向に回旋させる運動を**外旋**という．こうした回旋運動は，肩関節と股関節では内旋・外旋といわれ，前腕では**回内**（手掌が下）・**回外**（手掌が上），足部では**外がえし・内がえし**といわれる．また，**分回し**とは2つ以上の異なる運動面を通る円運動を記すために用いる用語である．図1.8に一般的な屈曲，伸展，外転，内転，内旋，外旋運動を示した．

　図1.8に示した運動は，身体の遠位部が近位部から近づいたり離れたりする一方，近位部は静止している．

同じ運動を遠位部が静止状態で，近位部を遠位部から離したり近づけたりすることを**リバースアクション** reversal action（逆作用）という．肘のリバースアクションの例として，前腕を椅子の肘かけにしっかりと固定した状態から立ち上がろうとすると，上腕が前腕から離れていく．上腕が前腕から離れる運動が増加するにつれ，2つの骨の間の角度は増大し肘は伸展する．リバースアクションの他の例に懸垂運動がある．この場合，両手が懸垂バーに固定されているため，肘を屈曲させると上腕が前腕に近づき，2つの骨の間の角度は減少する．

2.4 自由度

　自由度とは特定の関節で生じる角運動の面の数のことをいう．たとえば，肩関節や股関節では屈曲・伸展（矢

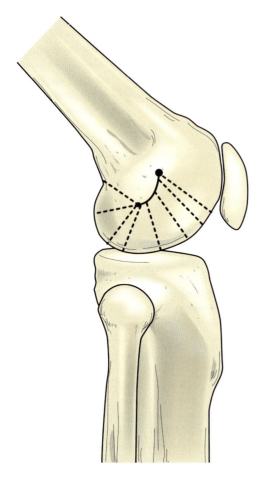

図 1.7　大腿骨，脛骨，腓骨の矢状面像．運動軸は膝の屈伸運動に伴い，わずかに移動する．

状面），外転・内転（前額面），内旋・外旋（水平面）運動が可能である．これらの関節は 3 つのすべての面で運動が可能なため，自由度は 3 となる．対照的に肘関節は 1 つの運動面しか持たず屈曲・伸展運動のみ可能なため，自由度は 1 となる．中手指節関節では屈曲・伸展ならびに外転・内転運動が可能なため，自由度は 2 となる．

クリニカル・コネクション 1.1

　麻痺や可動域制限により関節の自由度を 1 つでも失うことで，全身の機能障害が起こる場合がある．肩の屈曲能力を失った人を例に考えてみる．彼女はヘアブラシを手に持ち，肘を完全に屈曲することはできるが，髪をとかすためにヘアブラシを頭まで持っていくことはできないかもしれない．

3. 運動学（キネマティクス）

　運動学（キネマティクス kinematics）とは，人の運動を位置，速度，加速度の観点から述べる力学の一分野を指す．直線運動や回転運動（角運動），あるいはこれらを組み合わせた運動が生じる．

3.1　線形運動

　線形運動（直線運動，並進運動）とは，物質全体が同じ方向に平行移動する運動を指し，「滑り」あるいは「滑り運動」ともいわれる．線形運動は直線運動または曲線運動として記され，メートル（m）やフィート（ft）を単位として測定される．身体全体を 1 単位として線形運動を記す場合，「人が平らな地面を 50 ft（15.24 m）歩いた」のようになる．

[a]　直線運動

　直線運動とは，ある点から別の点に直線的に移動する運動をいう．一般に，直線運動はデカルト座標系（図 1.9）の平面内を二次元または三次元に移動する．デカルト座標は三次元空間内の任意の点の位置を表わす．運動は x 座標，y 座標または z 座標上で生じる．直線運動は，前後方向，内外方向，上下方向で生じる．物体がある高さから垂直に落下したときの軌跡は直線運動の一例である．

　一方，四肢や体幹では，純粋な直線運動はほとんど起こらない．四肢で回転運動が起こると，滑膜関節の関節面では滑り運動（直線運動）が生じる．こうした他動的な直線運動は**副運動（関節の遊び）**と呼ばれ，ほとんどの関節面で生じるわずかな関節運動を指す．図 1.10 に手関節における手根骨間の滑り運動を示した．（滑り運動の詳細については，第 2 章 **4.2** 関節包内運動と個々の章で解説している）．

[b]　曲線運動

　曲線運動（非直線運動）とは，弧を描くようにある点から別の点に移動する運動をいう．歩行時の身体重心の上下移動による垂直変位は曲線運動の一例である．図 1.11 に歩行中に起こる身体重心の曲線運動と身体全体の直線運動を示した．

第 1 章 身体運動学とバイオメカニクスの原則　11

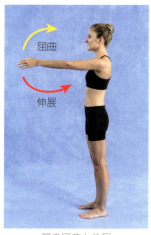
肩の屈曲と伸展

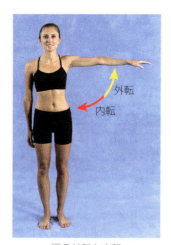
肩の外転と内転

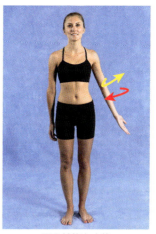
肩の外旋と内旋

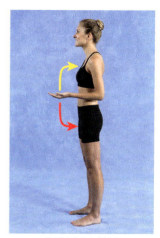
肘の屈曲と伸展

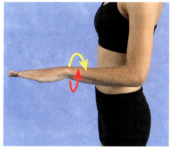
前腕の回外と回内

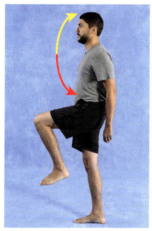
股関節の屈曲と伸展

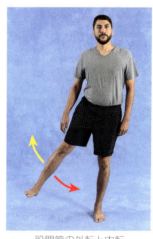
股関節の外転と内転

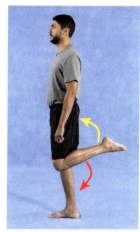
膝の屈曲と伸展

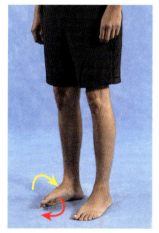
足関節の内がえしと外がえし

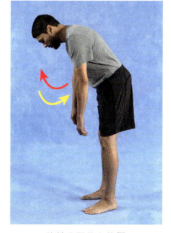
体幹の屈曲と伸展

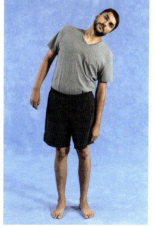
体幹と頸部の側屈

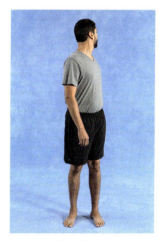
体幹と頸部の回旋

図 1.8　関節運動の種類を示す．

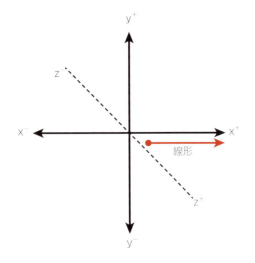

図 1.9 線形運動はデカルト座標系に沿って直線的に生じる.

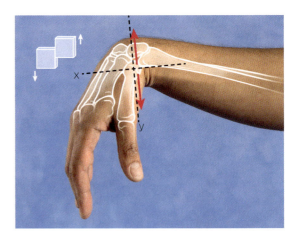

図 1.10 手関節掌屈の矢状面像. 手関節の運動中に手根骨間では線形運動が起きている.

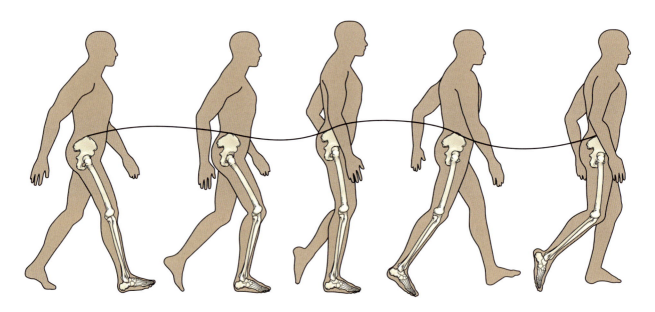

図 1.11 歩行周期の間, 身体全体は直線的に移動する一方, 身体重心は曲線的に移動する. 曲線がもっとも高くなるのは立脚中期であり, もっとも低くなるのは踵接地期である.

3.2 回転運動

回転もしくは回転運動（角運動）は, 軸周りを弧を描きながら回転する身体運動を指す. 関節はその周りを身体部位が円弧運動するという点で回転軸といえる. 回転運動の一例として, 膝屈曲時に下腿が膝関節軸を中心に回転する運動がある. 上肢や下肢が前額面にある矢状軸で外転や内転する回転運動も同様である.

回転運動中の四肢の各部位は, 同じ方向, 同じ速度, 同じ角度で移動するが, 移動距離は異なる. 運動は 2 定点間を一次元の角度で表わす極座標系により測定される. 図 1.12 は下腿が膝関節軸を中心に伸展 0°～屈曲 90°の間で回転するようすを示している.

3.3 一般的な運動

四肢や体幹で運動が起こる際に, 関節面の間で生じるほとんどの運動は, 線形運動と回転運動が組み合わさっており, こうした運動が**一般的な運動**として知られている. たとえば, 整地を走行中には, 股関節, 膝関節, 足

第1章 身体運動学とバイオメカニクスの原則   13

クリニカル・コネクション 1.2

臨床では，回転運動（角運動）はゴニオメーターや傾斜計で測定される．図は，足関節背屈を，巻尺（A），ゴニオメーター（B），傾斜計（C）で測定したようすを示している．

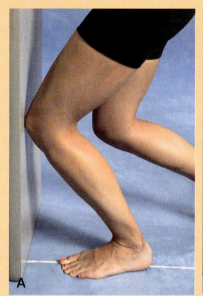
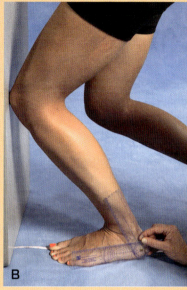
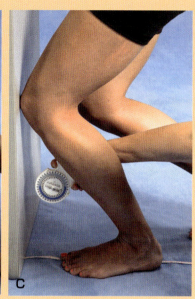

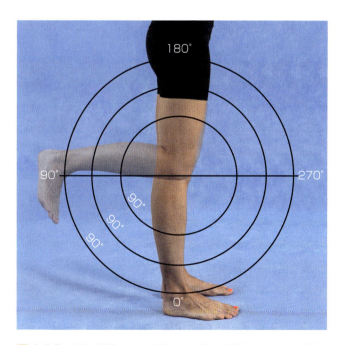

図 1.12　膝は伸展 0°〜屈曲 90°間で運動している．下腿のどの部位も同じ方向，同じ速度および同じ角度で運動している．

関節では各関節軸を中心に回転運動が起こり，身体を前方に推進させるが，体幹では直線運動が起こっている．また，ある物体を頭の上まで持ち上げるには，物体は上方に直線運動するが，上肢の各関節は物体を持ち上げるために各関節軸を中心に回転運動をしている．

また，運動は線形運動・回転運動を問わず**自動運動**と**他動運動**に分けられる．自動運動は筋収縮により起こる運動で，階段を上る際に股関節屈筋群の収縮により下肢を持ち上げるような身体を動かす力を供給する．自動運動は筋により生成される内力の結果として生じる．一方，筋以外の他動的な力には，他人が押したり引いたりする力や，質量に対する重力の引く力などがある．

3.4 運動連鎖

日常生活の中で身体を動かし運動や課題を遂行するには，さまざまな関節が共同で作用し運動連鎖を起こす必要がある．たとえば，高い棚の上にある物を取ろうとする場合，体幹を安定した状態に保つことで肩甲骨が上方

回旋できる．さらに，この状態を保つことで，肩を屈曲し肘と手を伸展させ手指と母指で物をつかむことができる．各関節は全体の運動の中で連鎖的に機能する．椅子から立ち上がる際は，両足部で安定した支持面を確保した上で，膝関節，股関節，体幹を伸展させる．各関節が連鎖的に運動することにより直立位をとることができる．

[a] 開放運動連鎖（OKC）

人の身体で起こる運動連鎖には**開放運動連鎖** open kinetic chain（OKC）と**閉鎖運動連鎖** close kinetic chain（CKC）がある．開放運動連鎖では身体の遠位部が自由に動く一方，近位部は固定され動かない．たとえば，頭上の棚に腕を伸ばす運動は開放運動連鎖である．また，ダンベルカールは開放運動連鎖による上腕二頭筋の運動である．この場合，手は比較的固定された状態でダンベルを握りダンベルの重さを支えるが，前腕遠位部は固定された近位の肩関節に向かって運動する．遠位関節の運動は近位関節の運動から独立しており，遠位関節をさまざまな方向に動かすことも静止状態を保つこともできる．上腕二頭筋の運動中に指を屈曲しダンベルを握ることも，伸展してダンベルを離すこともできる．つまり，手指の運動は肘や肩の運動から独立しているのである．

[b] 閉鎖運動連鎖（CKC）

閉鎖運動連鎖（CKC）は身体の遠位部が固定された状態で，身体の近位部が遠位部と関連して動くときに生じる．たとえば，座位からの立ち上がり運動は閉鎖運動連鎖である．足部を床に固定し，近位の膝関節，股関節および体幹が立位をとるために伸展方向に運動する．その他の閉鎖運動連鎖の例として，手を椅子の肘かけに当て，押しつけながら肘を伸展する運動がある．遠位の手は椅子に固定されている一方，近位の肘と肩が伸展する．

人の活動の多くは開放運動連鎖と閉鎖運動連鎖が組み合わさったものである．たとえば，階段を上がる際に脚を持ち上げる運動は開放運動連鎖である．一方，脚を持ち上げ足部を上の段に固定した状態から身体を持ち上げるために股関節と膝関節を伸展する運動は閉鎖運動連鎖である（図 1.13）．

4. 力

さまざまな力に関連する概念と，これらの力がどのように身体に作用するかについて理解することは運動学やバイオメカニクスを学ぶ上で非常に重要である．**力**は，簡単にいえば，ある物体を他の物体が押したり引いたりすることと定義できる．力には，力が加わる点，線，大きさ，方向がある．動いているバスの中で立っている乗客は，筋を収縮させることで姿勢を安定させたり，身体を動かしたり，身体の向きを変えたり，運動を止めたりすることができる．

物体に作用する力の総和が運動を起こし，物体の位置が変化すると物体の**変位**が生じる．一方，これらの力により運動が起こらず，物体が静的な位置にとどまっていれば物体は安定する．内力は運動や安定をもたらし，日常生活における機能的な運動課題を達成する手段となる．しかし，たとえ短時間でも，極度なあるいは最大下の力が一定期間にわたり繰り返し身体に加えられると，身体はダメージを受ける．一方で力は，身体の治癒を促進し人体機能を高める治療手段としても用いられる．関節可動域運動や筋のストレッチの際に加えられる適切な力は，関節の可動性を高め機能を改善することができる．

クリニカル・コネクション 1.3

臨床では上腕骨外側上顆炎として知られるテニス肘は，高い技術レベルのテニス選手にもよくみられる外傷の1つである．テニス肘の症状として，肘外側の痛み，手首のグリップ（握り）に伴う痛み，上肢の機能障害がある．手関節伸筋群を繰り返し使い内力を発生させるため，慢性的なオーバーユース外傷を引き起こす．手関節や握力および体幹や肩甲骨などの近位部の筋力低下もテニス肘発症の因子となる．不適切な用具（たとえば，ラケットの握りのサイズが合っていない）や，不適切なコートの表面および選手の技術不足が原因で生じる外力も組織の損傷に悪影響を及ぼす．過剰な，または不適切な力は，こうした機能障害を引き起こすが，リハビリテーションを通じて加えられる適切な力は可動性や筋力強化，持久力，パワー，運動制御ならびに身体機能を改善させることができる．

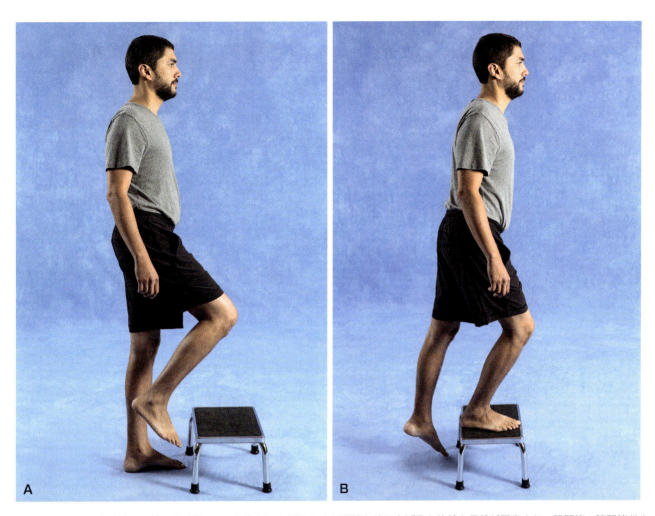

図 1.13 　開放運動連鎖と閉鎖運動連鎖．(A) 昇降台に上がるために下腿を持ち上げると体幹と骨盤が固定され，股関節，膝関節および足関節で開放運動連鎖が起こる．(B) 昇降台に上がるため身体を引き上げ，固定された足部上で股関節と膝関節伸展の閉鎖運動連鎖が起こる．

4.1 内力

バイオメカニクスで考慮すべき内力には，身体構造物から発生する自動的な収縮力と他動的な非収縮力がある．筋は運動を制御する安定力 stabilizer，あるいは日常生活活動において身体を動かす発動力 mover として機能する内的収縮力を生成する．靱帯，関節包および筋内の結合組織は他動的張力として作用する非収縮性の力を生成する．他動的な力は関節に静的な安定性 stability をもたらすことで，運動中に生成される力を増加させる．筋線維を取り囲む結合組織の役割は，筋が遠心性収縮をしている間，他動的な力を発生させることである．腕が重力を制御しながら重錘を下げる際には，筋線維による自動的な力と結合組織による他動的な力が重錘に対して抵抗する．結合組織や筋によって生成される力について

は，後の章でくわしく解説する．

4.2 外力

身体の外側で生成される力は外力とみなされ，外力によって運動が引き起こされた場合，内力によって克服しなければならない．これらの力には外部から加えられる力や，摩擦力，重力が含まれる．外力は徒手による抵抗や運動器具によって加えることができる．物を持ち上げたり，ドアを開ける際に抵抗となる力が外力である．外力は運動や安定をもたらす一方，過度な外力は身体にダメージを与える．

摩擦力とは，互いに接触している物体間の運動に抵抗する外力である．靴底にギザギザの滑り止めを貼ると摩擦力の増加により安定性が改善する一方，靴と皮膚が擦

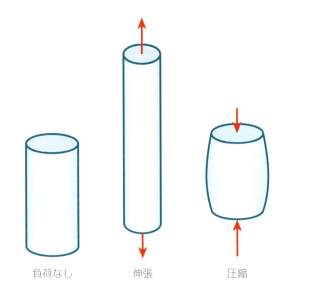

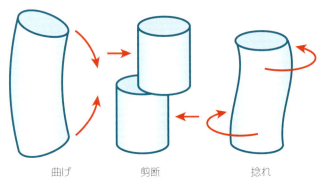

図1.14 身体構造に加わる負荷と力の種類を示す.

れて水泡ができたり，皮膚を傷つけることもある．重力はすべての物体に外力として作用し，人の運動と平衡機能に重要な役割を果たす．

4.3 力の種類

身体に作用する力（しばしば負荷といわれる）は，さまざまな力に抗して身体を動かしたり，安定させるために作用する．一方，こうした力は身体組織を傷つけることもある．図1.14に身体組織にもたらされるさまざまな力を示した．筋収縮や外部から加えられる力は，関節やその周辺組織に**張力**（**離開**）を生じさせる．運動時や活動時に発生する張力に抵抗するため，靱帯や腱は生体内で力を生み出す．張力は物質を引き離すため反対方向に作用する．疾患や長期間に及ぶ不動により弱化した組織は，組織を引き伸ばす力や過度な伸張力に耐えられず損傷することがある．

骨格系は，四肢や脊椎が体重を支持する間，持続的に**圧縮力**を受ける．圧縮力は互いに向かい合う方向に作用し組織を圧縮する．筋収縮による圧縮力は，関節組織や関節面に向かう力を生み出す．こうした圧縮力が関節面近くに加わると圧縮応力を引き起こす．軸圧縮とは脊柱などの構造に対し長軸に沿った圧迫力を指す．骨密度の減少により骨粗鬆症を呈した骨格は，圧縮力に耐えられず骨折することがある．

剪断力とは，互いに平行だが反対方向に作用する力を指す．過度の剪断力は関節面を磨耗させ，変形性関節症や椎間板変性などの変性疾患の発症に影響を及ぼす．

曲げは，張力と圧縮力の双方により物体をある地点を中心に曲げる．一方，捻れ（**捻転力**）は長軸を中心に物体を捻る．こうした力あるいは負荷は，互いに組み合わさり複数の軸を中心に複数の運動面で力を生み出すことができる．

4.4 力の影響

力が物体に及ぼす影響は，物体が安定した平衡状態にあるか，あるいは不安定な状態にあるかによって異なる．重心と支持基底面は物体の安定性と平衡状態に影響を及ぼす．身体重心と支持基底面を変えることで，身体は大きな弧を描く運動から安定性と支持性をもたらすまで，その機能を変えることができる．

[a] 質量中心

重力はしばしば物体の重量といわれる．実際，重量は物体を構成する物質の質量に作用する重力を指す．物体を構成する分子や物質自体は地球上でも月面上でも同じだが，地球上では物体にかかる重力が大きいため，重量ははるかに大きくなる．

重量は次のように定義される．

$$重量 = 質量 \times 重力加速度$$
$$(32\,\text{ft}/\text{sec}^2 \text{ または } 9.8\,\text{m}/\text{sec}^2)$$

重量は，通常測定する際にニュートン（N）またはポンド（lb）（1 N = 0.225 lb）で表わされる．

重力は物体を構成するすべての部分に作用するが，一般には，**質量中心** center of mass（COM）または**重心**

第1章 身体運動学とバイオメカニクスの原則　17

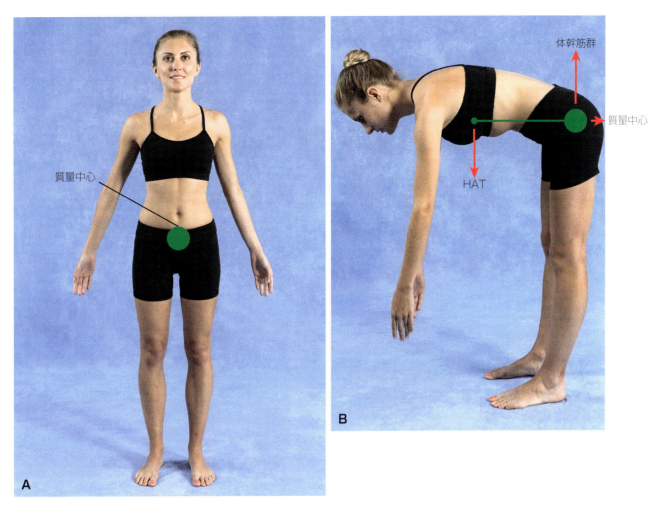

図 1.15 　(A) 立位での質量中心はだいたい第2仙椎（S2）前方に位置する．頭部，上肢，体幹（HAT）の質量中心と全身の質量中心は同一線状にある．(B) 体幹を屈曲させると，重力が HAT を引く．HAT の重力に対抗し身体が前方に倒れるのを防ぐために，体幹筋群が収縮する必要がある．

center of gravity（COG）として示される．身体の部位または身体全体が完全に釣り合っている地点が COM である．物体が完全に左右対称な場合，COM は物体の中心に位置する．指の上に鉛筆を置いてバランスをとろうとするとき，指を鉛筆の COM の位置に置けば，鉛筆は指の上でバランスを保ち安定する．一方，人の身体は非対称なため，身体の各部位における COM の位置もさまざまである．**重力線** line of gravity（LOG）は，身体の部位上で重力が作用する鉛直下方線として示される．解剖学的肢位にある身体全体を1つの物体として考えると，COM はだいたい第2仙椎（S2）の前方に位置する．身長や体重，身体部位の割合には個体差があるため，この COM の位置はおおよその位置である．また，姿勢や支持基底面の位置を変化させると COM は移動する．頭部や上肢および体幹の COM は胸骨剣状突起の遠位にあり，第11胸椎（T11）の椎体前縁に位置する．頭部，上肢，体幹の重量は体重の約65％として計算される（図1.15）．

[b] 支持基底面

身体の各部位が中間位で最適な状態にある直立位では，重心線は両足部間の**支持基底面** base of support（BOS）の中に入る．BOS は人や支持物が支持面を形成している接触範囲と定義される．臥位では BOS は床と接している身体の全範囲となる．一方，座位では支持面との接触が少なくなるため BOS の範囲も小さくなる．立位では足部だけが床と接しているため，BOS は座位よりもさらに小さくなる．物体は BOS が大きく，重心の位置が低く，重心が BOS の中心にあるか，または重

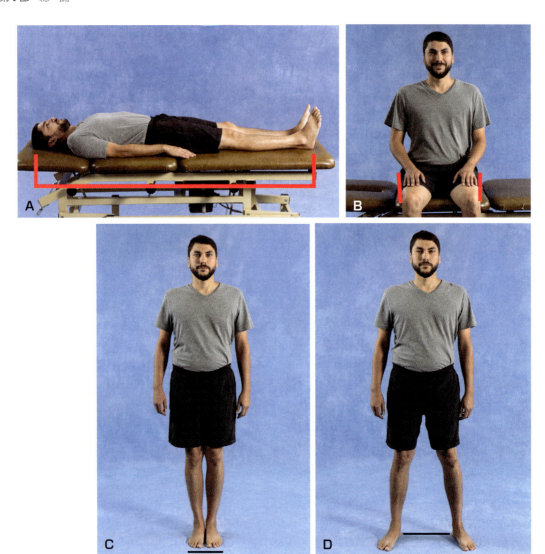

図 1.16 さまざまな肢位での支持基底面．(A) 背臥位．(B) 端座位．(C) 狭い支持基底面での立位．(D) 広い支持基底面での立位．

クリニカル・コネクション 1.4

　人が運動中に支持基底面内でバランスをとる能力は，機能と安全性に影響を及ぼす．バランス能力が低下し転倒リスクが高い人は，安定性を高めるため支持面を広くとっていることが多い．たとえば，歩行中に足部を体幹より外側に接地させ支持基底面が体幹の外まで広がっていることもある．一方，優れた動的立位バランスがある人は，支持基底面を減少させ 1 本脚で立った状態でジャンプすることもできる．

心のより近くにあるときに安定する．反対に，BOS が小さく，重心の位置が高く，重心が BOS の中心を越えて移動する場合は，可動性は大きいが安定性は低下する．図 1.16 に，さまざまな肢位における BOS を示した．

[c] 平衡状態

　機能的な課題を行う際，人体は重心位置や支持基底面をバランスが保てる位置に移動する．身体は重心を静的な位置に保っているか，重心がわずかに支持基底面から外れてもすぐに元の位置に戻すことができる場合に**安定した平衡状態**にある．たとえば，バスの座席に座っている人が，バスが角を曲がったときにも姿勢を保っていれば安定した平衡状態にあるといえる．一方，バスが方向転換すると転倒してしまえば，この人は外力が加わると

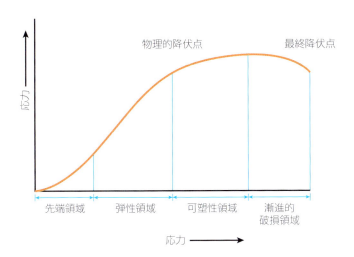

図1.17 負荷と身体構造の間の応力 – 歪みの関係.

重心を元の位置に戻すことができない**不安定な平衡状態**にあるといえる.

平衡状態では，重心は移動するが同じ平面内にとどまっている．つまり，重心は元の位置に対し上下移動はしない．一例として，平らな面上を転がるボールは正常な平衡状態にある．重心の高さや支持基底面，あるいは重心線の位置を変えると平衡状態や物体の安定性も変わる．床に仰向けで寝ている人は，片脚で立っている人に比べ重心は低く支持基底面も大きい．

4.5 応力 – 歪み関係

外力の大きさ，持続時間および外力に抵抗できる組織の能力により，力が組織に及ぼす影響やその組織が最終的にどうなるかが決まる．ストレッチ中に，ハムストリングが穏やかに伸張されているか，微細損傷を受けているかはストレッチの強度や持続時間，ならびに伸張に対抗する筋や結合組織の能力に依存する．すべての筋骨格系組織において，生体内の抵抗力と外力による組織の変化にはある関係が存在する．この応力と組織の歪みの関係は，組織の種類や構造によって異なるものの，一般に応力 – 歪み曲線として示される．図1.17に応力 – 歪み曲線を示した．y軸は外力により構造に発生する応力を表わし，x軸は外力により組織に加えられる歪みを表わす．構造が許容できる変形量を歪みと定義する．

グラフの開始地点は先端領域と定義され，最小張力下で弛緩状態にある安静時の組織を表わす．多くの身体組織では弛緩状態にある組織はひだ状になっている．たとえば，肩関節が解剖学的肢位にある場合，肩甲上腕関節の下関節包はひだ状に弛緩している．組織に力が加わると，これらのひだが伸展し，たるみが組織に取り込まれる．先端領域の右端は，組織のたるみがとれ伸展した状態を表わしている．さらに応力を加えると組織の弾性がなくなり，弾性変形が始まる．弾性領域内においては，力が除去されれば，組織は再び応力が加わる前の状態に戻ることができる．**クリープ**とは一定時間にわたり組織に最大下の力が加えられた際に，組織の形状が漸進的に変化することを表わす用語である．筋骨格系組織のほとんどは粘弾性を有しており，力によって組織が変形すると粘性様式と弾性様式の両方が生じる．これらの粘弾性組織によりクリープ現象が現われる．クリープは可逆的なため，歪みを起こす力が除去されると元の状態に戻る．さらに組織に力を加え続けると，物理的降伏点に達する．その後，過剰に歪んだ組織は可塑的変形をきたす．**可塑性**とは力が除去された後も，変化した形状を維持する組織の能力を表わす．応力 – 歪み曲線における可塑性領域は，構造の形状が変化した状態を表わす．この状態からさらに力を加え続けると，組織は最終的な減退点または破損点に達し，構造や組織の損傷が起こり，組織の完全性は失われる．

4.6 ベクトル

力を定量化するためベクトルを測定する際には，力の大きさと方向の情報が必要である．力の総量効果を決定するには，2つ以上の力を加算するベクトル合成と呼ばれる処理を行う．一方，個々の力の効果を分析するには，ベクトルの成分を分解するベクトル分解という処理を行う．こうした力の分析はグラフの解析または数学的方法により行う．バイオメカニクスでは，**ベクトルの力は直線の始点を開始点とし，押したり引いたりする方向を示す矢印によって表わされる**．線の長さは力の量あるいは大きさを表わし，通常，ニュートン（N）またはポンド（lb）で表わされる（1 lb = 4.448 N）．正（＋）の力は座標の上または右方向に示され，負（－）の力は下または左方向で示される．ベクトルの作用点と矢印の間の線

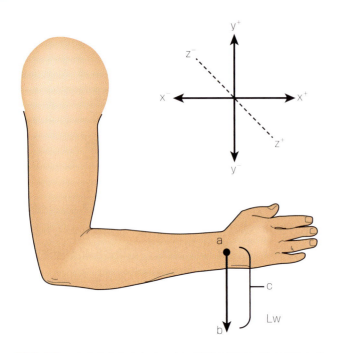

図 1.18 力の方向と大きさ．点 a は腕の質量に対する重力の作用点，点 b は方向（下方）を示す．c は力が鉛直下方（負の方向）に作用することを示す．Lw：腕の重量．ベクトルの長さは，一般に 1 cm の線 ＝ 1/2 lb のように力の大きさを表わし記載される．

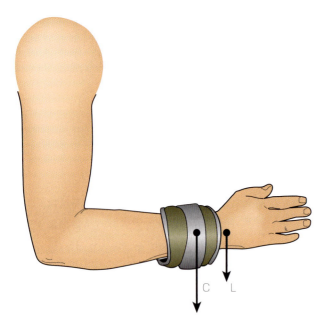

図 1.19 ベクトル合成．腕と重錘の重量が同時に加えられたとき，前腕に作用する合力は，合力 ＝ C ＋ L のように表わされる．L：腕の重量，C：重錘の重量．

は，空間におけるベクトルの方向を表わす．**図 1.18** では線 Lw はベクトルの作用点，方向，位置および前腕遠位部の重量により生成される力の大きさを示している．

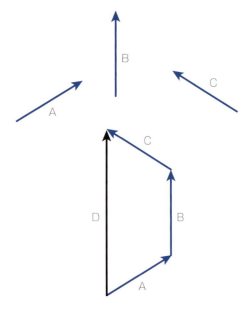

図 1.20 合力を決定するための多角形法．

[a] ベクトル合成

共線力とは，力の大きさが等しく互いに平行で，かつ同一平面内にある 2 つ以上の力を指す．力は同じ方向または反対方向に作用する．座標を用いると，ある方向の力を正の力とみなした場合，それと反対方向の力は負の力とみなされる．2 つ以上の力の合計は，各力の向きと大きさによる．同じ方向の 2 つの力は加算され，力の向きに応じて正または負の力として記される．力が反対方向に作用する場合，負の力の数が正の力の数に加算され，力の向きは正と負の大きい方になる．**図 1.19** は，重錘をつけた前腕遠位部における力を示している．前腕と重錘の合計である合力は，ともに前腕から下向きに作用する力として表わされている．双方の力が y 軸の負の方向に向かって作用しているので，それらを加算して合力を求め，ベクトルの合成処理を終える．

共線力とは対照的に，力が同じ平面内で作用しても，同一線上で作用しない場合もある．ベクトルが同一線上で作用しない場合，合力を求めるために多角形法を用いてベクトルを構成することができる（**図 1.20**）．ベクトル A，ベクトル B，ベクトル C の力はすべて異なる方向に発生している．まずベクトル A の矢印先端をベクトル B の末端に合わせ，同様にベクトル B の矢印先端をベクトル C の末端に合わせ，合成ベクトルを作り多角形を完成させる．その結果，結合されたすべての力は

第1章 身体運動学とバイオメカニクスの原則   21

クリニカル・コネクション 1.5

　理論的には，膝蓋大腿関節症は膝関節における膝蓋大腿関節の反力の増大が関与すると考えられている．膝蓋骨と大腿四頭筋腱の合力であるこの反力は，腱の力が増し，角度が増加するにつれ増大する．膝の屈曲角度が大きくなるにつれ，より多くの力が膝蓋骨に加わる．30°屈曲位でのミニスクワットは屈曲80°でのスクワットに比べ，膝蓋骨への力は半分以下となる．運動の種類が異なれば膝蓋大腿関節への反力も変化する．たとえば，ランニングや階段昇降では歩行に比べ大きな反力が発生する．

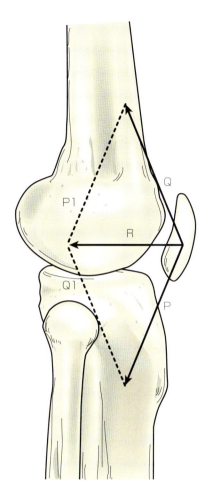

図1.21　2つの力から合力を求める平行四辺形法．大腿四頭筋（Q）と膝蓋腱（P）の力は膝蓋大腿関節の反力（R）となる．合力Rを特定するには，まず力Qと力Pのベクトルの先端を合わせる．Q1が力Q，P1が力Pを表わす平行四辺形を描き，2つの力の起点（ベクトルの末端を合わせたところ）から点線の頭部に向けて線を引き合力Rを求める．

合成ベクトルDとなる．

　図1.21に，2つの力から合力を求める平行四辺形法を示した．図は膝蓋腱（P）と大腿四頭筋腱（Q）によって生成される力を示している．これら2つの力は同じ起点を持ち，膝蓋大腿関節の反作用力はこれら2つの成分の合力となる．この場合の合力はこれら2つの力の結果として，膝蓋骨と大腿骨と間に生じる圧縮力の大きさを表わしている．力は同じ起点で末端を一致した状態で描かれる．力Pの矢印先端に力Qを表わす点線を描き，力Qの矢印先端に力Pを表わす点線を描いて平行四辺形を完成させる．PとQの合力Rは起点から点線の交点までの対角線によって描かれる．

[b] ベクトル分解

　ベクトルは，ベクトル分解または力の分解と呼ばれる処理で，力の成分要素に分解または分離することもできる．ベクトル分解では，斜めのベクトル作用線を鉛直成分と水平成分に分解する．人の運動の多くは，ある角度で加えられた内力や外力の結果として生じる．身体における筋のベクトルを分析する際，筋が作用する骨に対し垂直に作用する力と水平に作用する力にベクトルを分解する．ベクトルの鉛直成分である法線ベクトルは骨を回転させ運動を生起する力の成分である．法線ベクトルの一例として，大腿四頭筋によって生じる力の回転成分がある．このY成分は身体部位の長軸に対し垂直に作用する力を表わす．

　ベクトルの水平成分である接線方向のベクトルは，力の方向に応じて関節を圧縮または離開する力として作用する．接線方向のベクトルは力のX成分として表わされ，身体部位の長軸に対し平行に作用する．図1.22Aは大腿四頭筋が脛骨を引っぱるベクトル線を示しており，ベクトル成分をXとYで表わしている．ベクトルYは下肢の回転を引き起こすベクトル成分を表わしており膝を伸展させる．ベクトルXは大腿骨が股関節を圧迫するベクトル成分を表わしている．これら2つのベクトル成分は膝伸展時の大腿四頭筋の合力を表わしている．

　ベクトル成分を分解できる筋収縮の他の例に，肩甲骨に作用する菱形筋がある．菱形筋が肩甲骨を引っぱる方向はベクトルMとして図1.22Bに示されている．こ

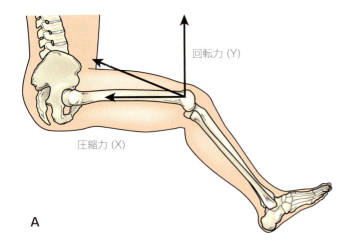

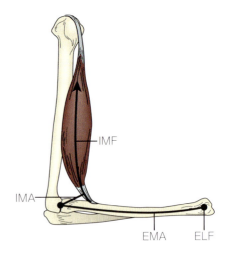

図1.23 トルク．IMF：内的な筋力，IMA：内的モーメントアーム，EMA：外的モーメントアーム，ELF：前腕部に及ぼす外力．IMF × IMA は上腕二頭筋による内的トルクを表わす．前腕の重さである外的トルクは ELF × EMA で求められる．IMF × IMA ＝ ELF × EMA のとき，内的トルクと外的トルクは等しくなり腕の運動は起こらない．

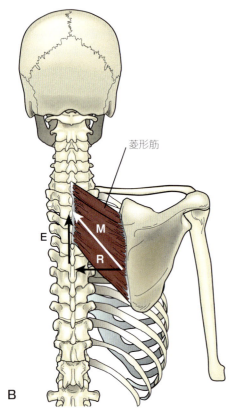

図1.22 （A）回転力または法線ベクトルは，膝屈曲伸展の回転運動を起こす大腿四頭筋力の成分である．水平方向の力あるいは圧縮力は接線方向のベクトルと呼ばれる．図では，接線力は大腿骨を介して股関節に圧縮力を加えている．（B）菱形筋の筋収縮によるベクトルは矢印 M によって表わされる．ベクトル M は，ベクトル成分 R と E に分解できる．

のベクトルは，ベクトル成分 R と E に分解することができる．ベクトル R は肩甲骨を後退または脊柱に向かって肩甲骨を引きつける力の成分であり，ベクトル E は肩甲骨を挙上させる力の成分である．菱形筋によって生成された合力は，肩甲骨の後退と挙上をもたらす．

4.7 トルク

人の運動の多くは，関節軸を中心に身体部位が回転運動を起こすことで生じる．筋収縮に伴う内力により生じる回転運動を**トルク**といい，ニュートン・メートル（Nm）またはフット・ポンド（ft-lb）で測定する．こうした回転運動を運動方向を表わす用語では屈曲・伸展，外転・内転，内旋・外旋となる．筋収縮により生じた内力が，身体部位の重さや他動的な力（外力）より大きい場合に回転運動が生じる．このとき生じたトルクは運動を起こす筋の収縮力である．

関節で発生するトルクの総量は，拮抗する力と，力の作用点から関節軸までの距離によって決まる．回転軸と力の垂直交点の間の長さを**モーメントアーム** moment arm という．力×モーメントアーム＝トルクである．図1.23 に内的な筋力 internal muscle force（IMF）と内的モーメントアーム internal moment arm（IMA）の例として，上腕二頭筋の収縮により生成されるトルクを示す．この場合の IMA は力の作用点から関節軸までの垂直距離である．重力が前腕部に及ぼす外力を ELF（external

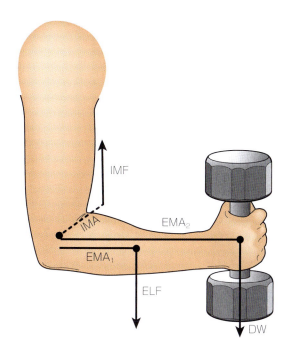

図 1.24　腕の重さとダンベルの重さそれぞれの外的モーメントアームが合わさることで，腕を静的位置で保持するために必要な筋力も増大する．

limb force) とし，前腕の重さを示した．外的モーメントアーム external moment arm (EMA) は，ELF から肘の関節軸までの垂直距離で表わされる．ELF と EMA の積が IMF と IMA の積と等しい場合，関節運動は起こらない．これは，筋によって生じる内的トルクと，前腕の重さによって生じる外的トルクが等しいことを意味している．たとえば，前腕の重さが 5 ポンド (lb) で肘の運動軸から前腕の重心までの距離が 0.7 フィート (ft) の場合，以下のようになる．

$$外的トルク = 5\ lb \times 0.7\ ft = 3.5\ ft\text{-}lb$$

前腕が静止状態を維持する場合，上腕二頭筋から発生する内的トルクは 3.5 ft-lb と等しくなければならない．

上腕二頭筋の内的モーメントアームが 0.33 ft の場合，上腕二頭筋の筋力は以下の式によって計算できる．

IMF = 内的筋力
IMA = 筋肉の内的モーメントアーム = 0.33 ft
EMA = 外的モーメントアーム = 前腕の重さ
　　　= 0.7 ft
ELF = 前腕の重さ = 5 lb

$$IMF \times IMA = EMA \times LEF = 運動は生じない$$
$$IMF \times 0.33\ ft = 0.7\ ft \times 5\ lb = 3.5\ ft\text{-}lb$$
$$IMF = (3.5\ ft\text{-}lb)/0.333\ ft = 10.6\ lb$$

内的トルクと外的トルクに等しくなるためには，上腕二頭筋は 10.6 lb の力を生み出さなければならない．2 つのトルクが等しければ運動は発生しない．トルクが等しくない場合，より大きいトルクの方向に運動が生じる．上腕二頭筋を収縮させ手を肩に近づける場合，上腕二頭筋によるトルクは前腕以下の重量によって起こる反対方向のトルクよりも大きくなければならない．

四肢に負荷を加える臨床応用を理解するため，今度は 5 lb のダンベルを手で持っている場合を考えてみる（図 1.24）．この場合の外的トルクは以下のように計算される．

ELF = 腕の重さ = 5 lb
EMA$_1$ = 0.7 ft
DW = ダンベルの重さ = 5 lb
DW の EMA$_2$ = DW の外的モーメントアーム
　　　　　　= 1.5 ft
外的トルク = ELF × EMA$_1$ + DW × EMA$_2$
　　　　　 = 5 lb × 0.7 ft + 5 lb × 1.5 ft
　　　　　 = 3.5 ft-lb + 7.5 ft-lb
　　　　　 = 11 ft-lb

外的トルクが 11 ft-lb の場合，図 1.24 に示すように上腕二頭筋は静的状態を保つために 33.33 lb の力を発生させる必要がある．

外的トルク 11 ft-lb = IMF × IMA
11 ft-lb = IMF × 0.33 ft
11 ft-lb/0.33 ft = IMF
33.33 lb = IMF

[a] 関節の位置と力

筋により生成される内力であっても，抵抗により生じる外力であっても，力の X 成分と Y 成分は関節の角度によってその大きさが変化する．骨の長軸と筋腱が付着する骨の部位の間でなす角を**付着角**という．骨がその可動範囲を移動するにつれ，筋の付着部と骨の長軸との間の角度が変化し，筋が生じるベクトル成分に影響を及ぼす．図 1.25 は付着角の違いが上腕二頭筋のベクトル X

クリニカル・コネクション 1.6

10ポンド（約4.5 kg）の箱を身体から離して運ぶ場合（A），身体の近くで箱を運ぶ場合（B）に比べより大きな外的トルクが発生する．それは，外力のモーメントアームの距離が長くなるにつれ，外的トルクが大きくなるからである．外的トルクが大きいほど，身体を安定させるために大きな力が体幹筋群に要求される．こうした過度の力が度重なると，脊柱の微細損傷を引き起こす可能性がある．物をできるだけ身体に近づけて運ぶことで，外的モーメントアームを短くすることができ，最小筋力（内的トルク）で物を運ぶことができる．

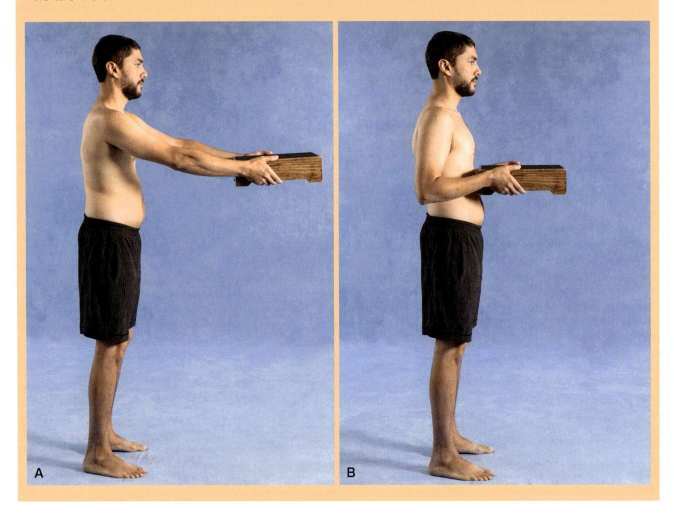

成分やY成分に与える影響を示している．肘の最終可動域付近では完全伸展，完全屈曲にかかわらず付着角は小さく（図1.25A），筋力を表わすY成分はX成分に対し最小となる．図1.25Bで示したように付着角45°付近では，筋の運動成分Yと関節の圧迫成分は等しくなる．付着角90°付近では，筋の運動成分Yと筋の合力が等しくなる．つまり，上腕二頭筋が最大トルクを発生させることができるのは付着角90°となる（図1.25C）．力のX成分とY成分に対する関節角度の影響は，筋が

どの角度でより大きなトルク（強さ）を生成できるかの理解に役立つ．

4.8 フォースカップル

フォースカップル force couple は，2つ以上の筋により生成される，互いに平行だが反対方向の力が同時に作用し身体の部位を回転させるときに生じる．筋により生起される線形の力は，互いに異なる方向に作用するが，

第1章　身体運動学とバイオメカニクスの原則　25

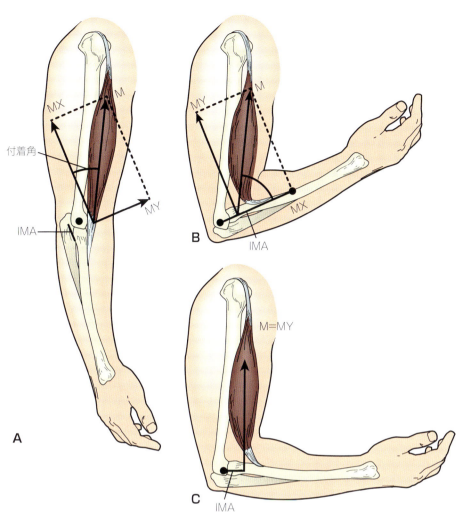

図1.25　各条件における筋収縮力の合計（トルク＝M）は一定であると仮定した．付着角の違いにより，総ベクトルMYとMXのベクトル成分の大きさも変化する．（A）付着角が小さい場合，回転ベクトルMYに比べ，圧縮ベクトルMXが大きくなる．（B）付着角45°では，筋ベクトルのX成分とY成分は等しい．（C）肘90°屈曲位では，ベクトルMYの回転成分と筋から生成される総ベクトルMは等しい．この角度で筋は最大の力を発揮し，最大の運動効果をもたらす．

合成トルクでは同じ方向に回転運動が生じる．車のハンドルを例にフォースカップルについて説明しよう．ハンドルを両手で握り片方の手は時計の1時の位置に，他方の手は9時の位置に置く．一方の手でハンドルを下に引き，他方の手でハンドルを上に押し上げると，ハンドルは円を描くように回転する（図1.26）．

人体においても2つ以上の筋群が共同で作用し，身体の一部を回転させるフォースカップルの例がある．図1.27Aは，腹直筋，大殿筋，ハムストリングが働き，骨盤を後傾させるフォースカップルを示している．大殿筋とハムストリングの収縮により骨盤後部を下方に引く一方，腹直筋の収縮により骨盤前部を上方に引き上げ，全体として骨盤を後傾させる．

人の運動時に機能する他のフォースカップルの例として，矢状面や前額面で肩を動かす際に生じる肩甲骨の上方回旋と下方回旋がある（図1.27B）．上腕骨の屈曲や

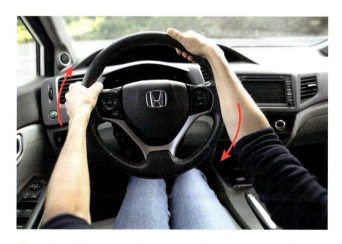

図1.26　フォースカップル．フォースカップルの一例として，車のハンドルを回すことがある．時計の1時の位置にある手がハンドルを下方向に引くと，9時の位置にある手が上方向に押し上げられる．これら2つの力は，時計回りにハンドルを回すために共同で合力を生成する．

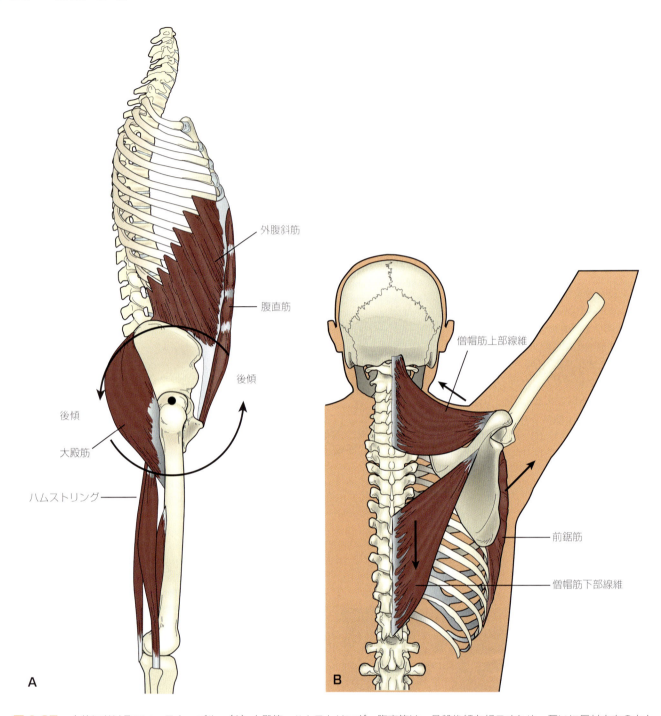

図 1.27 人体におけるフォースカップル．(A) 大殿筋，ハムストリング，腹直筋は，骨盤後傾を起こすため，互いに反対方向の力として働く．(B) 僧帽筋上部線維と僧帽筋下部線維および前鋸筋は，腕を挙上する際，肩甲骨を上方回旋させるフォースカップルを生成する．

外転時には僧帽筋上部線維と僧帽筋下部線維および前鋸筋が働き，肩甲骨の上方回旋を起こす．この肩甲骨の運動は上腕骨と肩甲骨関節窩のアライメントを適切に保ち，肩の機能障害の防止に役立つ．また，上腕骨が重力に抗して伸展や内転するに伴い，小胸筋，菱形筋，肩甲挙筋による肩甲骨の下方回旋が生じるフォースカップルもある．

本章のまとめ

運動学や人の運動について学ぶ上で，運動が生じる面，軸および運動方向を記述する共通用語を理解することは

症例検討

　Annさん（65歳）は，以前は経理の仕事をしていたが現在は退職し無職である．BMI（肥満度指数）の数値は彼女が肥満であることを示している．Annさんは右膝の痛みを訴え，かかりつけ医を受診した．右膝の痛みは荷重位で増大する．その他の関連症状として腫脹や膝関節の可動域制限がある．また，15年前に右膝半月板切除術の既往歴がある．

　MRIによる画像検査の結果，彼女の膝の軟骨は著明な退行変性を起こしていることが明らかになった．軟骨変性の原因として，肥満や半月板による関節保護機能の欠如により膝関節に対する圧縮力が増大したこと，また，半月板の切除により圧縮力を受ける関節面が増加し，剪断力が増大した可能性が考えられる．

　保存療法は効果がなく，後に人工膝関節置換術が施行された．手術後，彼女は医師に，起居動作や階段昇降，屋内歩行・屋外歩行などあらゆる活動を完全に自立できるようになりたいと熱心に話していた．

　術後のリハビリテーションでは，ベッド上での股関節のブリッジ運動や，側臥位から腕を伸展して起き上がり，座位になる閉鎖運動連鎖のトレーニングが行われた．また，下肢の筋力強化と移動のための機能的なトレーニングとして閉鎖運動連鎖である椅子からの立ち上がりや，股・膝関節伸筋群の筋力強化と階段昇降の準備として10～15cmの高さでの段差昇降が行われた．開放運動連鎖トレーニングとしては，足首に重錘バンドを巻き，外的モーメントアームを増やした状態で股関節外転筋の筋力強化を行った．こうしたトレーニングにより，外力に打ち勝ち股関節を外転するのに十分な外的トルクを与えることができた．

1. 体重に関連して，膝の関節面に作用している力の種類は何か．
2. 膝関節にかかる圧縮力の大きさを座位と立位で比較しなさい．

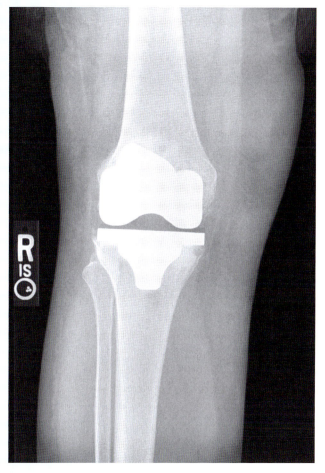

膝関節形成術後のX線像

3. 膝の半月板は関節軟骨に加わる剪断力をどのように防止するか．
4. 閉鎖運動連鎖である股関節のブリッジ運動は，ベッド上の移動能力の強化に対しどのように役立つか．
5. 階段昇降を可能にする大腿四頭筋の筋力増強トレーニングとして，閉鎖運動連鎖の段差昇降のほうが開放運動連鎖の膝伸展運動よりも有効であるのはなぜか．

きわめて重要である．身体部位や全身運動には線形運動と回転運動およびそれらが組み合わされた運動がある．人の運動には，身体の近位部が固定された状態で遠位部が動く開放運動連鎖と，遠位部が固定され近位部が固定された遠位部と関連して動く閉鎖運動連鎖がある．

　バイオメカニクスにおいては，運動を起こす力または制御する力と，これらの力が作用する質量との関係が重要である．人の運動に関与する力には，筋による自動収縮や結合組織による他動的な抵抗力からなる内力と，重力や摩擦力などの外力がある．外力である重力と重量の関係により，対象物の重心が決まる．質量中心と支持基底面は物体の安定性や不安定性，または物体が中間位で

平衡状態を保てるかについて影響を与える．力は伸長や圧縮，剪断力，あるいはこれらが組み合わされた力を自然に生み出すことができる．身体に加わる応力と，身体構造がどのように応力に反応するかには一定の関係がある．

力は，その大きさと方向を測定することができる．ベクトル合成により，複数の力を合算し，力の総量を求めることができる．また，ベクトル分解によって力を個々の成分に分解することもできる．通常，人の運動は関節軸の周りで回転運動を起こす力によって生じ，この運動をトルクという．互いに平行だが反対方向に作用する2つの力が，身体部位に回転運動を起こすことをフォースカップルという．

人の運動や力が，どのように運動を起こし身体機能を向上させるのか，あるいは安定をもたらし運動を減少させることができるかについて考える上で，本章で示した概念は重要な基礎となる．また，力について学ぶことで，過剰な，または不適切な力が身体組織や構造の損傷にどのような影響を与えるのかについて理解を深めることができる．

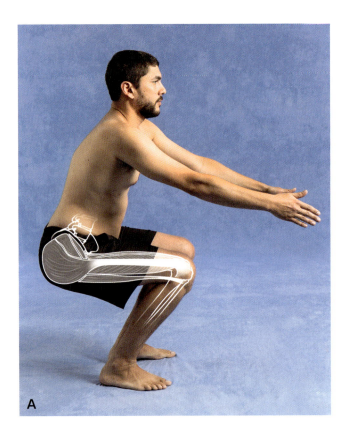

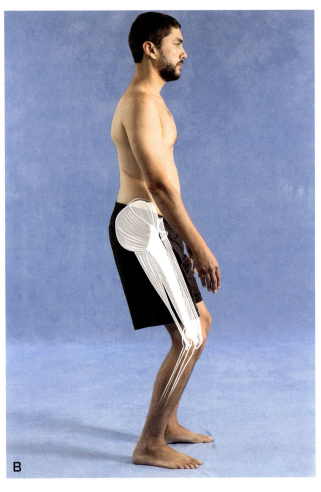

章末問題

1. 以下の身体の部位を学習者どうしで確認しなさい．
    A．足部の内側
    B．前腕の前面
    C．下腿の遠位部
    D．鼻の上方
2. 身体の主な関節における運動面と回転軸を示しなさい．
3. Doug さんはコーヒーカップを取ろうとして頭上の棚に腕を伸ばしています．Doug さんの肩はどの運動面と運動軸で運動するか．
4. 膝を屈曲から伸展させる際，大腿四頭筋が最大限の力を発揮するには，下腿のどこに重錘をつければよいか．内的トルク，外的トルクおよびモーメントアームの観点から説明しなさい．
5. 以下の動作に含まれる開放運動連鎖と閉鎖運動連鎖を確認しなさい．
    A．階段を下りるときの下腿の動き
    B．座位から立ち上がるときの股関節と膝関節

第1章　身体運動学とバイオメカニクスの原則　29

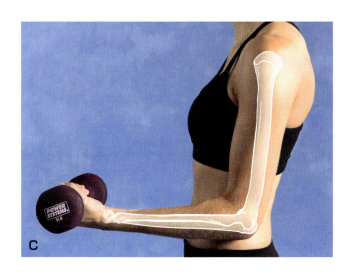

C．キーボードを入力しているときの指の動き
D．側臥位から肘や手でベッドを押しながら座位になる動作

6. 以下の肢位の安定性を，重心，重心線，支持基底面の概念を踏まえて比較しなさい．

   A．臥位
   B．座位
   C．膝立位
   D．直立位
   E．股関節を屈曲した前傾位での立位

7. 靱帯の微細断裂により慢性的な足関節捻挫を患っている人がいる．この靱帯の歪みは応力 − 歪み曲線上のどこで起きているか考えなさい．

8. ハムストリングの柔軟性向上を目標にしている人がいる．筋の弾性変形と可塑的変形の違いについて，組織の損傷を起こさずに柔軟性を向上させるにはどうしたらよいか，議論しなさい．

9. 立位でスクワットを行う場合，外的トルクとなる体重に打ち勝つために必要な大腿四頭筋の内的トルクについて，膝90°屈曲位（図A）と膝30°屈曲位（図B）で比較しなさい．

10. Lorraineさんは，患者のベッドから椅子への移乗動作を介助している．介助時の安定性を高めるために，Lorraineさんは支持基底面と重心に関して何をしなければならないか．

11. 肩の自動的な屈曲運動の間，僧帽筋の上・下部線維と前鋸筋がフォースカップルとして作用し，肩甲骨を上方回旋させる．もし，僧帽筋下部線維が非常に弱く，強力で短縮した僧帽筋上部線維に負けてしまった場合，肩甲骨にはどのような機能障害が生じるか．また，この肩甲骨の機能障害は，肩甲上腕関節の運動をどのように妨げるか．

12. 図C中の上腕二頭筋の内的な合成力となる成分をみつけなさい．どの成分が前腕の回転運動に寄与するか．また，どの成分が関節を圧縮するか．

参考文献

・Chen YJ, Scher I, Powers CM. Quantification of patellofemoral joint reaction forces during functional activities using a subject-specific three-dimensional model. *J Appl Biomech.* 2010;26:415–423.
・Gordon KE, Ferris DP, Kuo AD. Metabolic and mechanical energy costs of reducing vertical center of mass movement during gait. *Arch Phys Med Rehabil.* 2009;90:136–144.
・Konor MM, Morton S, Eckerson JM, Grindstaff TL. Reliability of three measures of ankle dorsiflexion range of motion. *Int J Sports Phys Ther.* 2012;7:279–287.
・Levangie PK, Norkin CC. *Joint Structure and Function: A Comprehensive Analysis.* 5th ed. Philadelphia, PA: FA Davis; 2011.
・LeVeau BF. *Biomechanics of Human Motion Basics and Beyond for the Health Professions.* Thorofare, NJ: Slack Incorporated; 2011.
・Lucado AM, Kolber MJ, Cheng MS, Echterhach JL Sr. Upper extremity strength characteristics in female recreational tennis players with and without lateral epicondylalgia. *J Orthop Sports Phys Ther.* 2012;42:1025–1031.
・Nordin M, Frankel VH. *Basic Biomechanics of the Musculoskeletal System.* 4th ed. Philadelphia, PA: Lippincott Williams & Wilkins; 2012.
・Orendurff MS, Segal AD, Klute GK, Berge JS, Rohr ES, Kadel NJ. The effect of walking speed on center of mass displacement. *J Rehabil Res Dev.* 2004;41:829–834.
・Thigpen CA, Padua DA, Morgan N, Kreps C, Karas SG. Scapular kinematics during supraspinatus rehabilitation exercise: a comparison of full-can versus empty-can techniques. *Am J Sports Med.* 2006;34:644–652.
・Wallace DA, Salem GJ, Salinas R, Powers CM. Patellofemoral joint kinetics while squatting with and without an external load. *J Orthop Sports Phys Ther.* 2002;32:141–148.

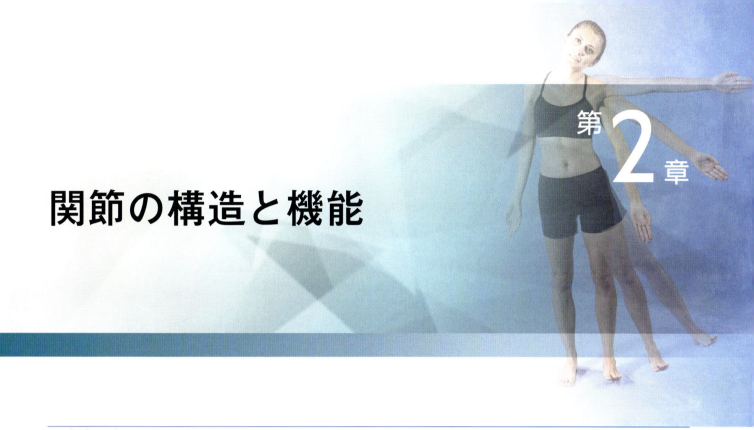

関節の構造と機能

本章の概要

1. 骨格系の機能

2. 関節の構成
    2.1 組織と細胞の成分
        [a] 線維性タンパク質
        [b] 基質
        [c] 細胞
    2.2 構造要素
        [a] 関節包
        [b] 靱帯
        [c] 腱
        [d] 軟骨
        [e] 骨
            緻密骨
            海綿骨

3. 関節の分類
    3.1 構造の分類
        [a] 線維性連結
            靱帯結合
            縫合
            釘植
        [b] 軟骨性連結
            線維軟骨結合
            軟骨結合
        [c] 滑膜性関節
    3.2 機能と運動の分類
        [a] 不動結合（線維性連結と軟骨性連結）
        [b] 可動関節（滑膜性関節）
            単軸性関節
            2軸性関節
            3軸性関節
            非軸性関節

4. 関節運動
    4.1 骨運動学
        [a] エンドフィール
    4.2 関節包内運動
        [a] 基本的概念
            しまりの肢位
            ゆるみの肢位
        [b] 関節包内運動の種類
            転がり運動
            滑り運動
            軸回旋
            運動の凹凸パターン

学習効果

本章を学習すると，以下のことができるようになる．

2.1 さまざまな骨格系の機能を説明すること．
2.2 体軸骨格と体肢骨格を区別すること．
2.3 関節を形成するさまざまな細胞について説明すること．
2.4 さまざまな関節について，その関節の可動性と安定性の役割，組織構成の観点から説明すること．
2.5 構造と運動，機能により関節を分類すること．
2.6 骨運動学と関節包内運動の対比・比較をすること．
2.7 関節包内運動の概念と転がり運動，滑り運動，軸回旋，凹凸パターンのメカニズムについて説明すること．
2.8 しまりの肢位とゆるみの肢位の概念，エンドフィールのパターンを説明すること．
2.9 関節における不動化の悪影響について説明すること．

1. 骨格系の機能

人の骨格は 200 以上の骨で構成されており，運動の中で人体に安定性と柔軟性を提供する．この骨格系システムは，機能的な要求に応じてリモデリングや再形成する能力を備えている．頭蓋骨，脊柱，胸郭，胸骨，仙骨および尾骨の 80 個の骨は**体軸骨格**を形成する．一方，骨盤，肩甲骨，上肢および下肢の骨は**体肢骨格**と呼ばれる（図 2.1）．骨格系には強固な支持基盤を提供する機能，臓器の保護機能，カルシウムを貯蔵する機能，細胞を生成する機能，筋の付着部位となり強固な"てこ"を形成する機能など，さまざまな機能がある．表 2.1 に骨格系の機能を示す．

関節は骨と骨を結合しており，2 つ以上の骨が連結している部分を指す．関節の多くは運動中の回転軸を形成し，もう一方の関節は身体の安定性を提供する．関節は四肢または身体全体の動きに応じて，安定性と可動性を提供することができる．たとえば，体操選手は股関節や膝関節，足関節を動かして平均台を歩くが，そのときの椎間関節は深部筋の収縮とともに体幹を安定させている．安定性だけでなく，椎間関節は体操選手が立位から後屈動作をするときは体幹の運動も担う．本章では，関節の一般的な構成と全体的な機能について解説する．各関節に特有な関節機能については，後の章でくわしく解説する．

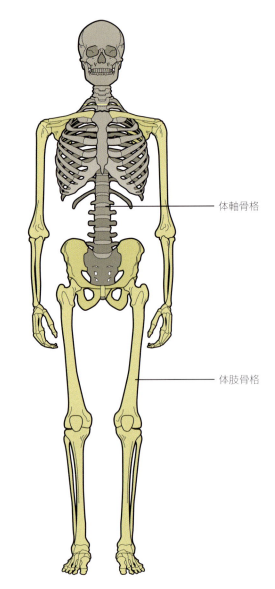

図 2.1 体軸骨格は骨格系の近位部，体肢骨格は肩や骨盤，四肢などの遠位部である．

表2.1　骨格系の機能

支持機能	強固な支持基盤を提供し，体重を地面に伝達する
保護機能	脳，脊髄，心臓および肺を外部から保護する
貯蔵機能	カルシウムを貯蔵する
血液細胞産生機能	赤血球，白血球および血小板を産生する
運動機能	筋が付着し，強固なてこを形成する

クリニカル・コネクション2.1

　関節の機能不全に対する病態理解や治療介入を行う前に，関節の解剖学的構造や望ましい生体力学を理解することが重要である．臨床医は，変形性関節症における関節軟骨損傷の影響，関節軟骨の修復能力の低さ，関節軟骨に対する過負荷応答などの関節軟骨の特徴を理解する必要がある．変形性関節症は遺伝や特発性によって生じ，関節軟骨の損傷は関節への過剰負荷で生じる．関節軟骨が摩耗すると，下層の軟骨下骨が荷重を受けることになる．骨は神経が通っている骨膜で覆われているため，頻繁に痛みや機能不全が生じる．結果的に，関節周囲構造の肥厚や硬さ，不快感および機能低下をもたらす．リハビリテーションで関節周囲筋の筋力増強や関節へのストレスを減少させることで，関節機能不全に対処することができる．

---

2. 関節の構成

　結合組織は関節組織の基本構造を形成し，要求される機能，ストレス，加齢および障害に応じて変化する．また，3つの基本的な物質である線維性タンパク質，基質，細胞からなり，これらの配列や割合は，骨や関節軟骨，関節周囲の構造をなす靭帯や腱，滑液包，関節包，または半月板など，それぞれの組織によって異なる．

2.1　組織と細胞の成分

[a] 線維性タンパク質

　結合組織成分の1つである線維性タンパク質は，コラーゲンとエラスチンに分けることができる．体内のタンパク質のおおよそ1/3はコラーゲンである．コラーゲンの伸長強度は高く，伸長される力に対して抵抗する能力を有する．コラーゲンの基本構造は3本のポリペプチド鎖の3重らせんであり，これらのらせん構造はトロポコラーゲンと呼ばれ，結合して筋原線維を形成する．筋原線維が集まってできた群がコラーゲン線維を形成する．

　多くのタイプのコラーゲンが体内の結合組織として特定されており，大部分の関節周囲の結合組織はⅠ型およびタイプⅡコラーゲンから構成されることがわかっている．タイプⅠコラーゲンは，主に靭帯や腱，半月板，線維軟骨，関節唇，筋膜，関節包および皮膚にみられる．この線維は厚く硬い組織で，運動時に生じる張力に抵抗し，ほとんど伸張しない（図2.2）．タイプⅡコラーゲンの線維はより薄く，タイプⅠコラーゲンと比べ伸張力に対する強度が低い．この性質は，硝子軟骨層および椎間板にみられるような強固な構造の形状を維持することに役立つ．

　また，関節周辺構造にはコラーゲン線維よりもゴムのようなエラスチン線維がたくさん含まれている．こ

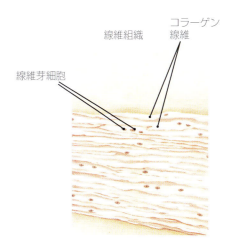

図2.2　タイプⅠコラーゲン線維.
(Scanlon VC, Sanders T. Essentials of Anatomy and Physiology, 7th ed. Philadelphia, PA. F.A. Davis Company, 2014：p.90 より許諾を得て転載)

のような形状を変えることのできる線維は伸張後には元の形状に戻る．これらの線維は関節構造体，皮膚，動脈壁および気管支樹にみられる．たとえば，黄色靱帯の75％はエラスチン線維が，15％はコラーゲン線維が構成し，体幹前傾後に立位に戻るときに椎骨が元の状態になるのを助ける．

[b] 基質

図2.3で示したように，水で飽和した細胞質基質は，関節周囲の結合組織を構成しているコラーゲン線維およびエラスチン線維を含む．基質は主にグリコサミノグリカン glycosaminoglycan（GAG），水および溶質からなりゲル様の粘稠度を有する．GAG鎖は負の電荷を保持し親水性であるため，基質へ水分を引きつけ，組織を膨潤させる．基質内のコラーゲン線維およびエラスチン線維はこの膨張を制限し，圧縮に抵抗する半流動体の組織構造を形成する．線維間の基質は，水分で満たされた風船の一側に圧力が加えられたときと同じような形で力に応答する．基質にあるコラーゲン線維とエラスチン線維は圧縮力に抵抗する能力を有し，生涯にわたって繰り返しの応力および力に耐えることができる．

結合組織の流体成分は，血管がほどんどない関節軟骨の健全性においても役割を果たす．運動中に生じる一時的な圧縮により，流体は結合組織と栄養豊富な滑液の間でガスや栄養素，老廃物の輸送を促進する．

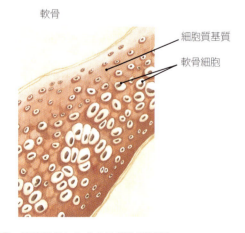

図2.3　関節軟骨にみられる細胞質基質．
(Scanlon VC, Sanders T. Essentials of Anatomy and Physiology, 7th ed. Philadelphia, PA. F.A. Davis Company, 2014：p.90 より許諾を得て転載)

クリニカル・コネクション2.2

細胞への豊富な血液供給や良好な治癒能力を有する骨とは対照的に，膝の半月板構造にみられる細胞数は少なく，血液供給も限られているため，損傷を受けた場合治癒能力は低い．作業中に膝立ちやスクワット，階段昇段（30階以上）を頻繁に行う60歳以上の男性は変性半月板損傷のリスクが高いというエビデンスがある．また，サッカーとラグビー選手は急性の半月板損傷のリスクが高いというエビデンスもある．膝の部分的な半月板切除 meniscectomy は，半月板の治癒能力の低下により行われる一般的な整形外科手術である．しかし，損傷した半月板を除去することで変形性膝関節症の発症リスクも増加する．術後のリハビリテーションでは，膝ストレスに対応できるように体幹や股関節，膝関節，足関節の神経筋コントロールや，筋力増強に焦点を当てる．

---

[c] 細胞

靱帯や腱，関節包にみられる基本的な細胞は，結合組織にもっとも多く含まれるタイプⅠコラーゲンを合成する線維芽細胞である．これらの線維芽細胞は関節軟骨にみられ，主にタイプⅡコラーゲンを産生する軟骨芽細胞へ分化する．線維芽細胞はまた，腱細胞（腱）や骨芽細胞（骨）になることもできる．これらの細胞は成熟するため，線維細胞，軟骨細胞および骨細胞と呼ばれ，基質および線維タンパク質に散在している．

2.2　構造要素

関節にはさまざまな解剖学的な構造があり，機能から細かく分類することができる．関節を形成する周囲組織は関節包，靱帯，腱，関節軟骨，滑液包および線維軟骨である．これらの構造の健全性と強度は，関節にかかるストレスの量やストレスのタイプと関連している．図2.4に関節の構造を示す．

[a] 関節包

関節裂隙のある関節は，関節包などの結合組織に囲まれている．全身の関節包の大きさや厚さは異なるが，いくつかの共通する特徴がある．その1つが，2層構造で

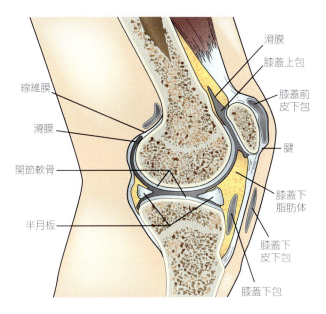

図2.4 膝関節の矢状断像．関節の構成要素を示す．

軟骨細胞に酸素および栄養素を輸送する役割も果たしている．滑液は圧力がかかることでより粘稠になるため，関節にかかる体重負荷の衝撃吸収の役割も担っている．

[b] 靱帯

靱帯は骨と骨，もしくは骨と関節付近をつなぐ結合組織である．関節包外靱帯は関節包と一体となっており，膝関節の内側および外側側副靱帯などがこれにあたる．また，関節包内に位置する靱帯は関節包内靱帯と呼ばれ，膝の前・後十字靱帯などがこれにあたる．靱帯は関節がどのように動いているか，圧迫されているか，関節構造が損傷したかなどに関する情報を中枢神経系へ伝える求心性の感覚受容器も有している．

袋状であるということである．外層は不規則な密度の高い結合組織からなり，骨と骨を結合し外部からの支持を担っている．この結合組織はさまざまな角度から力を加えられても制御できるように，不規則でランダムに配列されている．線維層における求心性の感覚受容器は，関節の位置や運動について，中枢神経系に固有感覚をフィードバックしている．

関節包の内層は薄く滑膜層は高度に血管が発達しており，滑液を製造する滑膜を有している．滑液は粘性を有しており，関節表面を覆う関節軟骨間の摩擦を低減するためのタンパク質が含まれている．この低減された摩擦係数により，関節表面が最小限の摩擦応力で，最適なバイオメカニクスで機能することができる．滑液はまた，

クリニカル・コネクション2.3

関節リウマチは，関節や臓器に影響を及ぼす結合組織性の自己免疫疾患である．関節包は滑液包の炎症や過剰な滑液産生により腫脹する．この炎症はしばしば関節面の劣化を招く．関節の腫脹や破壊は，関節の不安定性や痛み，機能不全をもたらす．リハビリテーションでは，影響を受ける関節へのストレスを最小にするため，関節保護に焦点を当てる．

クリニカル・コネクション2.4

靱帯や関節包が損傷された場合，関節の異常な運動を防ぐための安定性が不十分になる．この異常な運動は関節面の摩耗につながり，構造的な損傷，さらには痛みや機能不全を引き起こす可能性がある．靱帯と関節包にある感覚受容器も損傷されると，関節の位置や，関節がどのように動いているかなどの情報を正確に脳に伝達できない．たとえば足関節周囲の靱帯が損傷すると，不整地を歩く際に足の位置がどうなっているかについての情報を脳に適切に伝達できないかもしれない．誤った脳への入力により，不整地に対応できるような筋の適切な反応を脳が指令しないこともある．この固有感覚の欠如は，転倒あるいは再受傷のリスクを高める可能性がある．

靱帯は主として規則的な高密度の結合組織からなる．規則的な結合組織が平行に配列されており，この構造によって靱帯は骨どうしの望ましくない運動を防止し，筋によって生成された力を腱が骨に伝達することを可能にしている．

靱帯は線維芽細胞やプロテオグリカン，エラスチンの量が少なく，タイプⅠコラーゲン線維が豊富である．これらの線維は活動中に筋張力を受ける方向に配置されている．張力に応じて，靱帯は厚さや強度を増加することができる．反対に，靱帯の伸張強度は力の影響を受けなくなる，あるいは不動により低下する．

シャーピー線維と呼ばれる靱帯の構成要素は，骨を貫通して骨どうしを強固に結合している．この結合組織と骨の境である腱靱帯付着部は，腱や靱帯または関節包が骨に付着する部位であり，変性が生じやすい．腱靱帯付着部はストレスが集中しやすいため，外側上顆炎（テニス肘）のようなオーバーユース障害を引き起こしやすい．

[c] 腱

腱は骨に筋を付着させ，靱帯に類似した密な規則的な結合組織で構成されている．コラーゲン線維は筋が生み出す張力にほぼ平行に配置され，張力を骨に伝達し，関節を動かす，あるいは安定させる．靱帯と同様に，腱は繰り返される物理的負荷またはストレスにさらされると，時間の経過によって適応していく．これはコラーゲンおよびGAGの合成の増加により，腱の剛性や耐性が増すためと考えられている．

腱の外面を覆うゆるい結合組織は腱上膜と呼ばれ，腱傍と呼ばれる内側の組織層にゆるやかに付着している．さらに，これらの構造が一緒になったものを腱鞘と呼ぶ．これらの構造物は，摩擦ストレスを受ける腱を保護する役割を担っている．滑液包は腱鞘に類似しており，滑液で満たされた平らな袋である．滑液包は全身に分布しており，骨と腱，皮膚，筋肉，靱帯などの結合組織の間にみられる．滑液包は結合組織と骨の間に生じる力を減少させる．

[d] 軟骨

硝子軟骨は，コラーゲン線維およびゼラチン状の物質から構成されており，骨端を保護する．例として，硝子軟骨は肋骨と胸骨の間に存在している．

関節を形成する骨の表面は硝子軟骨で覆われており，関節軟骨と呼ばれる．この関節軟骨の厚さは，各関節が受ける圧縮負荷に応じて異なる．たとえば，関節が受ける圧縮力を関節軟骨が分散させる場合，胸鎖関節よりも股関節や膝関節の関節軟骨が受ける荷重ストレスは大きいため，厚い構造の関節軟骨が必要となる．圧縮力の分散に加え，関節軟骨は運動中の関節の摩擦を減少させる．図2.5は，過度の繰り返しのストレスに伴い，関節軟骨に起こりうる損傷を示す．

線維軟骨は脊椎の椎間板，関節唇，膝の半月板などにみられる．これらの構造は関節を安定させ，力を分散し，関節の運動を制御するのに役立っている．硝子軟骨とは

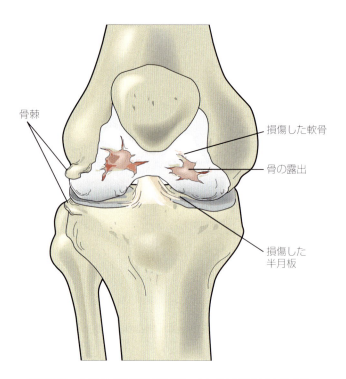

図2.5　大腿骨の関節軟骨損傷により軟骨下骨が露出する．

対照的に関節軟骨や線維軟骨には軟骨膜と呼ばれる密な不規則な結合組織層はなく，痛みや固有受容覚を脳に伝達しない．血液の供給が不十分であるため，間欠的な荷重で生じる滑液のミルキング作用milking actionによって老廃物は除去される．

[e] 骨

骨はさまざまな骨細胞とマトリックスからなる結合組織で，これらの細胞は骨を構築する骨芽細胞を含む．一度マトリックスが骨芽細胞を取り囲むと，細胞は骨細胞と呼ばれるようになる．第3のタイプの骨細胞である破骨細胞は，石灰化マトリックスを吸収することで骨組織を破壊する．骨マトリックスは，有機マトリックスと無機マトリックスからなる．有機マトリックスは主に引っぱり強度を担うタイプIコラーゲン線維と，骨が乾燥しもろくならないように水分を提供するゲル様のプロテオグリカンからなる．プロテオグリカンはグルコサミンとコンドロイチン硫酸から構成されている．無機マトリックスは骨の硬さに寄与する骨のリン酸カルシウム塩の鉱物成分を含んでいる．細胞およびマトリックスの配列は緻密骨と海綿骨で異なる．

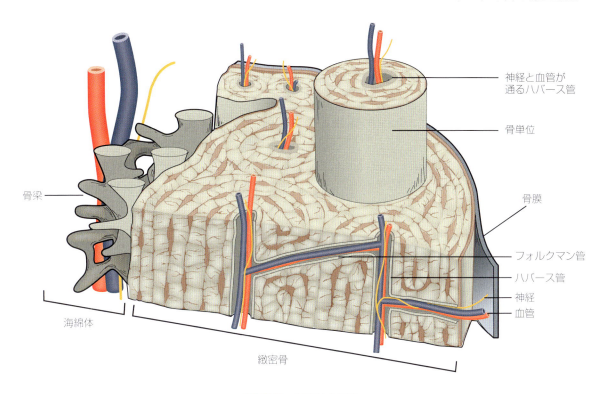

図2.6 緻密骨の構造.

緻密骨 主に長骨の骨幹と，短骨や不規則な骨の外面にみられる．緻密骨は骨層板と呼ばれる同心状の層からなる．緻密骨の構造単位は骨単位であり，骨マトリックスに囲まれた骨小腔にある骨細胞からなり，骨小腔は骨小管によって互いにつながっている．骨単位の中心管（ハバース管）は骨の中を縦走し，神経や血管が通っている．フォルクマン管はハバース管に対して直角に走り，同様に神経や血管が通っている．このような円筒状の配列により骨細胞が血液を供給しやすくなっている（図2.6）．

海綿骨 海綿骨では，骨層板の配列は不規則で，骨単位は存在しない．このような配置は骨の中で不規則な空間を作り，骨梁と呼ばれる骨格を形成する．血管は管を通るのではなく，スポンジ様構造の空間を走っている．海面骨は主に長骨の骨端にあり，骨幹にはわずかにしか存在しない．図2.7のX線像は長骨の緻密骨と海綿骨の関係を示している．

関節の形成と機能において軟骨と骨は必要不可欠であるにもかかわらず，2つの構造には多くの相違点がある．表2.2は軟骨および骨の組成や強度，損傷後の修復能力に関する比較結果である．

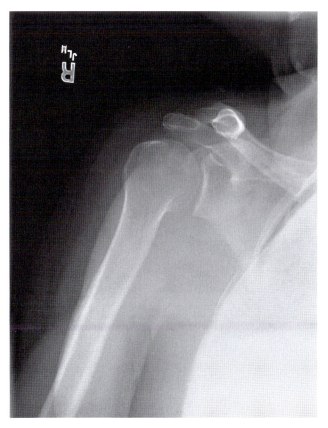

図2.7 緻密骨と海綿骨は長骨のX線でみることができる.

38 第Ⅰ部 総論

表2.2 骨と軟骨の比較

特　徴	骨	軟　骨
線維	大部分がコラーゲン	コラーゲン，エラスチン，細網線維
細胞	骨細胞	軟骨細胞
基質	コンドロイチン硫酸プロテオグリカンと水分	少量の液体中の不溶性カルシウム塩
強度	破壊に至るまで，変形に対する強い抵抗力	強度に制限はあるが高い変形能力
修復の可能性	可能性は高い	可能性は低い

クリニカル・コネクション2.5

　ドイツの解剖学者，外科医であるJulius Wolff（ユリウス・ウォルフ，1836-1902）は，骨が外部からのストレスに予測可能な方法で反応することを理論化した．Wolffの法則によれば，関節へのストレスや過負荷によって骨は反応し，この反応により骨棘が形成される．骨棘は膝関節や脊椎などの体重を支持する部位に形成されやすく，運動または可動の範囲を制限し，周辺組織を圧迫する可能性がある．脊椎では骨棘が神経根を圧迫し，炎症や痛み，筋力低下を引き起こす可能性がある．

3. 関節の分類

　関節は機能や構造に基づいて分類できるため，2つの共通の分類法を理解する必要がある．解剖学者はその解剖学的構造に準じて関節を分類する．その一方で，関節を形成する個々の骨の形状や関節面は関節機能に関連するため，運動学者は関節がどのように動くかという観点から関節を分類する．表2.3は2つの分類法をまとめたものである．

3.1 構造の分類

　構造的に，関節は線維性連結，軟骨性連結，滑膜性関節の3つに分類されている．

[a] 線維性連結

　線維性連結は2つの骨が密な結合組織によって連結されたものである．この関節の主な役割は結合組織の強度を通して安定性を与えることである．線維性連結には，靱帯結合，縫合，釘植の3種類がある（図2.8）．

　靱帯結合　靱帯結合は2つの骨が靱帯または線維膜によって結合されたものである．骨はこの結合によって運動を抑えられており，骨はまったく動かないかわずかに動くのみである．橈骨と尺骨間，脛骨と腓骨間の骨間膜などがこれにあたる．

　縫合　縫合は別のタイプの線維性連結であり，薄い線維組織の層で2つの骨をつないでいる．頭蓋骨の結合は縫合にあたる．頭蓋骨のさまざまな部分は堅固に結合されており，互いに安定している．

　釘植　釘植では，線維組織が骨を釘の穴にはめるように固定する．顎関節の下顎骨または上顎骨に結合した歯がこれにあたる．

[b] 軟骨性連結

　軟骨性連結は線維軟骨あるいは硝子軟骨から構成される．関節は安定しており，限られた運動性，または関節特有の動きを有する．線維軟骨結合と軟骨結合は軟骨関節の例である（図2.9）．

　線維軟骨結合　線維軟骨結合は線維軟骨からなる軟骨性連結である．椎骨を結合する椎間板がこれにあたり，荷重が脊椎にかかる際の衝撃吸収として作用する．また，椎間板は椎骨間の適合性の増加にも役立っている．関節結合の他の例として，骨盤の恥骨結合がある．この関節は通常は安定しているが，妊娠により可動性が増し，出生時の骨盤スペースの増加に貢献する．

　軟骨結合　軟骨結合は2つの骨を接合する硝子軟骨からなる軟骨性連結である．肋骨と胸骨との間の肋軟骨関節は軟骨結合の例である．

[c] 滑膜性関節

　滑膜性関節（図2.10）は関節腔を有する2層の関節包によって連結された関節である．これらの関節は靱帯によって静的な安定性を有し，筋肉によって動的な安定

表2.3 関節の分類

機能的分類	構造的分類	例	
不動結合	線維性連結	靱帯結合	脛骨と腓骨間の骨間膜
		縫合	頭蓋骨の関節
		釘植	上顎骨の歯
	軟骨性連結	線維軟骨結合	椎間板
		軟骨結合	胸骨と肋骨間の肋軟骨結合
可動関節	滑膜性関節	単軸性関節	
		蝶番関節	肘関節，指骨間関節
		車軸関節	正中環軸関節
		2軸性関節	
		楕円関節	橈骨手根関節
		顆状関節	中手指節関節
		鞍関節	母指手根中手関節
		3軸性関節	
		ボール&ソケット関節	肩関節・股関節
		非軸性関節	
		平面関節	手根間関節

性や運動性を提供する．また，滑膜性関節は関節面を保護する関節軟骨も含む．いくつかの滑膜性関節は関節唇を有しており，関節面を増大させ，腱や関節包の付着部になっている．滑膜性関節の例として四肢の関節があり，人体の関節でもっとも一般的なタイプである．

3.2 機能と運動の分類

運動学的な観点から，関節はその機能に従って分類することもできる．つまり，人体でどのように動いて機能するかという点から分類できるということである．この分類法においては，関節は蝶番や球などの機械的な運動と比較される．しかし，人の関節の動きは単純な機械的

な動きに比べ複雑であるため，中には定義からわずかに逸脱する関節もある．

[a] 不動結合（線維性連結と軟骨性連結）

不動結合には骨の間に関節接合部があり，動きがほとんどない．線維性連結と軟骨性連結は不動結合として分類される．不動結合の例としては，頭蓋縫合（図2.8参照）や恥骨結合があげられる（図2.9参照）．

[b] 可動関節（滑膜性関節）

可動関節は人体でもっとも一般的な関節であり，中～広範囲の運動が可能な滑膜性関節である．これらの関節には滑膜性関節の構造的な特徴があり，同定できる特徴的な構造は関節包である．可動関節は運動の面と運動が起こる軸でグループ化され，平面内で1，2あるいは3

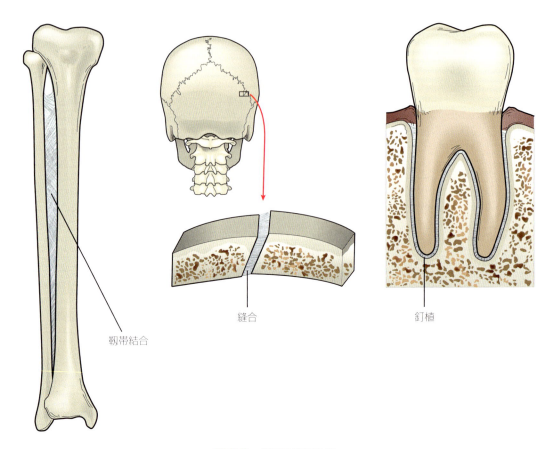

図2.8 線維性連結の例.

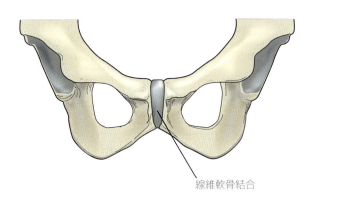
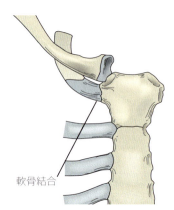

図2.9 軟骨性連結の例.

の運動自由度を持つ．関節運動が起こる軸の数は関節面の構造に依存する．関節面は純粋な幾何学的形状をなしていないため，曲率半径は関節面上の位置ごとに異なる．これらの関節面は卵形もしくは鞍状で特徴づけられ，ほとんどの可動関節は卵形関節である．滑膜性関節は1軸性や2軸性，3軸性，非軸性関節へとさらに細分化できる（図2.11）．

単軸性関節　単軸性関節とは屈曲，伸展のような自由度1の滑膜性関節を指す（図2.11A参照）．蝶番関節は単軸性関節の典型的な例であり，関節は1つの軸を中心に1つの平面内を移動する．一方の接合面は凹形であり，もう一方の面は鍵穴様の形状である．蝶番を中心に

第2章 関節の構造と機能　41

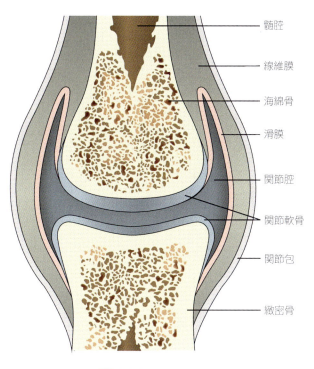

図2.10　滑膜性関節．

回転するドアと同様に，1つの回転軸で1つの骨の回転運動が起こる．運動が起こると関節面にわずかな滑り運動が生じる．この副運動については，後出の **4.2** 関節包内運動の項目でさらに解説する．腕尺関節は蝶番関節の一例である．この関節は手を口に向けて屈曲させたり，対象物に向かって手を伸ばしたりする動きを担う．肘は屈曲あるいは伸展するとき，前額軸周りで矢状面内を動く．もう1つのタイプの単軸性関節は車軸関節であり，1つの骨が単一の軸を中心に回転する．このタイプの関節はドアノブと同様に機能する．車軸関節の例としては頸椎の環軸関節があり，環椎（C1）は軸椎（C2）を中心に回転する．頭部の回転に伴い頸椎に生じる回転の50％以上がこの環軸関節で生じている．

2軸性関節　2軸性関節は2つの自由度を持っており，運動は2つの軸で2つの平面内で生じる（**図2.11B** 参照）．楕円関節は一方の面が平坦で凸状の細長い楕円体であり，もう一方の面は凹状でボウルのような形になっ

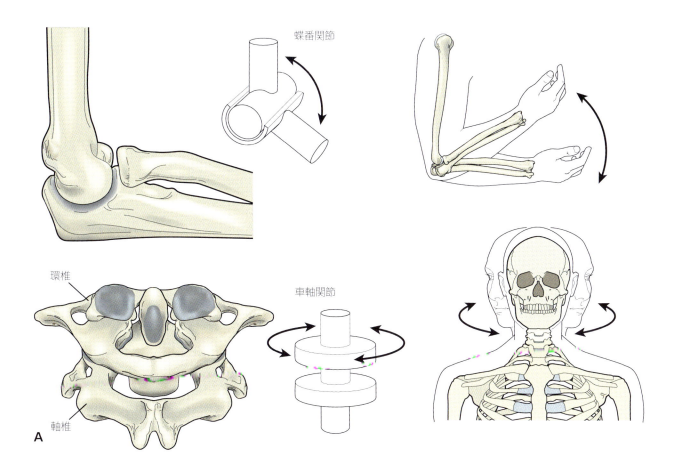

図2.11　可動関節．（A）単軸性関節は1つの軸を中心に1つの平面内を動く．

（次頁に続く）

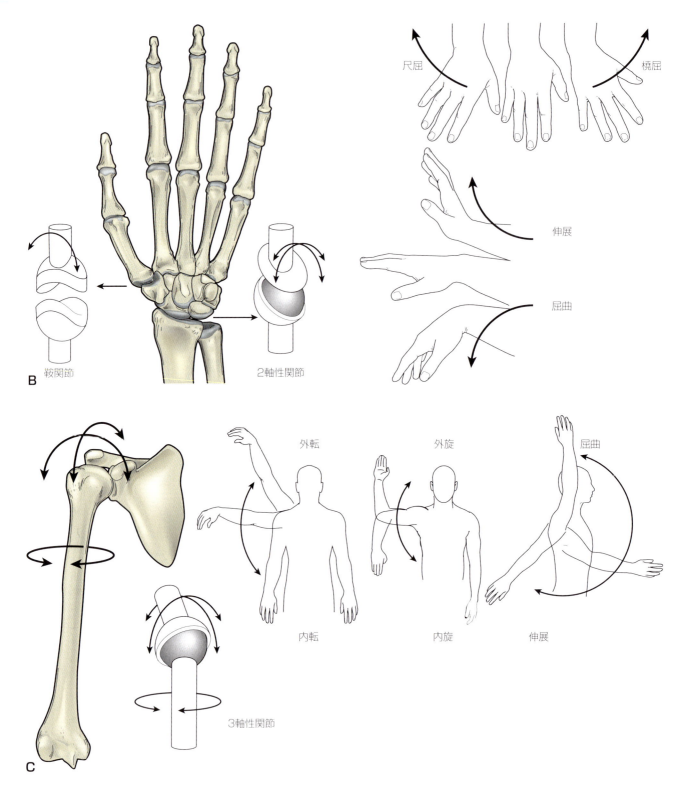

図2.11 (B) 2軸性関節は2つの軸を中心に2つの平面内を動く. (C) 3軸性関節は3つの軸を中心に3つの平面内を動く.
（次頁に続く）

第2章 関節の構造と機能　43

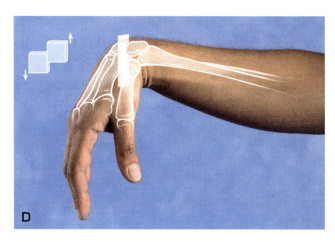

図2.11（続き）（D）非軸性関節は軸周りでなく直線方向へ動く．

非軸性関節　滑膜性関節の中には平面関節と呼ばれるものがあり，この関節は非軸性関節である（図2.11D参照）．一方の骨は，対向する関節面に沿って平面内で滑り運動を行う．この滑り運動は平面内で起こるが，軸周りでは生じない．手首の手根間関節や脊椎の椎間関節は非軸性関節の例である．

4. 関節運動

4.1 骨運動学

ここまである身体部分ともう一方の身体部分の関係性などの骨運動学の基本概念を紹介してきた．これらの運動は随意的なコントロール下で行われ，基本的に固定された骨周りにもう一方の骨が回転する動きで，人がセルフケアや仕事，余暇活動を行うことを可能にする．骨運動学の例として食べ物を口に運ぶ動作があり，橈骨と尺骨で構成される前腕が上腕骨に対して回転する．また，骨運動学の別の例として，人が座位から起立する動作があり，このときは固定された脛骨の周りを大腿骨が回転する．

[a] エンドフィール

関節可動域は，一般的に2つの骨によってなす角度を，ゴニオメーターあるいは傾斜計で測定する．関節可動域を測定中，検者は多くの場合**エンドフィール**や運動に対する抵抗を感じている．運動が骨と骨の衝突によって制限される場合，骨性のエンドフィールが存在する．このタイプのエンドフィールには肘関節の伸展がある．肘が最終域まで屈曲するとき，前腕の筋が上腕二頭筋の筋にぶつかり，検者は軟らかいエンドフィールを感じる．硬い弾性のエンドフィールまたは関節包性のエンドフィールでは，靱帯や関節包が制限因子となるため関節可動域の最終域で弾力を感じる．関節包性のエンドフィールの一例として，手関節屈曲の最終域で感じる抵抗がある．無抵抗性のエンドフィールでは，構造的な制限ではなくむしろ，痛みが制限因子となる．臨床医による関節のエンドフィールの評価と一致しないかもしれないが，正常な関節可動域の範囲を超えている，制限されている，あるいは異常なエンドフィールを呈しているかどうかは，障害や機能不全をみつけるために必要な評価である．

ている．手首の橈骨手根関節は屈曲や伸展，外転および内転が生じる楕円関節である．

顆状関節において，一方の関節面は凹状であり，他方は凸状である．これは凹面が浅いことを除いて，球関節に類似している．顆状関節の例として指の中手指節関節があり，矢状面では指の屈曲と伸展，前頭面では指の外転と内転の運動が生じる．鞍関節は，鞍状の関節面を有する顆状関節に類似した関節である．関節を形成する2つの骨は凸面と凹面で，各表面は互いに対して直交している．この形状は2つの面での運動を可能にし，馬の鞍にまたがる人の構造と機能に類似している．母指の手根中手関節は鞍関節の一例である．

3軸性関節　3軸性関節は関節運動が3つの軸で3つの面で生じる（図2.11C参照）．その名前が示すように，3軸性関節には3つの自由度がある．3軸性関節は球状の凸面と凹型のソケットを備えているためボール＆ソケット関節とも呼ばれる．関節面の構成は，2つの面を互いに一致させたまま，一方の関節面が他方の関節面に対し軸回旋の関節内運動を可能にする．股関節および肩関節は，屈曲／伸展，外転／内転，および内旋／外旋ができるボール＆ソケット関節の例である．毎日のセルフケアや仕事，スポーツ活動中の身体全体の機能的な運動を達成するためには，さまざまな自由度を有する2つ以上の関節運動の組み合わせが必要となる．たとえば，食べる際には肩関節（自由度3）および肘関節（自由度2）が屈曲し，前腕が回外，手首が少し背屈，指で食器を把持し食べ物を口に運んで食事動作を行う．

4.2 関節包内運動

運動中は，関節に異常なストレスや損傷を与えることなく，2つの関節面が正しいアライメントで適切に相互作用をしなければならない．2つの関節面の間に生じる相互作用は**関節包内運動**と呼ばれ，骨運動中に起こる．骨運動学とは対照的に，関節包内運動あるいは副運動は随意的に制御できない．これらの運動では，一方の関節面は固定され，もう一方の関節面が固定された面上を移動する．関節包内運動は，関節面の形状や関節周囲の構造，筋機能に依存する．硬くなった関節包や神経筋システムの機能不全は，正常な関節包内運動を妨げ，最終的に最適な関節運動も妨げてしまう．関節包内運動が減少すると**関節運動は低下**する．反対に，靱帯が過剰に伸張される，あるいは関節面が損傷することで**関節が過剰に動く**ようになってしまうこともある．

[a] 基本的概念

関節機能不全（すなわち可動性が少ない関節や可動性が大きい関節）に対する治療的介入を行うためには，関節包内運動の基本的な概念を理解することが必要である．

しまりの肢位　関節面の位置や形状，大きさは関節包内運動の程度と非常に関連する．**しまりの肢位**は，関節面が互いにもっとも接触している肢位である．この肢位は，靱帯や関節包が緊張している最終可動域でみられる．また，しまりの肢位では関節面の運動や関節の遊びがほとんど，あるいはまったくなく，関節面が圧縮され安定している．膝を完全に伸展させた状態で立っているとき，関節は固定され，大腿骨と脛骨との間に動きはほとんどない．これは関節のしまりの肢位の一例である．

ゆるみの肢位　ゆるみの肢位では，靱帯や関節包がゆるんでおり，しまりの肢位に比べて関節の遊びが増加する．関節面は関節可動域の中間域付近で適合性が低下する．しまりの肢位以外のすべての肢位はゆるみの肢位とみなされる．一般的に，ゆるみの肢位における関節面では副運動または関節の遊びが適切に保たれている．ゆるみの肢位である座位などの膝屈曲位では，脛骨は大腿骨に対して内旋や外旋ができる．完全な膝伸展位では，膝関節における脛骨の回旋はほとんど，あるいはまったく生じない．関節の適合性がもっとも少なく，周囲組織が

もっともゆるんでいる状態は**安静肢位**と呼ばれる．一般に，安静肢位は関節可動域の中間域付近である．

[b] 関節包内運動の種類

滑膜性関節は転がりや滑り，軸回旋のうちの1つの運動，またはそれらの組み合わせで動く．本項では，これらの副運動の基本的な概念と，関節機能への貢献について解説する．

転がり運動　1つの関節面が別の関節面を横切る転がり運動は，大きな関節面が小さな関節面との接触を保つ関節包内運動である．一般的に，比較的安定した関節面の上を他の関節面が動き2つの関節面は大きさや形状が一致していない．例として，大きな球状の凸形を有する大腿骨顆は，座った状態から起立するときに，大腿骨が屈曲から伸展に動き脛骨上を移動する．大腿骨の関節面が脛骨の関節面と完全に接触するためには，膝の屈曲伸展運動中は動かない脛骨に対して転がりと滑りを行う必要がある．転がり運動は，玉がテーブル上を転がっているときの動作と同様で，各関節面の接触点は転がり運動中に変化し続ける（図2.12）．関節が動いていくにしたがって，関節面の接触点は，比較的安定した関節面上で新たな接触点を作る．

滑り運動　関節面が一方向に回転するとき，関節のアライメントを維持するために滑り運動をしなければならないことがある．滑り運動はテーブル上で本を滑らせる動きと似ている．一方の関節面は，対向する関節面との接触点を変化させながら滑る．関節面上の運動は直線的で，安定した関節面では滑ると平行移動する．座位から立ち上がるとき，膝関節の伸展に伴い大腿骨は前方へ転がり運動をし，脛骨と接触しないように大腿骨は後方へ滑り運動をする．大腿骨上の接触点は，脛骨の後方に変

クリニカル・コネクション2.6

関節内運動の減少の結果，関節可動域制限が生じる．関節モビライゼーション手技を用いて他動的な関節包内運動を増加させることは，関節機能や関節可動域を改善させる上で重要である．関節包内運動に関連する障害に対処するために，臨床医はまず関節面の間で生じる運動の基本概念を理解しなければならない．

化する．この転がりと滑りの組み合わせにより大腿骨と脛骨のアライメントが維持され，大腿骨が脛骨から転がり落ちることを防いでいる．この滑り運動の例を図2.13に示す．

軸回旋 軸回旋の副運動中，一方の関節面はもう一方の関節面に対して回旋する．軸回旋において，関節面上の接触点は同じである．軸回旋の例として，座位から立ち上がるとき，伸展運動によって大腿骨が脛骨上を内旋する「スクリューホームムーブメント」がある（図2.14）．人の関節運動のほとんどは，転がり，滑り，軸回旋の3つの組み合わせによる関節包内運動で生じる．座位から立ち上がるとき，閉鎖運動連鎖であるため脛骨上を大腿骨が動く．この膝関節の伸展は骨運動学である．このときの関節包内運動は，大きな大腿骨顆がより小さい脛骨顆との適合を維持するために，大腿骨は前方へ転がり，後方へ滑る．この伸展運動の最後には，大腿骨は内旋することで終末伸展運動を可能とする．この3つの

関節包内運動が関節間で生じることで，膝関節の全可動範囲の運動が可能となる．関節包内運動がなければ，骨運動も可動範囲が減少し，機能障害も起こりうる．

運動の凹凸パターン 凹凸パターンの基本原則は，関節面で生じる関節包内運動に基づき説明できる．凸側の関節面が動く場合，転がりと滑りは互いに反対方向に生じる．たとえば上腕骨が外転するときは，上腕骨の凸面である上腕骨頭は上方に転がり，下方に滑る．反対に，凹側の関節面が動く場合，大抵の場合は同じ方向に転がり，滑る．凹面の尺骨の関節面は，肘屈曲中に上腕骨の遠位端上を前側に転がって滑る．しかし，最近の研究により，従来の関節包内運動の凹凸パターンと異なるパターンがあることが確認されている．凹凸パターンを治療に用いることには限界はあるが，この原則は人の運動に伴って生じる関節包内運動の根本的な説明となりうる．

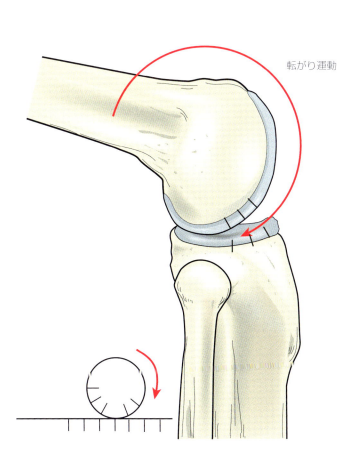

図2.12　転がり運動．接触点は転がり運動中に次々に変化する．大腿骨は立ち上がり動作のときの膝伸展運動では脛骨上を前方に転がる．

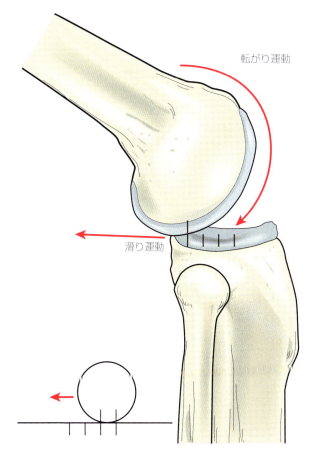

図2.13　滑り運動．滑り運動中，接触点は運動可能な範囲で関節面上を次々に変える．座位から立ち上がるとき，膝関節は伸展するため大腿骨は前方へ転がり，脛骨と接触しないように大腿骨は後方へ滑る．

本章のまとめ

　関節を構成する組織は，すべて同様の組織学的な構造を有する．関節周囲の結合組織は，線維性のタンパク質，細胞および基質からなる．これらの構成要素の配列や比率は，各関節によって異なり，機能と関連している．靱帯と関節包は関節のアライメント不良につながる力に抵抗し，関節の安定性に寄与する．腱は骨に筋張力を伝達し，関節を安定させたり動かしたりする．関節軟骨や線維軟骨は関節に対する圧迫力に対抗する．骨は硬く，レバーアームとして機能する．また，臓器を保護し，カルシウムを貯蔵し，細胞を産生する．それぞれの構造は，損傷した場合に治癒能力が異なる．関節は解剖学的（構造的）観点と運動学的（機能的）観点の2つの方法で分類できる．

　関節が1軸性や2軸性，3軸性あるいは平面関節かどうかを理解することは，リハビリテーション中に関節を最適な機能に回復させるため，あるいは必要な運動を決定するために重要である．関節運動は骨運動と関節包内運動の観点から論じられる．骨運動学は骨が基本的な平面内を動くときの運動である．関節包内運動は関節面の間で生じる転がりや滑り，軸回旋の運動である．全可動域で関節を最適に動かすためには，関節包内運動が不可欠である．

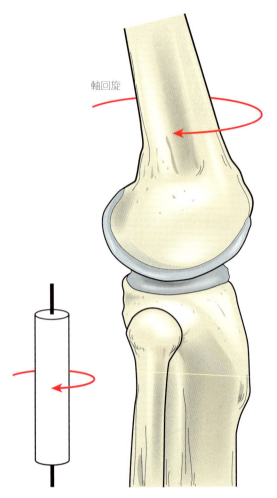

図2.14 軸回旋．関節面上の接触点は1つの関節面，あるいはもう一方の関節面を回旋する場合と同様である．大腿骨はスクリューホームムーブメントのために膝伸展最終域で脛骨上を軸回旋する．

クリニカル・コネクション2.7

　加齢または不動によって生じる関節の障害や機能不全は，関節の正常な機能を阻害し，近接する部位の機能を阻害し，結果的に身体全体の機能も低下させる可能性がある．ギプスなどの外的要因，あるいは神経系の損傷や痛みなどの内的要因により関節の不動化が生じた場合，以下のような大きな影響をもたらす．
- 靱帯や腱のコラーゲン含有量が減少し，それらの組織が弱化する．
- 関節包が短縮し関節可動域制限が生じる．
- 関節軟骨が薄くなる．
- 骨密度と骨塩量が減少する．
- 関節周囲の筋力が低下する．

症例検討

　Smithさんは手を伸ばし転倒し，橈骨手根関節から近位2cmの部分で骨折し，コーレス骨折を呈した．骨折に加え，遠位の橈骨尺骨間の骨間膜も損傷していた．骨折は橈骨を外科的に内固定され，スプリントで4週間固定された．Smithさんはこの期間中，手首や腕に体重をかけないように指導されていた．

1. 橈骨手根関節の関節の種類は何か．
2. 不動の間，手首や前腕周りの靱帯や関節包にはどのような変化が起こるか．
3. スプリントが外されたとき，Smithさんは手関節を全可動域にわたって屈曲，伸展をさせることができるか．なぜそうなのか，あるいはなぜそうではないのか理由を答えなさい．

章末問題

1. 靱帯や腱に含まれるコラーゲンのタイプをあげ，それぞれの役割について説明しなさい．

2. 関節周囲にみられるグリコサミノグリカンの役割について説明しなさい．

3. 関節包や腱，靱帯，線維軟骨，関節軟骨の構造および機能について説明しなさい．

4. 関節の健全性と機能における滑液の役割について説明しなさい．

5. 関節包や靱帯にある感覚受容器は，関節の機能にどのように役立つか説明しなさい．また，これらの感覚受容器が捻挫で損傷を受けた場合，不整地を歩く人にどのように影響するかについても説明しなさい．

6. 靱帯結合，縫合，釘植，関節結合，軟骨結合，滑膜性関節の例をあげなさい．

7. 1軸性や2軸性，3軸性，非軸性関節の違いを説明し，それぞれの例をあげなさい．

8. 歯磨きやキック動作，シャツの着用，ジャンプ動作について，関節の自由度やそれぞれの動作中にどの関節が固定されどの関節が動くかを説明しなさい．（ヒント：これらの動作中の体幹の役割について考えてみなさい．）

9. 硬いエンドフィールや軟らかいエンドフィール，無抵抗性のエンドフィールにはどのようなものがあるか説明しなさい．

10. 膝関節が90°屈曲位から完全伸展するときに，膝関節で生じる骨運動学および関節包内運動について説明しなさい．

11. しまりの肢位において，関節の遊びがどの程度あるか説明しなさい．

12. 転がりや滑り，軸回旋の関節包内運動について説明しなさい．

13. 関節包内運動における凹凸パターンについて説明しなさい．

参考文献

・Buckwalter JA. Articular cartilage: injuries and potential for healing. *J Orthop Sports Phys Ther.* 1998;28:192–202.

・Cosby NL, Koroch M, Grindstaff TL, Parente W, Hertel J. Immediate effects of anterior to posterior talocrural joint mobilizations following acute lateral ankle sprain. *J Man Manip Ther.* 2011; 19:76–83.

・Haemer JM, Carter DR, Giori NJ. The low permeability of health meniscus and labrum limit articular cartilage consolidation and maintain fluid load sup-port in the knee and hip. *J Biomech.* 2012;45:1450.

・Levangie PK, Norkin CC. *Joint Structure and Function: A Comprehensive Analysis.* 5th ed. Philadelphia, PA: FA Davis; 2011.

・Maganaris CN, Narici MV, Almekinders LC, Maffulli N. Biomechanics and pathophysiology of overuse tendon injuries: ideas on insertional tendinopathy. *Sports Med.* 2004;34:1005–1017.

・Nakamae A, Masataka D, Adachi N, et al. Effects of knee immobilization on morphological changes in the semitendinous muscle-tendon complex after hamstring harvesting for anterior cruciate ligament reconstruction: evaluation using three-dimensional computed tomography. *J Orthop Sci.* 2011;17:39.

・Neumann DA. *Kinesiology of the Musculoskeletal System: Foundations for Rehabilitation.* 2nd ed. St Louis: MO: Mosby; 2010.

・Neumann DA. The convex-concave rules of arthrokinematics: flawed or perhaps just misinterpreted? *J Orthop Sports Phys Ther.* 2012;42:53–55.

・Nordin M, Frankel VH. *Basic Biomechanics of the Musculoskeletal System.* 4th ed. Philadelphia, PA: Lippincott Williams & Wilkins; 2012.

・Shaw HM, Benjamin M. Structure-function relationships of entheses in relation to mechanical load and exercise. *Scand J Med Sci Sports.* 2007;17:303–315.

・Snoeker BA, Bakker EW, Kegel CA, Lucas C. Risk factors for meniscal tears: a systematic review including meta-analysis. *J Orthop Sports Phys Ther.* 2013;43:352–367.

・Szoeke C, Dennerstein L, Guthrie J, Clark M, Cicuttini F. Physical activity and prevalence of radiological knee osteoarthritis in post-menopausal women. *Rheumatol.* 2006;33:1835–1840.

・Van Trijffel E, van de Pol RJ, Oostendorp RA, Lucas C. Inter-rater reliability for measurement of passive physiological movements in lower extremity joints is generally low: a systemic review. *J Physiother.* 2010;56:223–235.

筋の構造と機能

第3章

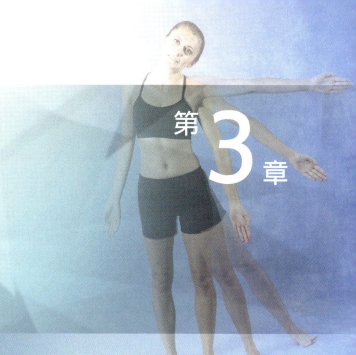

本章の概要

1. 筋活動に関する用語

2. 筋の構造
   2.1 細胞の成分
      [a] 筋線維
         収縮性線維（活性タンパク質）
         非収縮性線維（構造タンパク質）

3. 筋収縮（活動）
   3.1 連結橋
   3.2 収縮の種類
      [a] 求心性収縮
      [b] 遠心性収縮
      [c] 等尺性収縮
   3.3 運動単位
      [a] 運動単位の動員

4. 筋の構成
   4.1 筋線維配列
   4.2 筋線維タイプ
   4.3 筋結合組織

5. 筋の長さと張力の関係
   5.1 他動的な筋の長さと張力の関係
   5.2 自動的な筋の長さと張力の関係
   5.3 すべての長さ（自動的＋他動的）と張力の関係
   5.4 筋の伸縮域
      [a] 自動制限と他動制限
   5.5 力と速度の関係

6. 神経系の構造と運動の出力
   6.1 神経経路
   6.2 神経受容体
      [a] ゴルジ腱器官（GTO）
      [b] 筋紡錘

7. 年齢や不活動（廃用）に伴う骨格筋の変化
   7.1 加齢
   7.2 不活動（廃用）

学習効果

本章を学習すると，以下のことができるようになる．

3.1 適切な用語を選択し，人の運動における骨格筋のさまざまな役割を説明すること．

3.2 筋活動中の筋組織における細胞成分の機能を説明すること．

50 第I部 総論

> **3.3** さまざまな筋収縮の種類を説明し，力の生成について比較をすること．
>
> **3.4** 運動単位の解剖学的な構成と生理機能について説明すること．
>
> **3.5** 筋の構造と筋線維の種類を特定し，力と運動を生み出すメカニズムについて説明すること．
>
> **3.6** 筋にみられる結合組織の構造名を答え，伸張に対する抵抗や構造，力を生み出すための役割について明確にすること．
>
> **3.7** 筋の長さや収縮速度と張力の関係について説明すること．
>
> **3.8** 自動的な筋の制限と他動的な筋の制限の違いについて説明すること．
>
> **3.9** 筋組織に特有な感覚受容器を含む運動出力に関与する神経構造について説明すること．
>
> **3.10** 加齢と不活動による筋の変化について説明すること．

はじめに

　骨格系は人体の基本構造の1つであり，筋が身体を動かすことや安定させるように作用するレバーシステムである．筋は重力や摩擦，荷重などの外力に対して働き，日常生活に必要な身体各部位の運動を生成する．それらは荷重や外力に対して身体や各部位を保持し安定させる．身体の近位が安定すると四肢を動かす場合に支えとしての役割を担うことができる．たとえば，バイオリンを弾くとき，遠位の腕と手指は複雑な動きをするが，近位の体幹と肩甲帯は安定している．もし体幹が安定しなければ，腕，手，指を楽器の演奏に必要な速度や精度で動かすことは困難になる．

　本章は骨格筋の基本的な構造および機械的な特性の概説から始まる．筋の構造と神経系の相互関係を解説し，筋収縮の速度と力の関係について述べる．神経系の反応性，筋の種類，筋の長さ，関節角は筋収縮の質と量に関連する因子である．骨格筋の特徴と基本的な機能は，後の章で解説する個々の筋を理解するための基礎的な知識となる．また，骨格筋の構造と機能を学ぶことで，筋損傷や機能障害が生じた際にどのように回復し，最適な機能を再獲得するのかを考察する一助となる．図3.1に人体の主な骨格筋を示した．

1. 筋活動に関する用語

　専門用語は身体を動かすときに筋または筋群がどのように機能するかを記述するために必要となる．特定の運動を行うために収縮している筋（または筋群）のことを**主動作筋** agonist という．手関節を屈曲させる場合の主動作筋は尺側手根屈筋と橈側手根屈筋である．主動作筋と反対に作用する筋（または筋群）を**拮抗筋** antagonist と呼ぶ．拮抗筋は主動作筋の活動しているあいだは収縮しないが，主動作筋と反対方向へ関節を動かすことができる．たとえば，手関節の屈曲が主動作運動であれば，手関節の伸展が拮抗運動である．一方，手関節を伸展したい場合は，手関節の伸展に作用する筋が主動作筋，手関節屈曲に作用する筋は拮抗筋となり呼び方が逆転する．また，主動作筋と拮抗筋が**同時収縮** cocontraction すると，身体を安定化させる安定筋 stabilizer として機能する．たとえば，体幹の深層筋で同時収縮が行われた場合，四肢を動かすための安定した体幹となる．身体を動かす際に複数の筋を一緒に活動させた場合，それらは**共同筋** synergist として機能する．尺側手根屈筋と橈側手根屈筋が協調して働く場合，手関節は尺側や橈側へ傾くことなく中間位で屈曲することができる．表3.1に運動中に筋が果たすさまざまな役割をまとめた．

　筋は中枢神経系 central nervous system（CNS）が接続しており，さまざまな運動に必要な速度や力は細かく制御されている．この運動系のシステムによって，われわれは針に糸を通すような繊細な運動制御からジャンプや全力疾走のような大きなパワーとスピードを必要とする運動まで，さまざまなアクションを実行することができる．筋は必要なパフォーマンスを行うために，運動に応じて主動作筋または拮抗筋としてその役割を変えている．筋は外力に対して身体を守るための安定化にも寄与しており，日常生活の中で目的の行動を行うために別々に作用するのではなく，互いに協調し相乗的に働いている．

第3章 筋の構造と機能　51

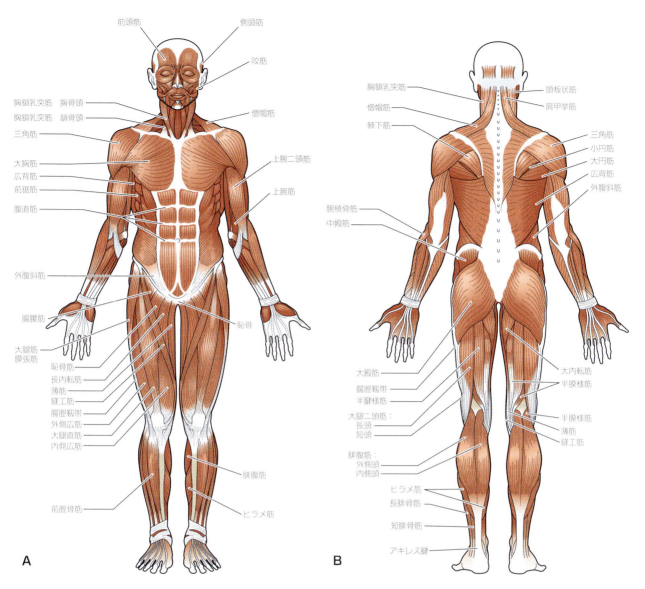

図 3.1　人体の主な骨格筋．（A）前面像．（B）後面像．
(Roy, S, Wolf SL, Scalzitti DA. The Rehabilitation Specialist's Handbook, 4th ed. Philadelphia, PA：F.A. Davis Company, 2011：p.89 より許諾を得て転載)

表 3.1　筋の役割

機　能	定　義	例
主動作筋	意図する運動を行うために収縮している筋や筋群	上腕二頭筋は肘の屈曲の主動作筋である
拮抗筋	主動作筋と反対の作用を有する筋や筋群	上腕三頭筋は肘伸展に働くため，肘屈曲時には拮抗筋として作用する
共同筋	主動作筋が望ましい運動を行うことを補助する筋または筋群	股関節屈曲を行う場合，大腰筋と大腿直筋は相乗効果を示す
安定筋	主動作筋と拮抗筋を同時に収縮することで生み出される関節や身体の安定に作用する筋や筋群	足でボールを蹴る場合，体幹の伸筋と屈筋を同時収縮させることによって体幹を安定させることができる

2. 筋の構造

2.1 細胞の成分

骨格筋の約75％は水で構成されており，5％の無機塩類，色素，基質，20％のタンパク質を含んでいる．筋は収縮構造と非収縮構造の両方の機能によって可動性と安定性を発揮する．収縮構造は，神経からの内部刺激や電気刺激のような外部刺激に反応して活発に収縮する．たとえば，打腱器で膝蓋腱を叩くと，脊髄へ感覚刺激が伝達し運動神経を通して大腿四頭筋が収縮する．また，筋の非収縮構造によって生み出される張力は荷重時に発生する．これらの結合組織の構造は荷重下でエネルギーを蓄積させ，随意的な筋収縮の活動を増大させることができる．収縮構造と非収縮構造の双方によって日常生活動作や日々の仕事を行う力を生み出すことができる．

[a] 筋線維

収縮性線維（活性タンパク質 active protein） 筋線維は筋組織の細胞であり，筋線維束（筋線維のグループ）として束ねられている．筋線維は複数の核を有する個々の細胞であり，直径（太さ）が10〜100 μm，長さが1〜50 cmである．筋線維の収縮は腱から腱まで1つ1つの短い筋線維の収縮が組み合わさることで，筋全体としての収縮となる．

筋線維は筋線維膜 sarcolemma と呼ばれる細胞膜で覆われている．筋の細胞質である筋形質 sarcoplasm には筋原線維を含む収縮性タンパク質 contractile fiber が存在する．筋形質はリボソーム，グリコーゲン，ミトコンドリアを含んでおり，人体の他の細胞と類似した構造となっている．図3.2に筋線維の構成を示した．筋原線維は収縮性（活性）タンパク質である．アクチン actin およびミオシン myosin と呼ばれる筋フィラメント myofilament からなる．アクチンは細いフィラメントであり，トロポニンとトロポミオシンと呼ばれるタンパク質を含んでいる．ミオシンは太いフィラメントであり，筋収縮の際にミオシン頭部をアクチンと結合させる（図3.3）．

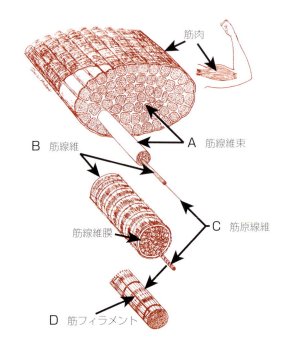

図 3.2 筋線維．（A）筋線維束は筋線維の束である．（B）筋線維膜は筋線維の膜である．（C）各筋線維は筋原線維を含んでいる．（D）筋原線維はアクチンとミオシンを含む筋フィラメントからなる．
(Levangie, P, Norkin, C. Joint Structure and Function : A Comprehensive Analysis, 5th ed. Philadelphia, PA : F.A. Davis Company, 2011 : p.109 より許諾を得て転載)

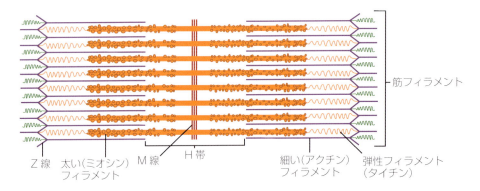

図 3.3 細いアクチンフィラメントと太いミオシンフィラメントの静止位置と Z 線へのタイチンの結合．

非収縮性線維（構造タンパク質 structural protein）

各筋線維および線維間には、筋収縮に直接関与しないもの、間接的に活性タンパク質によって生成された力を伝達する構造タンパク質が存在する。構造タンパク質にはタイチン titin とデスミン desmin の2つがある。タイチンは筋線維内の他動的な緊張を緩和する役割を担い、筋を元の安定した長さに戻すのを助ける。デスミンは筋節（サルコメア sarcomere）間の緊張伝達に関与していると報告されているが、くわしい機能は不明である。これらの構造タンパク質は、筋線維が伸張した際にその構造を内部から支持し、他動的張力を生成する。

3. 筋収縮（活動）

3.1 連結橋

図3.4Aは筋原線維の収縮単位を示す。2つのZ線 Z disc の間に筋節がある。Z線は各筋節の境界を明確にし、アクチンと連結している。アクチンとミオシンとがわずかに重なって見える部分を、暗帯もしくはA帯

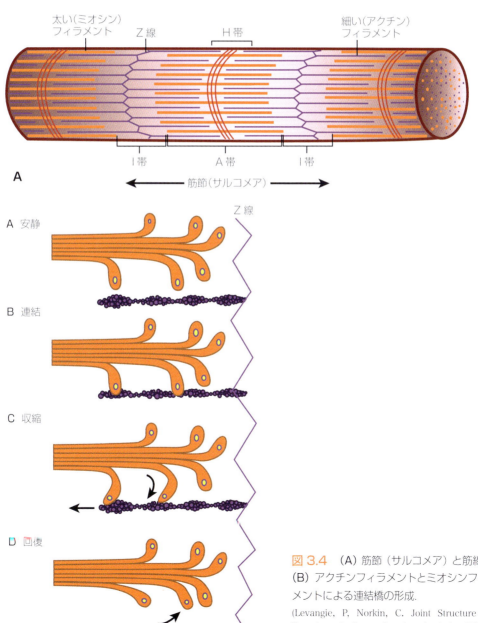

図3.4 （A）筋節（サルコメア）と筋線維。（B）アクチンフィラメントとミオシンフィラメントによる連結橋の形成。
(Levangie, P, Norkin, C. Joint Structure and Function : A Comprehensive Analysis, 5th ed. Philadelphia, PA : F.A. Davis Company, 2011 : p.110 より許諾を得て転載)

A band と呼ぶ．筋節の外側部分でアクチンのみが位置する部分を明帯または I 帯 I band と呼ぶ．ミオシンがアクチンと重なり合わない筋節の中央部分を H 帯 H zone と呼び，H 帯の中央部分を M 線 M band と呼ぶ．

安静時にはミオシンからアクチンへ連結部は突出しているが，アクチンとは結合しない．アデノシン三リン酸 adenosine triphosphate（ATP）はミオシン頭部にあり，トロポニンがアクチンの付着部を覆っている．筋収縮は遠心性の α 運動ニューロンからの神経インパルスが運動終板 motor end plate に達することで始まる．この刺激は筋線維に沿って活動電位を発生させ，トロポニンと相互作用する Ca^{2+} が放出される．これによりトロポミオシン分子の位置が変化し，アクチン受容体部位が露出する．続いて，ミオシン頭部がアクチンと結合し，これらの間で連結橋（クロスブリッジ）cross-bridge を形成する（図 3.4B）．ATP の加水分解ならびにアデノシン二リン酸（ADP）の放出により，アクチンがミオシンに向かって滑走する．この滑走は筋線維を短くし，筋節に張力を生じさせ，Z 線を互いに近づける．ミオシンの連結橋はアクチン上の活性部位から離脱し，元の状態へ戻る．連結橋の形成，安静，そして再形成は毎秒 100 回も繰り返されている．強い筋収縮を得るためには，多数の結合部位がこの過程を繰り返す必要がある．

3.2 収縮の種類

従来，「収縮」という用語は筋によって生じる張力を表現するために使用されてきた．図3.4は連結橋理論（クロスブリッジ理論）に則り，アクチンとミオシンのタンパク質は互いに接近するように描かれている．筋張力をより正確に定義するためには「筋収縮」だけでなく「筋活性」という用語を用いる．というのも，筋が緊張する際に必ずしも収縮性タンパク質が接近するとは限らず，「収縮」という用語は誤解を招く可能性があるためである．したがって，本章では「筋収縮」と「筋活性」の両方の用語を使用して，筋が神経系によって刺激されたときに生成される自動的な張力を説明する．

筋収縮には大きく分けて 3 つあり，それぞれ求心性 concentric，遠心性 eccentric，等尺性 isometric と呼ぶ．等張性 isotonic という用語は求心性と遠心性の両方を

含む一種の筋収縮として使用されてきた．しかし，運動中に関節角度が変化することで筋張力は一定ではなくなるため，等張性という表現は誤っている．（さまざまな関節角度で異なるモーメントアームを持ち，その結果，筋が関節を可動させる際にトルクが生じる．第 1 章参照）

[a] 求心性収縮

求心性収縮中は筋線維が短くなるまで，連結橋の形成と再形成が繰り返される．十分に筋線維が活性化し，筋によって生成された内部トルクが身体部位（セグメント）の重量や他の外力によって生じる外部トルクよりも大きい場合，関節に回転運動が生じる．筋が付着している骨の一端が安定している場合，筋が付着したもう一方の部位が，安定した骨のほうへ近づく．肘関節の屈曲によって重錘を持ち上げる動作は，上腕二頭筋の求心性収縮の一例である（図 3.5）．求心性収縮は負荷に対し積極的に作用し，運動を促進する役割を担う．

[b] 遠心性収縮

重力下で肘関節が屈曲位から元の位置へ戻る場合，上腕二頭筋は遠心性収縮を行い，肘関節の伸展を制御する．遠心性収縮では筋の双方の付着部は互いに離れながら活動する．この作用は，筋が収縮しながら伸ばされていくことであり，アクチンとミオシンが連結橋を形成，解除，再形成を繰り返しながら筋を伸ばしていくのである．遠心性収縮は腕を元の位置に戻す際，重力に対抗する力を生み出し，腕の動きをコントロールする．筋が長くなるにつれて，運動の減速器として働く．肘関節は伸展しているものの，これは上腕三頭筋の収縮によるものではなく，上腕二頭筋が重力に対する力を遠心的に発揮した結果である（図 3.6）．

[c] 等尺性収縮

アクチンとミオシンによる連結橋によって外力と等しい張力を生成する場合，筋は長さを変えることなく収縮する．このタイプの筋収縮は等尺性収縮と呼ばれる．筋によって生成された内部トルクと外部トルクは等しいため，骨に付着する筋の末端の位置は変化せず，関節運動は起こらない．機能的な運動をする際，等尺性収縮は身体部位を安定させ，他の身体部位の動きがコントロールしやすくなるように働く．たとえば，人がキーボードを入力するとき，手関節伸筋が等尺的に働き，手関節を静的な位置に保つことで，手指でキーボードを打つことが

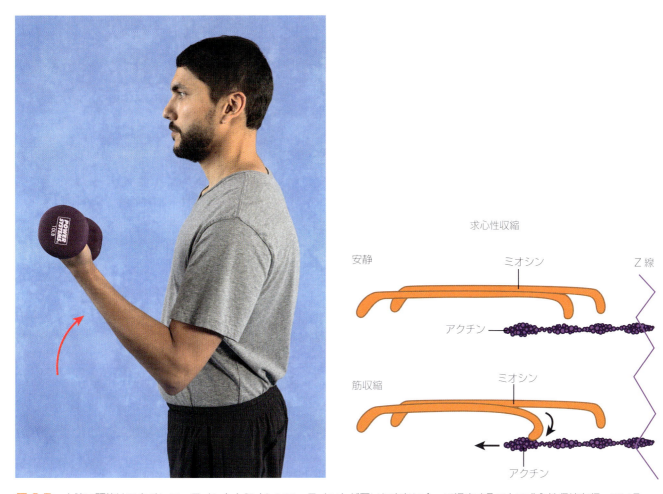

図 3.5 上腕二頭筋はアクチンフィラメントとミオシンフィラメントが互いに向かい合って滑走することで求心性収縮を行っている.

クリニカル・コネクション 3.1

　等速性運動 isokinetic exercise とは，運動範囲を動く身体部分が一定の速度を維持する原則に基づく運動である．一般的に運動や筋力測定は，Biodex, Cybex または Kin-Com などの等速性運動が可能な機器を用いて行われる．おのおのの機器は身体部位を一定速度に維持するため筋によって生成されたトルク力に応じて抵抗を調整する．筋の力が増加すると，機器の抵抗も増加するため，四肢の円弧運動は全体にわたりあらかじめ設定した速度を維持する．
　筋力測定中に筋力計はさまざまな速度で筋の最大トルクを測定する．臨床では両側の測定によりトルクの左右差を比較することが可能である．等速性運動機器はさまざまな運動速度における筋力トレーニングに使用されている．また，調査研究では，患者のリハビリテーションの効果測定として等速性の試験を頻繁に使用している．Wong らは膝前十字靱帯修復術を受けた患者は，術後 6〜9 ヵ月時点では，健側の下肢と比較して股関節の機能障害と等速性膝伸展筋力の低下を示すことを明らかにしている．

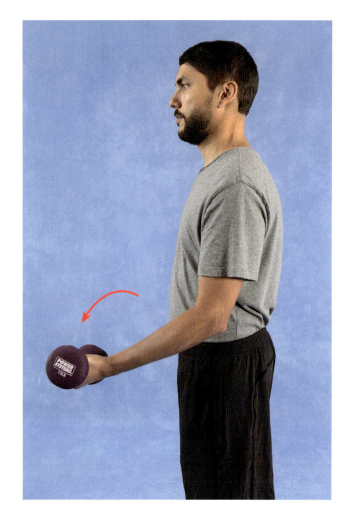

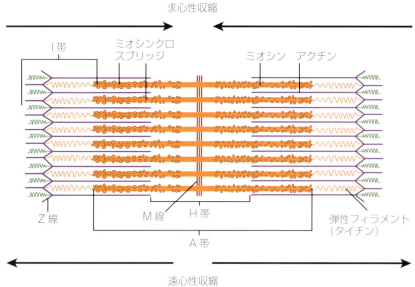

図 3.6　上腕二頭筋はアクチンフィラメントとミオシンフィラメントが互いに離れるように滑走することで遠心性収縮を行っている．

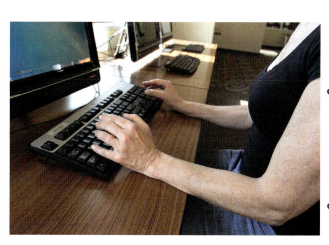 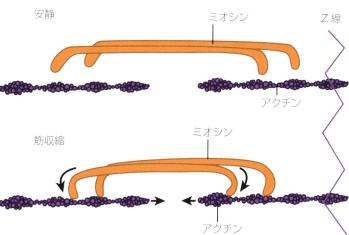

図3.7　手関節伸筋群は指でキーボードを打つときに，手関節を軽度背屈させるように等尺性収縮を行っている．アクチンフィラメントとミオシンフィラメントは結合するが，位置は変化しない．

できる（図3.7）．

3.3 運動単位

　筋節は遠心性運動ニューロン（運動ニューロン）efferent motor neuron（motor neuron）からの刺激によって収縮し，張力を発生させる．遠心性の運動ニューロンは細胞体を脊髄の前角 anterior horn に持ち，中枢神経系 central nervous system（CNS）からの刺激や，求心性感覚ニューロン（感覚ニューロン）afferent sensory neuron（sensory neuron），脊髄介在ニューロン（介在ニューロン）spinal interneuron（interneuron）のインパルスを受ける．この刺激は運動ニューロンの軸索 axon に沿って伝わり，筋に到達するまでに複数の小さな枝に分かれ筋線維膜の運動終板へと伝わる．1つの運動神経と，その運動ニューロンによって支配されるすべての筋線維を含めて運動単位 motor unit と呼ぶ（図3.8）．運動単位を構成する運動ニューロンが刺激されると，支配されているすべての筋線維は最大限に収縮するか，もしくは収縮しないかという反応を示す．また，筋全体が収縮をしているとき，多くの運動単位が発火を繰り返している．

　筋収縮の強さは活動する運動単位の総数と1つ1つの運動単位の発火頻度によって決まる．また，運動単位の数や大きさ，機能は各筋もしくは同一筋内でも異なる．運動単位の中には小さな細胞体と細い軸索から

なるものがある．この運動単位の場合，神経インパルスが発生し，軸索に沿って筋線維に伝わるまで多くの時間を要する．逆に軸索が太いと，インパルスの伝わる速度は速い．また，運動単位はおのおのによって支配する筋線維の数が異なる．運動単位の中には，わずか2〜3本の筋線維を支配しているものもあれば，数千もの筋線維を支配しているものもある．一般的に筋緊張をこまやかに調節する必要がある指先の運動や眼球運動を行う筋では，小さな細胞体と細い軸索を持ち，1つの運動単位が支配する筋線維の数は少ない．一方で大きな力を必要とする筋では，大きな細胞体と太い軸索を持ち，1つの運動単位が支配する筋線維の数は多くなる．たとえば，歩行中に身体を前方へ推進する役割を担う腓腹筋は，1つの運動単位当たり2,000本の筋線維を支配しており，眼球運動に携わる筋では1つの運動単位が支配する筋線維は10本未満である．身体の各筋は特定の運動単位だけを有することはなく，小さい運動単位と大きい運動単位をともに有している．表3.2に大きい運動単位と小さい運動単位の特徴をまとめた．

[a] 運動単位の動員

　筋内の運動単位は，ある目的の運動を実行するために必要な分だけ動員されるという原則がある．動員される運動単位の数や種類は目的とする運動の性質や強度によって変化する．一般的に等尺性収縮を行う場合，大きな運動単位が動員される前に小さな運動単位が動員され

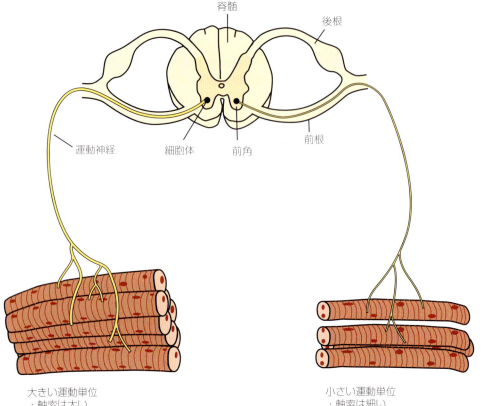

図 3.8　運動神経における大・小の運動単位の特徴と筋線維．
(Levangie, P, Norkin, C. Joint Structure and Function：A Comprehensive Analysis, 5th ed. Philadelphia, PA：F.A. Davis Company, 2011：p.113 より許諾を得て転載)

る．これは，目的とする運動に必要な筋張力が少ない場合，大きな運動単位と比べてエネルギー消費量が少ない小さな運動単位を用いるほうが身体にとって有利だからである．たとえば，20 ポンド（約 9kg）の物体をつかんで持ち上げる場合と比較して，小さなカップを持ち上げる場合はより小さな運動単位が上腕二頭筋内で動員される．また，階段昇降では段を上るときも，段を下るときも下肢筋に大きな運動単位を動員する必要がある．運動単位

クリニカル・コネクション 3.2

　筋電図は運動療法に関連した研究のために筋活性化に関連する電気活動の分析や，特定の神経障害の診断，治療に用いられる．皮膚上に貼付された表面電極，もしくは筋内部に挿入され留置した細いワイヤ電極により，筋活動に関連する活動電位（電圧の変化）を測定する．
　リハビリテーション用の超音波イメージング rehabilitative ultrasound imaging（RUI）は，筋の大きさおよび動的な収縮の評価に用いられる．RUI はモーターコントロールのトレーニング中に患者にリアルタイムでフィードバックするために使用されることもある．先行研究によって，RUI と MRI で測定した筋厚の間に高い一致性が確認されている．また，腰背部筋の筋活動と RUI によって測定された筋厚の変化にも相関を認めている．

表3.2　運動単位	
大きい運動単位	小さい運動単位
支配する筋線維の数が多い．数千本もの筋線維を支配する	支配する筋線維の数が少ない．数本の筋線維を支配する
大きい細胞体と太い軸索を有する	小さい細胞体と太い軸索を有する
主に強い力を発揮する筋線維（タイプⅡ線維）	主に持久力に関連する筋線維（タイプⅠ線維）
強い力を発揮するときに動員される	ほとんどの活動で最初に動員される

によるこまやかな力のコントロールは運動単位の発火頻度によって行われている．比較的大きな近位筋では力を運動単位の動員でコントロールし，近位筋に比べ小さい遠位筋では発火頻度によってコントロールしている．

4. 筋の構成

筋が骨に付着する部位には解剖学的に固有の名前がついている．身体の近位に付着している部位を**起始** origin と呼び，遠位の付着部を**停止** insertion と呼ぶ．これらは，身体の近位部が安定しており，遠位の付着部が近位の付着部に向かって動く，いわゆる求心性の収縮が行われることを前提として名づけられた．筋の起始停止と運動を関連して理解することは，人体の運動学を学ぶ上での基盤となる．また，人はさまざまな運動をするため，遠位の停止部が近位の起始部に向かって動くとは限らない．たとえば，直立姿勢から座位になるような閉鎖運動連鎖（CKC）の場合，大腿四頭筋の起始部が遠位部に向かって動く．逆に，座位から立位になるときには大腿四頭筋の起始部は遠位部から遠ざかるように動く（開放運動連鎖，閉鎖運動連鎖については第1章を参照）．求心性収縮を行う上で，このような起始と停止の概念的な変化は他の動きでも同様に観察される．たとえば，手を口に近づけるといった動作の場合，上腕二頭筋の停止部が起始部に向かって動くが，懸垂運動では，前腕を安定させ手

に向かって肩を近づけるため，上腕二頭筋の起始部は停止部に向かって動くことになり，上腕二頭筋の作用を逆転（リバースアクション）させる（図3.9）．

4.1　筋線維配列

筋の基本的な構造とその機能との関係は，筋線維の走行角度，生理学的横断面積 physiological cross-sectional area（PCSA），筋長に依存する．PCSA は筋線維の走行に対して垂直な筋の面積（横断面の幅）を指し，筋線維数の増加，または筋線維径（太さ）の肥大によって大きくなる．紡錘状筋 fusiform muscle は筋の長軸およびその中心腱に平行して筋線維が走行する．また，形状は中腹で太くなり，端に向かうに従い細くなる．一般的に紡錘状の筋は長い筋線維長を有する傾向があり，同じ関節可動に携わる他の筋に比べ，広い範囲の関節運動が可能である．上腕二頭筋は紡錘型の筋の一例である．一方，多腹筋 strap muscle は筋長に平行した筋線維を有し，平らな形状をしており，広く平らな腱に停止する．腹直筋は筋によって区分けされた多腹筋の一例である．

筋の長軸に対して斜めに走行する筋線維は羽状構造 pennate structure を持っており，筋線維群の数に応じて，半羽状筋 unipennate muscle，羽状筋 bipennate muscle，多羽状筋 multipennate muscle と呼ばれる．これらの筋は中心腱から広がるように筋が配置されている．羽状筋は斜めに走行しているため，筋線維1本1本の腱に作用する力は減少するものの，筋線維の PCSA が大きいため，紡錘状筋よりも大きな力を発揮することができる．なぜなら，筋断面積と張力には正の相関関係があるからである．原則として筋の長さが同じであれば，筋線維の幅が大きくなるほど発揮される力は大きくなる．大腿四頭筋は羽状筋の一例である．図3.10 にさまざまなタイプの筋形状の例を示した．

4.2　筋線維タイプ

筋は代謝的もしくは機械的な特徴によって分類される．筋線維には主に3つのタイプがあり，タイプⅠ線維（遅い収縮），タイプⅡA線維（中間の収縮），タイプⅡX線維（速い収縮）である．タイプⅠ線維は収縮速度は遅

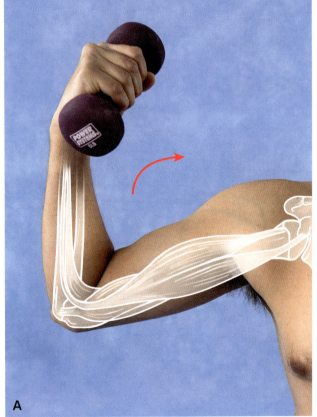
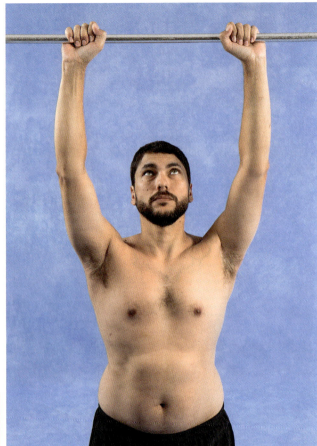
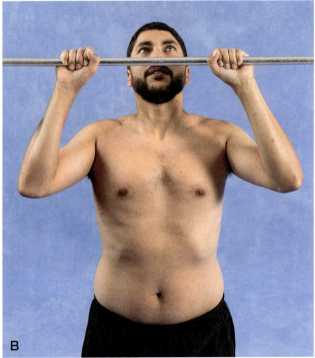

図3.9 （A）上腕二頭筋は求心性の開放運動連鎖（OKC）の場合，遠位が近位へ向かって移動するように作用する．（B）上腕二頭筋は懸垂のように近位が遠位へ向かって動くときにはリバースアクション reverse action として作用する．

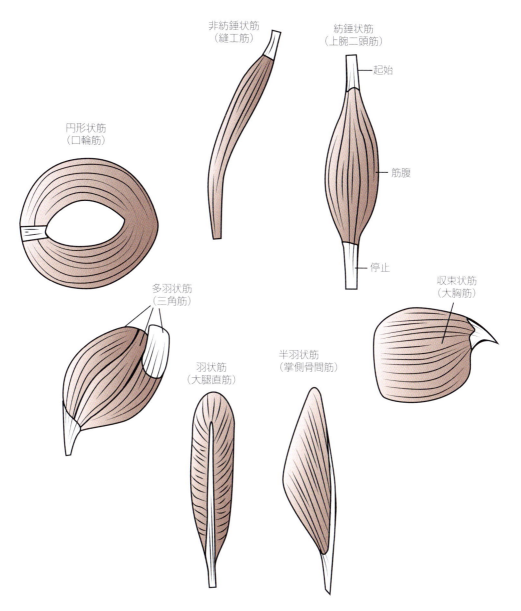

図 3.10　筋形状の種類と部位．

クリニカル・コネクション 3.3

　筋力増強トレーニングは反復回数が少なく抵抗が強い運動で構成されている．求心性と遠心性の運動から構成され，負荷強度は，運動の種類によって異なる．レジスタンス運動に対する身体反応にはタンパク質合成の増加に起因する筋肥大が含まれ，筋が肥大することで，筋断面積が増加する．筋線維の肥大はタイプⅡ線維で顕著にみられる．また，神経系の変化も筋力の増加に寄与している．

　逆に筋が動かなくなったり，機能しなくなったりすると筋力は急激に低下する．筋力は最初の1週間では1日当たり3〜6％低下し，2週間目までに40〜50％低下する．筋力の低下とともに，筋は萎縮し始める．筋線維の萎縮および筋断面積の減少は筋線維の種類に限らずすべての筋線維におけるタンパク質合成の減少を反映している．

表 3.3 筋線維タイプ

線維の性質	タイプⅠ線維（遅い収縮）	タイプⅡA線維（中間の収縮）	タイプⅡX線維（速い収縮）
収縮速度	遅い	中間	速い
抗疲労性	高い	中間	低い
筋線維径	小さい	中間	大きい
毛細血管密度	高い	高い	低い
ミオグロビン含有量	多い	多い	少ない
酸化酵素	多い	中間	少ない
代謝機能	有酸素	有酸素	無酸素

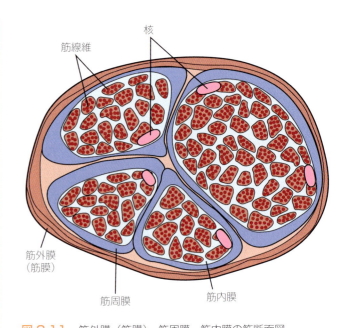

図 3.11　筋外膜（筋膜），筋周膜，筋内膜の筋断面図．
(Levangie, P, Norkin, C. Joint Structure and Function：A Comprehensive Analysis, 5th ed. Philadelphia, PA：F.A. Davis Company, 2011：p.117 より許諾を得て転載)

いが，疲労耐性 fatigue resistant を有する．この特性を活かし，身体が重力に抗して姿勢を維持するために長時間にわたり収縮できるため，姿勢保持筋 postural muscle とみなされる．また，タイプⅠ線維は有酸素運動のような低強度高頻度の運動において多く活動する．一方，タイプⅡ線維は短時間で速い収縮を行い，タイプⅠ線維よりも大きな力を生み出す．したがって，タイプⅡ線維はタイプⅠ線維では補えない大きな負荷が身体に加わったときに多く活動する．その一方で，タイプⅠ線維に比べ，疲労しやすい特徴がある．全身の筋は，姿勢の安定性とダイナミックな可動性の両方を行うためにあらゆる筋線維から構成されている．外側広筋は通常，タイプⅠ線維50％，タイプⅡ線維50％の割合で構成されているが，遺伝子に応じて5〜90％まで割合が変化する．表3.3では各筋線維の特徴と機能の比較を示した．

4.3 筋結合組織

結合組織は筋の構造の保護や支持をする．これにより筋収縮時に発生する内部の力を増強し，外部からの力に対抗する際に役立っている．筋は主にコラーゲン collagen とエラスチン elastin からなる細胞外結合組織に囲まれている．この非収縮性の結合組織は，筋の他動的な構成要素と考えられ，筋系の支持と弾性 elasticity に寄与している．筋外膜 epimysium は筋全体を囲み，伸縮性の低い強靭な結合組織である．筋外膜は，特定の筋を他の筋と分離させ1つの筋としての形を作り出している．筋周膜 perimysium も，強靭で厚く伸縮性の低い結合組織であり，筋線維束と他の筋線維束とを隔てている．さらに個々の筋線維は筋内膜 endomysium と呼ばれる結合組織によって周囲を囲まれている（図3.11）．筋線維と血管の間で行われる代謝交換は筋内膜内で行われる．これら3層の結合組織は互いに織り交ざり，筋腱周囲の結合組織とも織り交ざりながら，筋全体に筋膜組織の連結シートを形成する．この結合組織系が筋構造を形成し，血管や神経の導管としての役割を担う．筋線維と腱の結合組織は筋腱接合部で互いに付着し，筋力を腱に伝達する相互接続体を生成する．筋腱はシャーピー線維によって骨に結合する（第2章参照）．求心性収縮の場合は筋の収縮組織が負荷に対抗する力を生成する．一方，遠心性収縮の場合では，筋線維（収縮性組織）や，筋を囲む非収縮性結合組織など筋全体によって負荷をコントロールするための力を生成する．

筋膜の相互接続は人体全体に広がっており，筋膜ネットワークは浅層と深層に分かれている．ゆるい浅層の筋

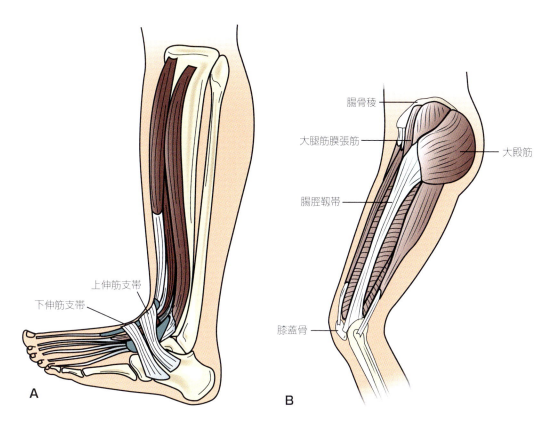

図3.12 (A) 背側表面に近い上下伸筋支帯によって伸筋腱を適切な場所へ保持している．(B) 腸脛靭帯は大腿骨の外側面を通り膝関節の遠位に停止し筋力を伝達している．

膜は真皮の真下に位置し皮膚の移動に寄与する．深層の筋膜は互いの筋群や他の組織と結合させる．腱膜 aponeuroses は筋の結合や身体の各領域を支える平らで緻密なシートである．手関節や足関節近くの腱は，支帯 retinaculum と呼ばれる筋膜の平らなシートで，筋腱を適所に保持する役割を担っている（図3.12A）．筋膜の深層は筋力を骨へ伝達する補助的な帯を形成する．腸脛靭帯は大腿の側面に沿って走行する筋膜の1つであり，大腿筋膜張筋 tensor fascia latae と大殿筋 gluteus maximu の力を脛骨に伝達する（図3.12B）．

5. 筋の長さと張力の関係

筋は関節を動かすため，もしくは関節を安定させるために力を生成する．生み出された筋力は，収縮性の筋組織によって生成された活動力と非収縮性の結合組織によって生成された他動力との組み合わせによるものである．また収縮性および非収縮性組織によって生み出される張力の量は，筋組織の長さと関係している．

5.1 他動的な筋の長さと張力の関係

筋には静止長 resting length と呼ばれる，張力がかからない長さがある．その状態から筋が引き伸ばされると，弛緩していた筋が臨界長 critical length に達するまで長くなる．筋が引き伸ばされると非収縮性の筋膜も引き伸ばされ，他動的張力が発生する．この結合組織における張力とエネルギーの貯蓄は，ゴムバンドを引き伸ばしたときと似ており解放されると貯蓄されたエネルギーが放出される．筋組織が臨界長を超えて引き伸ばされると非収縮性の結合組織による他動的張力が急激に増加する．さらに筋が伸ばされ続けると，組織の損傷や破壊を生じるほどの他動的な張力レベルに達する．図3.13は筋長と筋組織の伸張に伴い発生する他動的張力との関係を示している．筋が臨界長に達する前まではゆるみが取り除かれることが示されており，臨界長を超えると筋組織が

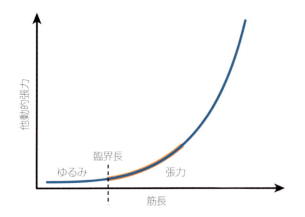

図3.13　他動的長さ-張力曲線．このグラフは，筋長と筋組織が徐々に伸張するにつれ発生する他動的な張力との一般的な関係を示している．曲線の急峻性は，筋線維の長さと筋の構造によって変化するが，上記の2要因の関係は変わらない．

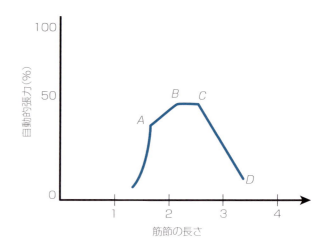

図3.14　自動的長さ-張力曲線．Aでは筋節が短いため，アクチンとミオシンの重なりが少なく，連結橋の数も少ない．BとCでは最適な筋節の長さであり，アクチンとミオシンはもっとも多くの連結橋を生成する位置関係である．Dでは筋節が長いため，アクチンとミオシンの距離が遠くなり，連結橋の数が減少する．連結橋が減少すると発生する自動的な張力は低下する．

さらに引き伸ばされるため張力が急激に増加する．

　結合組織を伸長することで，筋機能を増強させることができる．つまり，結合組織によって生み出される他動的な張力と筋によって生成される力を組み合わせることで，より大きな力を生み出すことができる．この他動的な張力は，歩行の立脚終期に踵が地面から離れる直前に観察される．平らな地面の上で，重心が前方へ移動すると下腿三頭筋とアキレス腱が引き伸ばされる．踵が地面から離れると引き伸ばされて蓄えられたエネルギーが放出され，下腿三頭筋が収縮する．この引き伸ばされた結合組織の他動的な張力と，筋によって生成される自動的な張力が身体を前進させる推進力となる．結合組織は粘弾性 viscoelastic property を有するため，伸張力と速度を増加させると，結合組織によって生み出される力が増加する．この他動的な力が筋によって生成される力に追加される．伸張速度と強度との関係はプライオメトリック運動 plyometric exercise を支持する概念になっている．垂直ジャンプなどのプライオメトリック運動中に遠心性収縮が生じると筋腱構造は引き伸ばされる．人はジャンプする前に股関節，膝関節の屈曲と足関節の背屈を行い，各関節に関連する結合組織が伸長するように少し屈んだ姿勢をとる．この伸張された結合組織により，ジャンプ時に股関節と膝関節の伸展，足関節の底屈に携わり，より大きなトルクを生成することができる．

5.2　自動的な筋の長さと張力の関係

　活動的な筋収縮にとって最適な長さは，筋節内でもっとも多くの連結橋が形成される長さである．自動的な長さ-張力曲線 active length-tension curve（図3.14）は，筋長と等尺性収縮の関係を示す．曲線の始まり（左側）では筋が短縮し筋節も短いため，連結橋に重なりが生じ，自動的な張力が低下する．筋節が長くなるにつれてアクチンとミオシンの結合に最適な長さとなる．この最適な長さを超えるとアクチンとミオシンは離れていき，自動的な張力はより小さくなる．

5.3　すべての長さ（他動的＋自動的）と張力の関係

　収縮性の筋組織によって生成された自動的張力と非収縮性組織によって生成された他動的張力によって筋の伸長を通して生み出される力のすべてを説明できる．筋は短縮位では収縮構造により張力が発生する．筋が静止長を超えて伸びると収縮性の力は減少するが，非収縮性組織によって力が生み出される（図3.15）．これらの張力が，筋長の変化において広範囲で力を生成することを可能にしている．

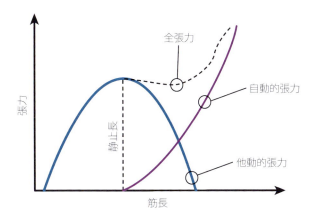

図3.15 全長-張力曲線．短縮域の筋長における力は自動的な張力により発生する．筋が静止長を超えて伸張されると，全張力は自動的張力と他動的張力の双方を足したものとなる．筋がさらに伸張されると他動的張力が増加し，自動的張力は減少する．

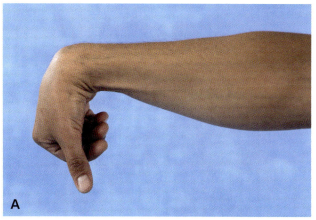

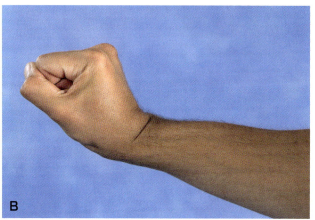

図3.16 自動制限．（A）手関節が屈曲位にあるとき，手指は最大の力を発揮することができない．（B）手関節を伸展位で安定させると，手指屈筋の長さ-張力曲線が改善され，強い力を発揮できるようになる．

筋長に加えて，筋のモーメントアームも発揮される力に影響を与えている．第1章でも述べたが，生み出されるトルクは筋力とモーメントアームの積である．また，筋が収縮する速さと，筋が作り出せる力にも関係がある．

5.4 筋の伸縮域

主動作筋と拮抗筋がともに働く場合，それぞれが収縮と伸張を対照的に行わなければならない．たとえば肘関節の屈曲では，上腕二頭筋の収縮によって屈曲するが，同時に上腕三頭筋が伸張しなければ肘関節は屈曲できない．つまり，筋はその長さを自動的かつ他動的に変えることができる．筋線維の長さ（直列に配列した筋節の総数）は，筋が短縮できる程度に関連する．筋の伸縮域は伸張中の最大伸張から収縮中の最大短縮までの長さの範囲と定義されている．伸縮域は筋によって異なるが，平均的には静止長から50～70%ほど短縮することができる．また，短縮可能な距離の約2倍まで伸張することができる．

長さ-張力曲線の関係で示すように，筋には最大の力を発揮するための最適な長さがある．単関節筋は1つの関節のみをまたいでいる筋であり，通常関節が全可動範囲を運動する際に十分な伸縮域を有する．2つ以上の関節にまたがる多関節筋は，異なる関節軸によって発生する複雑な運動に関与している．多関節筋は，より広範囲の運動によって力を生成できるよう配置されている．た

とえばハムストリングは多関節筋の一例であり，1つの関節を屈曲させ，もう一方の関節を伸展させる．この作用は階段を上る際に観察される．股関節屈曲と膝関節屈曲により段の上に足を乗せるとき，ハムストリングは膝関節の屈曲によって短縮するが，股関節の屈曲によって伸張される．さらに，段に乗せた足に体重をかけて段を上がるときには，股関節と膝関節はともに伸展し，ハムストリングは股関節部で短縮し，膝関節部で伸張される．

[a] 自動制限と他動制限

筋長と他動的な筋張力との関係は，各関節で全可動範囲を通してトルクを生成する多関節筋を用いて説明できる．筋張力は最終可動域において低下するが，これは**自動制限 active insufficiency** として知られている．たとえば，手関節を屈曲した状態で手指を強く屈曲すると発揮される張力が低くなる．これは自動制限の影響である．

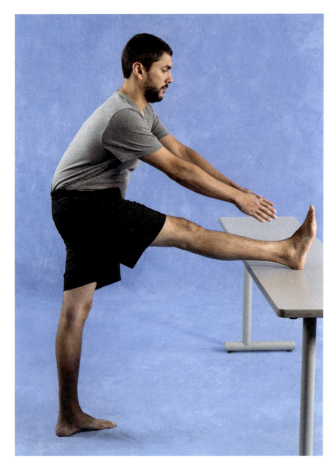

図3.17 他動制限．股関節屈曲，膝関節伸展によってハムストリングを限界まで他動的に伸長させると，股関節屈筋群の収縮やハムストリングの伸長により股関節屈曲が制限される．

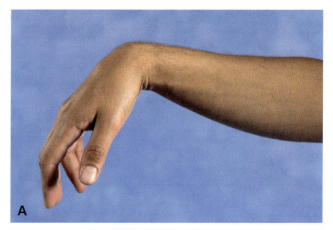
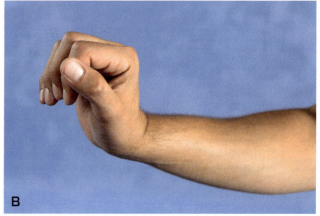

図3.18 テノデーシスは手指の随意的な屈曲伸展機能が失われた場合，把持および解放するための補助的な役割として使用される．（A）手関節を屈曲すると指伸筋が最大に伸張され他動不全となり手指が伸展する．（B）手関節が伸展すると指屈筋に他動不全が生じ，手指が屈曲する．

なぜなら，手関節の屈曲により，手指の屈筋群が短縮位となるため発揮できる筋張力が低下するからである．また，手関節屈曲により手指伸筋群が伸長され手指の屈曲を制限するように働くことも要因である．手関節を軽度伸展位にすると，手指の屈筋群は最適な長さとなり，より大きな力を発揮することができる（図3.16）．

一方，**他動制限** passive insufficiencyは，筋が関節可動域の限界を超えるように伸張することで生じる．これは複数の関節をまたぐ多関節筋でよく観察される．図3.17で示したように，膝関節伸展位で股関節を屈曲し，ハムストリングを最大の長さまで伸長させると，股関節屈筋群が自動的に収縮したとしても，これ以上の股関節屈曲は生じない．他の例として，手関節を伸展すると，手指の屈筋群が収縮していなくても，手関節の伸展に合わせて手指が屈曲する．これは，手関節を伸展させることで手指屈筋群が引き伸ばされ，他動制限により手指が屈曲するためである．この手指の屈曲は手指屈筋群の自動的な収縮ではなく，手関節を伸展させたことで生じる屈筋腱への他動的な張力によって起こる（図3.18）．これはテノデーシス tenodesis（腱固定）と呼ばれている．

5.5 力と速度の関係

求心性もしくは遠心性の筋活動によって生じる力は，筋の収縮速度とも関連している（表3.4）．求心性収縮中は筋の収縮速度が速いと発揮される筋力は低下する．これは，収縮速度が速いと，アクチンとミオシンの互いの滑走も速まり，連結橋が作れず数が減少してしまうためである．連結橋の減少は筋で発揮される力の減少につながる．一方，形成される連結橋の数は収縮速度が遅く

表3.4 筋収縮力に関する因子

要因	収縮力
線維構造	羽状構造の線維配列では筋線維の数は多くなり，筋断面積も大きくなる．これにより紡錘構造の平行配列と比較して，より大きな力を発揮させることができる
筋収縮の種類	等尺性収縮は求心性収縮よりも大きな張力を生み出し，遠心性収縮は等尺性収縮よりも大きな力を生成する
収縮速度	速度の増加につれ，求心性収縮による力は減少する．遠心性収縮では伸長速度が増加するにつれて大きな張力が生じる
長さ	筋節が最適な長さに近づくほど，大きな張力が生じる
運動単位	大きな筋張力を発揮するには以下の3つの方法がある ・運動単位を大きくする ・動員の増加（発火する運動単位の増加） ・発火頻度の増加

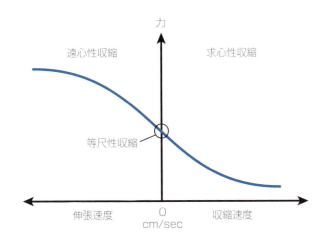

図3.19　力-速度曲線．求心性収縮では筋の収縮速度が減少するにつれて，発揮できる力が増加する．等尺性収縮は速度が0のときに発生する．遠心性収縮では筋は伸ばされながら活動し，力が一定になるまで伸張速度が増加する．

きる．力-速度曲線は，筋の収縮または伸張速度とその筋によって生成される力との関係を示している（図3.19）．

6. 神経系の構造と運動の出力

人の運動や運動制御は，関節や腱，筋に存在する受容器および他の感覚器から入力された情報と中枢神経系（CNS）からの運動出力との精巧な相互作用によって行われている．

6.1 神経経路

感覚ニューロンと呼ばれる感覚経路は，感覚情報を脊髄に伝える．いくつかの感覚情報は介在ニューロンや運動ニューロンに直接送られ，そのインパルスは遠心性運動ニューロンを介して筋線維に伝わる．このような単純な経路は伸張反射や相反抑制，自原抑制などで重要な役割を果たす．他の感覚情報は脊髄と皮質まで上行し，処理される．運動の速度や方向，大きさ，協調性に影響を与える出力インパルスは皮質脊髄路の神経線維を介して皮質から運動ニューロンへと下行する．図3.20は感覚ニューロンと運動ニューロンおよび骨格筋機能に関連する神経系の経路を示す．表3.5は，運動制御に関与す

なると増加する．そのため負荷が増加すると，収縮速度が低下し，筋張力が増加する．収縮速度がゼロまで低下すると等尺性収縮が生じる．等尺性収縮中は連結橋の数が最大となり，求心性収縮よりも大きな張力を発揮することができる．与えられた負荷が等尺性収縮で生成された力を超えると，筋は遠心的に長くなっていく．伸ばされる速度が増加するにつれて，筋の張力も増加し，ある点に達すると張力はプラトーとなる．遠心性収縮は求心性収縮や等尺性収縮よりも大きな力を生成することがで

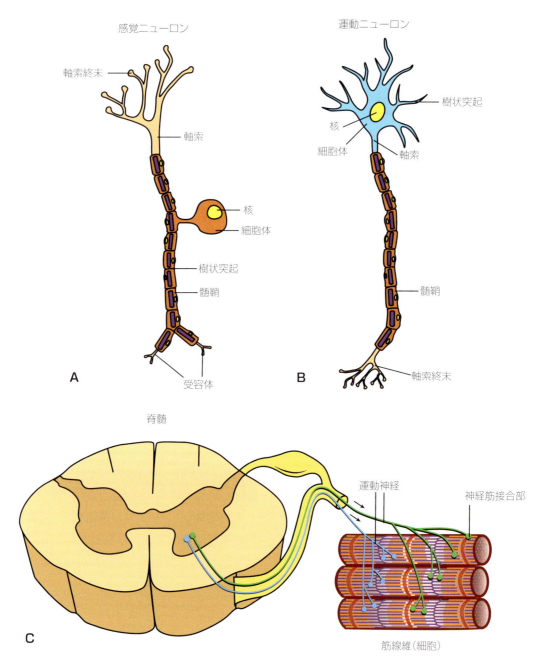

図 3.20 感覚ニューロンと運動ニューロン．(A) 感覚ニューロン．細胞体は椎間孔にある神経節に存在する．(B) 運動ニューロン．細胞体と樹状突起は脊髄および脳の灰白質に存在する．(C) 骨格筋の活動に関連する主要な神経構造．

る神経系をまとめたものである（中枢神経系による精巧な相互作用による協調性やバランス機能の調整については他の専門書を参照）．

6.2 神経受容体

運動中，さまざまな感覚系から入力される連続的な情報は，CNSからの出力を促進し，課題を達成するために必要な運動調整を行う．筋に特化した受容体であるゴルジ腱器官 Golgi tendon organ（GTO）と筋紡錘 muscle spindle は運動調整のフィードバックに関与している．

[a] ゴルジ腱器官（GTO）

GTOは骨格筋と腱の移行部に存在する感覚受容器である．GTOは腱線維と筋線維に沿って配列し，他動的な収縮もしくは過度に自動的な伸張によって，筋に張力

表3.5 神経系と運動制御

領域	経路/構造	運動制御の役割
脊髄	• 求心性ニューロンからの入力 • 遠心性ニューロンを介した出力 • 介在ニューロンは求心性ニューロンと遠心性ニューロンとのあいだでインパルスを連絡する • 脳への上行性と下行性の経路	• 伸張反射 • 相反抑制 • 自原抑制
脳幹	• 網様体脊髄路は，下肢と体幹の屈筋と上肢の伸筋へ興奮を入力する • 前庭脊髄路は，下肢と体幹の伸筋と上肢の屈筋へ興奮を入力する	• 自動性姿勢制御
大脳皮質 （前頭葉）	• 皮質脊髄路は脊髄前角で下位運動ニューロンの細胞体と接続する • 身体の反対側を制御する	• 複雑な随意運動の制御 • 判断，注意，気分，抽象的思考，侵略などの認知機能
	• 一次運動野	• 上肢と顔面の対側制御
	• 前頭皮質	• 体幹筋の制御と予測される姿勢制御に必要な筋の制御
	• 補足運動野	• 身体の両側性の運動を惹起し，頭と目と身体の両側性の運動を制御する
小脳	• 身体の同側を制御する	• 運動の正確性，強度，運動のタイミングの制御と調整 • 協調性とバランスを制御
基底核	• 尾状核，被殻，淡蒼球，黒質，視床下部を含む	• 自動および随意的な運動を制御 • 筋緊張と姿勢を制御

が生じると活性化する．また，筋の張力の増加につれGTO の発火が亢進し，GTO 受容体が活性化すると求心性ニューロンを介して神経インパルスが脊髄および脳へ伝わる．CNS は遠心性ニューロンを介して収縮している筋へインパルスを送り，筋収縮や筋によって生成される筋力を抑制するとともに拮抗筋を収縮しやすくする．これは収縮筋が過度な張力によって抑制的な入力を受け，拮抗筋は興奮性入力を受けるためである．この一連の反射を**自原抑制** autogenic inhibition と呼ぶ．

[b] 筋紡錘

筋の形を構成し，α運動ニューロンの刺激により収縮する筋線維のことを錘外筋線維 extrafusal muscle fiber と呼ぶ．この錘外筋線維内には，筋の固有受容器である筋紡錘が存在する錘内筋線維 intrafusal muscle fiber がある．筋紡錘は筋の伸長を感知する受容体として機能す

る感覚受容器である．筋紡錘は結合組織鞘に包まれた錘内筋線維により構成される（図3.21）．この受容体は筋長の変化や伸張速度に応じて活性化する．また，筋が伸張されると錘内筋線維が興奮し，感覚ニューロンを通って脊髄や脳にインパルスが送られ，筋は収縮する．筋の収縮により筋長が減少すると，その長さに応じて筋紡錘からのインパルスは減少する．素早く筋が伸張された場合は，引き伸ばされた筋が収縮する伸張反射 stretch reflex が生じる．また，主動作筋の収縮に伴い拮抗筋の活動が低下する．これを**相反抑制** reciprocal inhibition と呼ぶ．

筋紡錘は伸張反射を引き起こす受容体である．筋紡錘が筋の急速な伸張を感知すると，脊髄の後角へインパルスを伝える．そしてこのインパルスは脊髄の前角に位置するα運動ニューロンを刺激する．この単シナプス結合

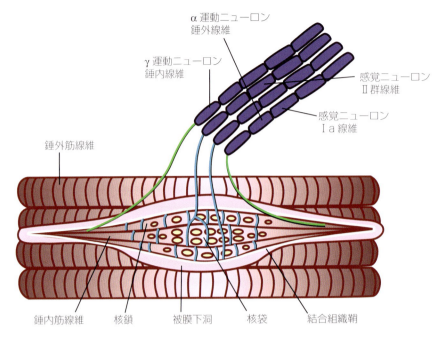

図 3.21　筋紡錘の主な構成要素.

は引き伸ばされた筋の錘外筋線維へインパルスを戻し，筋収縮を生じさせる．この感覚ニューロンから運動ニューロンへの直接的な連絡は伸張反射，深部腱反射 deep tendon reflex または筋紡錘反射 muscle spindle reflex と呼ばれる．これらの反射は，膝蓋腱を打腱器で叩いた際に大腿四頭筋でみられる．打腱器によって素早く腱を伸張するため，急速な伸展刺激を受け感覚ニューロンがそのインパルスを脊髄へ送り，運動ニューロンへ伝えられ最終的に大腿四頭筋の収縮や膝関節の伸展を生じさせる．図3.22 に伸張反射のメカニズムを示した．

　伸張反射は筋損傷を防ぐための機構として機能していることを理解しなければならない．柔軟性を高めるストレッチ運動では，速いストレッチを避け，伸ばされていない筋が伸張反射によって収縮しないように行う必要がある．一方，筋を収縮させたい場合は速いストレッチを行うことにより，筋のパフォーマンスを向上させることができる．GTO と筋紡錘に加えて，関節包や靱帯における侵害受容器や他の感覚受容器は，CNS へ情報を送り筋収縮をコントロールしている．これらの受容体は関節の運動や空間上での関節位置に関する情報を脳へ送っている．

7. 年齢や不活動（廃用）に伴う骨格筋の変化

7.1 加齢

　加齢に伴う骨格筋の変化は，身体アライメントやバランス機能，機動性，日常生活機能に悪影響を与える．こ

クリニカル・コネクション 3.4

　激しい運動や，既存の運動プログラムの強度を高めると，そのトレーニング終了1〜2日後に筋への圧痛や不快感を経験する．この不快感や運動関連の痛みは遅発性筋痛 delayed-onset muscle soreness（DOMS）と呼ばれる．DOMS の痛みに関する理論は，乳酸の蓄積や筋痙攣などの仮説は否定的であり，現在では筋線維または結合組織の損傷に関連すると考えられている．

　DOMS の症状への一般的な介入は必ずしも有効なものばかりではない．電気刺激や寒冷療法は有効であったとの報告があるが，運動後のマッサージが有効だというエビデンスはない．Kraemer らは圧迫療法によって症状を軽減し，DOMS に関連する症状からの回復を促進すると報告している．

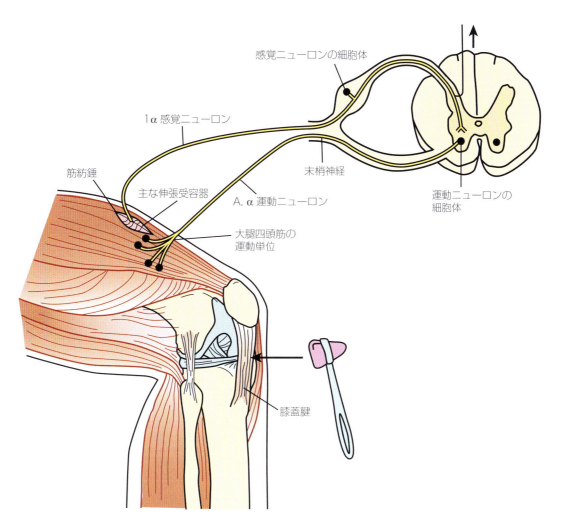

図 3.22　伸張反射．打腱器で膝蓋腱を叩き大腿四頭筋を素早く伸長すると，感覚ニューロンから運動ニューロンへとインパルスが伝わり，伸張した筋を収縮させる．
(Levangie, P, Norkin, C. Joint Structure and Function：A Comprehensive Analysis, 5th ed. Philadelphia, PA：F.A. Davis Company, 2011：p.131 より許諾を得て転載)

れらの変化は加齢に伴う筋肉減少症（サルコペニア sarcopenia）と呼ばれ，30 歳代から出現し，筋の衰弱や疲労の増加，筋力を維持する能力の低下を示す．こうした機能低下は，筋線維や神経筋の相互作用，および筋系に関連する結合組織の変化によって生じる．

　65 歳までに筋線維の数と太さがともに減少し，筋量の平均減少率は 25〜30％になる．筋線維の減少は 25 歳以上で始まる．筋線維の減少量やタイプについてはさまざまな議論があるが，筋線維の総数とタイプⅡ線維が著しく減少するとの報告がある．さらに，タイプⅠ線維とタイプⅡ線維は数と太さ（サイズ）のどちらも加齢によって減少するが，特にタイプⅡ線維はタイプⅠ線維よりも早期から減少する．筋線維数の減少と筋線維の太さの減少が加齢に伴う筋力低下の原因となっており，高齢者の転倒に関連している．また，運動単位も加齢の影響を受けている．加齢により筋の運動単位数が減少し，運動単位当たりの筋線維数（神経支配比）が増加するため，筋力調整時の動員効果が減少する．

　筋線維の数や太さの減少に加えて，加齢により筋内の脂肪量や，筋内膜，筋周膜，筋外膜（筋膜）などの結合組織の増加も進む．こうした変化は，筋が生成する力や速度を速めたときに生成する強い力を弱めてしまう．

　高齢者は有酸素運動やレジスタンス運動，ストレッチを行うことでさまざまな身体への恩恵を受ける．バランス能力や歩行速度，椅子からの立ち上がりはレジスタンス運動によって改善し，転倒のリスクが低下する．

7.2 不活動（廃用）

　筋が減少する原因が加齢に伴うものなのか，座位時間の長い生活様式に伴うものなのか，それとも高血圧や関節症などの合併症によるものなのか，それぞれの与える影響度合いについては不明である．しかし，不活動（廃用）inactivity は筋委縮を誘発し，特に重力下で姿勢を保持する筋に影響を与える．不活動による筋萎縮はわずか4〜7日間で生じる可能性があり，速筋線維であるタイプⅡ線維よりも，遅筋線維であるタイプⅠ線維でより影響を受ける．この筋萎縮は屈筋群に比べ伸筋群で早期に起こり，その程度も大きい．その結果，筋によって発生する全体的な最大トルクは低下するが，その程度は筋特異性を示す．不活動により筋の収縮速度は増加するようにみえるが，生み出される最大パワーは大きく減少する．さらに，筋の収縮時間や弛緩時間も低下する．

　筋は短縮位に固定または維持される期間が長くなると，適応的に短縮し，筋節の数も減少する．また，他動的伸長（剛性）に対する抵抗性を増加させる結合組織も増加する．筋の短縮により静止長が変化し，関節の可動範囲も制限を受ける．短縮筋の拮抗筋は反対に過剰な伸張状態となっており，最適な筋長を超えている．そのため適切な筋張力が発揮できず，筋力の低下につながる．

本章のまとめ

　人の運動には神経筋系と感覚系との間で連続的な相互作用が必要である．神経制御には筋組織内に存在する感覚受容器，筋腱接合部，関節包，および靱帯からの入力が必要である．筋は繊細で内在的な運動やダイナミックで強い力の運動，また関節の安定化や制御といったさまざまな役割を担っている．筋が主動作筋や拮抗筋，共同筋，安定筋として機能する場合，運動を生み出すためにさまざまな筋が同期して働かなければならない．

　力の発生には関節の角度に加え，筋の形状，構造，機械的特性が影響する．発揮される力の種類や量は，収縮性のタンパク質であるアクチンとミオシンによる連結橋や，筋組織内にある非収縮性タンパク質および結合組織と関連する．筋が求心性収縮，遠心性収縮，等尺性収縮を行うと収縮性ならびに非収縮性タンパク質と結合組織との関係が変化する．収縮速度が増加すると求心性収縮では生成される力が減少するが，遠心性収縮では伸張速度が増加するため張力は増加する．筋断面積が大きい筋はより大きな力を生成する傾向があり，より長い筋は大

症例検討

　Ramirez さんは腰痛の訴えがあり，図に示すような脊椎アライメントで立っている．腹筋は伸長され弱く，腰部伸筋は短縮位で硬くなっている．頸胸椎では胸鎖乳突筋のような前頸部筋が硬く，後胸部筋が伸張されている．このような筋の不均衡が長期化すると，Ramirez さんの筋骨格系の構造変化につながり，関節への異常なストレスを引き起こし，疼痛や機能障害が生じる可能性がある．

1. 筋の長さと強さにはどのような関係があるか．
2. 硬くなった筋は拮抗筋に対してどのような影響を与えるか．
3. Ramirez さんの筋を強化すべきか．
4. Ramirez さんの筋を伸張するべきか．

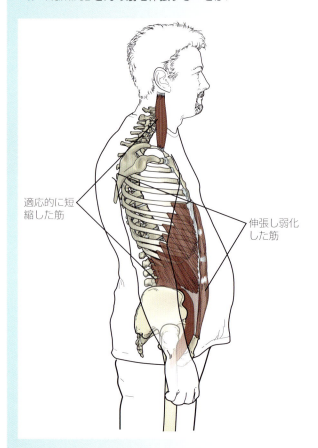

適応的に短縮した筋

伸張し弱化した筋

きな運動範囲を作り出す．筋の長さや運動単位の大きさも，筋張力を生み出す大切な要因である．一方，加齢や長時間の不活動は，筋線維の量や太さ，筋力を低下させる．

本章で解説した内容は，筋の最適な機能と，外傷やアライメント不良によってどのように機能不全を引き起こす可能性があるのか理解するための基礎である．これらを理解して運動療法や徒手療法および機能的トレーニングに関する原則を正しく活用することが重要である．

章末問題

1. 筋線維における収縮性線維と非収縮性線維について説明しなさい．

2. 求心性収縮，遠心性収縮，等尺性収縮においてアクチンとミオシンとの間に起きているメカニズムについて説明しなさい．

3. 以下に示した運動における主動作筋と拮抗筋，共同筋および安定筋について説明しなさい（ヒント：運動中の部位だけでなく全身について考えること）．

    A. 座位での肩関節屈曲
    B. 起立姿勢での股関節外転
    C. 手関節屈曲
    D. ベッドサイドでの座位

4. 何によって運動単位は構成されているか説明しなさい．

5. 運動単位の数や大きさがどのように筋線維の動員に影響するか説明しなさい．

6. 筋組織の非収縮性線維および結合組織は，遠心性収縮中に生成される力にどのような影響を与えるか説明しなさい．

7. Alison さんは素早く繰り返す求心性収縮によって，筋の強さを増加させようとしている．収縮速度の増加がアクチンとミオシンの結合にどのような影響を及ぼすか説明しなさい．また，Alison さんの素早い運動によって，どの筋線維タイプが強化される可能性が高いか説明しなさい．

8. タイプⅠ線維，タイプⅡA線維，タイプⅡX線維の収縮速度，抗疲労性，酸化能および活動中の機能に関して類似点と相違点について説明しなさい．

9. 自動的および他動的な伸張と生成される張力との関係を説明しなさい．

10. 自動制限と他動制限について手関節を例に説明しなさい．

11. ゴルジ腱器官と筋紡錘を刺激すると，どのような経路で運動反応を示すか説明しなさい．

12. 深部腱反射を惹起させるとどのような生体反応が生じるか．また，柔軟性の向上にどのように活かすことができるか．さらに，反射が筋の力と速度を向上させるメカニズムを説明しなさい．

13. 加齢や不活動が筋機能に与える影響について説明しなさい．これらの機能低下が運動にどのような影響を与えるか説明しなさい．

参考文献

- Ahmetov II, Vinogradova OL, Williams AG. Gene polymorphisms and fiber-type composition of human skeletal muscle. *Int J Sport Nutr Exerc Metab.* 2012;22:292–303.
- Herzog JA, Leonard TR, Jinha A, Herzog W. Are titin properties reflected in single myofibrils? *J Biomech.* 2012;45:1893–1899.
- Herzog W, Leonard TR, Joumaa V, Mehta A. Mysteries of muscle contraction. *J Appl Biomech.* 2008;24:1–13.
- Houglum PA, Bertoti DB. *Brunnstrom's Clinical Kinesiology.* 6th ed. Philadelphia, PA: FA Davis; 2012.
- Kraemer WJ, Bush JA, Wickham RB, et al. Influences of compression therapy on symptoms following soft tissue injury from maximal eccentric exercise. *J Orthop Sports Phys Ther.* 2001;31:282–290.
- LaDora VT. Skeletal muscle adaptations with age, inactivity, and therapeutic exercise. *J Orthop Sports Phys Ther.* 2002;32:44–57.
- Lee EH, Hsin J, Mayans O, Schulten K. Secondary and tertiary structure elasticity of titin Z1Z2 and a titin chain model. *Biophys J.* 2007;93:1719–1735.
- Levangie PK, Norkin CC. *Joint Structure and Function: A Comprehensive Analysis.* 5th ed. Philadelphia, PA: FA Davis; 2011.
- Moore M. Golgi tendon organs neuroscience update with relevance to stretching and proprioception in dancers. *J Dance Med Sci.* 2007;11:85–92.
- Wong AYL, Parent E, Kawchuk G. Reliability of 2 ultrasonic imaging analysis methods in quantifying lumbar multifidus thickness. *J Orthop Sports Phys Ther.* 2013;43:251–262.
- Xergia SA, Pappas E, Zampeli F, Georgiou S, Georgoulis A. Asymmetries in functional hop tests, lower extremity kinematics, and isokinetic strength per-sist 6 to 9 months following anterior cruciate ligament reconstruction. *J Orthop Sports Phys Ther.* 2013;43:154–162.

第4章

バイオメカニクスにおける
その他の法則

本章の概要

1. ニュートンの運動法則
　1.1 ニュートンの運動の第1法則：慣性の法則
　　[a] 静的平衡，動的平衡
　1.2 ニュートンの運動の第2法則：加速度の法則
　　[a] 質量，力，加速度
　1.3 ニュートンの運動の第3法則：作用・反作用の法則
　　[a] 床反力

2. 仕事とエネルギーの関係
　2.1 位置エネルギーと運動エネルギー

3. 仕事率

4. てこの原理
　4.1 第1のてこ
　4.2 第2のてこ
　4.3 第3のてこ

5. 力学的優位性

6. 解剖学的滑車

学習効果

本章を学習すると，以下のことができるようになる.

4.1　ニュートンの運動法則（慣性の法則，加速度の法則，作用・反作用の法則）の人体における応用例を説明すること.

4.2　静的平衡と動的平衡を比較検討すること.

4.3　加速度の概念について考察すること.

4.4　慣性モーメントの定義を理解すること.

4.5　物体の加速度に対する質量と力の影響を説明すること.

4.6　作用・反作用の観点から床反力に関して考察すること.

4.7　位置エネルギー・運動エネルギーの概念を用いて仕事とエネルギーの関係性を説明すること.

4.8　仕事率と人の動作を関連づけること.

4.9　3種のてこの原理を説明し，人体における具体例をあげること.

4.10　力学的優位性の概念に関して実例を用いつつ説明すること.

4.11　筋骨格系における解剖学的滑車を判別し，力学的優位性を向上させるための役割について述べること.

はじめに

運動学を学ぶには，バイオメカニクスに関する概念の理解が必須である．力と関節・筋の構造の関係は，ニュートンの運動法則によって規定される（力の定義に関しては第1章参照）．つまり，"てこ"や力学的優位性，力学的滑車などの概念を習得することによって，人体の運動に対する理解が深まるのである．本章で登場する知識と前章までで紹介した概念を結びつけることで，動作分析，傷害のメカニズムの検討，そしてリハビリテーション応用における基礎を培うことができる．

前章までで紹介したように，力は，人の運動を開始したり，止めたり，変化させたりする．また，生体組織を変形させたり，傷害させたりすることがある．運動の方向や速度を変えたり，外力に対して身体を安定させたりすることもできる．トルクを生み出したり，静的平衡状態や動的平衡に寄与したりもする．このような力のさまざまな影響を深く理解するためには，ニュートンの運動の法則を考慮することが必須である．

1. ニュートンの運動法則

17世紀の物理学者・数学者である Isaac Newton（アイザック・ニュートン）は，力・質量・運動の関係性を研究した．彼こそが，物体や運動に与える力の影響の規則性を理解するための基礎を築いたのである．この功績によって，身体の部位や身体全体に力がいかに作用するかを説明することができるようになった．彼が確立したニュートンの運動法則は，慣性の法則，加速度の法則，そして作用・反作用の法則で構成される．

1.1 ニュートンの運動の第1法則：慣性の法則

ニュートンの運動の第1法則は，慣性の法則である．この法則は，静止する物体は外力が作用しない限り静止し続ける，ということを表わしている．さらにこの法則は，運動している物体は外力が作用しない限り直線運動を続けるということを意味している．端的にいえば，物体を静止状態から動かしたり，運動している状態から停止させたり，直線運動している物体の方向や速度を変化させたりするには力が必要である，ということである．

慣性とは，直線運動している物体の，方向や速度を変化させることに対する抵抗性といってもよい．

関節軸を中心とした身体部位の回転運動に代表される円運動に関しても，直線運動における慣性と同様のことがいえる．方向や速度を変化させることに対する円運動の抵抗性を**慣性モーメント**という．物体が静止している場合，外力が働かない限りその物体は円運動を生じない．物体が円運動をしている場合，外力が働かない限り円運動の速度や方向が変化することはない．速度や方向を保とうとする物体の性質，つまり慣性モーメントは，その物体の質量に比例する．物体の質量が大きければ大きいほど，その物体を動かしたり，速度を変化させたり，動きを止めたりする際により大きな力が必要となる．たとえば，20 kg の重錘を足部につけた状態で膝関節を伸展させる場合，10 kg の重錘をつけた場合よりもより大きな大腿四頭筋の筋力が要求される．

慣性の法則には，以下の3つの概念がある．

- 静止状態にある物体は，外力が作用しない限り静止し続ける．
- 動いている物体は，外力が作用しない限り等速運動を続ける．
- 動いている物体は，外力が作用しない限り直線運動を続ける．

慣性の法則は，円運動にも適用される．外力が作用しない限り，身体部位は静止または等速円運動を続ける．外力が作用することによって初めて，円運動が始まったり，止まったり，速度が変化したりする．

[a] 静的平衡，動的平衡

物体が運動していないとき，その物体は**静的平衡**状態にある．静的平衡状態にある物体に働くすべての力は同等であり，かつ反対方向である．その結果，物体は動かない．立位姿勢を保っている人体には体重・重力による床反力が一方向に作用しているが，全身の筋の収縮がその逆方向に作用することで，起立状態を保っている．人体に働く2つの力の大きさは等しく，かつ反対方向に作用しているため，身体は動かない（図 4.1）．静止状態にある車椅子は，ハンドリムを回して自走したり他人が押すなどの外力が作用しない限り，動くことはない．車椅子が動いていないのであれば，車椅子に働くすべての力の合計はゼロであるといえる．

第4章 バイオメカニクスにおけるその他の法則　77

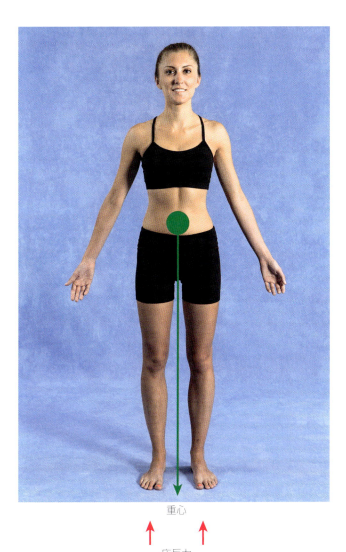

重心

床反力

図4.1 静的平衡状態．体重にかかる重力が床反力と反対向きで力の大きさが等しいとき，運動は生じず，身体は静的平衡状態となる．

クリニカル・コネクション 4.1

　一定のスピードで走行している車が後方から追突された場合，追突された車内の人には前方への急激な力がかかる．その力によって身体は前方へ跳ね飛ばされ，ハンドルやダッシュボード，フロントガラスに激突する．このような追突による力によって，身体の前方への速度が急激に大きくなり，頸部伸展筋や軟部組織が過度に伸張される．次に，ハンドルやダッシュボードへ激突することにより今度は頸部屈筋が過度に伸張されてしまう．この追突による傷害は，一般的に「むち打ち」と呼ばれている．むち打ちは，運動の方向や速度の急激な変化が身体の損傷を引き起こす典型的な例である．

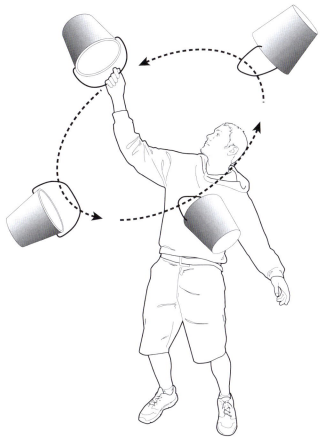

図4.2 動的平衡状態．バケツを一定の速度で振り回したとき，水はバケツの中にとどまり，こぼれることはない．水は動的平衡状態にあるといえる．

　速度とは，速さのみならず運動方向も含んだ概念である．海抜0 mから頭上に向かって投げたボールは，初めはある速度で運動しているが，最終的には重力の影響により止まってしまう．一方，宇宙空間のような重力が存在しない環境でボールを投げるとどうなるだろう．その場合，ボールは止まったり速度が低下したりすることなく動き続ける．このとき，ボールは動的平衡状態にある．直線運動であれ円運動であれ物体が一定速度で動いているのであれば，その物体は**動的平衡状態**にある．補足すると，静的平衡もしくは動的平衡状態における物体の加速度はゼロである．加速度がゼロであるということは，速度はゼロもしくは一定であるということを表わす．バイオメカニクスの観点から考えた場合，身体の一部分や全身が動的平衡状態となることはまれである．図4.2に，物体が同じ速さで円運動をしている際の動的平衡状態を示した．

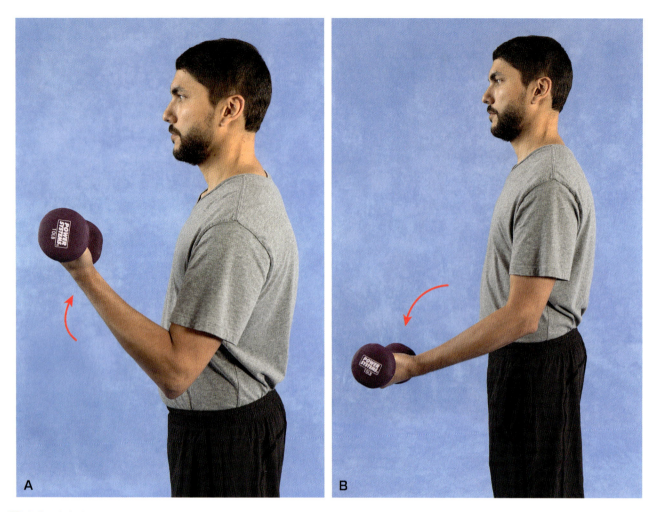

図4.3 （A）加速．肘関節屈筋の求心性収縮により肘関節が屈曲し，ダンベルを持ち上げる．（B）減速．肘関節屈筋の遠心性収縮によりダンベルと前腕の落下速度（肘関節の伸展速度）が減速する．

人体における静的平衡を考えてみる．その場合，人体の一部分や全身に作用している力の合計はゼロである．人体に作用する力が1つの場合，力の合計はゼロになりえない．そのため，加速度を伴う運動が生じる．この状態はもちろん，静的平衡ではない．

1.2 ニュートンの運動の第2法則：加速度の法則

ニュートンの運動の第2法則は，加速度に関するものである．**加速度**とは，単位時間当たりの速度の変化のことである．この法則は，加速度は物体に作用する力の大きさに比例するということを表わしている．加えて，働いた力と同じ向きに加速度が生じること，そして加速度の大きさは物体の質量に反比例することも表わす．つまり，力が大きくなればなるほど物体の加速度は大きくな

り，力と同じ向きに物体が動く．また，同じ大きさの力が働いた場合でも，物体の質量が大きければ大きいほど加速度は小さくなる．なお，加速度が正の値の場合は物体の速度が大きくなっていることを表わし，負の値の場合では速度が減速していることを表わす．

ダンベルを使用した肘関節屈筋トレーニングを例にあげ，人体における加速度の法則を考察してみる．肘関節を屈曲させダンベルを持ち上げたとき，前腕は，肘関節を軸として弧を描きながら肩関節に向かって加速する．次に，ダンベルを元の位置に戻すとき，肘関節屈筋群はダンベルの重量に対抗して力を発揮し，肘関節の伸展速度を減速させている．その際，肘関節屈筋群は肘関節伸展の速度を低下させているため，加速度は負の値を示す．図4.3Aでは，肘関節屈曲に伴い肘関節屈筋群は求心性収縮をしている．図4.3Bにおいては，肘関節伸展に

伴い肘関節屈筋群は遠心性収縮をしている.

加速度の法則には, 以下の3つの概念がある.

- 加速度は, 物体に働く力に比例する.
- 加速度は, 物体に働く力と同じ方向に生じる.
- 加速度は, 物体の質量に反比例する.

[a] 質量, 力, 加速度

物体の運動速度を変化させるために必要な力の大きさは, その物体の質量に依存する. 質量・力・加速度の関係性は, 以下の公式で表わすことができる.

$$\Sigma F = M \times A$$

Fは物体に働く力, Mは物体の質量, Aは物体の加速度を表わす. 加速度の法則が意味することは, 質量 (M) が同じである場合, 物体の速度変化 (A) は物体に働く力 (F) に依存するということである. つまり, 質量が同じであるとき, 物体に働く力の大きさに応じて加速度も大きくなる. また, 物体の質量が大きいほど, 静止した状態から物体を動かしたり加速させたりする際に要する力が大きくなることもこの公式は意味している. 一方, 2つの力が物体に働いているものの, その力の大きさが同じで反対方向である場合はどうであろう. そのとき, 物体に働く力の合計はゼロであり, 加速度もゼロである. つまり, 物体は平衡状態にあるといえる. 例としては, 支持なしの状態で座位を保持している場合があげられる. このとき, 体幹伸展筋および屈筋は, 体幹に作用する重力に対して力を発揮している. そのため体は静止したままであり, 静的平衡状態となっている. 次に, 座位保持状態から体幹屈筋群が収縮し, 体幹伸展筋よりも大きな力を発揮したときはどうなるだろう. そのとき, 身体はもはや静的平衡状態ではなくなり, 体幹屈筋群の力の向き, つまり前方に向かって体幹が傾く. 体幹の重量 (M) は変化しないが体幹屈筋群の収縮による合力 (F) が増加するため, 体幹屈曲の向きに体幹は加速する (A). なお, 力の単位はニュートン (N) で表わされる. 1Nは, 質量1kgの物体に働いて1m/sec^{2}の加速度を生じさせる力である.

加速度の法則は, 関節軸に対して身体部位が回転する円運動にも適用される. トルク (物体を回転させる力) が物体に働くと, 回転軸を中心として物体に角加速度が生じる. 直線運動の場合と同様に, 角加速度の大きさは物体に作用するトルクの大きさに比例する. また, 回転の方向は物体に働くトルクの合力の方向と同様である. この法則の臨床における応用例をみてみる. (1) ハムストリングと大腿四頭筋が同時に収縮した場合, どちらか一方の筋発揮が大きいときのみ膝関節の運動が生じる. その運動は, 発揮した力が大きい筋の方向に生じる (ハムストリングの筋発揮が大きければ膝関節屈曲, 大腿四頭筋であれば膝関節伸展). (2) 両下肢50kgの人が膝関節伸展する際に発揮しなければならない大腿四頭筋の筋力は, 両下肢30kgの人よりも大きい. (3) ベッド上で背臥位をとっている患者の側臥位への寝返りを全介助する場合, 40kgの患者Aよりも, 70kgの患者Bを介助するときのほうが大きな力が必要である (患者Aと患者Bの寝返り速度が同じである場合).

慣性モーメント (I) という概念も加速度の法則と関連しており, 物体の質量や回転軸からの距離を含む. 慣性モーメントは, 以下の公式で定義される.

$$I = mr^2$$

mは物体の質量, rは回転軸から物体までの距離, Iは物体の回転運動に対する抵抗性を表わす. 慣性モーメント, つまり回転運動に対する抵抗性は, 物体の質量および回転軸からの距離と直接関連している. つまり, 物体の質量が大きければ大きいほど, また物体が回転軸から離れていれば離れているほど, 回転運動に対する抵抗性が大きくなる. この概念は, 下肢に重錘を巻いた状態における開放運動連鎖 open kinetic chain (OKC) での膝関節伸展を考えれば分かりやすい. 関節軸から重錘までの距離が長い場合 (図4.4A), 慣性モーメントが大きくなる. そのため, 膝関節を伸展するためにより大きな大腿四頭筋の筋力が要求される. 一方, 関節軸から重錘までの距離が短い場合 (図4.4B), 上述の場合と比較して重錘のモーメントアームが減少するため, 慣性モーメントが小さくなる.

1.3 ニュートンの運動の第3法則：作用・反作用の法則

ニュートンの運動の第3法則は, 作用・反作用に関するものである. この法則は, 物体に力を加えたとき, 物

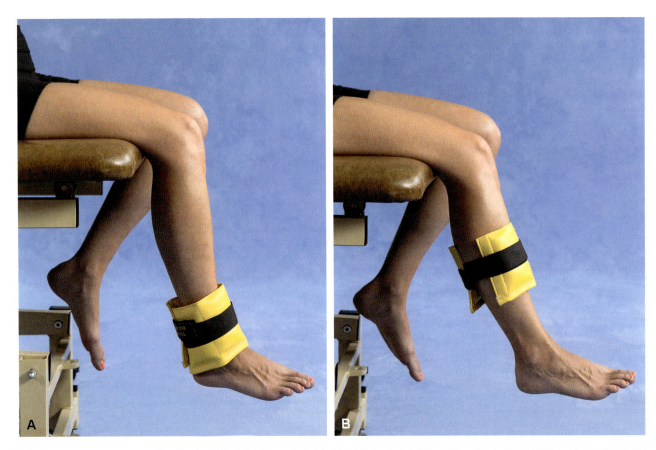

図 4.4　慣性モーメント．下肢に巻いた重錘の重さはA，Bともに同じだが，Aの位置に重錘を巻いたほうが運動に対する抵抗性が大きい．この抵抗性の影響により，Aのほうが大腿四頭筋が発揮しなければならない力が大きくなる．

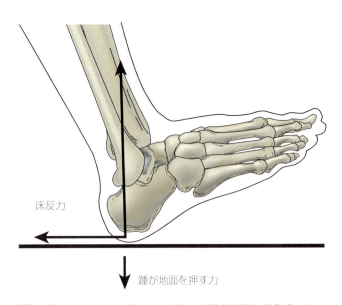

図 4.5　床反力．踵が地面に接触し体重が地面に伝えられたとき，身体は地面を押している．逆に，地面は向きが反対で大きさが等しい力で身体を押し返す．

体が平衡状態を保っていれば，向きが反対で大きさが等しい力をその物体から押し返される，ということを表わしている．この法則は，人が地面に転落する場合を考えると理解しやすい．人が転落すると地面に衝撃が加わるが，人に対しても，向きが反対で大きさが等しい力が地面から与えられる．地球と比較すると人の重量ははるかに小さく，また，人が落下する加速度はその衝撃によって地球に生じる加速度と比較するとはるかに大きい．人・地球の重量・加速度の違いにより，作用・反作用の法則が転落によって人が傷害をこうむりうる原因を説明できる．

[a] 床反力

床反力 ground reaction force（GRF）は，作用・反作用の概念をうまく表わしている．歩行中，踵が地面に接地したとき，地面は床反力（向きが反対で大きさが等しい力）で踵を押し返す（図 4.5）．歩行周期中における荷重量や接地面，荷重方向の変動に伴い，床反力の大きさや向きも変動する．この歩行周期中の床反力の変動

こそが，身体を前方へ推進させるために必要な筋を決定する．歩行周期中の床反力に関する概念は，歩行に関連する後の章にて詳細に解説する．

ニュートンの運動の第3法則は円運動にも適用される．人が座位姿勢を保持する際に必要な条件を例に考えてみる．体幹筋は，体重にかかる重力と向きが反対で大きさが等しい力を発揮しなければならない．つまり，座位姿勢を保持しているとき，体幹筋の筋発揮によって生じる内的トルクは，重力によって生じる外的トルクと向きが反対で大きさが等しい．体幹筋によって生じる内的トルクが，重力によって生じる外的トルクよりも小さくなると，座位姿勢を保てなくなり，加速度の法則によって運動が生じる．

2. 仕事とエネルギーの関係

運動学では，物体がある一定距離を移動するために必要な力のことを仕事という．直線運動における仕事は，次の式で表わされる．

$$W = F \times D$$

Wは仕事，Fは物体に与えられた力の大きさ，Dは物体が移動した距離（または物体が変位した距離）を表わす．仕事の単位はジュール（J）である．1Jとは，1Nの力で物体を1m移動させたときの仕事のことである．よって，仕事の単位はニュートン・メートル（Nm）であるともいえる．

回転運動において仕事を計算する場合，物体に加わる力ではなく，力の変位方向の成分を用いる必要がある．人体の一部分が関節軸を中心に回転するような，物体が回転軸を中心に動く場合を考えてみる．仕事は，物体に与えられたトルクの大きさと角変位との積で定義される．このような場合の仕事は，次の式で表わされる．

$$W（回転運動）= トルク \times 角変位$$

2.1 位置エネルギーと運動エネルギー

仕事をしたとき，ある物体から他の物体にエネルギーが移動する．仕事とエネルギーの単位は同じであり，ニュートン・メートル（Nm）またはジュール（J）を用いる．物体が，他の物体に力を及ぼすことで物体を移動させることができるとき，物体はエネルギーを持っているといえる．力学的エネルギーには，**位置エネルギー**と**運動エネルギー**がある．位置エネルギーとは，物体がある位置にあることで蓄えられるエネルギーのことである．つまり，物体が高い位置にあったり変形したりしているとき，物体は位置エネルギーを持っているといえる．輪ゴムを伸ばしたとき，引き伸ばされた部分に位置エネルギーが蓄積する．引き伸ばした輪ゴムを離したとき，輪ゴムは縮んで元の形に戻る．その瞬間，今度は輪ゴムは運動エネルギーを持つことになる．運動エネルギーとは，動いている物体に蓄えられているエネルギーのことである．物理の分野には，力学的エネルギー保存の法則と呼ばれる，位置エネルギーと運動エネルギーに関連する法則がある．この法則は，位置エネルギーと運動エネルギーの和は一定であり，位置エネルギーが増減するに伴い運動エネルギーも増減し，一方のみが増えたり減ったりすることはない，ということを示している．力学的エネルギーは，伸ばされた輪ゴムのように位置エネルギーとして物体に蓄積させることもできるし，動いている物体のように運動エネルギーに変換させることも可能である．つまり，物体の総エネルギーは物体の位置エネルギーと運動エネルギーの和に等しいことを意味している．

3. 仕事率

単位時間当たりに行われる仕事の量を仕事率（パワー）という．仕事率は以下の式で表わされる．

$$P = W/T$$

Pは仕事率，Wは行われた仕事（力×距離），Tは仕事が行われるのに要した時間を表わす．仕事率の単位は1秒当たりのジュール（J/sec），もしくはワット（W）である（訳者註：フィート重量ポンド，馬力という単位も存在するが，日本ではほとんど使用されない）．人の動作における仕事率とは，筋や体の一部分または全身が単位時間当たりに行った仕事のことである．日常生活において人は，高い仕事率が要求される課題を頻回に行っている．椅子からの立ち上がりのような短い時間で大きな力を発

82　第Ⅰ部　総論

揮する課題が1つの例である．同様に，垂直跳びも高い仕事率が要求される課題といえる．また，階段を一段ずつ上る場合のような，ある程度長い時間のパワーが繰り返し要求される課題も日常生活で行うことが多い．

4. てこの原理

　第1章では，回転軸周りの回転運動を引き起こすトルクに代表される，力に関する概念を解説した．人体において内的トルクは，収縮性・非収縮性の線維および結合組織によって生じる．このトルクが骨に働くことによって骨がてこの役割を果たし，回転軸を中心とした回転運動が生じる．つまり，てこの原理によって，内的・外的な力によって生じるトルクを説明することができる．てこの原理を人体の運動に応用することで現象を極端に単純化してしまう可能性があるものの，関節周りの回転運動と力の関係性を考えるためにはこの原理に対する理解が必須である．

　「てこ」とは，支点や軸の周りを周る固い棒からなる単純な器具である．人体においては，固い棒は骨，支点や軸は関節のことである．棒が動く，つまり骨が関節軸中心に回転するとき，そこには2つの対立する力が存在する．一方は筋などによって引き起こされる内力であり，他方は身体にかかる重力などの外力である．筋が求心性収縮する場合，筋は外力よりも大きな力を発揮している．遠心性収縮の場合は，筋が発揮する力よりも外力が大きな力を発揮している．そのとき，外力によって生じる運動の速度は，筋による力によって低下する．

　人体のさまざまな部位にはてこの原理の応用例がみられる．そして，それらが組み合わさって人体の運動が生じたり，妨げられたりしている．人体における「てこ」を考慮する際は，回転軸や支点は動かないものだと仮定したほうがわかりやすい．実際には関節運動の際に関節軸はわずかに動いているのだが，てこに関して考察する際は，関節軸は動かないものであると考える．固い棒や人体内の骨に与えられた力は，反対方向に作用する．回転方向に作用し回転を生み出す力のことを**加力**effort force という．加力の方向に物体が回転したとき，加力とそのモーメントアームの積は，**抗力** resistance force とそのモーメントアームの積よりも大きい．それらの積

クリニカル・コネクション 4.2

　リハビリテーションにおいて受傷前の機能の再獲得に大きな影響を与えるのは，筋パワーが受傷前の数値に戻るかどうか，という要素である．筋パワー，つまり筋の仕事率とは，ある一定時間に筋が行った仕事のことである．つまり，大きな筋パワーを発揮するとき，大きな筋発揮のみならずスピードも要求される．この点に関して，垂直跳び時の筋パワーを高めるトレーニングを例にあげて考えてみる．筋パワー（P）を高めるトレーニングの1つに，垂直跳び時における筋の仕事量（W）を増やす練習がある（その際，仕事量を発揮する時間（T）を一定とする）．つまり，できるだけ高く跳ぶ練習をするのである．他のトレーニング方法は，筋の仕事量（W）を一定にして，仕事量を発揮する時間（T）をできるだけ短くする練習である．つまり，一定の高さをできるだけ速く跳ぶトレーニングを行うことでパワー（P）を高める，という選択肢もある．

　筋パワーの発揮能力は，傷害後におけるスポーツ復帰の可否を判断するための指標として非常に重要である．先行研究では，年齢にかかわらずリハビリテーションの一環として筋パワートレーニングを行うべきであると指摘している．スポーツ復帰のための機能回復のみならず，立ち上がりや階段昇降など日常生活の再獲得においても，パワートレーニングは必須である．

が等しい場合，回転は生じない．このように，加力・抗力・軸の位置関係や加力・抗力やそのモーメントアームの大きさによって，てこの原理を分類できる．

4.1 第1のてこ

　第1のてこでは，加力と抗力の間，つまり力点と作用点の間に支点がある．加力と抗力は支点を挟んで逆側に位置し，それぞれ逆回転のトルクを作り出している．第1のてこの身近な例として，シーソーがあげられる．**図4.6A** では，力を A，B で示している．MA は支点から加力の間の距離，MB は支点から抗力までの距離を表わす．A と MA の積が B と MB の積より大きい場合，A の力の方向に回転する．この例では，A は加力，MA は

第4章 バイオメカニクスにおけるその他の法則　83

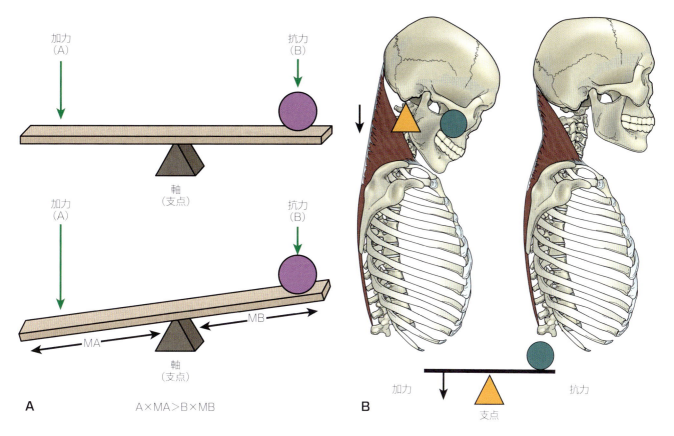

図4.6　第1のてこ．(A) 力Aとそのモーメントアーム（力Aと支点間の距離；MA）の積は力Bとそのモーメントアームの積（MB）より大きいため，てこはAの方向に動く．そのとき，力Aは加力，力Aのモーメントアームは加力のモーメントアームとみなされる．(B) 環椎後頭関節における間に位置している．

加力のモーメントアームである．

　第1のてこは安定性を最優先としており，人体ではもっとも少ない．人体における例としては，環椎後頭関節における頚椎があげられる（図4.6B）．頭部は頚部伸展筋の力により安定性を保っている．この場合，頭部にかかる重力が抗力であり，頚部伸展筋の力が加力である．

4.2　第2のてこ

　第2のてこでは，加力のモーメントアームが抗力のモーメントアームよりも常に長い（図4.7）．回転軸は骨の先端に位置し，抗力は回転軸と加力の間に位置する（訳者註：つまり，作用点は回転軸と力点の間に位置する）．手押し車が第2のてこの例である．

　重力や外力が抗力，筋が加力の役割を果たすとき，筋は第2のてことして機能することが多い．第2のてこ

の例は，カーフレイズ時の腓腹筋である．回転軸は前足部の足底部であり，体重に対して腓腹筋が働き，踵部を地面から浮上がらせる．第2のてこの特徴は，大きな力を発揮することができることにある．つまり，小さな力であっても大きなものを動かすことができる．

4.3　第3のてこ

　第3のてこは，人体の筋骨格系でもっともよくみられるものである．回転軸は，第2のてこと同様，骨の先端に位置する．しかし第3のてこでは，内力（筋による力）は外力よりも軸の近くに位置する（訳者註：つまり，力点は回転軸と作用点の間に位置する）．つまり，外力のモーメントアームは内力のそれよりも長い．第3のてこの特徴は，パワーよりも関節可動域やスピードを優先していることにあり，ほんのわずかな筋収縮であっても大きな可動域の運動を引き出すことができる．第3のてこは，下

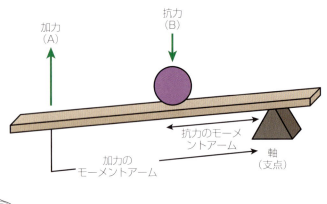

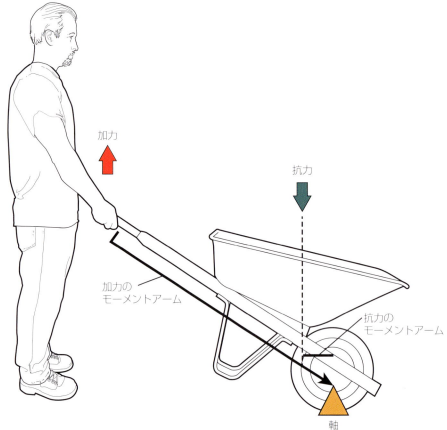

図4.7 第2のてこにおける加力のモーメントアームは，常に抗力のモーメントアームより長い．それによって，小さな加力であっても大きな抗力に対抗することができる． (次頁に続く)

肢の開放運動連鎖に特徴的である．このてこには，筋による力を適用することにより広範な可動域を得ることができるという特徴がある（図4.8）．

5. 力学的優位性

　力学的優位性 mechanical advantage（MA）とは，てこの原理の効率性のことである．効率的なてこでは，小さな力を加えるだけで大きな物体を動かすことができる．小さな力が大きな力に打ち勝つには，加力のモーメントアームが抗力のそれより長くなければならない．つまり，50 kg の物を持ち上げるとき，モーメントアームが長ければ長いほどより少ない筋力で重さに打ち勝つことができる．図4.9A において，大腿四頭筋による力とモーメントアームとの積は，足部に巻いた 50 kg の重錘による重力とそのモーメントアームとの積よりも大きい必要がある．つまり，大腿四頭筋の発揮する筋力とモーメントアームの積が重錘による重力とモーメントアーム

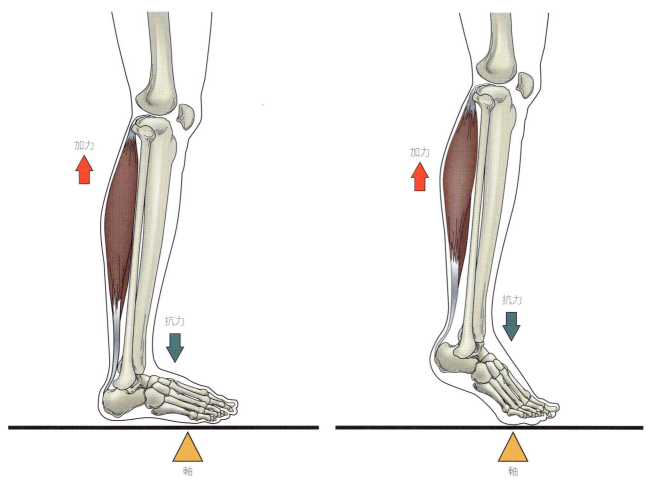

図 4.7（続き）

の積よりも大きいとき，膝関節が伸展する．この例では，重錘のモーメントアームは大腿四頭筋のモーメントアームよりも長い．このように第3のてこにおいては力学的優位性は低い．一方，70 kgの体重の人がカーフレイズを行うときに腓腹筋が発揮しなければいけない力はより小さい．なぜなら腓腹筋のモーメントアームは体重によるモーメントアームよりも長いからである．このモーメントアームの長さの違いにより，腓腹筋は小さな力を発揮するだけで70 kgの体を持ち上げることができるのである．このように第2のてこは，第3のてこと比較し，力学的優位性が高いといえる（図 4.9B）．

筋骨格系における力学的優位性は，外的モーメントアーム external moment arm（EMA）に対する内的モーメントアーム internal moment arm（IMA）の比として定義される．外的モーメントアームとは，重力などの外力のモーメントアームのことであり，内的モーメントアームとは，筋のモーメントアームのことである．力学的優位性は，内的モーメントアーム/外力モーメントアームで表わされる．内的モーメントアームが外的モーメントアームよりも大きい場合，その比は1より大きくなる．その際，そのてこの力学的優位性は高いといえる．

内的モーメントアーム/外力モーメントアーム＞1
 = 力学的優位性が高い
内的モーメントアーム/外力モーメントアーム＜1
 = 力学的優位性が低い

腓腹筋の例のように内的モーメントアームが外的モーメントアームより大きい場合，その筋は高い力学的優位性を持っているといえる．つまり，筋発揮が小さくても，体重と重力による力に打ち勝つことができる．この事例は，第2のてこが第3のてこよりも力学的優位性が高いことをよく表わしている．要するに，第2のてこは第

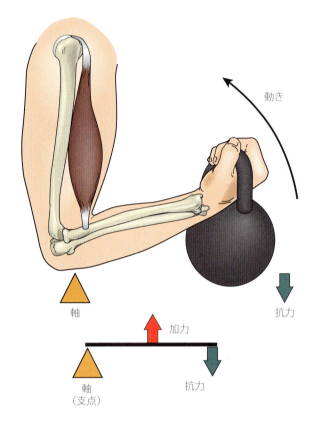

図 4.8 第3のてこは運動を優先させた作りとなっている．第3のてこにおける抗力のモーメントアームは加力のそれよりも長いため，加力の大きさは抗力よりも大きくなければならない．肘関節屈筋群が第3のてこの代表例である．

表 4.1 それぞれのてこにおける力学的優位性	
てこの種類	力学的優位性
第1のてこ	>1，<1，=1
第2のてこ	>1
第3のてこ	<1

典型的な第1のてこでは，筋のモーメントアーム＞外力のモーメントアームである．

クリニカル・コネクション 4.3

　リバース型人工肩関節置換術とは，肩関節の疼痛や機能を改善させることが可能な再建手術である．従来型の人工肩関節と異なり，上腕骨頭部分が凹んでおり，関節窩は丸く凸な形態をしている（訳者註：つまり，正常な肩関節や従来型の人工肩関節と比べて凹凸が逆になっている）．このような人工肩関節の特徴により，肩関節の関節中心が手術前よりも内側および下方に偏位する．それによって三角筋の力学的優位性が高まり，疼痛や機能の改善においてよりよいリハビリテーションの成果を生み出すことができる．

3のてこと比較し，より小さな筋発揮で物を動かすことができるのだ（しかし，物体が動く距離は第3のてこと比べると短くなる）．一方，膝関節伸展における大腿四頭筋の例では，内的モーメントアームが外的モーメントアームより小さいため，力学的優位性は1より小さくなる．そのため大腿四頭筋が，外力（下肢の重量および足部に巻いた重錘の重量）に抗して膝関節を伸展させるためには，外力よりも大きな力を発揮しなければならない．しかし，少しの長さの筋収縮であっても，大きな可動範囲にわたり膝関節を伸展できる利点がある（表 4.1）．

6. 解剖学的滑車

　人体の筋骨格系には滑車構造がみられる．この構造によって，外力に対する筋の力学的優位性が高められる．つまり，滑車構造は筋の効率性を高め，より小さい力で身体を動かしている．力学における滑車とは，中央に1つの軸を持つ車輪のことであり，ロープをかけて使用する．人体でみられる滑車では，骨の突出部や種子骨が車輪の役割を，それらを取り巻く筋線維や腱がロープの役割を果たす．腱が骨の突出部の周りを取り巻くことにより，筋の力の方向が変わり，筋の作用線を関節中心から引き離すことができる．こうした構造によって，筋のモーメントアームが長くなり，力学的優位性が高まる．

　解剖学的滑車の主な例は膝蓋骨である．膝蓋骨の存在により大腿四頭筋の効率性が高まる．図 4.10 では，膝蓋骨によって大腿四頭筋のモーメントアームが長くなることで大腿四頭筋の力学的優位性が高くなっているのがわかる．膝蓋骨なしでは大腿四頭筋のモーメントアームが短くなるため，大腿四頭筋はより大きな力を発揮しなければ，膝蓋骨がある場合と同じトルクを発揮すること

第4章 バイオメカニクスにおけるその他の法則　87

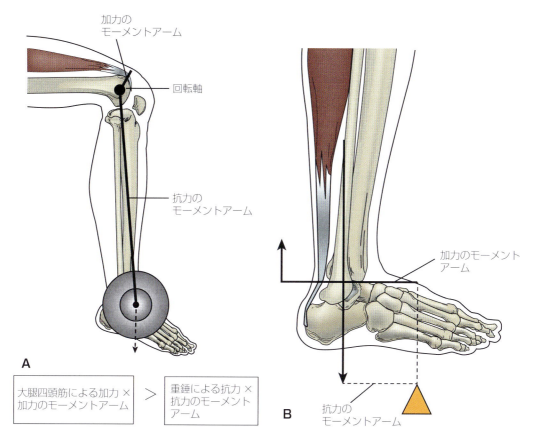

図 4.9 力学的優位性．（A）大腿四頭筋はモーメントアームが短いため，重錘による力よりも力学的優位性が低い．そのため膝関節を伸展させるために発揮しなければならない大腿四頭筋の力は，重錘による力よりもはるかに大きい．（B）腓腹筋のモーメントアームは体重のモーメントアームよりも長いため，腓腹筋は力学的優位性が高いといえる．このような第2のてこの特徴によって，より小さい筋発揮で効率的にカーフレイズを行うことができる．一方で，変位量（踵が地面から持ち上がる距離）は，（A）の変位量よりも小さくなる．

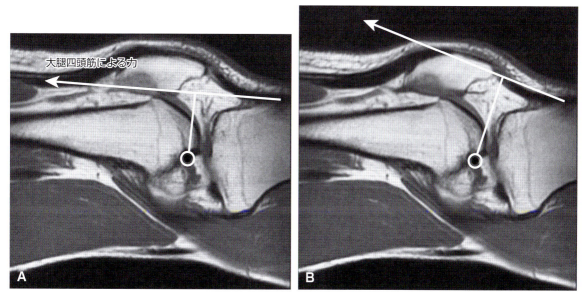

図 4.10 矢状面における膝関節のMRI画像（T1強調）．（A）関節軸と矢印との距離は，膝蓋骨がない場合の大腿四頭筋のモーメントアームである．（B）膝蓋骨は滑車の役割を果たし，大腿四頭筋の力の方向を関節軸から離している．それによって大腿四頭筋のモーメントアームを長くしている．

(Levangie, P, Norkin C. Joint Structure and Function : A Comprehensive Analysis, 5th ed. Philadelphia, PA : F.A. Davis Company, 2011 : p.41 より許諾を得て転載)

ができない．解剖学的滑車の他の例として，三角筋中部
線維があげられる．三角筋中部線維は上腕骨頭や肩峰を
覆っている．そのため筋の力の方向が変わり，モーメン
トアームが長くなる．このような構造によって，三角筋
のような比較的小さな筋であっても大きなトルクを発揮
することができる．

本章のまとめ

ニュートンの運動の法則（慣性の法則，加速度の法則，
作用・反作用の法則）は，物体の運動・質量・力に関す
る生体力学の概念からなる．慣性の法則は，動作を開始
したり，停止したり，速度や方向を変えたりする際には
力が必要であるということを表わす．物体が静的平衡状
態なのか，もしくは動的平衡状態なのかは，物体に働く
力の大きさや方向に影響を受ける．加速度の法則は，質
量や力が加速度に与える影響を説明している．作用・反
作用の法則は，物体に力を加えたとき，物体が平衡状態
を保っているのであれば向きが反対で大きさが等しい力
をその物体から押し返される，ということを表わす．作
用と反作用の大きさが異なる場合，その物体は不安定に
なる．

仕事とは，物体をある一定の距離移動させるために必
要な力のことである．また，単位時間当たりに行われる
仕事の量を仕事率（パワー）という．人の運動において
は，筋が力を発揮する．その力がごく短い瞬間に増加し
たとき，筋パワーの出力が増えたといえる．筋パワーが
要求される日常生活活動の例として，椅子からの立ち上
がりや階段昇降などがあげられる．また，ジャンプ動作
や投球動作などのスポーツ動作は，十分な筋パワーを有
することによって初めて可能となる．

てこや滑車といった力学的構造は力学的優位性や力の
効率性を高めている．力の距離，つまりモーメントアー
ムが長ければ長いほど力学的優位性が高まり，より小さ
な力で大きな仕事をすることができる．てこは3種類あ
る．第1のてこでは安定性が優先されている．第2の
てこでは小さな力で大きな物体を動かすことができる．
人体における第3のてこでは，小さな筋収縮であっても
広範な関節可動域が得られるような工夫がなされてい
る．本章で紹介したバイオメカニクスの概念と第1章〜

第3章で学んだ知識を組み合わせることで，人体の各関
節における運動学を学ぶ際の基礎を培うことができる．

章末問題

1. Caroline さんは，支持なしの状態で治療用ベッド上にて座
位保持姿勢を保っている．Caroline さんの体幹と脊柱はど
のような平衡状態となっているか（静的平衡か，動的平衡
か）説明しなさい．

2. 1の状態から体幹を前傾させるためには，何が生じる必要
があるか．慣性の法則の点から説明しなさい．

3. 正の加速度と負の加速度の違いを説明しなさい．

4. 足首に重錘を巻いた状態で膝関節を伸展し，重錘を持ち上
げる場合を考えてみる．重錘の重さを2kgから4kgに
変更した場合，大腿四頭筋の発揮する力はどう変化するか．
なお，膝関節伸展速度は2条件とも同様であるとする．

5. 物体を動かす力は変わらず物体の質量が小さくなったとき，
物体の加速度はどう変化するか．

6. 床反力は，ランナーにおける疲労骨折の発症にどのような
影響を与えている可能性があるか．

7. 運動選手がスクワットの姿勢をとり，垂直跳びを行おうと
している．その瞬間に伸張されている大腿四頭筋や腓腹筋
が持つ位置エネルギーに関して説明しなさい．その位置エ
ネルギーは，どの瞬間に運動エネルギーに変化するか．ま
た，垂直跳び時に下肢が行う仕事に関して一般的な言葉で
説明しなさい．垂直跳び時に下肢が発揮する仕事率（筋パ
ワー）を計算する際，どの公式を使う必要があるか．

8. Jackさんは腓腹筋の筋力増強を目的にカーフレイズを行っ
ている．この場合，どのてこの原理を用いているか．また，
腓腹筋のような比較的小さな筋が全身を持ち上げることが
できるのはなぜか．

9. 力学的優位性とてこの原理の観点から腓腹筋と三角筋を比
較しなさい．広範な可動域（角変位）を持つのはどちらの
筋か，理由を示して説明しなさい．

参考文献

・Angelozzi M, Madama M, Corsica C, et al. Rate of force development as an adjunctive outcome measure for return-to-sport decisions after anterior cruci-ate ligament reconstruction. *J Orthop Sports Phys Ther*. 2012;42:772–780.
・Henwood TR, Riek S, Taaffe DR. Strength versus muscle power-specific resistance training in community-dwelling older adults. *J Gerontol*. 2008;63:83–91.

・Houglum PA, Bertoti DB. *Brunnstrom's Clinical Kinesiology*. 6th ed. Philadelphia, PA: FA Davis; 2012.

・Jarrett CD, Brown BT, Schmidt CC. Reverse shoulder arthroplasty. *Orthop Clin North Am*. 2013;44:389–408.

・Levangie PK, Norkin CC. Joint Structure and Function: *A Comprehensive Analysis*. 5th ed. Philadelphia, PA: FA Davis; 2011.

・LeVeau BF. *Biomechanics of Human Motion Basics and Beyond for the Health Professions*. Thorofare, NJ: Slack Incorporated; 2011.

第Ⅱ部

脊 柱

　人の体軸骨格は頭蓋骨，脊柱，胸骨，肋骨からなる．第5章は脊椎の骨と軟部組織の構造に焦点を当てる．第6章では胸郭と呼吸機能について学習する．第7章は体軸構造の学習の締めくくりとして顎関節を取り上げる．第5章～第7章で解説する内容は，人の体軸となる構造や運動学，および体軸構造が上肢や下肢の機能に不可欠な体幹の安定性をもたらすしくみを理解するための重要な基礎となる．

第5章 脊柱の構造と機能

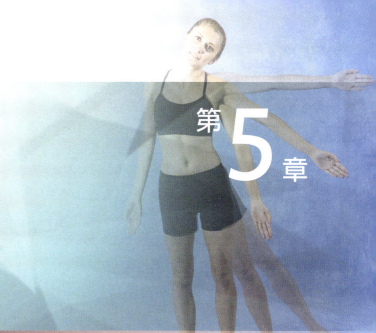

本章の概要

1. 脊柱の構造
   1.1 脊柱の弯曲
   1.2 椎体
      [a] 骨の構造
      [b] 椎間関節
      [c] 椎間板
      [d] 靭帯

2. 脊柱の運動学

3. 領域ごとの脊柱の特徴
   3.1 頸椎領域
   3.2 胸椎領域
   3.3 腰椎領域
   3.4 仙骨領域

4. 脊柱の筋群
   4.1 脊柱の後方筋群
   4.2 脊柱の前方筋群

5. 脊柱の安定筋群とアライメント

学習効果

本章を学習すると，以下のことができるようになる．

5.1 脊柱の一般的な意義と機能について議論すること．
5.2 胎児期から新生児期にかけての脊柱の弯曲とそれ以降の脊柱の弯曲について説明すること．
5.3 椎骨の一般的な特徴を骨の構造と靭帯，関節の観点から説明すること．
5.4 頸椎，胸椎，腰椎，仙骨それぞれの領域の特定の弯曲と，骨や靭帯の構造，運動学，筋の機能について議論すること．
5.5 深層の安定筋群と主要な動筋の観点から，脊柱の安定化における筋群の役割について説明すること．
5.6 ある特定の脊柱のアライメント不良が他の領域の姿勢アライメントに与える影響について理解すること．

はじめに

脊柱は人体が機能的に動くための可動性と垂直方向の安定を保つための支持性を担う．脊柱は脊髄を保護しながら上肢や下肢に力を伝達，吸収する役割を担う．脊柱の前方は衝撃の吸収とさまざまな方向への可動性に寄与する荷重面である椎体と椎間板からなる．脊柱の後方は，脊髄の保護，働きの誘導と制限，さらに，分節間をまたぐ筋の伸長を通じて筋の力学的優位性を高める役割を持つ．本章ではまず一般的な脊柱の骨と関節，靱帯の組織と特徴を概説する．その後，脊柱の各部位に特有な特徴について議論し，脊柱の筋群とその機能について述べる．

1. 脊柱の構造

脊柱は33個の椎骨と23個の椎間板からなる．33個の椎骨の内訳は7個の頸椎，12個の胸椎，5個の腰椎，癒合した5個の仙椎，癒合した4個の尾椎である．椎骨はその部位を示す文字とその領域の中での順番を示す番号で表現される．たとえば，第2頸椎はC2，第5腰椎はL5のように表現する（図5.1）．椎骨には多くの共通点があるが，部位による違いがある．各部位における違いに焦点を当てる前に，脊柱全体に共通する特徴から解説する．

1.1 脊柱の弯曲

胎児期と新生児期に人の脊椎は単一の弯曲を呈する．この後方に凸そして前方に凹の単一の弯曲を**後弯**といい，この時期に特有のものである．幼児が伏臥位で重力に抗して頭を持ち上げ始めると続発性の**前弯**が頸椎に形成される．この続発性の弯曲は前方に凸で後方に凹である．幼児が這うために四つ這い位を維持する能力を得るにつれて弯曲はさらに形成され，腰部の前弯が形成される（図5.2A）．成人では頸椎の前弯，胸椎の後弯，腰椎の前弯，仙尾椎の後弯の4つの弯曲がある（図5.2B）．これらは重力がある場合，脊柱が圧迫の負荷に耐えることに貢献する．弯曲した脊柱は脊柱にかかる力に対応して曲げたり反ったりすることができる．

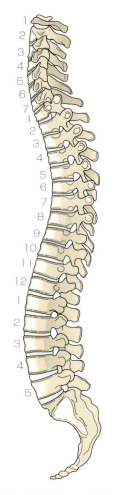

図5.1　脊柱の椎骨部．脊柱は5つの領域（頸部，胸部，腰部，仙骨部，尾骨部）から構成される．
(Roy S, Wolf SL, Scalzitti DA. The Rehabilitation Specialist's Handbook, 4th ed. Philadelphia, PA：F.A. Davis Company, 2013：p.46 より許諾を得て転載)

1.2 椎体

[a] 骨の構造

ほとんどの椎骨——脊柱の骨ユニット——は，荷重に対する骨構造である前方の椎体と後方の椎弓（図5.3）で構成される．椎孔は椎体の縦の列を下降するように走行し，脊髄が通る管として後方に広がるようにできている．椎体は椎骨の後方要素と椎弓でつながっている．椎弓はさらに左右にそれぞれある椎弓根に分かれ，後方の部位につながる．椎弓根は体幹の筋や前方の椎体に対する脊柱の位置によって生み出される力を伝達する（図5.3A）．前方の椎体構造は荷重と可動性をもたらすのに対し，後方の構造は脊柱の運動をコントロールする．

第5章 脊柱の構造と機能　95

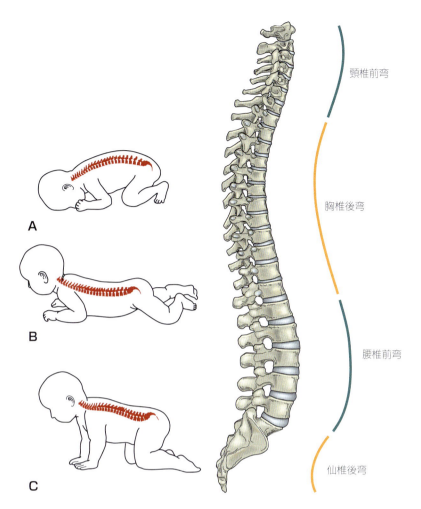

図 5.2　(A) 幼児の運動発達における初期と続発性の弯曲の形成．(Levangie P, Norkin C. Joint Structure and Function：A Comprehensive Analysis, 5th ed. Philadelphia, PA：F.A. Davis Company, 2011：p.142 より許諾を得て転載)
(B) 発達した脊柱は4つの弯曲（頸椎前弯，胸椎後弯，腰椎前弯，仙椎後弯）を示す．(Roy S, Wolf SL, Scalzitti DA. The Rehabilitation Specialist's Handbook, 4th ed. Philadelphia, PA：F.A. Davis Company, 2013：p.46 より許諾を得て転載)

　それぞれの椎弓根は椎体と外側に突き出した横突起（図 5.3B）につながっている．横突起は棘突起と呼ばれる中央から後方に伸びる骨性の突起とつながる．棘突起は脊柱の領域によって水平な方向に伸びているものもあれば下方に伸びるものもある．横突起も棘突起も靱帯と筋の付着部である．横突起と棘突起の間の骨の連結は椎弓板である．椎弓根に力を伝達する椎弓板の領域を椎間関節部と呼ぶ．椎間関節部は屈曲の力に耐え，疲労骨折が起こる部分となりうる．頸椎でみられる椎弓根と横突起の間で小さな広がる部分は横突孔と呼ばれ，椎骨動脈の通り道となる．椎骨には各椎弓根から伸びる上関節突起と下関節突起がある（図 5.3C）．

クリニカル・コネクション 5.1

　椎間関節部の欠陥は先天的奇形，骨折，加齢や肥満および退行性変性の結果生じる可能性がある．これらの欠陥は脊椎すべり症でみられる症状を生み出す．椎体と椎体後方要素の結合が阻害されるので，下の椎体に対して上の椎体が前方に滑る．脊柱すべり症の程度はさまざまで，後方の靱帯や関節包の過伸長による不快感や過可動性から，脊柱

（次頁に続く）

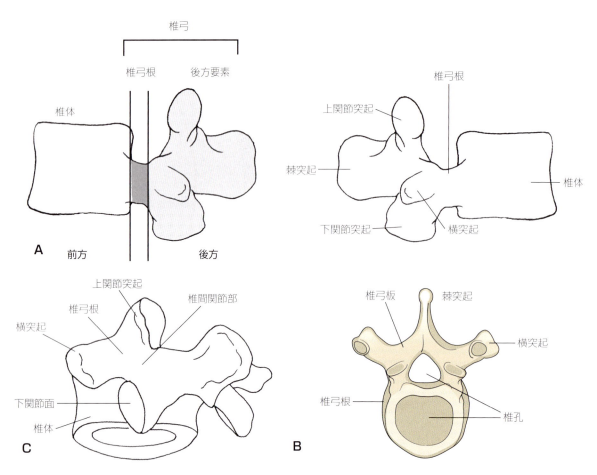

図 5.3 （A）椎骨の前方は椎体である．椎弓は椎骨の後方にあり，椎弓根と後方要素がある．（B）後方要素には左右の椎弓板，関節突起，棘突起，左右 1 つずつの横突起がある．（C）椎間関節は関節突起間にある椎弓板の一部である．椎間関節は上関節突起と下関節突起で構成される．

(Levangie P, Norkin C. Joint Structure and Function：A Comprehensive Analysis, 5th ed. Philadelphia, PA：F.A. Davis Company, 2011：p.142 より許諾を得て転載)

クリニカル・コネクション 5.1 （続き）

神経や脊髄の圧迫からの感覚異常や筋力低下などの症状を呈する．X 線により滑りの比率を計測することができる．症状はしばしば深部筋の安定化と短縮した軟部組織のストレッチに反応する．滑りが大きい場合は，リハビリテーションにおける運動療法を始める前に観血的な介入が必要かもしれない．

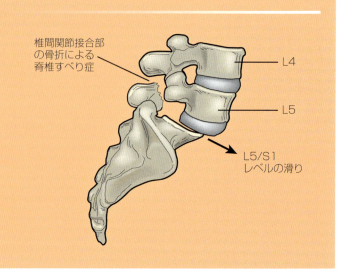

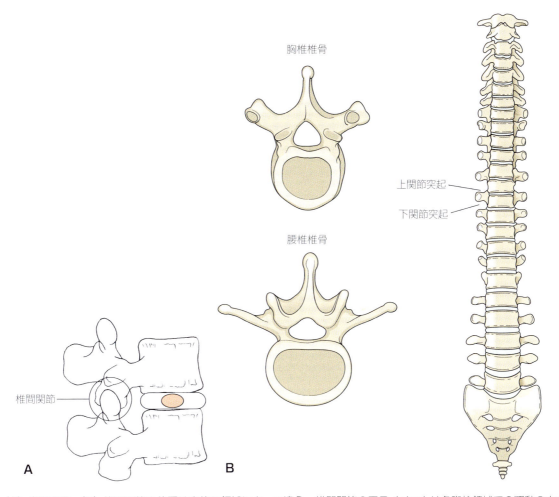

図 5.4 （A）椎間関節．（B）椎間関節の位置は脊柱の領域によって違う．椎間関節のアライメントは各脊柱領域での運動の方向を決める．
(Roy S, Wolf SL, Scalzitti DA. The Rehabilitation Specialist's Handbook, 4th ed. Philadelphia, PA：F.A. Davis Company, 2013：p.46, 48 より許諾を得て転載)

[b] 椎間関節

椎間関節（関節突起間関節）は各椎体に左右 1 つずつあり，左右の上関節突起と左右の下関節突起の間の可動性滑膜関節である（図 5.4A）．椎間関節は脊柱の動きを誘導し，関節面は脊柱でのさまざまなレベルにおける運動の方向を決める．頸椎椎間関節は水平面と前額面との間が 45°程度の向きにある．この位置関係が水平面上の回旋と前額面上の側屈角度の大部分に寄与する．胸椎では椎間関節は一般的に前額面に位置しており，屈曲伸展に比べ側屈が優位である．腰椎の椎間関節は矢状面に近く，大部分の屈曲伸展運動を可能にしている（図 5.4B）．

[c] 椎間板

各椎骨の間には椎間板 intervertebral disc（IVD）があり，椎間板と椎体の間で軟骨性の関節を構成する．椎間板は椎体を分け，各椎体のスペースを保つことで靱帯の緊張を適切に保つ．椎間板によるスペースは椎間関節の適切なアライメントに寄与し，椎孔を通る神経と血管が通る十分なスペースを作る．椎間板は各椎骨での動きを可能にしつつ，各椎骨にかかる力を伝達しながら衝撃吸収の役割も担う．椎間板は脊柱の 20 〜 30％ の長さで頸椎の厚さ 3 mm から徐々に増え腰椎では厚さ 9 mm となる．

椎間板には髄核と呼ばれる中央のゼラチン状の塊があり，輪状の線維質で覆われている（図 5.5A）．髄核はプロテオグリカンのゲルで，その 70 〜 90％ は水分であり，椎体の軸回旋と動きを可能にするボールベアリングのような役割を担う．髄核は線維輪と呼ばれる何層も

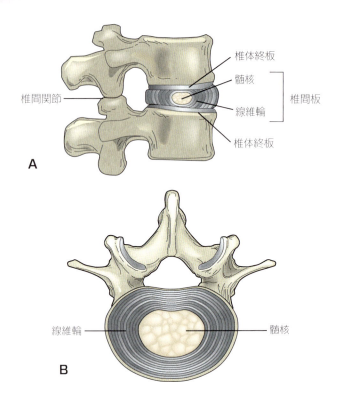

図 5.5 （A）椎間板と椎骨との接合部である終板の矢状面像．椎間板の厚みによって椎間関節のアライメントが保たれ椎間孔が形成される．（B）椎間板の前額面像．

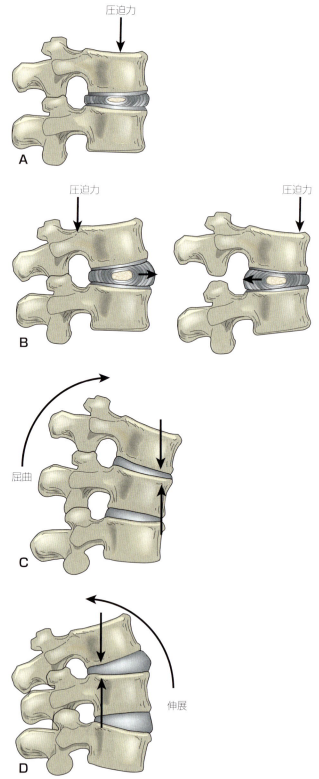

図 5.6 （A）椎間板への軸圧．（B）外側への圧は反対方向に椎間板をずらす．（C）脊柱の屈曲は髄核を後方に動かす．（D）脊柱の伸展は椎間板を前方に突出させる．

の同心円状の線維で覆われている（図 5.5B）．このタイプⅠコラーゲン線維の輪は髄核よりも水分が少ない．線維輪は力を吸収するために伸びたり膨らんだりすることで椎間板への伸長ストレスに抵抗する．椎間板の上面と下面は椎体の骨と連結している椎体終板とつながっている．各椎間板と椎体の間は1つの関節となる．これらの線維軟骨関節は3面すべての動きと直線的ではない前後方向の滑り動きが可能な癒合性の関節である．各椎体間での動きはわずかだが，複合運動により脊柱が長い弧状に動くことを可能にする．

　物を持ち上げることと筋の収縮によって脊柱には外力がかかるので，椎間板に圧迫がかかると外力とは反対方向の線維輪の緊張を生み出す（図 5.6A, B）．髄核は液体で構成されているため，外力による圧迫によって線維輪の方向へ移動する．脊柱の屈曲では，椎間板と脊柱構造の前方部分は圧迫され後方の組織は伸長される（図 5.6C）．逆に，伸展では，後方構造が圧迫され前方構造が伸長される（図 5.6D）．椎間板は立ったり歩いたりといった普段の動作中も圧迫を受け続ける．これらの

クリニカル・コネクション 5.2

椎間板では屈曲と回旋による持続的もしくは反復する負荷によって急性もしくは慢性損傷が長引くことがしばしばある．このような反復ストレスは髄核を線維輪の中で本来あるべき場所から逸脱して突出させる可能性がある．中央の髄核は線維輪を突き抜けて移動するが，外側の線維輪によってとどめられる（A），もしくは，椎間板とのつながりを維持した状態で線維輪を突き抜けて脱出する場合（B）もある．外側の髄核が椎間板から離れたものを髄核分離といい，硬膜外脊柱管に髄核の破片が侵入する（C）．神経根の圧迫や刺激は四肢の痛み，感覚障害，筋力低下を起こす．患者の症状や徴候により，特定の方向へのエクササイズ，深部筋の安定化トレーニングと徒手療法が椎間板ヘルニアによる機能不全を軽減もしくは消失させる場合がある．

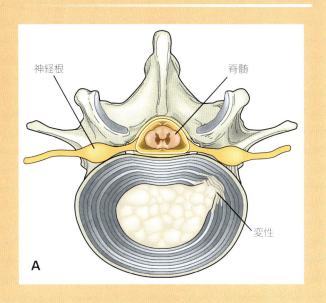

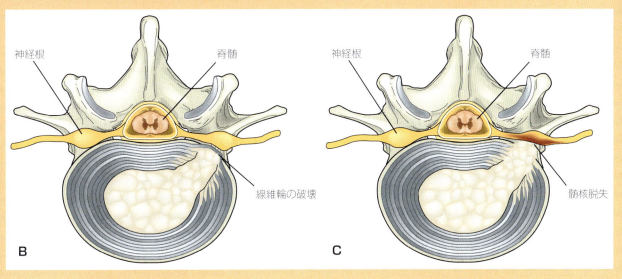

動作によって椎間板の液体物が減少し，人の身長は1日で2cmも減少する．寝ているときなど寄りかかった姿勢を長時間続けることで椎間板内圧が下がり椎間板の高さを回復させる．脊椎を後弯させた状態（スランプ姿勢）で何時間も座っているような長時間の圧迫と前屈方法の負荷では，髄核から線維輪の方向へ負荷が移動する．この極端な負荷は線維輪の膨隆や破綻を引き起こすことがある．

[d] 靱帯

いくつかの重要な靱帯は椎体間と椎間関節に関係する．これらの靱帯の浅層線維は複数の分節をつなぎ，深層の線維は椎体の一部分に連結する．前縦靱帯と後縦靱帯はおおよそ第2頸椎から仙骨までの脊柱の長さに匹敵する．前縦靱帯は第2頸椎から仙骨までの椎体と椎間板の前方および側方表面を走行する．第2頸椎レベルでは，前縦靱帯の延長が環椎後頭関節と環軸関節の靱帯となる．前縦靱帯は後縦靱帯に比べて2倍の強度で，脊柱の屈曲で圧迫，伸展で伸長され，特に頸椎と腰椎前弯の過伸展を抑制する．後縦靱帯は第2頸椎から仙骨までの椎体と椎間板の後方表面を走り，環椎後頭関節と環軸関節

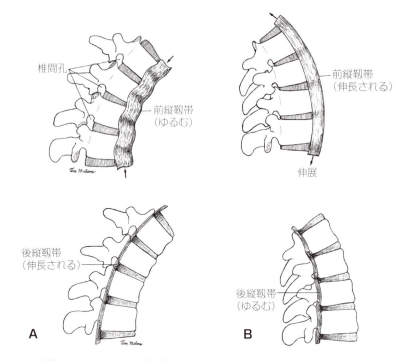

図 5.7 （A）脊柱屈曲時には前縦靱帯は圧迫され，後縦靱帯は伸長される．（B）脊柱伸展では，前縦靱帯が伸長され，後縦靱帯はゆるむ．
(Levangie P, Norkin C. Joint Structure and Function : A Comprehensive Analysis, 5th ed. Philadelphia, PA : F.A. Davis Company, 2011 : p.148 より許諾を得て転載)

の膜組織とに付着する．これらの後方線維は脊柱の屈曲で伸長され，伸展でゆるむ（図 5.7）．

　棘上靱帯は第 7 頸椎から第 3 もしくは第 4 腰椎の棘突起先端をつないでいる．頸椎では，上位頸椎から頭蓋底の部分を連結する項靱帯になる．この靱帯と頭蓋の連結は頭部の伸展に寄与する．項靱帯はその厚さ（最大 2.5 cm）のために頭蓋底の部分で簡単に触知できる．項靱帯は頭蓋底の部分では，上部僧帽筋の付着部となる．棘上靱帯の深層には上下の棘突起間をつなぐ棘間靱帯がある（図 5.8）．棘上靱帯と棘間靱帯は脊柱の過屈曲で最初に損傷する組織である．腰部が損傷したときに痛みに関係する感覚入力を伝達する脊髄神経後枝の内側枝は棘間靱帯に刺激を与える．これらの構造の損傷と靱帯に存在する機械的受容器（メカノレセプター）は，脊柱の損傷でみられる脊柱の安定筋群の動員減少にも影響する．

　黄色靱帯は 23 の分節間靱帯のまとまりで，第 2 頸椎から仙骨まで走る近接の 2 椎体の椎弓板をつなぐ．これらの伸長力に富んだ靱帯は椎間関節の前方表面と椎孔の後方表面を覆っている．この靱帯は屈曲に抵抗し，脊柱が屈曲位から直立位の姿勢に戻るのを補助する（図 5.9）．

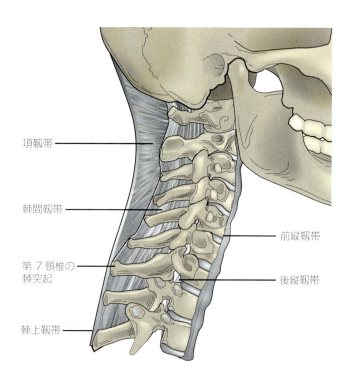

図 5.8　脊柱靱帯の矢状面像．

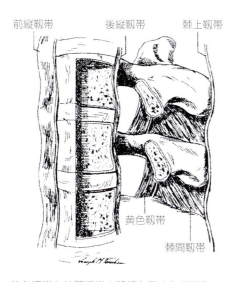

図 5.9 黄色靱帯と棘間靱帯の関係を示す矢状面像.
(Levangie P, Norkin C. Joint Structure and Function：A Comprehensive Analysis, 5th ed. Philadelphia, PA：F.A. Davis Company, 2011：p.147 より許諾を得て転載)

横突間靱帯は近接の横突起と連結し，深層の筋とも連結する．これらの靱帯は反対側の側屈で伸長され，同側の側屈で圧迫される（図5.10A）．腸腰靱帯は第5腰椎の左右横突起と腰方形筋の近接線維から骨盤に走る強力で短い靱帯である．この靱帯は腸骨稜の内側に沿って付着し，第5腰椎と腸骨稜と仙骨を固定する（図5.10B）．

2. 脊柱の運動学

脊柱の骨運動には，矢状面上では屈曲と伸展，前額面上では側屈，水平面では回旋がある．脊柱を1つのユニットとしてとらえた場合，これらの運動は別々に起こる．しかしながら，個別の分節の運動の解析により，これらの運動は複合することがあったり，同時にさまざまな面での運動が起こることがわかっている．ある軸での運動が常に他の軸での運動を伴う場合は，カップルモーション coupled motion といわれる．カップルモーションは脊柱の部位によって変化し，人によっては同じ脊柱部位でも違う場合がある．脊柱におけるもっとも共通しているカップルモーションは，側屈と回旋である（図5.11）．脊柱のカップリングパターンは複雑で，どの運動が最初に起こるかという脊柱の肢位と運動が起こる部分によって変化する．

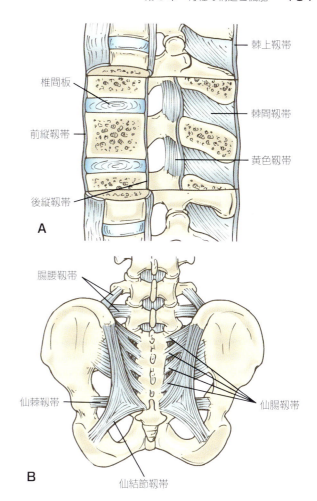

図 5.10 （A）横突間靱帯と他の骨性ランドマークおよび靱帯との関係．（B）腸腰靱帯．
(Levangie P, Norkin C. Joint Structure and Function：A Comprehensive Analysis, 5th ed. Philadelphia, PA：F.A. Davis Company, 2011：p.478 より許諾を得て転載)

脊柱の全体的な運動は各分節の運動が組み合わさったものである．運動の量は，第一にその領域の椎間板の大きさに依存し，運動の方向は椎間関節の形状によって変化する．椎間板と左右の椎間関節は1つが動くと他の2つが動く三角関係にある．椎間板は椎骨が下部椎体の上でロックや傾斜するのを助け，弧の運動を増大する（図5.12）．屈曲では上の椎体は下部の椎体に対して前方に傾き，前方に滑り，髄核などの椎間板内組織を後方移動させる．棘突起間は離れ，椎孔は拡大する．伸展では，上部椎体は後方に傾き，後方に滑り髄核などの椎間板内組織を前方に移動させる．これにより棘突起間は短くなる．脊柱の運動では椎間板や椎間関節で滑りが起こる．椎間関節の形が椎体の動く方向もしくは椎体の傾きと滑

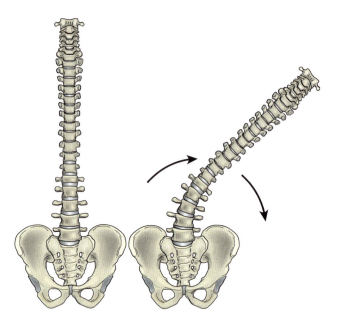

図5.11 脊柱の側屈は脊柱の回旋を伴う．これをカップルモーションという．

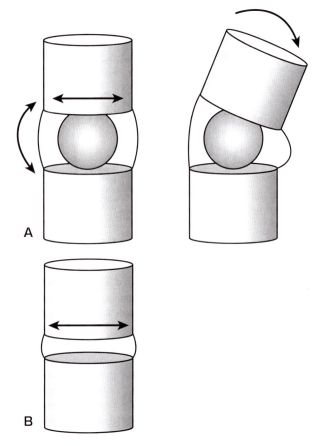

図5.12 （A）椎間板は相対的に平坦な椎骨が片側に傾くことに寄与する．この傾きは脊柱の動きの弧を増大する．（B）椎間板なしでは，平坦な椎骨はずれることしかできず，この動きはできない．
(Levangie P, Norkin C. Joint Structure and Function : A Comprehensive Analysis, 5th ed. Philadelphia, PA : F.A. Davis Company, 2011 : p.150 より許諾を得て転載)

りを決める．椎間関節の向きが矢状面にあれば可動域のほとんどは屈曲と伸展である．椎間関節の向きが前額面に近い場合，その領域での運動は主に側屈となる．各脊柱領域での椎間関節の位置とそれによる運動の方向については後述する．

3. 領域ごとの脊柱の特徴

3.1 頸椎領域

健康な人の場合，直立位では頸椎は後方に凹の前弯を示す．もっとも突出した棘突起は第7頸椎である．頸椎は腰椎と比べて荷重が少なく，頭を支えるという機能を持つ．頸椎はまた，頭部の可動性に寄与し，目や耳という感覚器が周囲の環境をスキャンしモニタリングすることを可能とする．上位頸椎は後頭顆，第1，第2頸椎で構成される．下位頸椎は第3～第7頸椎で構成される．椎骨動脈は横突孔を通り頸椎から大脳へと続く（図5.13）．

第1頸椎（C1，環椎）には椎体や棘突起がない．環椎は輪状で頭蓋骨から頸椎に力を伝達しながら後頭部を支える（図5.14）．後頭部の屈曲や伸展（環椎上での頭部のうなずき）は環椎後頭関節で起こる．第2頸椎（C2，軸椎）は第1頸椎と関節をなし，環軸関節を形成する．軸椎には他の椎骨にはみられない歯突起（歯状突起）という垂直方向の突起がある（図5.15A）．歯突起は環椎との間の環軸関節（正中環軸関節）と2つの外側の椎間関節（外側環軸関節）の3つの関節を形成する．歯突起の前方表面は軸椎の前弯を構成する．後方の溝では横靱帯により歯突起が前方に維持される．翼状靱帯は環軸関節に後方支持性を与える．軸椎の歯突起は横靱帯と軸椎の前方アーチで構成される骨靱帯性リングの中で回旋する．頸椎の全回旋の55～58%が環軸関節で起こる．残りの回旋は頸椎全体で起こる（図5.15B）．

頸椎の全可動量は年齢と性別によって決まるが，一般的な平均は屈曲約50°，伸展60°～80°，側屈40°～45°，

第 5 章 脊柱の構造と機能　103

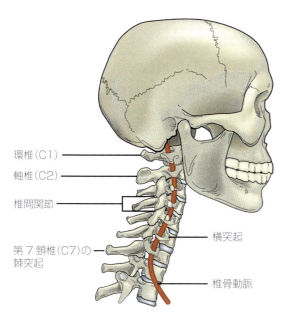

図 5.13　上下位頸椎矢状面像．

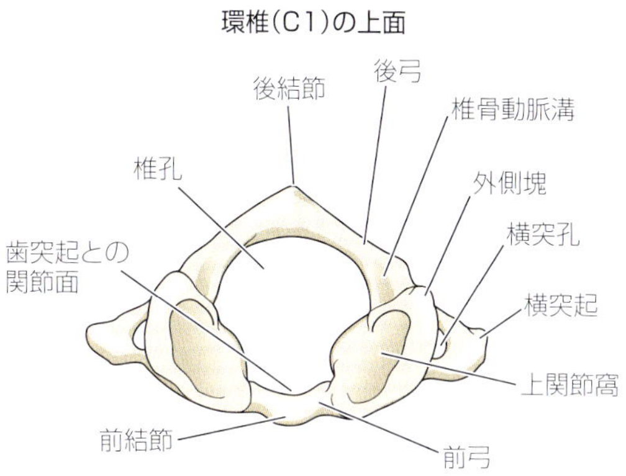

図 5.14　環椎（C1）．
（Roy S, Wolf SL, Scalzitti DA. The Rehabilitation Specialist's Handbook, 4th ed. Philadelphia, PA：F.A. Davis Company, 2013：p.47 より許諾を得て転載）

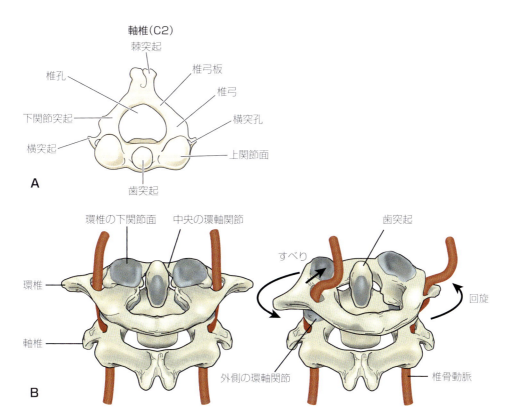

図 5.15　（A）軸椎（C2）．（B）横靱帯は環椎の前弓を見せるため除外した．2つの外側環軸関節と中央の環軸関節が環軸関節を形成する．
（Roy S, Wolf SL, Scalzitti DA. The Rehabilitation Specialist's Handbook, 4th ed. Philadelphia, PA：F.A. Davis Company, 2013：p.46 より許諾を得て転載）

回旋約80°である．上位頸椎では，椎間関節の向きが下位頸椎と比べてより水平で，前額面と水平面の間の45°の傾きを持つため各運動面での運動を可能にする．屈曲では上部の下関節突起は前上方に滑り，伸展では後下方に滑る．頸椎の側屈は回旋のカップルモーションを伴う．この運動は車でバックするとき肩越しに振り向くことができるように全頸椎が動くことを可能にする（図5.16）．

3.2 胸椎領域

胸椎は第1〜第12で構成され，頭部と上部体幹の運動に寄与する．胸椎の椎骨は対応する肋骨，胸骨とともに心臓，肺や大きな血管を守り，呼吸で重要な役割を担う（第6章参照）．頸椎の前弯と異なり，胸椎は後方に凸の弯曲（胸椎弯曲）を示す．この胸椎後弯は後方の筋

クリニカル・コネクション 5.3

頸部痛や頸部の機能不全の訴えを呈する一般的な姿勢に頭部前方位がある．これはあらゆる年齢の人にみられ，肩が丸まり，下位頸椎が屈曲し上位頸椎が伸展（上位頸椎の前方突出）する（A）．この頸部の姿勢は，プロトラクション protraction といわれる．しばしば，パソコン作業，重いバックパックを背負うこと，頭部前方位での活動などの不良姿勢の結果，前方の胸部筋や頸部浅層の屈筋群が硬くなり，頸胸椎伸筋群と頸部深層屈筋群が弱化する．頭部前方位の人に対する弱化した筋群の強化や，短縮した筋や軟部組織に対するストレッチは有効である．運動療法や姿勢矯正は中下位頸椎の伸展と上位頸椎の屈曲（上部頸椎のリトラクション retraction）（B）を促通する．

プロトラクション

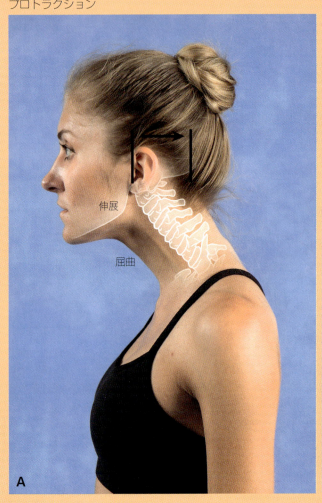

A

リトラクション

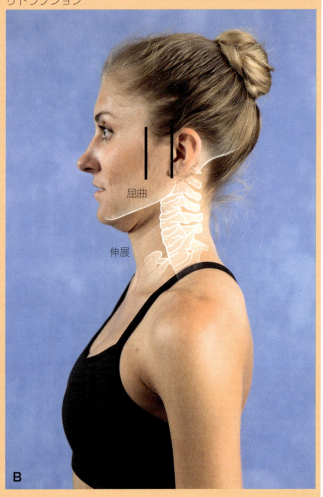

B

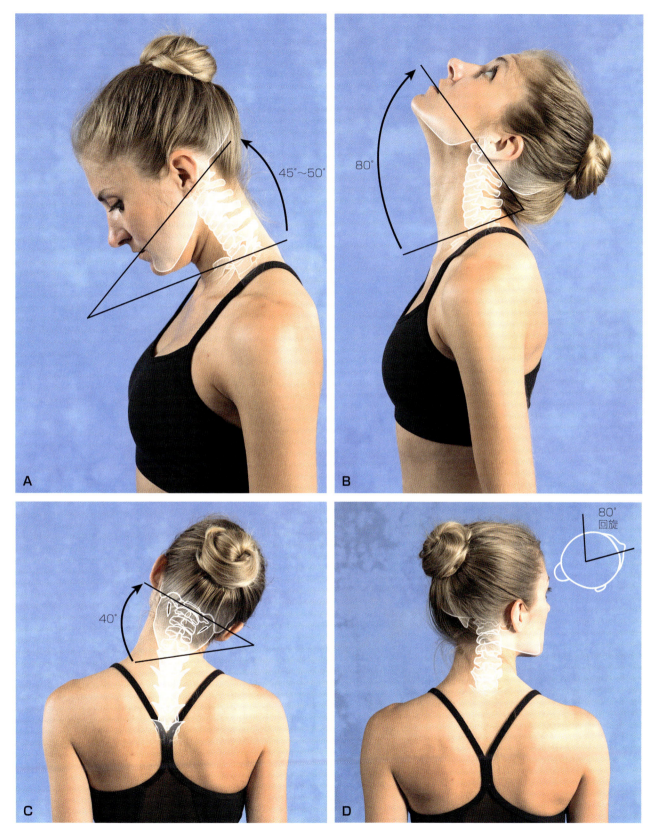

図 5.16 （A）上位頸椎の屈曲．（B）上位頸椎の伸展．（C）上位頸椎の側屈．（D）上位頸椎の回旋．

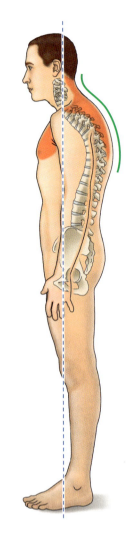

図 5.17　頭部前方位での後弯姿勢.
(Cowen V. Pathophysiology for Massage Therapists：A Functional Approach. Philadelphia, PA：F.A. Davis Company, 2016：p.155 より許諾を得て転載)

群や結合組織を過剰に伸張し，胸椎の前方構造の短縮につながる習慣的なスランプ姿勢によって増強される．体幹の伸筋群は過剰な伸長により弱化し，直立位に脊柱を保てなくなる．体幹の屈筋群や結合組織の短縮は脊柱をより屈曲位方向へ追いやる．図 5.17 に示す通り，この後弯姿勢はしばしば頭部前方位を伴う．胸椎後弯の増強は骨粗鬆症のような疾患に伴う椎骨の変形の結果によって起こることがある．骨粗鬆症による椎骨の崩壊は前方の体幹構造の短縮と後方の体幹構造の過伸長と弱化を引き起こす．

第 1 と第 12 胸椎を除き，胸椎の椎体は高さと深さが同じであり，これによって胸椎の支持性は高まるが可動性は減少する．胸椎の棘突起は下方を向いており，各棘突起は 1 つ下の椎体を覆う．第 11 や第 12 胸椎レベルから徐々に棘突起は水平に近くなる．この下方への突出と分節をまたぐ構造は胸椎の伸展を制限する（図 5.18A）．

各胸椎は肋椎関節と肋横突関節（半関節）を介して左右対の肋骨を構成する（図 5.18B）．2 つの椎体と椎間板の間で肋椎関節を形成する．第 2〜第 6 肋骨は 2 つの肋椎関節を持つ．一方，第 1，第 10，第 11，第 12 肋骨は 1 つの肋椎関節を持ち，これらのレベルで胸椎と肋骨でより大きな動きを可能としている．放線状肋骨頭靱帯は肋骨と椎体や椎間板に連結する．肋横突関節は第 1〜第 10 肋骨を各横突起で胸椎と連結する．各肋骨は 3 つの肋横突関節靱帯を介して胸椎に連結する（図 5.18C）．

胸椎ではすべての面での運動が可能であるが，屈曲伸展は制限される．上位胸椎では，側屈は特に同側の回旋とカップルモーションを起こす．しかし，下位胸椎では側屈と反対側の回旋のカップルモーションが起こる．カップルモーションの方向は個人差が大きく，どの運動が最初に起こるかによって変化する．腰部と胸椎の運動を分離することは困難だが，一般的な胸腰椎可動域は屈曲 70°〜85°，伸展は 35°〜40°，側屈約 45°，回旋 30°〜40°である（図 5.19）．

3.3 腰椎領域

腰椎の巨大な椎体，大きな椎間板，そして強固な前縦靱帯は腰椎が脊柱の大部分の荷重を直立位で受け負うことを可能にしている．これらの構造は体重や床反力および体幹筋の収縮による強い圧迫負荷に耐えることができる．腰椎棘突起は水平面を向いており，椎間関節は矢状面で多くの屈曲伸展を可能にしている．もっとも屈曲角度が大きいのは第 5 腰椎〜第 1 仙椎である（図 5.20）．個人差は大きいが，側屈は，下部腰椎よりも上部腰椎で回旋を伴うカップルモーションが起こる．

腰部では後方に凹な前弯（腰椎前弯）を示す．第 5 腰椎は第 5 腰椎〜第 1 仙椎の腰椎骨盤移行部で仙骨と一緒になり幅広になっている．この移行部は体重による大きな前方への剪断力にさらされ，**腰仙角**と呼ばれる角度

第5章 脊柱の構造と機能　107

を形成する．この角度は第5腰椎〜第1仙椎と水平面とがなす角である．この角度の増大は腰椎前弯の増大と第5腰椎〜第1仙椎レベルでの強い剪断力につながる（図5.21）．

黄色靱帯と前縦靱帯は，後縦靱帯に比べると丈夫で腰部でよく発達しており，仙骨に向かうにつれて薄くなっている．棘上靱帯は第3もしくは第4腰椎で終わり，腸腰靱帯は第5腰椎〜第1仙椎レベルで棘間靱帯に変わる．腸腰靱帯は左右とも第5腰椎の横突起先端から腸骨稜に走る靱帯の集合である．この靱帯は第1仙椎上で第5腰椎の過剰な動きを抑制し，損傷時は腰痛の原因となることがある．

胸腰筋膜という丈夫で複雑な筋膜構造は重量上げや高強度の全身運動の際に体幹と骨盤の支持性を高める．この層状構造は脊柱起立筋と広背筋の起始となる厚い背部の層を形成する．前方と中間の層は腰椎横突起と腸骨稜を連結する．前方の筋膜層は内外腹斜筋と腹横筋と関連する．筋膜の層は腹部周りの支持性を高めるコルセットを形成する．脊柱の安定筋群が収縮すると筋膜に受動的な緊張が生じ，脊柱の支持性を高める．大殿筋と対側の広背筋は筋膜の緊張を高め，骨盤と体幹の間の力の伝達を支持する（図5.22）．

3.4 仙骨領域

5つの椎骨が癒合した仙椎は三角形を呈する．仙骨の基部は三角形の底辺側で，末端が頂点の形である．腸骨の関節面は仙骨の関節表面と仙腸関節を形成する．仙腸関節の仙骨表面はガラス軟骨で覆われ，腸骨表面は線維軟骨で覆われている．仙腸関節は滑膜関節で骨盤にかかる負荷を軽減する荷重面として機能する．仙腸靱帯は仙骨レベルから腸骨に起始と停止を持ち，仙腸関節の前後方向を支持する靱帯性の線維の集まりである．仙腸靱帯は仙骨と腸骨の間の荷重による負荷への抵抗力を吸収する．仙棘靱帯は仙骨の外側端にある坐骨棘と尾骶骨を連結し，仙結節靱帯は仙骨と坐骨結節を連結する（図5.23）．

仙骨と尾骨の関節と尾骨間の関節は，発達に伴って癒合し，線状の癒合の痕のみえる不動結合の関節である．尾骶骨は仙骨の頂端が集まるところで，仙骨と尾骨の関

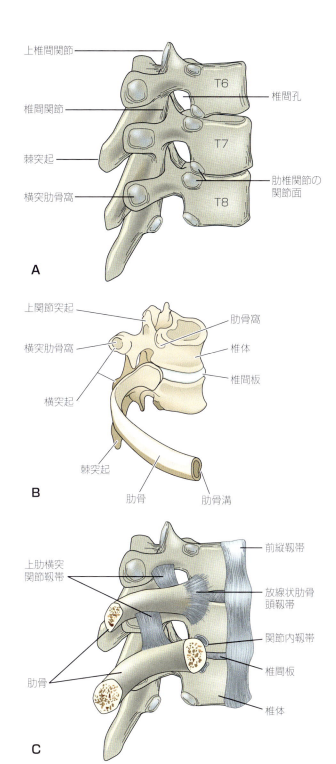

図5.18　（A）胸椎の下向きの棘突起は伸展を制限する．椎間関節は前額面ではほぼ垂直なアライメントになっている．（B）肋骨は椎体と上下の関節面を形成し，横突起でも関節を形成する．（C）肋椎関節と肋横突関節を支持する靱帯．

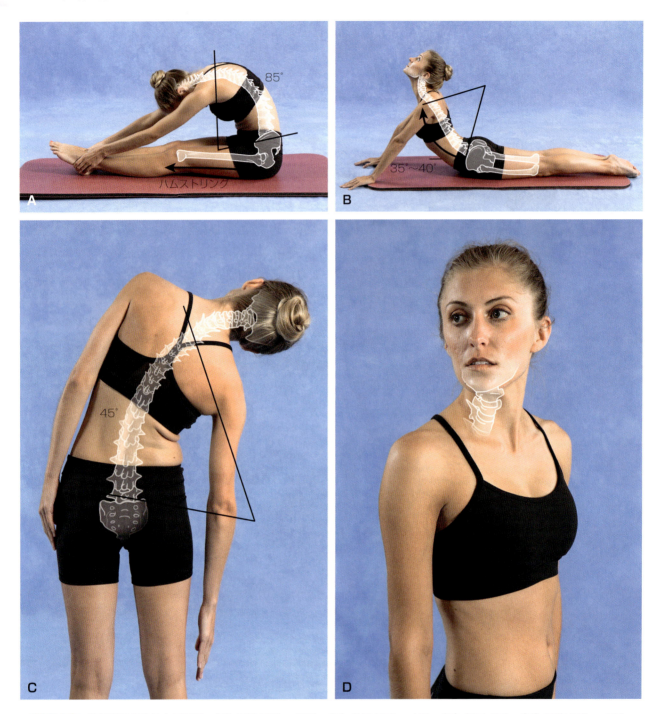

図5.19　胸腰部の平均的な可動域．(A) 屈曲70°～85°．(B) 伸展35°～40°．(C) 側屈45°．(D) 回旋30°～40°．

節は強靱な仙尾骨靱帯によって覆われている．尾骨間の関節は，もっとも遠位の3椎体によって構成されている．

　恥骨結合は骨盤リングの2つの前方部位による軟骨性連結である．この関節は両端がガラス軟骨の線維軟骨性円板を持つ．この関節での動きは上方，下方，後方を恥骨靱帯が支持しているためほとんどないが，女性では出産時に骨盤を拡張するために広がる．

　仙腸関節は非常にわずかな（1～3mm）運動しか有していないとされているが，その運動学に関しては論争がある．左右の仙腸関節が同時に動く対称の運動が仙腸関節の運動と表現されることがある．**ニューテーション** nutationとは仙骨の基部が前下方に，頂端部が後上方に動く運動である（図5.24A）．立位時に体幹が屈曲すると，仙骨はニューテーションする．一方，仙骨の基

第5章 脊柱の構造と機能　109

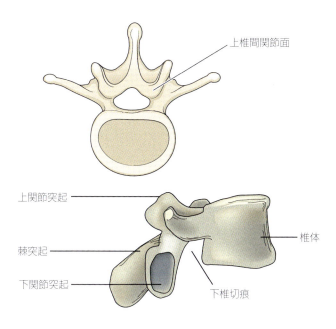

図 5.20　腰椎の関節突起と関節面は矢状面に位置し，屈曲と伸展を可能にする．
(Roy S, Wolf SL, Scalzitti DA. The Rehabilitation Specialist's Handbook, 4th ed. Philadelphia, PA : F.A. Davis Company, 2013 : p.48 より許諾を得て転載)

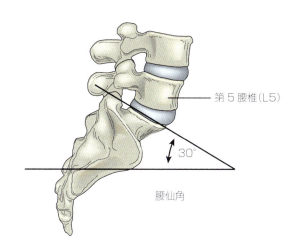

図 5.21　仙骨の上端に平行な線と水平線が腰仙角を形成する．

を拡大し，髄核を後方へ移動させる（図 5.25B1，B2）．運動はわずかではあるが，仙腸関節は水平面の垂直軸で回旋運動が起こすことがある．前額面上の矢状軸では外転と内転が起こる（図 5.26）．

4. 脊柱の筋群

脊柱の筋群は身体の正中線に対し，左右平行に存在する．左右同時に動くと矢状面の屈曲伸展が起こる．片側のみ収縮すると前額面では側屈が起こり，水平面ではいくらかの回旋がカップルモーションとして起こる．筋の付着部位と機能について以下に解説する．筋の起始停止と支配神経，および各筋に関する詳細は付録 A（p.143）に示す．

4.1 脊柱の後方筋群

体幹の後方筋群は浅層，中間層，深層に分類される．浅層の筋群には，僧帽筋，広背筋，菱形筋，肩甲挙筋，前鋸筋がある．くわしくは第 8 章で解説するが，機能的に，これらの筋群は肩甲骨の運動に影響する．これらの左右の筋活動はその筋の領域で脊柱伸展を起こし，片側の筋活動は側屈と回旋を起こす．たとえば，左右の僧帽筋の収縮は頸椎の伸展を起こし，片側の収縮は頭頸部の側屈と回旋を起こす．頭部を固定して遠位部を頭部方向へ近づけようとすると，僧帽筋は肩甲骨を挙上させる．肩甲挙筋は僧帽筋よりも深層で第 1 頸椎から第 4 頸椎の横突起に起始を持ち，停止部は脊柱と肩甲骨の上角間の，肩甲骨の脊柱側の端である．左右の肩甲挙筋の収縮により肩甲骨の挙上と下方回旋を補助し（第 8 章参照），片側の収縮により頭部の同側側屈と頸部の屈曲回旋を起こす．

頸椎領域では，頭板状筋と頸板状筋は肩甲挙筋より深層で，機能的には頭頸部の主要な動筋として働く．これらの筋が一緒に働くと頭部や頸部の伸展が起こる．片側の収縮は頸椎の回旋を起こす．頭半棘筋と頸半棘筋はより深層で，頸部と頭部の伸展を補助する．頭最長筋と頸最長筋は半棘筋よりも深層外側に位置する．これらの筋の機能は頸椎分節を圧迫する．深層の後頭下筋群は後頭骨の伸展を起こす（図 5.27）．

部が後上方に，頂端部が前下方に動く運動は**カウンターニューテーション** counternutation という（図 5.24B）．

左右対称の仙骨上の骨盤の前方回旋や後方回旋は骨盤の傾きと表現される．**骨盤の前傾**は上前腸骨棘と恥骨結合が下方に動く骨盤の回旋をいう．過剰な骨盤の前傾は腰椎の伸展を増強させる．この運動は椎孔を狭小化させ，椎間板内の組織を前方に移動させる（図 5.25A1，A2）．**骨盤の後傾**では骨盤が上方に移動し，腰椎の前弯が減少し腰椎の屈曲が増大する．この運動は椎孔の直径

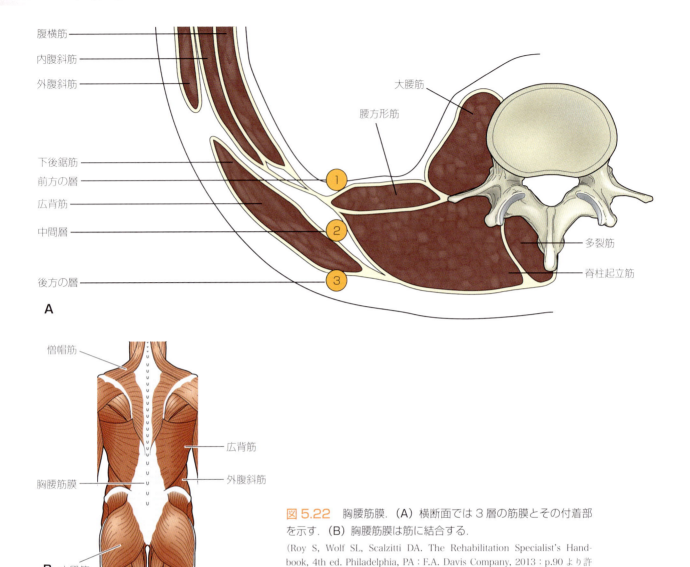

図 5.22 胸腰筋膜．（A）横断面では 3 層の筋膜とその付着部を示す．（B）胸腰筋膜は筋に結合する．
(Roy S, Wolf SL, Scalzitti DA. The Rehabilitation Specialist's Handbook, 4th ed. Philadelphia, PA：F.A. Davis Company, 2013：p.90 より許諾を得て転載)

体幹後方の中間層では，脊柱起立筋は最長筋と腸肋筋からなる．これらの筋群は肋骨から胸椎の横突起に走行して胸椎領域の筋群を形成する．腰部では，長い腱が腰椎棘突起，仙骨，腸骨稜につながる脊柱起立筋腱膜を形成する（図 5.28）．長い筋により長いモーメントアームを作り出し，両側の収縮で腰部と胸部の伸展が起こり，片側の収縮により屈曲と回旋が起こる．立位での前屈では，脊柱起立筋群は重力による前屈に抗する遠心性収縮を行う．強固な脊柱起立筋腱膜，胸腰筋膜や後方の靱帯は体幹の前屈コントロールを補助する．

脊柱固有筋の深層にある横突棘筋群は半棘筋，多裂筋や深層回旋筋群を含む．一般的に，これらの分節の筋は横突起から棘突起を結び，1～8分節をつなぐ．これらの筋は胸腰部ではもっとも厚い．これらの安定筋群は分節間の剪断力と椎体の捻れをコントロールし，脊柱の支持性を高める（図 5.29）．

腰方形筋は後外側の体幹筋で，左右の体幹における前額面の支持性に寄与する．この筋は下部の腸腰靱帯と腸骨稜に起始を，上部の第 12 肋骨と第 1～第 4 腰椎の横突起に停止を持つ（図 5.30）．体幹の側屈時は側屈反対側の片側の遠心性収縮によって前額面の体幹の下方移動をコントロールする．腰方形筋が左右同時に収縮すると，腰椎の伸展を補助し，腰部の安定性に寄与する．たとえば，片脚立ちでは腰方形筋は負荷のない側の骨盤を

第 5 章 脊柱の構造と機能　111

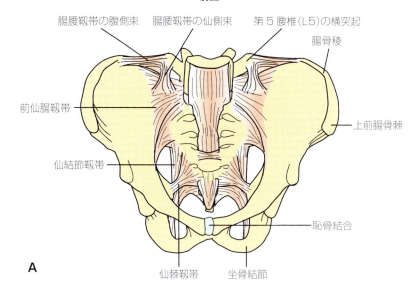

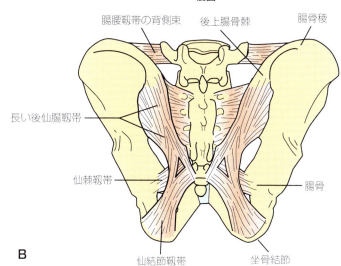

図 5.23　仙腸靱帯．（A）前面像．（B）後面像．
(Levangie P, Norkin C. Joint Structure and Function：A Comprehensive Analysis, 5th ed. Philadelphia, PA：F.A. Davis Company, 2011：p.171 より許諾を得て転載)

図 5.24　（A）仙骨のニューテーション．（B）仙骨のカウンターニューテーション．
(Levangie P, Norkin C. Joint Structure and Function：A Comprehensive Analysis, 5th ed. Philadelphia, PA：F.A. Davis Company, 2011：p.175 より許諾を得て転載)

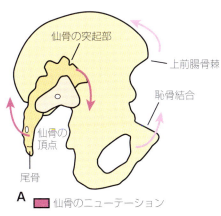

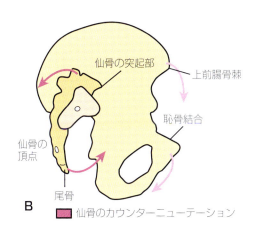

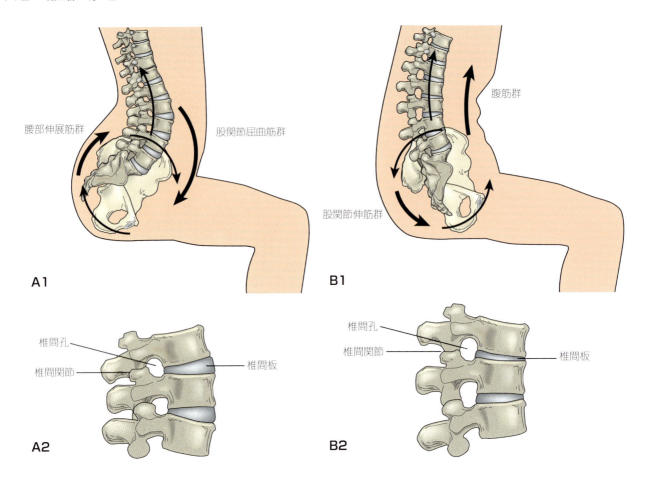

図 5.25　骨盤の傾きと脊柱の運動の関係．骨盤が前傾すると脊柱は伸展し（A1），椎間孔と神経根が通る面積は狭くなる（A2）．骨盤が後傾すると脊柱は屈曲し（B1），椎間孔は拡大する（B2）．

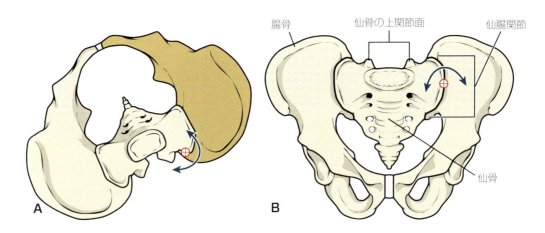

図 5.26　（A）仙腸関節の内外旋．（B）仙腸関節の内外転．
(Houglum B, Bertoti D. Brunnstrom's Clinical Kinesiology, 6th ed. Philadelphia, PA：F.A. Davis Company, 2012：p.332 より許諾を得て転載)

第5章 脊柱の構造と機能　113

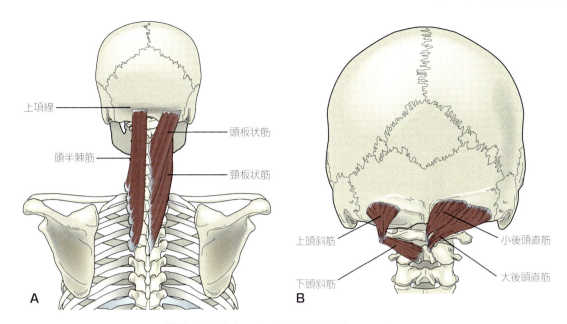

図 5.27　(A) 頸椎の後方筋群．(B) 後頭下筋群．

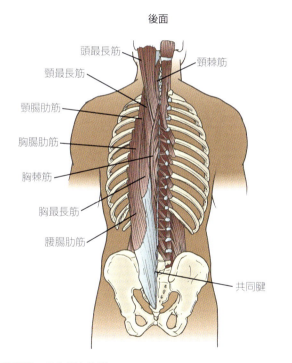

図 5.28　脊柱起立筋群．
(Starkey C, Brown D. Examination of Orthopedic and Athletic Injuries, 4th ed. Philadelphia, PA：F.A. Davis Company, 2015：p.482 より許諾を得て転載)

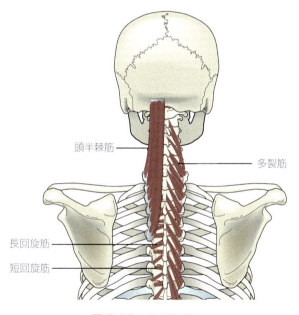

図 5.29　横突棘筋群．

4.2 脊柱の前方筋群

挙上する「ヒップハイク」という運動を行う．歩行時に装具が必要な対麻痺患者ではこのヒップハイクパターンを用いることもある．骨盤を片側挙上することで歩行の振り出し期に足部のクリアランスを確保し，下肢を十分に引き上げることが可能となる．

斜角筋群は前斜角筋，中斜角筋，後斜角筋からなる．頸椎横突起の前結節と第1，第2肋骨に付着し，三角形を構成する．これらの機能はどこがより固定されているかによって変化する．頸部が相対的に固定されている場合，この筋群の機能は第1，第2肋骨の挙上である．第6章でくわしく述べるが，この運動は上肺部の換気が必

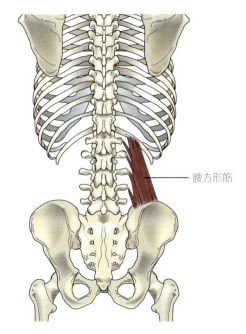

図 5.30　腰方形筋群.

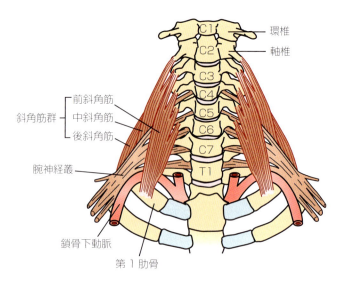

図 5.31　前，中，後斜角筋.
(Levangie P, Norkin C. Joint Structure and Function : A Comprehensive Analysis, 5th ed. Philadelphia, PA : F.A. Davis Company, 2011：p.179 より許諾を得て転載)

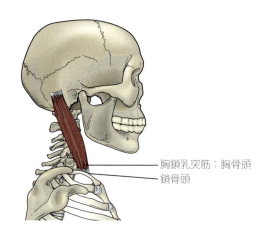

図 5.32　胸鎖乳突筋.

要になる努力性の吸気をする最中にしばしばみられる．逆に，肋骨が固定されている場合，斜角筋群は頸椎を動かす．片側の斜角筋群の収縮はわずかな回旋を伴うカップリングモーションとして頸椎の同側側屈を起こす．両側の収縮は頸椎の屈曲を起こすが，その程度は軽度である．腕神経叢と鎖骨下動静脈は前斜角筋と中斜角筋の間を通る．これらの組織が筋群と第 1 肋骨間で圧迫されると，痛み，しびれ，チクチク感の神経症状を上肢に引き起こすこともある（図 5.31）．

　胸鎖乳突筋は大きな浅層の頸部筋で，胸骨柄，鎖骨に起始を，乳様突起に停止を持つ．この筋は両側の収縮では下部頸椎屈曲の主動作筋である．しかしながら，筋の走行が斜めになっているため，環軸関節・環椎後頭関節の軽度伸展も起こす．片側の収縮は同側の側屈と反対側回旋を起こす（図 5.32）．

　頭長筋と頸長筋は気管と食道の後方に位置する深層筋である．この筋群は圧迫力を生み出し脊柱の支持性を高め，屈曲を補助する．前頭直筋と外側頭直筋は小さい横断面積を持ち，わずかな運動が可能である前方の筋は環椎に対する頭蓋の屈曲を起こし，外側頭直筋は環椎後頭関節の側屈を起こす．

　体幹の前方と外方の筋群には腹直筋，内腹斜筋，外腹斜筋，腹横筋がある．これらの筋群は腹部の臓器を補助

し，努力性呼気と咳嗽時に腹腔内圧を上げる働きがある．体幹屈曲の主動作筋は前側にある腹直筋である．腹直筋は筋膜鞘に覆われた筋膜により複数の部位に分けられ，白線と呼ばれる結合組織の線維束によって左右に分けられている．上部は胸骨剣状突起と第 5～第 7 肋骨の肋軟骨に付着する．筋線維は長軸配列しており，恥骨に付着する．腹直筋の収縮は胸腰椎の屈曲と骨盤の後傾を引き起こす．

　内外腹斜筋は体幹の後外側に始まり，正中側に斜めに走行し，白線に結合する．浅層の大きな外腹斜筋は上外側から後内側に走行する．内腹斜筋は外腹斜筋の深層にあり筋線維の方向は外腹斜筋と逆である．腹斜筋群は体

第5章 脊柱の構造と機能　115

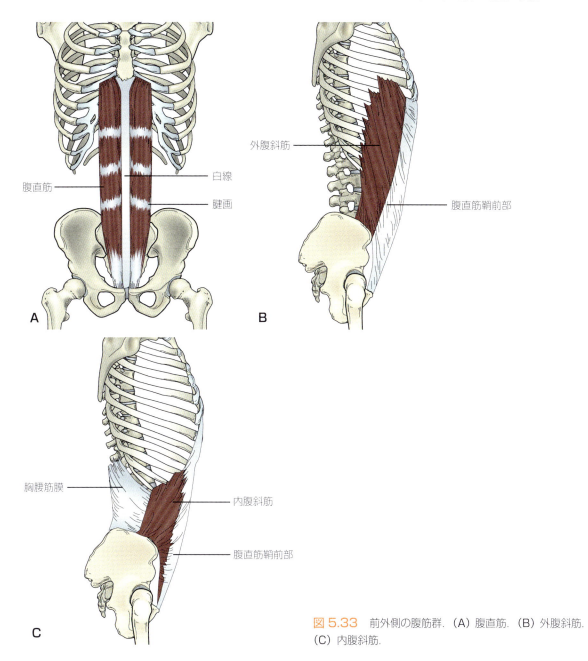

図 5.33　前外側の腹筋群．(A) 腹直筋．(B) 外腹斜筋．(C) 内腹斜筋．

幹の回旋筋で，外腹斜筋と反対側の内腹斜筋が体幹回旋時に一緒に働く．同様に，2つの筋群は回旋力を生み出す．図5.33 はこれらの浅層の筋群との相互関係を示す．

腹横筋は腹部の筋の中でもっとも深層に位置し，腹部を圧迫し胸腰筋膜への付着部を通じて腰部の安定性に寄与する．腹横筋の収縮は仙腸関節を固定する．内外腹斜筋と腹横筋は，前方部分である腹壁，後方部分を構成する筋の付着と胸腰筋膜によりコルセット様の胸腰椎の固定を担う（図5.34）．

腸腰筋は直接脊柱には関係しないが，骨盤の動きに関わり，脊柱の運動に影響を及ぼす．この筋は2つの部分からなる．大腰筋は腰部から起こり，大腿骨の小転子と腸骨筋に着く．大腰筋の遠位部は腸骨稜から小転子に走る腸腰筋に結合する．2つの筋は股関節の主要な屈筋で骨盤に対して大腿骨を，大腿骨に対して骨盤を動かす．しかしながら，大腰筋は腰椎分節を圧迫するので脊柱の垂直方向の安定筋として機能し，股関節屈曲時に脊柱の支持性を高める．腸腰筋については第11章でくわしく述べる．

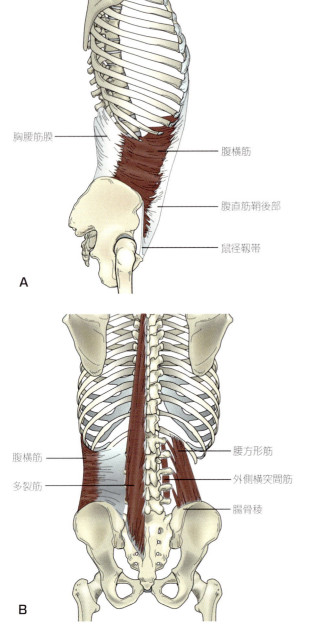

図5.34 （A）腹横筋と胸腰筋膜との接合．（B）腹横筋と多裂筋との関係．

5. 脊柱の安定筋群とアライメント

健康な人では腹横筋，内腹斜筋および深層多裂筋はすべて脊柱を固定する．腹横筋は仙腸関節と腰椎を固定する．腹横筋と内腹斜筋は速い四肢の運動が起こる前に脊柱を固定する．多裂筋は腰椎の分節を効果的に安定させる．多裂筋は椎体間を圧迫して剪断力をコントロールし，脊柱分節運動の細かなコントロールに寄与する．このコントロールがなければ，脊柱は不安定になり，しばしば痛みや機能不全につながる．急性腰痛や慢性腰痛の人はしばしば症状発生から数日以内に著明な多裂筋の萎縮を呈することがある．腰痛がある人では，腹横筋と多裂筋の活動は行えないか行えたとしても効果的ではないことが多い．多裂筋と腹横筋を強化する特定のエクササイズによって脊柱を安定させるトレーニングは，腰痛患者におけるリハビリテーションプログラムに組み込まれている．腰椎の安定化エクササイズではまず深層の腰椎安定筋群を活性化し，その後体幹の主動作筋の収縮に発展させる（図5.35）．

姿勢アライメントは関節炎につながる退行性変性や痛み，機能不全につながる脊柱へのストレスを最小化させる重要な役割がある．脊柱の正常な弯曲を誇張する姿勢やアライメントは弯曲片側の筋や結合組織を過剰に伸張し，反対側の構造を短縮させる．これは，だらりと丸まって座っている人で観察できる．図5.36A で示したように，この姿勢（スランプ姿勢）は頸椎・胸椎・腰椎に影響を与える．腰椎前弯と胸椎後弯を減少させる過剰な腰椎の屈曲のために，頸椎は胸腰椎移行部のところまで前方に屈曲する．頸椎が前方変位の姿勢（下部頸椎の屈曲と後頭部の伸展）は脊柱の痛みや機能不全，および上肢の症状を引き起こす．頸椎の後退（下部頸椎の伸展と後頭部の屈曲，図5.36B）や適度な腰椎の前弯を確保するためにランバーサポートを使うことで体重に対する重力線を脊柱の後方に移動することができる．

本章のまとめ

脊柱は直立位で体重を支え，機能的な運動の際に上肢や下肢を動かすための安定した基盤となる．また，頭部や体幹を動かす．また，中枢神経を保護するとともに，末梢神経と中枢神経の移行部でもある．

脊柱の骨性と結合構造は，領域の機能や目的に関係する領域特異性がある．関節の位置関係，靱帯の大きさと部位，筋の構造と機能がこれらの領域特異性に関わる．頸椎では，可動域が頸部の屈曲を可能にし，目は地面に向く．伸展では頸椎以上に動く必要はないが空の方向に目が動く．頭部は片側から反対側に動き，目が違った方向を見る，もしくは耳が違った方向の音を聞くことを可

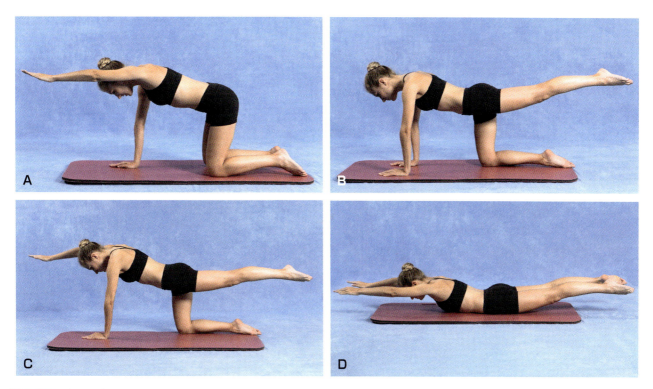

図 5.35 （A～D）体幹安定化エクササイズ．深層の安定筋群の動員がむずかしくないものから深層の安定筋群と浅層の体幹伸筋群の動員がよりむずかしいものに徐々に進める．

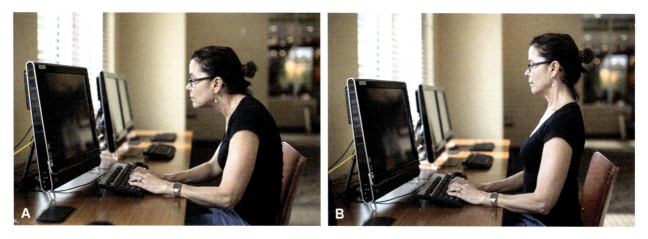

図 5.36 （A）スランプ姿勢．重心線が脊柱の前にある．頭部と頸部は前方位にある．腰椎と胸椎は後弯増強位にある．（B）頭頸部を後方に引くことで重心線が脊柱の後方に移動し，腰椎前弯はより自然な状態に近くなる．

能にしている．胸腰椎では，大きな屈曲角度を有するので前屈し床から物を拾うために前にかがむことができる，もしくは，後ろを向くために足を動かさずに回旋することができる．

　脊柱領域の特定の筋群は，激しい全身運動や四肢の運動の際に脊柱を支持する深層の安定筋群として機能する．他の筋群は，脊柱の運動を起こすために伸展，屈曲，回旋する浅層の主動作筋として働く．筋の機能のさまざまな違いがあるために，エクササイズプログラムは正しい筋のグループに焦点を当てて作られなければならない．たとえば，脊柱の不安定性がある人に対し体幹の安定筋に着目せず，従来の主動作筋にのみ焦点を当てて立ち上がり動作を行っても支持性を高めることはできない．

118 第Ⅱ部 脊柱

脊柱と骨盤の運動は相互に影響し合っており，1つの運動は他方の位置や運動に影響を与える．骨盤前傾は腰椎の伸展を増強させ末梢の神経根への刺激と圧力を生む椎間板内物質の位置を変えることもある．

症例検討

Marieさん（72歳，女性）は骨粗鬆症である．骨密度の低下により脊柱椎体は崩れ楔様になっており，特に胸椎でそれが顕著である．こうした骨の変形が胸椎の極端な後弯につながっている．この胸椎後弯に関係する以下の問いについて考えよ．考えるヒントになるので自分で胸椎後弯姿勢になってみなさい．

1. 胸椎後弯増強位では頭部と頸部はどのような位置になるか．
2. 胸椎後弯の増強によってどの胸腔臓器が圧迫されるか．
3. これらの胸腔内蔵器の圧迫により，どのような二次的な合併症が起こる可能性があるか．
4. 胸椎後弯増強によってどの脊柱筋群がもっとも弱化する可能性が高いか．
5. もっとも短縮しており，ストレッチの必要性がある筋はどれか．

章末問題

1. 脊柱のそれぞれの部位において特徴的な脊椎の骨性のアライメントを同定しなさい．
2. 頸椎回旋時には環椎は軸椎の上でどのように動くか説明しなさい．
3. 椎間板は脊柱の運動の程度や方向にどのように影響するか議論しなさい．脊柱の屈曲では椎間板内物質はどのようなことが起こるか．また伸展ではどのようになるか．
4. 椎間板変性（水分と弾性の喪失）は椎間関節，椎孔，棘突起間の距離と脊柱の運動にどのような影響を与える可能性があるか．

5. 脊柱の各領域での椎間関節の位置と向きを説明し，関節の位置関係が各領域の運動にどのように影響するか説明しなさい．
6. 各脊柱領域に関係する脊柱の靱帯を同定しなさい．
7. 脊柱におけるカップルモーションの概念とその例について議論しなさい．
8. 過剰な胸椎後弯は頸椎や頭部の位置にどのような影響を与えるか．
9. 仙骨のニューテーションとカウンターニューテーションについて説明し，骨盤前傾や後傾にどのように影響するか説明しなさい．
10. どの筋の収縮が骨盤の前後傾を起こすか．腰椎の位置はそれぞれの運動にどのような影響をするか．
11. 極端な骨盤の前後傾をしてみなさい．それぞれの最終域で，どの構造が圧迫され，どの構造が伸長されるか．筋の過剰な伸長とその力について第3章で学んだことは何か．
12. 筋の作用と反対方向へ動くことによって筋をストレッチするとしたら，胸鎖乳突筋に対してどのようにストレッチを行うか．
13. 胸腰椎屈曲，伸展，回旋の主要な主作動筋の名前をあげよ．
14. 脊柱の安定筋として働く筋は何か．

参考文献

- Banton RA. Biomechanics of the spine. *Journal of the Spinal Research Foundation*. 2012;7:12–20.
- Beattie P. Current understanding of lumbar intervertebral disc degeneration: a review with emphasis upon etiology, pathophysiology, and lumbar magnetic resonance imaging findings. *J Orthop Sports Phys Ther*. 2008;38:329–340.
- Garet M, Reiman MP, Mathers J, Sylvain J. Nonoperative treatment in lumbar spondylolysis and spondylolisthesis: a systematic review. *Sports Health*. 2013;5:225–232.
- Heuer F, Schmidt H, Wilke HJ. The relation between intervertebral disc bulging and annular fiber associated strains for simple and complex loading. *J Biomech*. 2008;41:1086–1095.
- Kisner C, Colby LA. *Therapeutic Exercise Foundations and Techniques*. 6th ed. Philadelphia, PA: FA Davis; 2012.
- Levangie PK, Norkin CC. *Joint Structure and Function: A Comprehensive Analysis*. 5th ed. Philadelphia, PA: FA Davis; 2011.
- Neumann DA. *Kinesiology of the Musculoskeletal System*. 2nd ed. St. Louis, MO: Mosby; 2010.
- Schmidt H, Kettler A, Heuer F, Simon U, Claes L, Wilke HJ. Intradiscal pressure, shear strain, and fiber strain in the intervertebral disc under combined loading. *Spine*. 2007;32:748–755.

胸郭の構造と呼吸機能

第6章

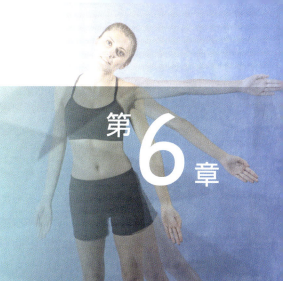

本章の概要

1. 胸郭の構造
    1.1 胸骨
    1.2 肋骨
2. 呼吸
3. 呼吸の運動学
4. 呼吸に関わる筋
    4.1 安静時呼吸に関わる筋
        [a] 横隔膜
        [b] 斜角筋群
        [c] 肋間筋群
    4.2 強制吸気に関わる筋
        [a] 胸鎖乳突筋
        [b] 大胸筋，小胸筋
        [c] 吸気補助筋
    4.3 強制呼気に関わる筋
        [a] 腹筋群
        [b] 胸横筋，内肋間筋
5. 加齢や疾病に伴う呼吸器の変化
    5.1 加齢による変化
    5.2 疾病による変化

学習効果

本章を学習すると，以下のことができるようになる．

6.1 胸郭を構成する骨組織の概要を説明すること．
6.2 胸椎の椎体 – 胸骨間の関節と関係する靱帯をあげること．
6.3 4つの肺気量について説明でき，さまざまな肺気量分画を定義する肺気量の組み合わせを理解すること．
6.4 呼吸に関係する筋の作用について説明すること．
6.5 安静時呼吸と強制吸気それぞれに関与する筋をあげ比較すること．
6.6 呼吸補助筋とその機能について説明すること．
6.7 強制呼気に関係する筋をあげること．
6.8 呼吸器に生じる加齢変化について説明すること．

はじめに

身体の後方に位置する胸椎，周囲を取り囲む肋骨，そして前方の胸骨が胸郭という閉鎖空間を構成している．胸郭には上腕，頭部，頸部，椎骨，そして骨盤の筋が停止している．また，胸郭は心臓や肺といった重要な臓器や胸腔内の臓器を保護する役割も担っている．本章では呼吸における胸郭の重要な役割について探求していく．第5章では12個の胸椎それぞれと肋骨とをつなぐ関節を含む胸椎−肋骨間の関節を形成する身体後面の骨組織と結合組織について解説した．本章では身体前面の関節と呼吸における身体前面と後面の組織の役割について解説する．また，第5章では脊柱の運動における体幹筋の役割について解説したが，本章ではこれらの体幹筋が呼吸筋としてどのように機能するかに焦点を当てる．身体の呼吸需要に見合う効率的な換気を行うため，胸郭を構成する骨組織は十分な可動性を有し，胸郭を動かすために呼吸筋を最適な形で動員することが必要である．

1. 胸郭の構造

1.1 胸骨

胸骨は前胸部の中心に位置する長く扁平な板状の骨である．胸郭の前壁を構成し心臓の前方に位置している（図6.1）．胸骨の前表面はわずかに凸状である一方，後面は凹状を呈している．胸骨体は上方で胸骨柄と接し胸骨柄結合を形成し，胸骨柄靱帯が補強している．胸骨柄結合は線維軟骨性の椎間円板を持つ不動関節である．胸骨の上端には胸骨上切痕（頸切痕）があり，その外側で胸鎖関節における鎖骨との関節面を形成している．胸骨柄は第1肋軟骨，第1肋骨と胸鎖関節の下にある第1胸肋関節とで関節を形成する．胸骨角は胸骨体が胸骨柄と結合する場所で容易に触れることができ，第2肋骨をみつけるためのランドマークとして使われる．胸骨体の外側面にある一連の肋骨窩は第2〜第7肋骨と関節を形成する．また，胸骨は下方で剣状突起と接し関節を形成している．胸骨剣状結合も不動関節で通常は40歳までに骨化する（図6.2）．

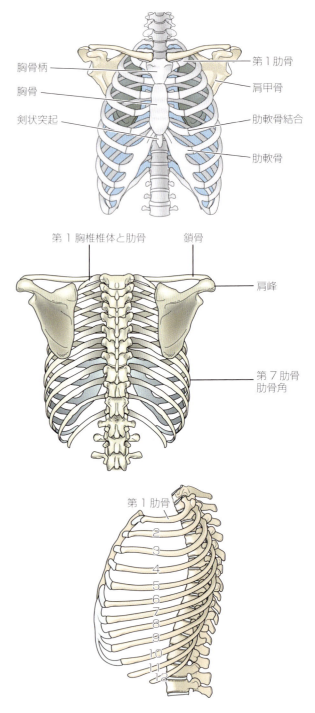

図6.1　胸郭の構成要素：胸骨，胸椎，12対の肋骨と肋軟骨．
(Cowen V. Pathophysiology for Massage Therapists : A Functional Approach. Philadelphia, PA : F.A. Davis Company, 2016 : p.88 より許諾を得て転載)

1.2 肋骨

胸郭を構成する12対の肋骨は扁平で彎曲した骨で，骨の長さは第1〜第7肋骨にかけて徐々に長くなり，第8〜第12肋骨にかけて短くなる．第1〜第7肋骨は

第6章 胸郭の構造と呼吸機能　121

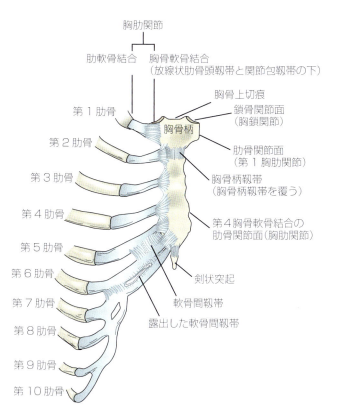

図 6.2　胸骨と関係する関節と靱帯（胸骨体，胸骨柄，剣状突起の間の靱帯と，胸骨と第1〜第10肋骨間の靱帯）の前面像．第11，第12肋骨は胸骨とは関節を形成しない．

軟骨性の末端で胸骨の側面と関節をなし，胸肋関節を形成する．胸肋関節には肋骨と軟骨表面の間にある肋軟骨結合と，軟骨と胸骨付着部の間の胸骨軟骨結合がある．肋軟骨結合と第1胸骨軟骨結合部はほとんど動きはないが，第2〜第7胸骨軟骨結合は滑膜関節で，胸郭の容積変化に伴いわずかな滑り運動が起こる．放線状肋骨頭靱帯がこれらの滑膜関節を補強している．

第5〜第10肋骨は軟骨性の末端が軟骨間関節を形成し，軟骨間靱帯によって補強されている．第11，第12肋骨は身体前面では胸骨への付着はない．第5章で説明したように，後面では肋骨頭は椎体，および椎体に挟まれた椎間円板と関節を形成する．第1〜第12肋骨頭および胸椎椎体が肋椎関節を形成している．第1〜第10肋骨と，それに対応する横突起が肋横突関節を作る．一般的に，肋横突関節には第11，第12肋骨は関与しない（図6.3）．

第1〜第10肋骨は前方でも後方でも接続しているため，閉鎖運動連鎖となり，関節を形成している分節は相互依存の関係となる．肋骨は後方で肋椎関節と肋横突関

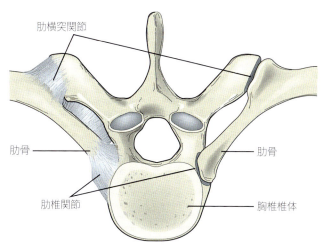

図 6.3　肋椎関節と肋横突関節．

節を形成し，前方では胸骨と直接的にも間接的にも関節を形成している．肋骨は呼吸機能として十分な可動性を有しているが，胸郭を固定し内臓を保護するために可動性は制限されている．

2. 呼　吸

　呼吸は空気が吸い込まれたり，吐き出されたりする際に呼吸器（気道と肺）を通過することによって生じる機械的な過程である．呼吸では，肺−血液間のガス交換によって身体は酸素を受け取り二酸化炭素を排出する．成人において，正常な呼吸はリズミカルで静かであり，かつ努力性ではなく，1分間に12〜20回のペースで行われる．その過程は生命維持に重要であり，呼吸の機械的な過程を変えてしまうような病理によって影響を受けることがある．

　健康な状態において安静時呼吸とは，代謝需要が低く低強度の活動中に起こる呼吸を表わす．呼吸数（1分間の呼吸回数）と呼吸の深さは正常値の範囲の下限である．活動水準や代謝需要が増加するにつれて，呼吸数と深さは**強制呼吸**と呼ばれる地点まで増加する．安静時呼吸と強制呼吸の幅は個人の身体能力や呼吸器の健康状態によって異なる．

　呼吸の運動学には肺気量とそれを構成する肺気量分画の概念を含む．安静時呼吸で呼吸器に出入りする空気の量を**1回換気量**と呼ぶ．安静吸気からさらに深く吸い

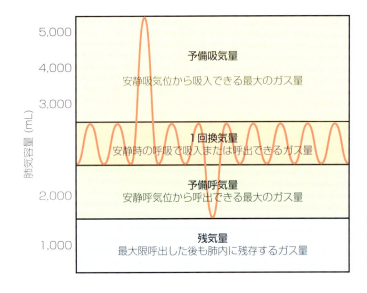

図 6.4 肺気量を表わした図．予備吸気量，1回換気量，予備呼気量の和が肺を出入りする空気の総量に相当する．残気量は肺の膨らみを保つために肺内に残存する．

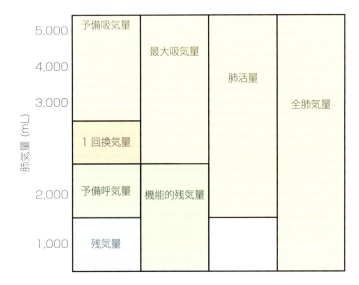

図 6.5 肺気量と各肺気量分画との関係性を示した図．全肺気量はすべての肺気量の総和に相当する．肺活量は肺に出入りする空気量で，残気量を除いたものである．

込んだときの吸気量は**予備吸気量**と定義され，安静呼気からさらに吐き出される空気の量を**予備呼気量**と呼ぶ．最大呼気後に，肺の膨らみを保つ（＝肺の虚脱を防ぐ）ために肺の中に残存している空気量は**残気量**と呼ばれる．図 6.4 は肺気量とそれぞれの関係性を表わした図式である．

肺が保有できる最大の空気量を**全肺気量**（TLC）と呼ぶ．TLC は残気量を含む．残気量とは肺組織が常に膨らんだ状態を保つために残存している気量を指す．健康な成人における TLC は約 5.5 〜 6 L である．**肺活量**とは吸気できる，または呼気できる最大の空気量を表わし，通常，健康な成人では 4.5 L である．**最大吸気量**とは安静吸気の間に吸い込まれる空気量と強制呼吸の間に吸気される空気量を合わせたものである．**機能的残気量**とは安静呼気後に肺の中に残存する空気量を指し，予備呼気量と残気量を合わせた量である．各肺気量と各肺気量分画の関係を図 6.5 に示した．

3. 呼吸の運動学

吸気中の胸郭の容積は，垂直方向，前後方向および内外側方向に増大する．垂直径の増加は主に呼吸の主動作筋である横隔膜の収縮によるものである．この径の増加により安静時呼吸の吸気力の 70 〜 80％が生み出されている．横隔膜は肋骨，胸骨および椎体に付着し，その線維は上方へと横切り腱中心（骨への付着はない）をなす．

第6章 胸郭の構造と呼吸機能　123

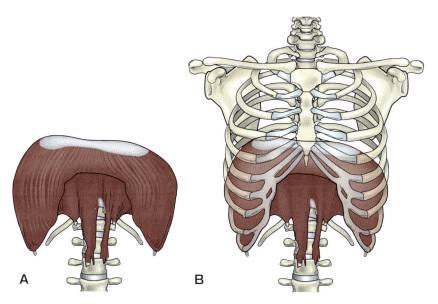

図6.6　(A) 安静時，横隔膜はドーム型である．(B) 横隔膜は胸郭内で胸骨，肋骨，椎骨の3ヵ所に付着している．

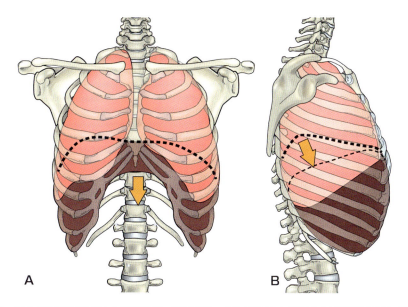

図6.7　(A) 横隔膜が吸気中に下制する（前面像）．(B) 吸気中と呼気中の横隔膜の運動（側面像）．

安静時には横隔膜はドーム型をしている（図6.6A）．吸気中に横隔膜が収縮すると，ドームは腹腔へ向かって下降し腹腔内臓器を圧迫し腹腔内圧を上昇させながら胸郭の垂直径を増加させる（図6.7）．より深い吸気になると腹腔内圧の上昇によって腱中心が固定される．この固定により横隔膜が下部肋骨を引き上げ，外に向かって「バケツハンドル」のように動き，回旋させる．この動作によって胸郭の内外側方向の容積が増加する（図6.8）．

第1肋骨の呼吸中の運動は非常に少ないが，第2〜7肋骨は可動性が高く，吸気中に胸骨を腹側かつ上方に押し上げ「ポンプハンドル」のような運動を生じる．この運動により上位肋骨と胸骨の運動により胸郭の前後径が増加する．この運動は主に矢状面で起こる（図6.9）．下位6対の肋骨は吸気時に矢状軸周囲の前額面でより挙上し，胸郭の外側方向への径の増加をもたらす（先に述べたバケツハンドルの動き）．

胸郭の容積が増加するにつれ，大気圧下における肺内圧は低下し，空気は高い気圧の外環境から，低い気圧の肺内へと流入する．横隔膜が弛緩するにつれて横隔膜は元のドーム型に戻る．横隔膜が元の位置へと戻ると胸郭

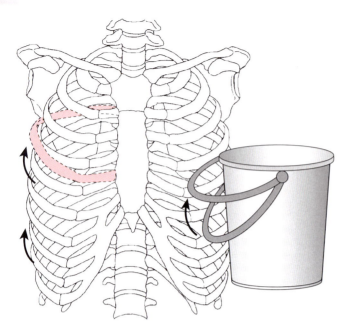

図 6.8　肋骨のバケツハンドルの動きが吸気において胸郭の外側方向への径を増加させる．

(Levangie P, Norkin C. Joint Structure and Function : A Comprehensive Analysis, 5th ed. Philadelphia, PA : F.A. Davis Company, 2011 : p.198 より許諾を得て転載)

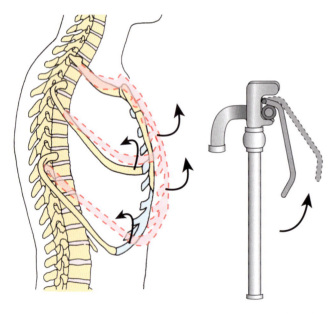

図 6.9　吸気時，上位肋骨はポンプハンドルのように動き胸郭の前後径を増加させる．

(Levangie P, Norkin C. Joint Structure and Function : A Comprehensive Analysis, 5th ed. Philadelphia, PA : F.A. Davis Company, 2011 : p.198 より許諾を得て転載)

の容積は減少し，肺内圧が増加する．空気は高圧の肺内から低圧の大気中へと移動し呼気が生じる．健康な成人の通常呼吸における呼気は，受動的な現象である．

クリニカル・コネクション 6.1

　脊椎側弯と脊椎後弯の増強は呼吸の機序を変えてしまうことが多く，呼吸機能に多大な影響を与える脊椎の変形である．側弯は脊椎の側方への弯曲に椎体の回旋が伴う．このアライメント不良は椎体に接続する肋骨の位置に影響を与え，胸腔容積を損う可能性がある．側弯の凹側では，胸郭の前方回旋によって肺が占有する空間が減少し，結果的に肺気量が減少する．脊椎後弯の増強は前胸部を圧迫し胸腔の容積を減少させ，呼吸中の肋骨の動きを制限する可能性がある．弯曲の強さと肺気量の減少の間には大きな関連がある．肺気量の減少は，酸素供給力の減少による活動能力の低下および全身の虚弱につながる．この脆弱性は転倒やその他の循環・代謝疾患の進行を引き起こす．一部の患者では呼吸筋エクササイズが姿勢と肺機能の改善に有効である．

4. 呼吸に関わる筋

　呼吸中に動員される筋は，活動によって生じる代謝需要を満たすための呼吸の種類と呼吸器や神経筋系の健康状態により異なる．胸郭に付着する筋と胸郭の容積を変化させる筋は呼吸に関与する．一般的に，胸郭の容積を増加させる筋群は吸気筋であり，胸郭の容積を減少させる筋群は呼気筋である．呼吸に関する筋群は他の骨格筋と比較して疲労しにくく，高い酸化能を有する傾向にある．意識下または無意識の神経調節下でもこれらの筋は生涯，肺の弾性組織と気道の気流抵抗に抗い律動的に収縮する．安静時呼吸において，呼吸の主動作筋は吸気の際に動員される．呼気は受動的な現象である．強制呼吸では吸気筋と呼気筋どちらも動員され，これらは呼吸補助筋と呼ばれる．呼吸に関連する筋群の詳しい解剖と神経支配は付録 A（p.143）を参照．

4.1　安静時呼吸に関わる筋

　安静時呼吸は，安静時もしくは臥位や座位といった低強度の活動を行う際に起こる．下肢の大きな筋の代謝活動は最小限であり，活動のために身体が必要とする酸素

第6章 胸郭の構造と呼吸機能　125

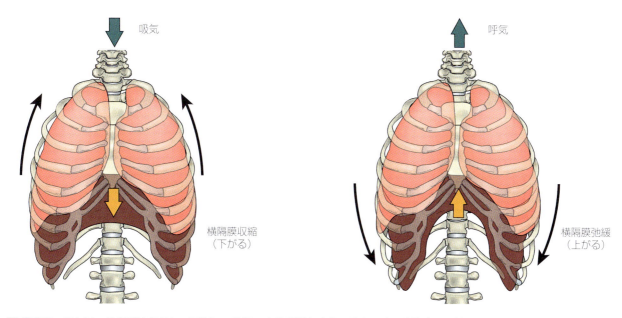

図6.10　吸気時，横隔膜は収縮して下制し，胸腔の容積が増加する．それにより胸腔内圧は低下し，空気が肺内に引き込まれる．

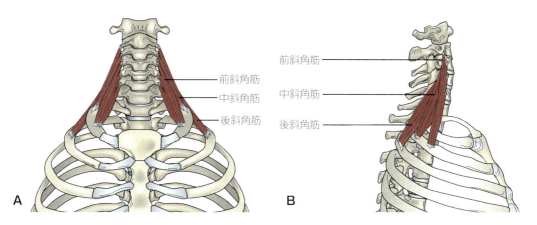

図6.11　斜角筋群．（A）吸気中に斜角筋群が上位肋骨を挙上させる（前面像）．（B）前斜角筋，中斜角筋，後斜角筋（側面像）．

量も少量である．健康な成人では，安静時の呼吸は規則的なリズムで1分間に12〜18回行われ，1回換気量は約0.5 L，肺活量の約10％に当たる．

[a] 横隔膜

横隔膜は安静吸気時における主な呼吸筋で，吸気中に最初に動員される筋である．横隔膜は横隔神経（C3〜C5）に支配されている．安静時呼吸において，ドームの頂点の腱中心は骨盤部に向かって1.5 cm下降し，胸郭の容積を増加させる．強制吸気においては横隔膜は約10 cm下がることがある．腹腔内臓器の反対方向の腹部の抵抗が収縮した横隔膜を固定し，横隔膜が収縮するにつれて下部肋骨を挙上させる．横隔膜は呼気中に必要な全仕事量の60〜80％を担う．横隔膜の収縮により呼吸中の胸郭の前後方向，内外側方向の径が拡大する．容積が増加するにつれて胸腔内圧は減少し，空気が肺に流入する．（図6.10）．

[b] 斜角筋群

斜角筋群は安静時呼吸に寄与し，第3〜第8頸椎の横突起を起始としている．前斜角筋と中斜角筋は第1肋骨に付着し，後斜角筋は第2肋骨に付着する．吸気ごとに斜角筋群の収縮により第1，第2肋骨と胸骨が挙上し，胸郭の容積を増加させ上部胸郭のポンプハンドルの動きが生じる．活動量や代謝需要の増加につれて斜角筋群の動きも増加し，安静時呼吸から強制呼吸へと肺気量分画に沿って移っていく（図6.11）．

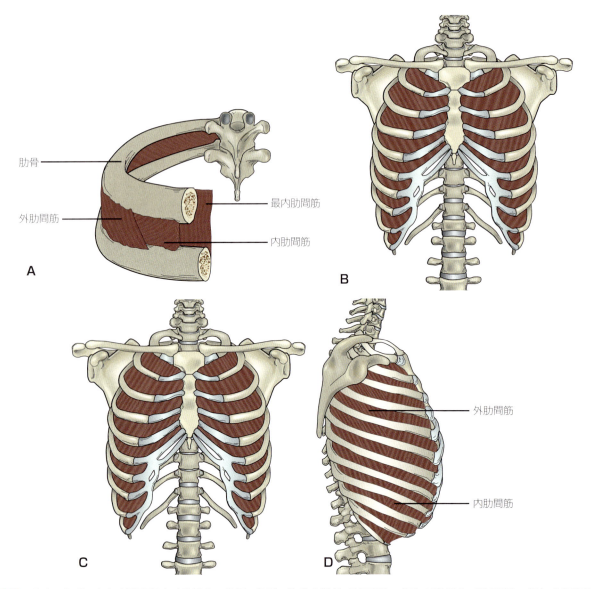

図 6.12　内肋間筋群．（A）外肋間筋と内肋間筋，肋骨，胸骨，胸椎の関係（前面像）．（B）外肋間筋（前面像）．（C）内肋間筋（前面像）．（D）外肋間筋と内肋間筋（側面像）．

[c] 肋間筋群

　肋間筋は3層からなる筋で肋間隙に存在し，同じレベルの肋間神経に支配されている．層ごとの詳細な働きは複雑で，完全には解明されていない．

　外肋間筋は吸気の主動作筋と考えられ，その筋線維は前下方に向かって斜めに走行する．内肋間筋は外肋間筋の筋線維の深部にあり，その線維は後下方へ向かって走行している．内肋間筋の胸骨傍線維は肋骨を挙上させ，吸気の際に胸郭の容積を増加させる．肋下筋は下部胸郭の肋間隙を横断し，機能は肋間筋と同様である．肋下筋線維は内肋間筋の深部で内肋間筋と平行に走り，胸郭下部でより発達している（図6.12）．

　3層の肋間筋は安静時呼吸の際には最上部の肋間隙から動員が始まり，吸気の需要の増加に伴い尾側方向の筋が動員される．肋間筋は，横隔膜の収縮時に胸郭を固定し吸気中に上胸部が下方へ動くのを防いでいる．肋間筋の外側部も胸郭の軸回旋において役割を果たしている．対側の外側肋間筋と内側肋間筋が一緒に働き体幹の回旋が起こる．たとえば，体幹の右回旋は左の外側肋間筋と右の内側肋間筋の収縮の結果生じる．図6.13は安静時呼吸の動きをまとめたものである．

第6章 胸郭の構造と呼吸機能　127

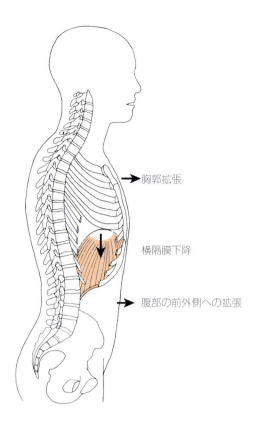

図6.13　安静吸気中,横隔膜が下がるにつれて胸郭は拡張する.腹部臓器は前側方へ移動する.受動的な（安静）呼気ではそれぞれの構造は安静時の位置に戻る.
(Levangie P, Norkin C. Joint Structure and Function：A Comprehensive Analysis, 5th ed. Philadelphia, PA：F.A. Davis Company, 2011：p.202 より許諾を得て転載）

4.2 強制吸気に関わる筋

健康な身体においては吸気が増加すると，強制吸気が起こり吸気の主動作筋を補助するため補助筋が動員される．運動時の活動の増加により身体の代謝需要が増加すると，呼吸器は吸気の回数と量を増やして対応する．この課題を達成するために働く筋は強制吸気筋または吸気補助筋と呼ばれている．呼吸器疾患やけが，加齢変化によって機能不全に陥ると，吸気補助筋が日常の負荷が少ない活動時の呼吸でも動員されることがある．

[a] 胸鎖乳突筋

胸鎖乳突筋は頸椎に付着している．強制吸気時には，胸鎖乳突筋は胸郭上部と胸骨をポンプハンドルの動きで挙上させ胸腔容積を増加させる．この動きが，ガス交換を促進するための肺の膨張を助ける．通常，胸鎖乳突筋は最大吸気が終わりに近づくと動員される．

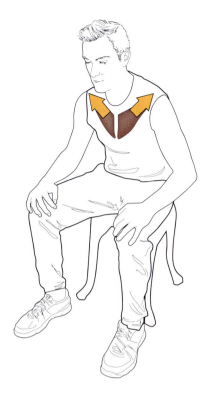

図6.14　腕が固定されているとき，大胸筋のリバースアクションが起こり胸骨を上腕骨に向けて引き，吸気を補助する．COPD患者はこの呼吸パターンを頻回に用いる.

[b] 大胸筋，小胸筋

両腕が固定された状態で大胸筋（胸肋頭）が収縮すると上・中部肋骨と胸骨が挙上する（大胸筋に関するイラストや詳細は第8章と付録B（p.219）を参照）．大胸筋の鎖骨頭は上肢の肢位次第で吸気にも呼気にも関与する．停止部が鎖骨より低い位置にある上腕の肢位では，大胸筋は胸骨柄と上位肋骨を引き下げるので呼気筋として作用する．両上肢が挙上し停止部が鎖骨より上に位置している場合は，大胸筋は胸骨柄と上位肋骨を上外側に引っぱる．小胸筋は吸気の増加に伴い第3，第4，第5肋骨の挙上を補助する．慢性閉塞性肺疾患（COPD）患者はしばしば，呼吸を補助するために上肢を固定面に当て大胸筋のリバースアクションを利用する（図6.14）．

[c] 吸気補助筋

上後鋸筋と下後鋸筋も強制吸気時に動員されることがある．上後鋸筋は上位肋骨を挙上させ胸郭の容積を増加させる．下後鋸筋は横隔膜が収縮する際に下位肋骨を固定する（図6.15A）．肋骨挙筋（短・長）（図6.15B）は肋骨を挙上し，広背筋（第8章参照）は上肢が固定さ

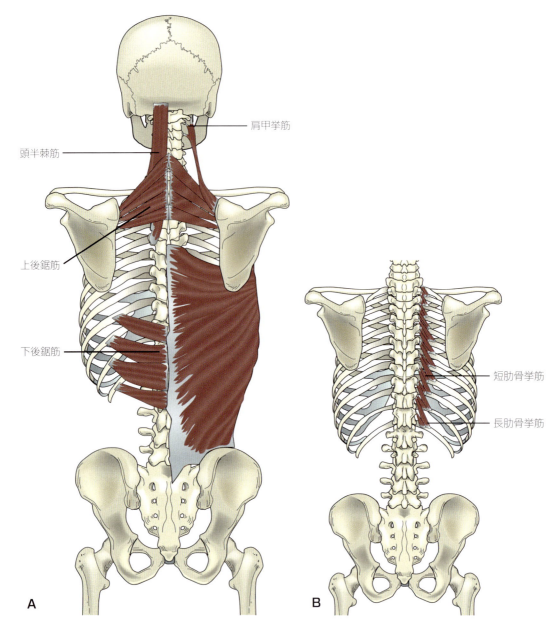

図6.15 （A）上後鋸筋と下後鋸筋．（B）肋骨挙筋．

れているときに下位肋骨を挙上する．腰方形筋もまた横隔膜の収縮時に下部肋骨を固定し，脊柱起立筋の一部は体幹を伸展することで胸腔内の容積を増加させる（第5章参照）．

4.3 強制呼気に関わる筋

　安静呼気は受動的なプロセスといえる．横隔膜が弛緩しドーム型の位置に戻ることで胸腔容積が減少し内圧が増加するからである．この内圧上昇により，圧の高い胸腔内から圧の低い外気中へと空気が移動する．胸部や肺組織の弾性収縮力も肺からの空気の受動的な排出を補助する．

　受動的な安静呼気とは反対に，強制呼気は身体が急速に胸腔容積を減少させ，素早く空気を排出するために胸腔内圧を増加させることで起こる．強制呼気は筋収縮により肺から空気が強制排出されるという能動的なプロセスである．強制呼気に関与する筋には4つの腹筋群（腹直筋，内腹斜筋，外腹斜筋，腹横筋），左右の胸横筋と内肋間筋の骨間線維が含まれる．

第6章 胸郭の構造と呼吸機能　129

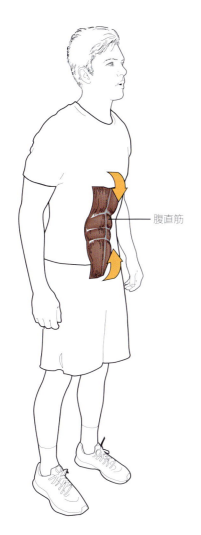

図6.16　腹直筋，腹横筋，腹斜筋群の収縮により胸腔内圧が増加し，強制呼気時の空気の排出を補助する．

[a] 腹筋群

　腹直筋，外腹斜筋，内腹斜筋および腹横筋は強制呼気の機械的プロセスにおいて役割を果たしている．これらの筋が収縮すると肋骨と胸骨を押し下げ体幹を屈曲させる．さらに，これらの筋の収縮は腹腔内圧を増加させ，横隔膜を胸腔へと押し上げ胸腔容積を減少させ強制的に胸腔内の空気を排出する．また，これらの筋は吸気においても役割を果たす．腹筋群の収縮に際して横隔膜が挙上すると，横隔膜は伸長され最適な長さになる．この伸張が横隔膜が主動作筋として次の吸気を開始するための準備となる（図6.16）．腹筋群の解剖については第5章を参照．

[b] 胸横筋，内肋間筋

　胸横筋は胸郭前面の腹側表面（内面）に位置し，強制

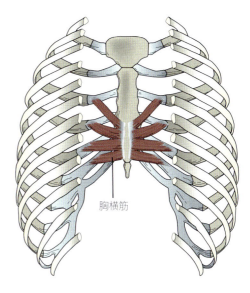

図6.17　胸横筋を胸郭前壁の内側からみた図．

呼気に関与する筋である．この筋は胸骨体内側表面の両端から始まり，胸肋関節の内側，第2～第6肋骨に付着する．内肋間筋の骨間線維と一緒に胸横筋は肋骨を押し下げることで胸腔内の容積を減少させる．胸横筋は両側とも強制呼気時に腹筋群と一緒に動員される（図6.17）．身体からの酸素需要を満たすため，神経系は適切な筋線維を動員し，安静吸気時は主として横隔膜を使用し，吸気の深さと頻度を増加させるために呼気時同様，さまざまな筋を動員する．呼吸に関与するすべての筋を表6.1に示した．

5. 加齢や疾病に伴う呼吸器の変化

5.1 加齢による変化

　身体の加齢に伴い，呼吸器には呼吸の機械的仕事量が増加するような変化が生じる．たとえば，呼吸の能率が低下し，ガス交換の効果が減少するといった変化である．呼吸の過程は呼吸に関係する機械的特性の変化や肺気量の変化，ガス交換や免疫機能の障害によって影響を受ける．

　また，加齢に伴い胸壁のコンプライアンスや可動性の低下，肺組織の弾性低下が生じる．こうした変化は結合組織のコラーゲン線維中の架橋形成の増加，肋骨の石灰化の進行，呼吸筋の筋力低下が原因で起こる．脊椎の弯

表 6.1　呼吸で働く筋	
安静吸気に関与する筋 （吸気の主動作筋）	強制吸気に関与する筋 （吸気補助筋）
横隔膜 斜角筋 肋間筋群	吸気の主動作筋 上後鋸筋 下後鋸筋 肋骨挙筋（長・短） 胸鎖乳突筋 広背筋 頸・胸腸肋筋（脊柱起立筋） 小胸筋 大胸筋（胸肋頭） 腰方形筋

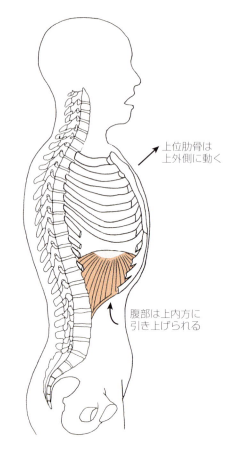

COPD 患者の吸気

図 6.18　COPD 患者が呈する逆説的な呼吸運動パターンは，呼吸器疾患がない人のパターンとは異なる．呼吸補助筋が上位肋骨を引き上げ，横隔膜を下制することができず，腹部臓器は上内側に引き込まれる．
(Levangie P, Norkin C. Joint Structure and Function : A Comprehensive Analysis, 5th ed. Philadelphia, PA : F.A. Davis Company, 2011 : p.209 より許諾を得て転載)

曲の変化（例：側弯症，後弯症，もしくは両方）は肺気量に影響を及ぼし，コンプライアンスの低下につながる．これらの不利な因子が呼吸時に必要な仕事量の増加を引き起こす可能性がある．1回換気量が維持されていても，加齢により肺活量は減少し残気量は増加する．最大限の仕事に必要な肺-循環器間のガス交換量は減少し，遂行できる仕事量は減少する．階段を上る能力が制限されるのは，加齢に伴う脚力の低下だけではなく，課された仕事量に必要十分な酸素量を取得できないことも関係していると考えられる．

　呼吸，肺胞と毛細血管の間の拡散，そして肺循環どれもが加齢に伴い効率が低下する．肺胞と毛細血管の間の膜が肥厚し，ガス交換を妨げる．呼吸の機械的特性の変化とガス交換におけるこれらの変化が，課された仕事量を行うための呼吸の必要エネルギー量を増加させる．

5.2　疾病による変化

　慢性閉塞性肺疾患（COPD）とは多くの疾患を包括する用語であり，肺気腫，慢性閉塞性気管支炎，喘息性気管支炎などの呼吸器疾患を含む．これらの疾患は共通して呼気相の延長を伴う気道抵抗の上昇を呈す．COPD でも肺組織の弾性が減少する．この気道抵抗の上昇により，十分な血中酸素濃度を保とうとする呼吸筋の慢性的な過労が引き起こされる．研究によると，筋力低下もしくは疾病に次いで起こる呼吸筋の過労や機能障害が，疾病や症状を悪化させ，入院リスクの増大につながるとしている．

　COPD では呼吸中の胸郭の運動が減少するため，肺は過膨張している．この構造変化により横隔膜の筋線維が短縮し，横隔膜の形は徐々にドーム型から平坦に変わっていく．COPD 患者はしばしば樽状胸郭，平低化した横隔膜，突き出た腹部を呈する．吸気の間，平低化した横隔膜が下部胸郭を内側に引き込み，肺の膨張を阻害する．横隔膜が胸郭を拡張する力が低下し，吸気には上部胸郭を引き上げる筋群の使用が必要となる（図 6.18）．これらの筋は上部肋骨を強制的に挙上するため，

強制吸気の際に横隔膜と腹部臓器は上内方に引き込まれることがある．この逆説的な呼吸方式は大量のエネルギーを必要とし，かつ呼吸に関連する仕事量を著しく増加させる．定期的な運動は，COPD患者の呼吸機能と身体活動能力を向上させ生活の質（QOL）を改善することが証明されている．

本章のまとめ

呼吸の過程には胸郭の構造に関連する多くの機械的要素がある．胸椎，肋骨，胸骨および呼吸に関わる筋群は重要な臓器を保護し，呼吸時に一緒に働くため相互依存の関係にある．肺に出入りする空気量と，肺の膨らみを保つ（虚脱しないように）ための空気量は，換気に関与するさまざまな肺気量分画を表わす．肺気量の組み合わせはそれぞれの肺気量分画の用語で表現される．

呼吸の運動学は安静時呼吸と強制呼吸で異なる．安静吸気では横隔膜が吸気の主動作筋であるが，呼気は受動的な過程である．活動の増加や疾病によって呼吸が障害され代謝需要が増加すると，身体は呼吸のため補助筋を動員する．強制吸気と強制呼気は能動的な過程で，その

運動学は安静呼吸時の運動学とは異なる．加齢や疾病は呼吸器に影響を与え呼吸に関する運動学を変化させ，効率的な呼吸に必要なエネルギーを増加させる．

章末問題

1. 構造的観点，呼吸における役割という観点から第1〜第7肋骨は，第8〜第10肋骨，第11，第12肋骨とどう違うか．

2. 次の肺気量を定義し，説明しなさい．
   A. 1回換気量
   B. 予備吸気量
   C. 呼気予備量
   D. 残気量

3. 次の肺容量はどの肺気量からなるか．
   A. 全肺気量
   B. 肺活量
   C. 最大吸気量
   D. 機能的残気量

4. 「バケツハンドル」の動き，「ポンプハンドル」の動きとして知られる呼吸の運動学を説明しなさい．

5. 安静吸気，安静呼気にはどの筋が関与するか．

6. 強制吸気，強制呼気にはどの筋が関与するか．

7. 加齢の結果，どんな構造的変化が呼吸器に起こるか．また，それが呼吸にどう影響するか．

8. 呼吸器に起こる加齢変化や，加齢の結果として生じた活動性の変化は，二次疾患の進行にどのように寄与するか．

9. 健康な成人の呼吸パターンはCOPD患者のパターンと比較してどのように違うか．

症例検討

Jackさんは25年の喫煙歴があり，COPDと診断され，COPD患者によくみられる樽状胸郭を呈している．Jackさんの肺は弾性収縮力の特性が消失し，気道は損傷しているため，肺は過膨張している．これらの構造的変化により横隔膜のアライメントと機能にも変化が起きている．吸気時には，横隔膜の機能が低いため，上部胸郭を拡張させるために胸骨傍の筋や斜角筋群に頼らざるをえない．呼気時は，安静時や軽作業のときでさえも，息を吐き出すのに腹筋群を使わなければならない．

1. 筋機能の必要量という観点から，JackさんはCOPDではない人と比較して呼吸にどのくらいエネルギーを使用しているか．

2. Jackさんの場合，COPDにより4つの肺気量のうちどれがもっとも増加しているか．

3. どの肺気量がもっとも影響を受けていないか．

参考文献

・Bissett B, Leditschke IA, Paratz JD, Boots RJ. Respiratory dysfunction in ventilated patients: can inspiratory muscle training help? *Anaesth Intensive Care*. 2012;40:236–246.

・dos Santos Alves VL, Stirbulov R, Avanzi O. Impact of physical rehabilitation program on respiratory function of adolescents with idiopathic scoliosis. *Chest*. 2006;130:500–505.

・Kazuyuki T, Jun H, Hiromasa F, et al.: The relationship between skeletal muscle oxygenation and systemic oxygen uptake during exercise in subjects with COPD: a preliminary study. *Respir Care*. 2012;57:1602–1610.

・Levangie PK, Norkin CC. *Joint Structure and Function: A Comprehensive Analysis*. 5th ed. Philadelphia, PA: FA Davis; 2011.

・Lewis CB, Bottomly JM. *Geriatric Rehabilitation: A Clinical Approach*.

3rd ed. Upper Saddle River, NJ: Pearson Prentice Hall; 2008.

· McNamara RJ, McKeough ZJ, McKenzie DK, Alison JA. Water-based exercise training for chronic obstructive pulmonary disease. *Cochrane Database Syst Rev*. 2013;12:CD008290.

· Neumann DA. *Kinesiology of the Musculoskeletal System Foundations for Rehabilitation*. 2nd ed. St. Louis, MO: Mosby; 2010.

· Newton PO, Faro FD, Gollogly S, Betz RR, Lenke LG, Lowe TG. Results of preoperative pulmonary function tests of adolescents with idiopathic scoliosis. A study of six hundred and thirty-one patients. *J Bone Joint Surg Am*. 2005;87:1937–1946.

顎関節の構造と機能

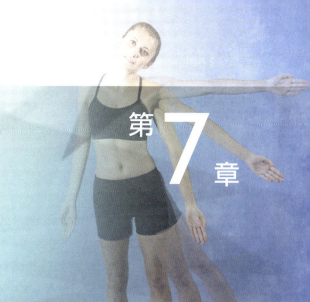

第7章

本章の概要

1. 関節構造
    1.1 骨と円板構造
    1.2 関節包と靱帯
2. 運動学
    2.1 下顎の下制と挙上
    2.2 下顎の前突と後退
    2.3 下顎の側方運動
3. 筋群
    3.1 主動作筋群
    3.2 補助筋群
4. 加齢や疾病に伴う顎関節機能障害

学習効果

本章を学習すると，以下のことができるようになる．

7.1 顎関節（TM joint）の骨と関節円板の構造を他の滑膜関節と比較し，顎関節の関節機能を改善するためには他の滑膜関節と何が違うかを議論すること．
7.2 顎関節の関節内関節円板付着部について議論し，関節円板が関節機能をどのように強化しているかを説明すること．
7.3 顎関節に関連した靱帯を確認し，関節を安定するための役割について説明すること．
7.4 顎関節で生じる骨運動（下制，挙上，前突，後退，側方運動）を示すこと．
7.5 各骨運動で，疼痛がなく全可動域に達するための関節包内運動を説明すること．
7.6 顎関節の各運動を引き起こす筋を特定すること．
7.7 顎関節機能障害を引き起こす一般的原因を検討し，顎関節機能障害のリスク割合について説明すること．

はじめに

健康な成人は，1日に1,500回以上顎関節を動かしている．顎関節は咀嚼や嚥下，会話中にも使われ，もっとも使われる関節の1つである．顎関節の関節運動には小さな本来の口腔の動きと，あくびや歌うときの大きな動きの2通りがある．下顎骨は側方へ変位することなく，垂直にまっすぐ開口し，閉口する．

下顎の後方端は双顆関節で，下顎運動の間，側頭骨と関節を形成し，機能する．双顆関節を形成する2つの関節は関節円板で区切られ相互に依存している．さらに，関節円板で上下にも区切られている．つまり，全体で4つの関節が形成されており，これらが一致して動くことで，食事，嚥下，会話の機能的活動におけるさまざまな面や方向への下顎の移動が可能となる．また，大きな圧力負荷に耐えることもできる．関節は，蝶番関節と平面関節の機能を有する．顎関節は，アライメント不良や異常なストレス，口腔機能異常を引き起こす外傷，頭部痛や頸部痛，顎関節痛の影響を受ける．疾病や加齢変化による姿勢アライメント不良は，関節に悪影響を及ぼす．

1. 関節構造

1.1 骨と円板構造

顎関節を構成する骨は，下顎骨，上顎骨，側頭骨，頬骨，蝶形骨，舌骨である（図 7.1A）．顎関節は下顎骨を移動させる下顎枝の関節突起と，側頭骨の下顎（関節）窩の各後端により形成されている．関節結節は下顎窩と連続している前方の突出部である．関節突起後方結節は，下顎窩の後面である（図 7.1B）．下顎骨の筋突起（図 7.2）は咀嚼と関連する筋群の付着部位である．これらの筋群は，歯で食物を粉砕し，すりつぶすなどの咀嚼時に使われる．これらの筋については本章の後半で解説する．

顎関節は滑膜関節を形成する．しかし，関節で生じる連続的な摩耗と運動に耐えるという点で，他の滑膜関節と異なる．多くの滑膜関節とは対照的に，顎関節の関節面は硝子軟骨で覆われていない．その代わり，下顎顆は高密度で大きな咬合力と反復ストレスに抗する線維軟骨で覆われている．この線維軟骨は硝子軟骨とは異なり，自己修復が可能である．

顎関節内には関節円板（図 7.3）が存在し，関節にかかるストレスに抗している．前述した通り，関節円板は関節を上・下関節に分けている．各関節にはそれぞれ滑

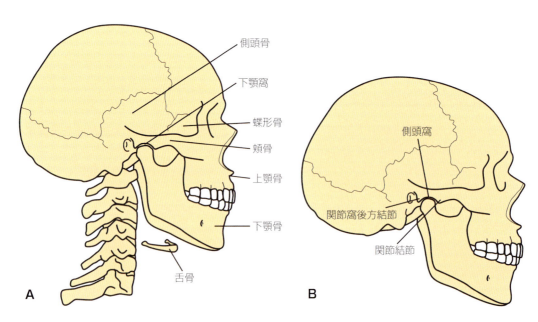

図 7.1 顎関節の骨と骨指標．（A）下顎骨と側頭骨，蝶形骨，上顎骨，頬骨，舌骨の側面図．（B）顎関節に関連した骨指標は，側頭窩と関節窩後方結節，関節結節である．

(Levangie P, Norkin C. Joint Structure and Function : A Comprehensive Analysis, 5th ed. Philadelphia, PA : F.A. Davis Company, 2011：p.214 より許諾を得て転載)

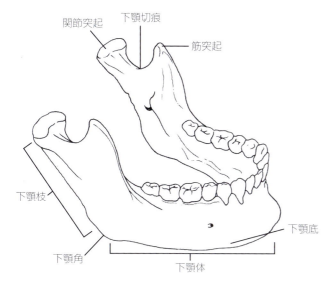

図 7.2 下顎.
(Levangie P, Norkin C. Joint Structure and Function : A Comprehensive Analysis, 5th ed. Philadelphia, PA : F.A. Davis Company, 2011 : p.213 より許諾を得て転載)

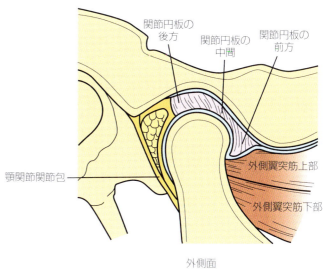

図 7.4 顎関節の横断面. 関節円板の厚さが異なることを示している.
(Levangie P, Norkin C. Joint Structure and Function : A Comprehensive Analysis, 5th ed. Philadelphia, PA : F.A. Davis Company, 2011 : p.216 より許諾を得て転載)

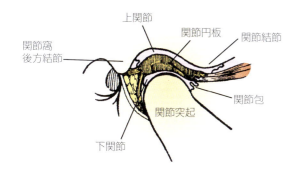

図 7.3 顎関節内の関節円板により, 関節は上関節と下関節に分かれている. 関節突起と関節結節の関節面は線維軟骨に覆われている.
(Levangie P, Norkin C. Joint Structure and Function : A Comprehensive Analysis, 5th ed. Philadelphia, PA : F.A. Davis Company, 2011 : p.214 より許諾を得て転載)

膜が存在する. 関節円板は関節顆外側縁の内側と外側に固定されており, 前後方向の運動が可能である. 関節円板の前方は関節包と外側翼突筋に付着し, 後方は厚い結合組織に付着している. このように分かれることで, 実際には各側2つで, 計4つの関節が存在し, それらが一緒に下顎の動きに影響する. 下方の関節は, 関節円板下面と下顎顆により形成され, 蝶番関節として機能する. 上方の関節は関節円板の上面と側頭骨により形成され, 滑走関節として機能する.

関節円板は関節の安定性を増し, 関節へのストレスを軽減し, 関節の可動性と機能を強化する. 骨関節面とは対称的に, 関節円板は自己修復できず, アライメント不良や機能障害運動の原因となり, 外傷や疾患に関連した疼痛が生じる (図 7.4).

1.2 関節包と靱帯

顎関節は丈夫な関節包に覆われている. 顎関節の前方と後方, 上方部分は弛緩しており関節が前方へ変位しやすくなっている. 顎関節が前方へ脱臼すると, 関節顆は関節結節に沿って前方へ行くため下顎は前方へ変位し, 関節結節の前上面でロックされる. この脱臼は, 外傷後の二次障害や食事, あくび, 歌う, 嘔吐や歯の治療などで大きく開口した後に生じる. しかし, 関節包の下方部分は緊張しており, 外側部分は強く, 両部分が同時に関節を安定させている. 関節包には活動時の関節の運動と位置を脳に伝える受容器が高密度に分布している.

外側顎靱帯は関節包を補強し下顎の下制と後退を制限する. 茎突下顎靱帯は側頭骨の茎状突起と下顎枝に付着する. 茎突下顎靱帯の機能については議論があるが, 下顎の過剰な突出を防ぐのに貢献していると考えられてい

136　第II部　脊　柱

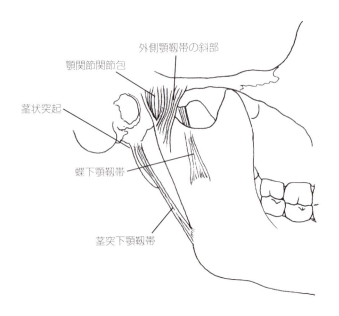

図 7.5　顎関節の外側面．外側顎靱帯，蝶下顎靱帯，茎突下顎靱帯を示す．
(Levangie P, Norkin C. Joint Structure and Function : A Comprehensive Analysis, 5th ed. Philadelphia, PA : F.A. Davis Company, 2011 : p.216 より許諾を得て転載)

る．また蝶形骨と下顎枝間に存在する蝶下顎靱帯も下顎の前突を制限している．これら3つの靱帯を図7.5に示す．

2. 運動学

話すことや咀嚼を含め，たいていの顎関節の運動は抵抗なしで生じている．ささやくことや口笛を吹くなどのむずかしい動作を行うと，関節には相当の力が生じる．他の関節と同様，顎関節も骨運動と関節運動学的動きを示す．

2.1　下顎の下制と挙上

開口は下顎下制であり，閉口は下顎挙上である（図7.6）．これらの運動は，内側横軸周辺の矢状面で生じる．一般的に，下制の運動は40～50 mmである．臨床的には，この可動域は上下の歯列の間に2～3横指入るかで測定する．骨運動学で下顎骨が全可動域に動くためには，関節突起に転がりと滑り運動が生じなくてはならない．下顎下制の開始時に各関節突起は円板の下面で前方へ転

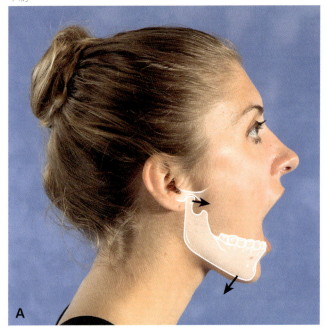
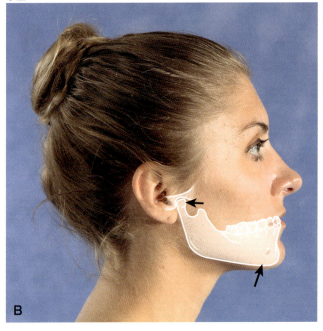

図 7.6　(A) 下顎の下制．(B) 下顎の挙上．

がる（下顎に関しては異なる文献もあり，後方へ転がると記載されているものもある）．

関節突起と関節円板は1つのユニットとして働き，前方へ滑る（図7.7）．この滑りは，関節円板と側頭骨の関節結節間上部で生じる（指先を耳の中に入れ，前方へ圧迫すると，この動きを感じることができる．開口すると，下顎は下制し関節突起は前方へ移動し指先から離れ

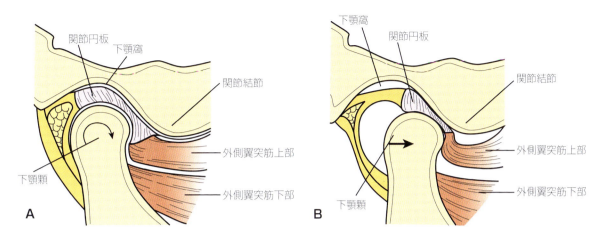

図 7.7 （A）下顎の下制時には，開口につれ，関節突起は関節円板上を前方へ回転する．（B）開口の後半では，関節突起と関節円板が一緒に関節結節上を前方へ滑る．

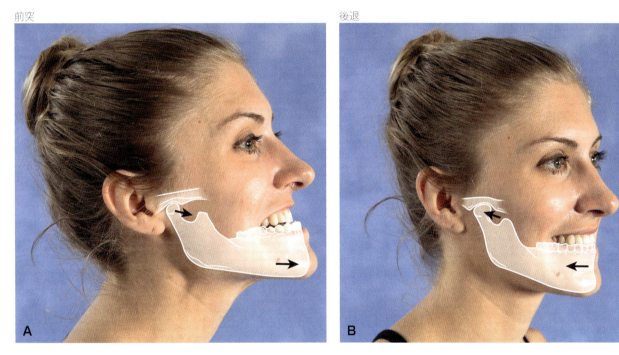

図 7.8 （A）下顎の前突時には，下顎は少し回旋しながら前方へ移動する．（B）下顎の後退時には，下顎は後方へ移動する．

ていくのを感じる）．下顎挙上時には逆の関節運動が生じる．関節突起は，円板上を後方へ転がる．関節の上部では，円板－関節突起複合体は後方へ滑る．

2.2 下顎の前突と後退

　口の十分な運動と最大限の開口と閉口のために，開口時には下顎は下制に伴い，前突する．閉口時には，下顎は挙上に伴い，後退する．顎関節の上部では前突と後退が生じる．円板－関節突起複合体は，前突では前方へ滑り，後退では後方へ滑る．関節突起は前突と後退の間，回転はしない．前突では通常下顎の歯列は上顎の歯列の間を通過するが，上下の切歯が互いに触れていれば，前突は十分できる（図 7.8）．

2.3 下顎の側方運動

　下顎の左右の動きは，側方運動と呼ばれている．一般

側方運動

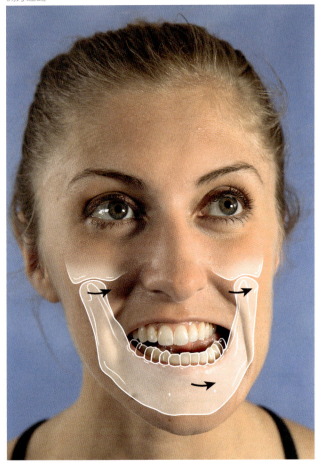

図 7.9 下顎の側方運動とは，主に横方向への変位である．モデルが下顎を左へ動かしているとき，下歯列の正中線が中切歯の1本分の幅を動いていることに注目．

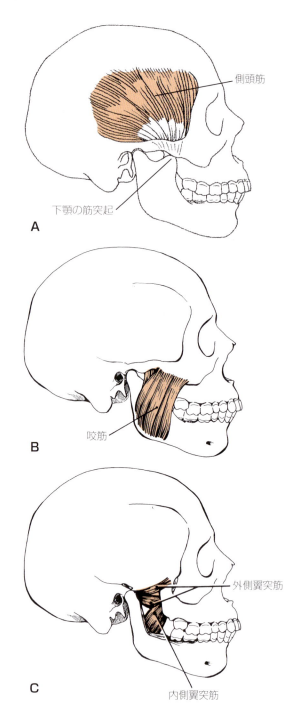

図 7.10 顎関節の主動作筋群．(A) 側頭筋．(B) 咬筋．(C) 内側翼突筋と外側翼突筋．
(Levangie P, Norkin C. Joint Structure and Function : A Comprehensive Analysis, 5th ed. Philadelphia, PA : F.A. Davis Company, 2011 : p.220 より許諾を得て転載)

的には，左右とも中切歯の1本分の幅を下側の歯の中心が動くことができる．この幅は8〜11 mm である．側方運動では同側の下顎関節突起が垂直軸で回転し，対側の下顎関節突起は前方とわずかに内側に回転する（図7.9）．

3. 筋 群

顎関節に関連した筋は，主動作筋群と補助筋群の2つに分類される．主動作筋群は2組あるより大きな筋群で力を生み出す．主動作筋群は，咀嚼や噛み切るなどの抵抗があるときに活動する．補助筋群は，主動作筋群の作用を補う．補助筋群は小さく，より細く，表情や穏やかに話すなどの動きのような内在性顎関節の動きと関係している．あらゆる活動と同様，活動の強度レベルによりどの筋グループが活動するかが決定される．軟らかい食品を噛むときは大きな筋群の活動は必要ではなく，肉を噛むときはより強大な筋群が必要となる．

第7章 顎関節の構造と機能 139

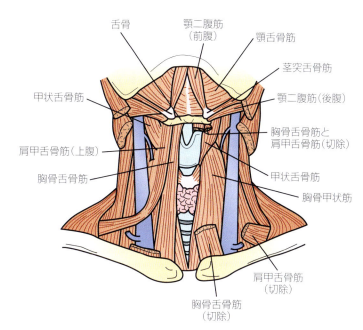

図7.11 顎関節に関連した舌骨上筋群と舌骨下筋群.
(Levangie P, Norkin C. Joint Structure and Function : A Comprehensive Analysis, 5th ed. Philadelphia, PA : F.A. Davis Company, 2011 : p.220 より許諾を得て転載)

クリニカル・コネクション 7.1

　誤った頭位前方位は，頭部や頸部に影響を及ぼし，頭痛や頸椎機能障害，顎関節機能障害となる．頭部と頸部が前突し肩が丸まっていると，後頭下の頸部伸筋群と前胸部の組織に適応性短縮が生じる．頸部深部屈筋群と胸椎伸筋群，肩甲骨内転筋群は伸張位となり，弱化して機能低下を起こす．この姿勢異常は，顎関節の運動学に悪影響を及ぼす．顎関節機能障害に対し，姿勢矯正運動は疼痛と開口改善に有効であることが示されている．

3.1 主動作筋群

　咀嚼と口腔運動の主動作筋群は側頭筋，咬筋，内側翼突筋と外側翼突筋である（図7.10）．閉口に作用する側頭筋，咬筋，内側翼突筋と，開口に作用する外側翼突筋は力強い筋である．これら四筋は三叉神経（第Ⅴ脳神経）に支配されている．側頭筋（図7.10A）は平坦で扇形の筋であり，側頭窩から生じ下顎骨の筋突起に付着する．側頭筋は噛むときに収縮するので，側頭窩上にて収縮を触診できる．咬筋（図7.10B）は頬骨弓と下顎角，下顎枝に付着する．内側翼突筋（図7.10C）は下顎骨の内部にあり，大きさと筋線維走行が咬筋と似ている．内側翼突筋は下顎角近くの下顎枝内側面に付着する．

　側頭筋の低負荷の活動では，口唇は閉じ，両歯列はわずかに離れた口の安静肢位を維持する．口を開口するにつれ，重力が下顎を下方へ引くため，筋活動は減少する．開口時に抵抗があると，外側翼突筋と補助筋群が活動する（例：噛みごたえのある食べ物で歯が「はまった」状態であるとき，口を開けるために食べ物から下顎を離すために，より大きな力が必要となる）．外側翼突筋は水平に走行する筋線維からなり，蝶形骨に付着し後方は下顎骨，関節円板と関節包に付着する．議論はあるが，上部線維は下顎の前突に作用し，下部線維は下顎の下制と前突に作用すると考えられている．咬筋，側頭筋と内側翼突筋の両側が収縮することにより下顎が挙上する．下顎の前突は，両側の咬筋，内側翼突筋と外側翼突筋の作用により生じる．後退は側頭筋の後部線維と顎二腹筋の前腹の作用により生じる．

3.2 補助筋群

　咀嚼筋と他の口腔運動の補助筋群は，舌骨との関係で舌骨上筋群と舌骨下筋群の2つに分けられる（図7.11）．両群とも舌の動きと会話や嚥下中に生じる動きに関与する．舌骨下筋群は，肩甲舌骨筋，胸骨舌骨筋，胸骨甲状筋と甲状舌骨筋である．舌骨下筋群は舌骨を安定させ，舌骨上筋群を引き下げる役割を果たす．舌骨上筋群は，顎二腹筋，オトガイ舌骨筋，顎舌骨筋と茎突舌骨筋で，

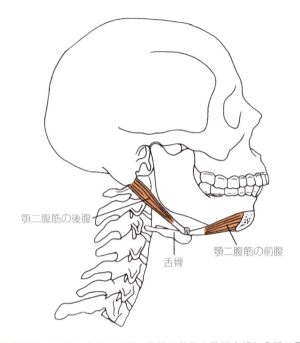

図7.12 下顎から起こる顎二腹筋の前腹と乳様突起から起こる後腹．2つの腹筋が線維ループによって舌骨につながっている．
(Levangie P, Norkin C. Joint Structure and Function : A Comprehensive Analysis, 5th ed. Philadelphia, PA : F.A. Davis Company, 2011：p.220 より許諾を得て転載)

表7.1 顎関節の共同筋活動

下顎の運動	筋と生じる運動
下制	両側の顎二腹筋と側頭筋下部線維の求心性収縮
挙上	両側の咬筋，側頭筋，内側翼突筋の求心性収縮
	下顎が挙上するにつれて，両側の外側翼突筋の遠心性収縮で関節円板をコントロールする
前突	両側の咬筋，内側翼突筋，外側翼突筋の求心性収縮
後退	両側の側頭筋後部線維，顎二腹筋の前腹の求心性収縮
側方運動	側頭筋の一側性の収縮により，同側の側方運動が生じる
	内側翼突筋と外側翼突筋の収縮により，対側の側方運動が生じる

下顎下制と関係している．顎二腹筋は主に下顎下制に作用する（図7.12）．顎関節の主動作筋群と補助筋群の相互作用を表7.1に示した．

4. 加齢や疾病に伴う顎関節機能障害

　顎関節機能障害とは，関節と機能不全に関連した多様な状態を包括する用語である．顎関節機能障害には3つの主徴がある．

- 顎関節領域の疼痛が運動で悪化する
- 関節運動時に生じる関節ノイズ
- 顎関節の可動域制限，関節のロッキング，噛む動きや会話，他の機能的活動の減少

　関節機能障害は幼児や小児と高齢者で生じることもあるが，20〜40歳の女性にもっとも多くみられる．ホルモンが関節軟骨と関節構造に影響を及ぼすのではないかと推測されている．頸椎・口腔・下顎の外傷や不良姿勢，炎症状態，誤った運動パターンの結果として，この機能異常が生じることがある．歯ぎしりや口を開けた状態での呼吸，頭位前方位，歯列不正も顎関節機能異常の一因となる．関節円板が関節突起と側頭骨との正常な機能的関係から外れる関節円板障害もまた，顎関節機能障害の一因となる．高齢者では顎関節の自覚症状と臨床徴候は存在するが，危険度は比較的低く，X線やMRIで確認される退行変性とは必ずしも症状は一致していない．顎関節機能障害には，軟部組織モビライゼーションや関節モビライゼーション，筋力強化運動，ストレッチング，装具療法が効果的である．表7.2は顎関節に障害を及ぼす病理のまとめであり，これらが生じることにより，顎関節機能障害が現われる．

本章のまとめ

　顎関節は食事や嚥下，会話，非言語的コミュニケーションなど生命維持活動に一生涯関係し続ける．顎関節は強力な力と反復する動きに耐えられるように設計されている．関節表面と上下関節の複合により，蝶番関節と滑走関節として機能している．顎関節の動きは下制，挙上，前突，後退と側方運動という特異的な動きではあるが，噛んだり飲み込んだり，話したり，あくびをしたり，歌

表7.2 顎関節機能障害に関連した病理

分類	病理
炎症	● 関節リウマチ ● 痛風 ● 乾癬性関節炎 ● 全身性エリテマトーデス ● 若年性慢性関節炎 ● 強直性脊椎炎
線維化	● 慢性炎症から生じた線維形成 ● 関節包と他の結合組織を障害する可能性がある
関節構造体の機能不全	● 靱帯と関節包の弛緩により関節が過可動性となる ● 顎関節の過剰な遊びにより関節構造体が過度に摩耗し，脱臼することもある ● 筋スパスムや柔軟性低下により関節可動性が低下し関節内圧が上昇する ● 筋力低下によりアライメント不良となり，運動時の関節構造体に異常な運動が生じる ● 関節円板の関節内障により関節機能不全と疼痛を生じる

うなどに必要な運動は，筋の協調運動によって行われる．

顎関節はどの年代でも障害や機能障害を生じるが，20～40歳の女性により多く障害がみられる．顎関節機能障害は，外傷や炎症，不良姿勢，歯列不正，噛むパターン，筋の機能不全，関節円板障害などあらゆる原因で生じる可能性がある．

症例検討

Catherine さん（25歳，女性）は，噛むときに顎の痛みを訴え，開口が困難になっている．Catherine さんは自転車の競技者であり，週に4,5回，数時間自転車に乗り，頭位前方位となっている．彼女の姿勢は，両肩が丸まっており，頭位前方位で頸椎前弯が増強している．開口は正常の50%で，開口時にクリック音が生じる．

1. 頭部前方肢位で丸まった肩の姿勢を行い，頭部をまっすぐな姿勢にして，必要な筋収縮を実感しなさい．また姿勢の違いが，顎関節へどのような影響を及ぼすかを観察しなさい．
2. Catherine さんが開口するときに聞こえるクリック音と関係している可能性のある構造物は何か．

章末問題

1. 顎関節の関節面は他の多くの滑膜関節の関節面とはどのように異なるか．
2. 顎関節の関節面はどのように関節を保護するか．
3. 下顎下制と挙上時の上下関節の運動を述べなさい．
4. 下顎の下制，挙上，前突，後退，側方運動時にどの筋が働くか．
5. 顎関節機能障害の3主徴は何か．
6. どのような脊柱と頭部の不良姿勢が顎関節に影響を及ぼす可能性があるか．

参考文献

・Armijo-Olivo S, Silvestre R, Fuentes J, et al. Electromyographic activity of the cervical flexor muscles in patients with temporomandibular disorders while performing the craniocervical flexion test: a cross-sectional study. *Phys Ther*. 2011;91:1184–1197.
・Cook CE. *Orthopedic Manual Therapy: An Evidence-Based Approach*. Upper Saddle River, NJ: Prentice Hall; 2007.
・Gallo LM. Modeling of temporomandibular joint function using MRI and jaw-tracking technologies-mechanics. *Cells Tissues Organs*. 2005;180:54–68.
・Ingawale S, Goswami T. Temporomandibular joint: disorders, treatments, and biomechanics. *Ann Biomed Eng*. 2009;37:976–996.
・Kisner C, Colby LA. *Therapeutic Exercise Foundations and Techniques*. 6th ed. Philadelphia, PA: FA Davis; 2012.
・Levangie PK, Norkin CC. *Joint Structure and Function: A Comprehensive Analysis*. 5th ed. Philadelphia, PA: FA Davis; 2011.
・McNeely ML, Olive SA, Magee DJ. A systematic review of the effectiveness of physical therapy interventions for temporomandibular disorders. *Phys Ther*. 2006;86:710–723.
・Reneker J, Paz J, Petrosino C, Cook C. Diagnostic accuracy of clinical tests and signs of temporomandibular joint disorders: a systematic review of the literature. *J Orthop Sports Phys Ther*. 2011;41:408–416.
・Slade GD, et al. Signs and symptoms of first-onset TMD and sociodemographic predictors of its development: the OPPERA prospective cohort study. *J Pain*. 2013;14:20–32.

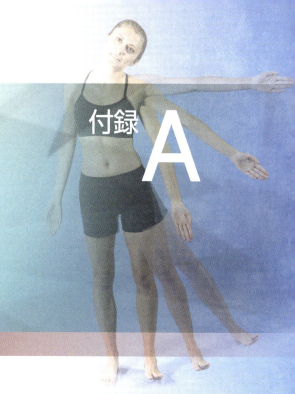

体幹の筋の起始停止と神経支配・骨格の構造

付録 A

本付録の概要

1. 脊髄の構造
2. 体幹のデルマトーム
3. 体幹の筋
   - 3.1 体幹後面の筋
     - [a] 脊柱起立筋（腸肋筋，最長筋，棘筋）
       - 腰腸肋筋
       - 胸腸肋筋
       - 頸腸肋筋
       - 胸最長筋
       - 頸最長筋
       - 頭最長筋
       - 胸棘筋
       - 頸棘筋
       - 頭棘筋
     - [b] 横突棘筋（多裂筋，回旋筋，半棘筋）
       - 多裂筋
       - 回旋筋：長回旋筋，短回旋筋
       - 胸半棘筋
       - 頸半棘筋
       - 頭半棘筋
   - 3.2 体幹前面・側面の筋
     - [a] 腹部の筋
       - 外腹斜筋
       - 内腹斜筋
       - 腹直筋
       - 腹横筋
   - 3.3 頭頸部の筋
     - [a] 頭頸部の前面・側面の筋
       - 頭長筋
       - 頸長筋
         - ・上斜部
         - ・垂直部
         - ・下斜部
       - 前頭直筋
       - 外側頭直筋
     - [b] 斜角筋
       - 前斜角筋
       - 中斜角筋
       - 後斜角筋
     - [c] 胸鎖乳突筋
     - [d] 頭頸部後面の筋
       - 頭板状筋
       - 頸板状筋
     - [e] 後頭下筋
       - 下頭斜筋
       - 上頭斜筋
       - 大後頭直筋
       - 小後頭直筋
   - 3.4 その他：腰方形筋
     - [a] 腰方形筋

143

4. 主な咀嚼筋群
    4.1 咬筋：浅頭，深頭
    4.2 側頭筋
    4.3 内側翼突筋：浅頭，深頭
    4.4 外側翼突筋（上頭）
    4.5 外側翼突筋（下頭）

5. 舌骨上筋群
    5.1 顎二腹筋：後腹
    5.2 顎二腹筋：前腹
    5.3 オトガイ舌骨筋
    5.4 顎舌骨筋
    5.5 茎突舌骨筋

6. 舌骨下筋群
    6.1 肩甲舌骨筋
    6.2 胸骨舌骨筋
    6.3 甲状舌骨筋

7. 呼吸に関わる筋群
    7.1 横隔膜
    7.2 外肋間筋
    7.3 内肋間筋
    7.4 肋下筋
    7.5 肋骨挙筋（長肋骨挙筋，短肋骨挙筋）
    7.6 下後鋸筋
    7.7 上後鋸筋
    7.8 胸横筋

1. 脊髄の構造

図A.1は脊髄と椎骨の関係を示している．神経組織は頚椎と椎骨動脈に隣接している．図A.2は脊柱および脊髄神経根を示している．頚椎の神経根は，対応する椎骨の上のレベルの脊髄から出る．たとえば，第1頚椎（C1）の脊髄神経根は第1頚椎椎骨レベルの上から出る．しかし，頚椎は7つある一方で脊髄神経根は8つあり，第8頚椎の脊髄神経根は第7頚椎の上から出る．そして，第1胸椎脊髄神経根（T1）は第1胸椎の下から出る．

第1胸椎より下位の神経根は，それぞれの脊椎の下から出る．成人では脊髄は脊柱よりも短いので，第1，第2腰椎（L1，L2）より下位の神経根は長い距離を移動する必要がある．このレベルより下位の長い神経根は馬尾を構成する．

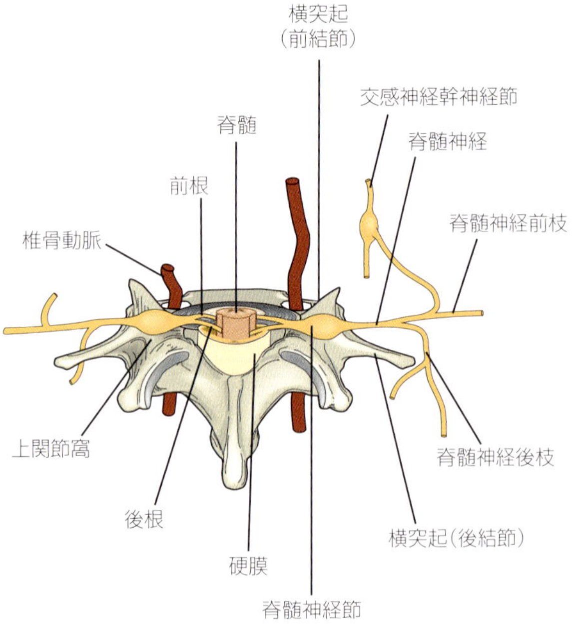

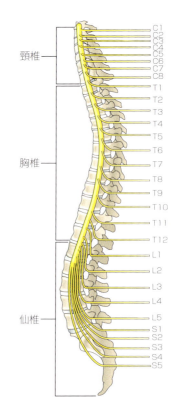

図A.1 脊髄と関連する神経根の図．

図A.2 脊髄神経根と脊椎の関係．
(Roy S, Wolf SL, Scalzitti DA. The Rehabilitation Specialist's Handbook, 4th ed. Philadelphia, PA：F.A. Davis Company, 2013：p.2106 より許諾を得て転載)

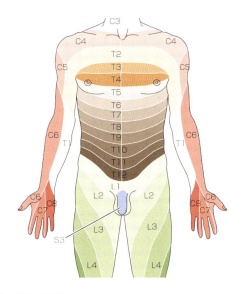

図 A.3 体幹のデルマトーム.
(Roy S, Wolf SL, Scalzitti DA. The Rehabilitation Specialist's Handbook, 4th ed. Philadelphia, PA：F.A. Davis Company, 2013：p.210 より許諾を得て転載)

2. 体幹のデルマトーム

図 A.3 は体幹のデルマトームを示している．

3. 体幹の筋

3.1 体幹後面の筋

体幹後面の筋（僧帽筋，広背筋，前鋸筋）の付着部と神経支配については付録 B（p.219）を参照．

[a] 脊柱起立筋（腸肋筋，最長筋，棘筋）

腰腸肋筋
起始：第6～第12肋骨
停止：共同腱
神経支配：第3頸椎～第5腰椎の脊髄神経根の後枝

胸腸肋筋
起始：第1～第6肋骨
停止：第6～12肋骨
神経支配：第3頸椎～第5腰椎の脊髄神経根の後枝

頸腸肋筋
起始：第4～第6頸椎の横突起
停止：第3～第7肋骨
神経支配：第3頸椎～第5腰椎の脊髄神経根の後枝

胸最長筋
起始：第3～第12肋骨，第1～第12胸椎の横突起
停止：共同腱
神経支配：第3頸椎～第5腰椎の脊髄神経根の後枝

頸最長筋
起始：第2～第6頸椎の横突起
停止：第1～第4胸椎の横突起
神経支配：第3頸椎～第5腰椎の脊髄神経根の後枝

頭最長筋
起始：側頭骨の乳様突起
停止：第1～第5胸椎の横突起と第4～第7頸椎の関節突起
神経支配：第3頸椎～第5腰椎の脊髄神経根の後枝

胸棘筋
起始：胸椎の棘突起
停止：共同腱
神経支配：第3頸椎～第5腰椎の脊髄神経根の後枝

頸棘筋
起始：第2頸椎の棘突起
停止：項靱帯と第7頸椎～第1胸椎の棘突起
神経支配：第3頸椎～第5腰椎の脊髄神経根の後枝

頭棘筋
神経支配：第3頸椎～第5腰椎の脊髄神経根の後枝（訳者註：頭棘筋は半頭棘筋と癒合して単独で存在することはほとんどない．そのため，起始・停止の記述がないと考えられる）

[b] 横突棘筋（多裂筋，回旋筋，半棘筋）

多裂筋
起始：第2～第4脊椎棘突起上
停止
　腰多裂筋：腰椎，腰仙靱帯，脊柱起立筋の共同腱，仙骨，腸骨棘
　胸多裂筋：第1～第12胸椎横突起
　頸多裂筋：第3～第7頸椎の関節突起
神経支配：第4頸椎～第3仙椎の脊髄神経根の後枝

回旋筋：長回旋筋，短回旋筋
起始：第1もしくは第2頸椎以下の横突起と椎骨の薄膜
停止：すべての脊椎の横突起
神経支配：第4頸椎～第4腰椎の脊髄神経根の後枝

胸半棘筋

起始：第6頸椎～第4胸椎の棘突起

停止：第6～第10胸椎の横突起

神経支配：第1～第6頸椎の脊髄神経根の後枝

頸半棘筋

起始：第2～第5頸椎の棘突起

停止：第1～第6胸椎の横突起

神経支配：第1～第6頸椎の脊髄神経根の後枝

頭半棘筋

起始：後頭骨の上項線と下項線の間

停止：第7頸椎～第7胸椎の横突起と第4～第6頸椎の関節突起

神経支配：第1～第6頸椎の脊髄神経根の後枝

3.2 体幹前面・側面の筋

[a] 腹部の筋

外腹斜筋

外側部の付着：第4～第12肋骨の外側

内側部の付着：腸骨稜，白線，反対側の腹直筋鞘

神経支配：肋間神経（第7～第12胸椎）

内腹斜筋

外側付着部：腸骨稜，鼠径靱帯および胸部靱帯

内側付着部：第9～第12肋骨，白線，反対側の腹直筋鞘

神経支配：肋間神経（第8～第12胸椎），腸骨下腹神経（第1腰椎），腸骨鼠径神経（第1腰椎）

腹直筋

起始：剣状突起，第5～第7肋軟骨

停止：恥骨稜

神経支配：肋間神経（第7～第12胸椎）

腹横筋

外側付着部：腸骨稜，腰腱膜，第6～第12肋骨，鼠径靱帯

内側付着部：白線，反対側の腹直筋鞘

神経支配：肋間神経（第7～第12胸椎），腸骨下腹神経（第1腰椎），腸骨鼠径神経（第1腰椎）

3.3 頭頸部の筋

[a] 頭頸部の前面・側面の筋

頭長筋

起始：後頭骨

停止：第3～第6頸椎の横突起

神経支配：第1～第3頸椎の脊髄神経根の前枝

頸長筋

・上斜部

起始：第1頸椎（環椎）の前結節

停止：第3～第5頸椎の横突起

・垂直部

起始：第2～第4頸椎の椎体前部

停止：第5頸椎～第3胸椎の椎体前部

・下斜部

起始：第5，第6頸椎の横突起

停止：第1～第3胸椎の椎体前部

神経支配：第2～第8頸椎の脊髄神経根の前枝

前頭直筋

起始：後頭骨

停止：第1頸椎の横突起

神経支配：第1，第2頸椎の脊髄神経根の前枝

外側頭直筋

起始：後頭骨

停止：第1頸椎の横突起

神経支配：第1，第2頸椎の脊髄神経根の前枝

[b] 斜角筋

前斜角筋

起始：第3～第6頸椎の横突起

停止：第1肋骨

神経支配：第3～第7頸椎の脊髄神経根の前枝

中斜角筋

起始：第2～第7頸椎の横突起

停止：第1肋骨後方から前斜角筋付着部

神経支配：第3～第7頸椎の脊髄神経根の前枝

後斜角筋

起始：第5～第7頸椎の横突起

停止：第2肋骨

神経支配：第3～第7頸椎の脊髄神経根の前枝

[c] 胸鎖乳突筋

起始：側頭骨乳様突起

停止：鎖骨 1/3 の中間，胸骨柄

神経支配：副神経（第 11 脳神経）

[d] 頭頸部後面の筋

頭板状筋

起始：側頭骨乳様突起，後頭骨の上項線の 1/3 側方

停止：項靱帯，第 7 頸椎〜第 4 胸椎の棘突起

神経支配：第 2〜第 8 頸椎の脊髄神経根の後枝

頸板状筋

起始：第 1〜第 3 頸椎の横突起

停止：第 3〜第 6 胸椎の棘突起

神経支配：第 2〜第 8 頸椎の脊髄神経根の後枝

[e] 後頭下筋

下頭斜筋

起始：第 1 頸椎の横突起

停止：第 2 頸椎の棘突起

神経支配：後頭下神経（第 1 頸椎の脊髄神経根の後枝）

上頭斜筋

起始：上項線と下項線の間

停止：第 1 頸椎の横突起

神経支配：後頭下神経（第 1 頸椎の脊髄神経根の後枝）

大後頭直筋

起始：下項線の外側端

停止：第 2 頸椎の棘突起

神経支配：後頭下神経（第 1 頸椎の脊髄神経根の後枝）

小後頭直筋

起始：下項線

停止：第 1 頸椎の後結節

神経支配：後頭下神経（第 1 頸椎の脊髄神経根の後枝）

3.4 その他：腰方形筋

[a] 腰方形筋

起始：第 12 肋骨と第 1〜第 4 腰椎の横突起

停止：腸腰靱帯と腸骨稜

神経支配：第 12 胸椎〜第 3 腰椎の脊髄神経根の前枝

4. 主な咀嚼筋群

4.1 咬筋：浅頭，深頭

起始：頬骨の前外側と頬骨弓

停止：下顎骨の外面

神経支配：三叉神経の下顎神経

4.2 側頭筋

起始：側頭窩と側頭筋膜

停止：下顎骨の筋突起と下顎骨の枝

神経支配：三叉神経の下顎神経

4.3 内側翼突筋：浅頭，深頭

起始：第 3 大臼歯上窩の上の上外側上顎の小さい領域

停止：下顎骨の内側面

神経支配：三叉神経の下顎神経

4.4 外側翼突筋（上頭）

起始：蝶形骨

停止：顎関節の関節包と関節円盤と下顎骨の翼突窩

神経支配：三叉神経の下顎神経

4.5 外側翼突筋（下頭）

起始：上顎

停止：翼突窩と下顎骨

神経支配：三叉神経の下顎神経

5. 舌骨上筋群

5.1 顎二腹筋：後腹

起始：側頭骨の乳突切痕

停止：舌骨

神経支配：顔面神経（第 7 脳神経）

5.2 顎二腹筋：前腹

起始：舌骨の側面

停止：下顎骨下縁中央付近

神経支配：下歯槽神経（第5脳神経の下顎神経）

5.3 オトガイ舌骨筋

起始：下顎骨の前面中央

停止：舌骨

神経支配：舌下神経（第12脳神経）を経て第1頚椎の脊髄神経根

5.4 顎舌骨筋

起始：下顎骨の内面

停止：舌骨

神経支配：下歯槽神経（第5脳神経の下顎神経）

5.5 茎突舌骨筋

起始：側頭骨の茎状突起

停止：舌骨

神経支配：顔面神経（第12脳神経）

6. 舌骨下筋群

6.1 肩甲舌骨筋

起始：舌骨

停止：肩甲骨の上縁

神経支配：第1～第3頚椎の脊髄神経根の前枝

6.2 胸骨舌骨筋

起始：舌骨

停止：鎖骨内側端の後面，胸骨柄，胸鎖靱帯

神経支配：第1～第3頚椎の脊髄神経根の前枝

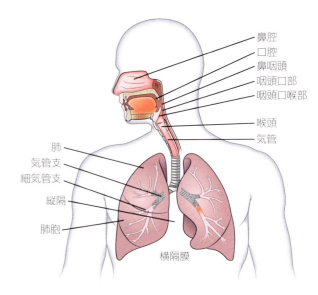

図 A.4　呼吸器官の解剖学的構造．
(Cowen V. Pathophysiology for Massage Therapists : A Functional Approach. Philadelphia, PA：F.A. Davis Company, 2016：p.125 より許諾を得て転載)

6.3 甲状舌骨筋

起始部：舌骨

停止：甲状軟骨

神経支配：第12脳神経を経て第1頚椎の脊髄神経根の前枝

7. 呼吸に関わる筋群

呼吸器管は解剖学的に上気道と下気道に分けることができる（図 A.4）．上気道は鼻腔，口腔，咽頭および喉頭から，下気道は気管と気管支から構成される．

7.1 横隔膜

起始：腱中心

停止

肋骨部：第6～第12肋骨

胸骨部：剣状突起

腰椎部：

1. 腰方形筋と大腰筋の外側面を覆う2つの腱膜
2. 第1～第3腰椎の椎体と椎間板に由来する左右の下腿

神経支配：横隔神経（第3〜第5頸椎）

7.2 外肋間筋

付着部：肋骨下縁と肋骨上縁
神経支配：肋間神経（第1〜第12胸椎）

7.3 内肋間筋

付着部：肋骨下縁と肋骨上縁
神経支配：肋間神経（第1〜第12胸椎）

7.4 肋下筋

付着部：肋骨下縁と第2, 3肋骨の上縁
神経支配：肋間神経（第1〜第12胸椎）

7.5 肋骨挙筋（長肋骨挙筋，短肋骨挙筋）

起始：第7頸椎〜第11胸椎の横突起

停止：肋骨の外側面
神経支配：脊髄神経根の後枝（第7頸椎〜第11胸椎）

7.6 下後鋸筋

起始：第9〜第12肋骨の後面
停止：第11胸椎〜第3腰椎の棘突起と棘上靱帯
神経支配：肋間神経（第9〜第12胸椎）

7.7 上後鋸筋

起始：第6頸椎〜第3胸椎の棘突起
停止：第2〜第5肋骨
神経支配：肋間神経（第2〜第5胸椎）

7.8 胸横筋

起始：第2〜第6肋骨と関連した胸肋関節の内側面
停止：第3胸椎の腹面，剣状突起
神経支配：肋間神経

第Ⅲ部

上　肢

　第Ⅲ部の3つの章では，上肢にある4つの関節の構造と機能について解説する．人は上肢によって，身の回りの動作やさまざまな職業動作，レジャー活動を容易に行える．第8章では胸骨，鎖骨，肋骨，肩甲骨，上腕骨からなる肩関節複合体について解説する．第9章では肘と前腕について解説し，上腕骨と尺骨，橈骨の構造が肘や前腕の機能にどのように影響するかについて学習する．第10章では手関節と手の構造と機能について解説する．

　これらの関節は章ごとに解説されているが，上肢全体が正常に機能するためには，各関節の寄与が不可欠であることを理解しておくことが重要である．たとえば，腕を伸ばして物をとるとき，肩と肘によるリーチ動作ができなければ，いくら周辺で手を動かしてもまったく役に立たない．また，遠位の関節が自由に動いて物を操作するためには，近位の肩関節複合体が安定している必要がある．第Ⅲ部で学習する内容は，上肢を構成する各要素が上肢全体の機能にどのように寄与するのかを理解するための基礎となる．第Ⅲ部の各章では，棚の上の帽子に手を伸ばすために必要な肩関節複合体の広範囲な可動域のしくみや，針を通すために必要な手の精緻なコントロールのしくみについて解説する．

第**8**章

肩関節複合体の構造と機能

本章の概要

1. 肩関節複合体の構造
    1.1 骨
    [a] 胸骨
    [b] 鎖骨
    [c] 肩甲骨
    [d] 上腕骨
    1.2 関節
    [a] 胸鎖関節
        関節包，靱帯，関節円板
        運動学
    [b] 肩鎖関節
        関節包，靱帯，関節円板
        運動学
    [c] 肩甲胸郭関節
        運動学
    [d] 肩甲上腕関節
        関節包，靱帯
        烏口肩峰アーチ
        運動学

2. 肩関節複合体の運動学
    2.1 肩関節複合体の運動における肩甲胸郭関節と肩甲上腕関節の役割
    2.2 肩関節複合体の運動における胸鎖関節と肩鎖関節の役割

3. 肩関節複合体の筋群
    3.1 肩甲胸郭関節の筋群
    [a] 挙上筋群と下制筋群
    [b] 前方突出筋群と後退筋群
    [c] 上方回旋筋群と下方回旋筋群
    3.2 肩甲上腕関節の筋群
    [a] 動的安定性機構
    [b] 主動作筋群

4. 肩関節複合体の機能障害

学習効果

本章を学習すると，以下のことができるようになる.

8.1 骨や軟部組織の構造と肩関節複合体の特徴的なランドマークについて説明すること.

8.2 肩関節複合体の各関節における骨運動と関節運動の機能について考察すること.

8.3 烏口肩峰アーチと肩峰下のスペースで肩関節のインピンジメントがどのように生じるかについて説明すること.
8.4 肩関節複合体の運動学を説明するために各関節の運動解析をすること.
8.5 個々の筋の役割をふまえて肩関節複合体の運動学的考察を行うこと.
8.6 肩甲上腕関節の静的安定性と動的安定性の構造を比較すること.
8.7 肩関節複合体の筋の筋力低下, 姿勢アライメント不良, もしくは両方がどのように肩関節複合体の機能障害に関与するかについて説明すること.

はじめに

上肢の研究は肩関節複合体の研究より始まった. 肩関節複合体は胸骨, 鎖骨, 肋骨, 上腕骨と肩甲骨からなる (図8.1). 肩関節複合体の運動中に, これらの各関節は, 滑りや転がりなどの関節包内運動や骨運動を行う. また, 関節を安定させつつ (肩関節) 複合体の一部分を動かしたりする. 最適な機能を得るために肩関節複合体の運動中は複数の筋が協調的に作用する. 肩関節複合体のある筋の筋力低下は, 他の筋が産出する力や精巧な運動活動のパフォーマンスに影響を与える.

1. 肩関節複合体の構造

肩関節複合体は, 5つの骨とそれらの結合組織からなる. 各構造の形状が, 個々の関節の運動や上肢全体の運動に関与する.

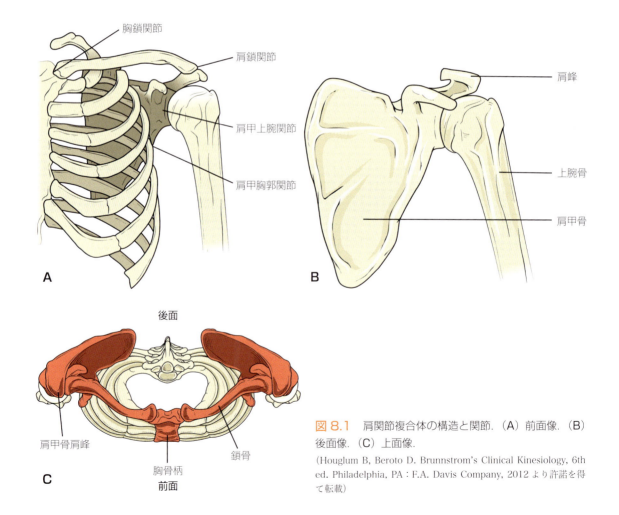

図8.1 肩関節複合体の構造と関節. (A) 前面像. (B) 後面像. (C) 上面像.
(Houglum B, Beroto D. Brunnstrom's Clinical Kinesiology, 6th ed. Philadelphia, PA : F.A. Davis Company, 2012 より許諾を得て転載)

1.1 骨

[a] 胸骨

胸骨は前胸部の中央に位置する平らな長骨で，肋骨にとって前方のアンカーとなる．胸骨は上方より，胸骨柄，胸骨体，剣状突起が並ぶ．鎖骨との関節面は胸骨柄の両側に位置し，胸鎖関節を作る．胸骨柄上方の両関節面の間に胸骨頸切痕がある．

[b] 鎖骨

鎖骨は弯曲した骨で，内側で胸骨と外側で肩甲骨と関節を形成する．鎖骨の横突肋骨窩は第1肋骨に連結している．解剖学的肢位では鎖骨は前額面より約20°後方，水平面よりわずかに上方に位置する．骨は内側へ凸，外側へ凹型に弯曲している．

[c] 肩甲骨

肩甲骨は胸郭の後外側に位置する．解剖学的肢位では肩甲骨は第2〜第7胸椎の高さに位置する．肩甲骨は内側（もしくは脊柱）縁，外側（腋窩）縁，上縁の3面（もしくは3縁）に分けられる．一般的に，肩甲骨内側縁は脊椎から約6cm外側に位置し，脊柱と平行に走行している．肩甲骨内側縁の上方には肩甲骨上角，下方には肩甲骨下角がある．肩甲骨外側縁は下角から関節窩の下縁まで走行する．上縁は肩甲骨上角から烏口突起基部まで走行する．

肩甲棘は肩甲骨後面を棘上窩と棘下窩に分ける．肩甲棘の外側端は平坦で，肩峰を形成する．烏口突起は肩甲骨前面にある突起で多くの筋が付着する．肩甲下窩は肩甲骨腹側に位置する．図8.2に肩甲骨のランドマークを示す．

肩峰は外側に突出し，関節窩を覆う（図8.3）．凹型の関節窩には関節上結節と関節下結節がある．これらの結節は筋が付着する部位となる．上腕二頭筋長頭腱は関節上結節に付着し，上腕三頭筋長頭腱は関節下結節に付着する．関節窩は前額面より約35°前方を向いているが，この向きを肩甲骨面 scapular plane という（図8.4）．肩甲骨と上腕骨の間に生じるほとんどの機能的運動はこの肩甲骨面上で行われる．

[d] 上腕骨

上腕骨頭の凸面は関節窩のわずかな凹面と連結し肩甲上腕関節を形成する．解剖頸は上腕骨骨幹部と骨頭を隔

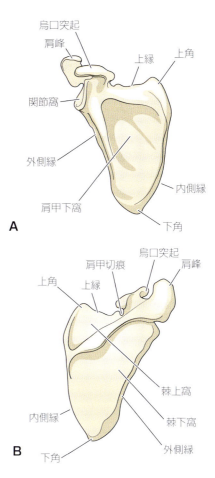

図 8.2 肩甲骨のランドマーク．（A）前面像．（B）後面像．
(Roy S, Wolf SL, Scalzitti DA. The Rehabilitation Specialist's Handbook, 4th ed. Philadelphia, PA: F.A. Davis Company, 2013: p.51 より許諾を得て転載)

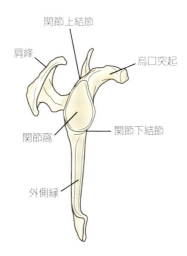

図 8.3 肩甲骨の関節窩．
(Starkey C, Brown D. Examination of Orthopedic & Athletic Injuries, 4th ed. Philadelphia, PA: F.A. Davis Company, 2015: p.603 より許諾を得て転載)

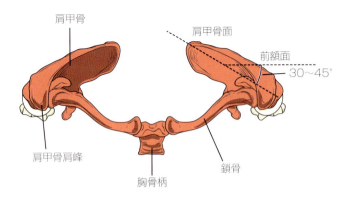

図 8.4 肩甲骨の上面像．安静肢位での肩甲骨と前額面のなす角は 30°～45° となる．
(Houglum B, Beroto D. Brunnstrom's Clinical Kinesiology, 6th ed. Philadelphia, PA：F.A. Davis Company, 2012：p.163 より許諾を得て転載)

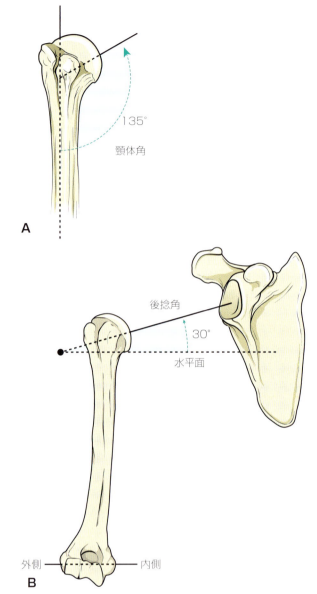

てる．上腕骨頭は上腕骨骨幹部に対し 130°～150° 内上方へ傾斜している（図 8.5A）．これは上腕骨頭と解剖頚の二等分線を結ぶ直線と上腕骨骨幹部長軸を通る直線との間でなす角度である．上腕骨頭は水平面より約 30° 後方へ回旋している．この後方回旋を後捻 retroversion というが，これは「後方」を意味するラテン語の "retro" と「捻れ」を意味する "verto" に由来する（図 8.5B）．

上腕骨の大結節と小結節は結節間溝により分けられる．大結節，小結節と三角筋粗面は肩関節複合体筋群の付着する部位である．上腕骨の後面には橈骨神経溝があり上腕三頭筋の外側頭と内側頭を隔てる（図 8.6）．

1.2 関節

肩関節複合体は胸鎖関節，肩鎖関節，肩甲胸郭関節，肩甲上腕関節の 4 つの関節からなる．これらの関節の運動は上肢の全体的な運動に関与し，連鎖的に機能する．胸鎖関節と肩鎖関節の運動が肩甲胸郭関節の運動を引き起こす．これらの関節の 1 つでも機能障害に陥ると，上肢の最適な運動や機能が阻害される．鎖骨と肩甲骨は結合しているため，胸鎖関節と肩鎖関節の運動は常に肩甲胸郭の運動と連動している．つまり，肩甲胸郭関節で運動が生じると，胸鎖関節，肩鎖関節，もしくは両関節でも運動が生じる．よって，肩甲骨のアライメントや運動も上腕骨と肩甲骨の間の運動に影響を及ぼす．

[a] 胸鎖関節

上肢と肩関節複合体は胸鎖関節を介して体幹と連結し

図 8.5 （A）前額面上における上腕骨骨幹部と骨頭のなす角（135°）を頚体角という．（B）上腕骨頭は遠位上腕骨に対し後方へ 30° 後捻している．
(Houglum B, Beroto D. Brunnstrom's Clinical Kinesiology, 6th ed. Philadelphia, PA：F.A. Davis Company, 2012：p.166 より許諾を得て転載)

ている（図 8.7）．胸鎖関節は滑膜性平面関節に分類され，鎖骨内側端，鎖骨と胸骨の関節，第 1 肋骨上方の関節軟骨からなる．胸鎖関節の運動は，肩鎖関節（鎖骨と肩甲骨）の運動により肩甲骨の運動を引き起こす．同様に，肩甲骨の運動はしばしば胸鎖関節の運動の影響を受ける．

関節包，靱帯，関節円板　胸鎖関節は強固に線維化した関節包と靱帯構造により補強される．鎖骨と胸骨の間

めると同時に緩衝作用を有する．上肢が動くとき，関節円板は胸骨上で鎖骨の回転中心となる．骨の構造や，関節周囲の構造および関節円板の存在は，胸鎖関節に対する応力や過度な運動を最小限に抑える．胸鎖関節の脱臼はまれで身体における関節脱臼の1%にすぎない．

運動学 鎖骨には肩関節の運動中に，肩甲骨と上腕骨頭の位置を最適に保ちながら動くことができる自由度3の機能がある．鎖骨の運動には，鎖骨外側端を基準とする挙上と下制，前方突出と後退がある（図8.8），鎖骨はさらに鎖骨上軸を軸心として前後に回旋する．

胸鎖関節の前額面の運動には約45°の挙上と10°の下制がある．鎖骨外側端が挙上すると，凸の関節面は胸骨関節面上を上方に転がり，下方に滑る（図8.9A）．鎖骨の下制では凸の関節面は下方に転がり，上方に滑る．

胸鎖関節の前方突出と後退は水平面付近の垂直軸に対して生じる．15°～20°の前方突出時には鎖骨外側端は前方へ動き，鎖骨内側端は前方へ滑る．後退時には鎖骨外側端が後方へ動き鎖骨内側端が後方へ滑る．後退は30°もしくはそれ以上の可動域を有する（図8.9B）．

鎖骨は長軸周りを前後に回旋する．鎖骨は後方へ回旋しながら関節面の下方は前方を向く．後方へは50°の回旋が可能である．鎖骨が後方から元の位置へ戻る際には，前方へ回旋しながら中間位に戻るが，中間位を通過する際にわずかな回旋が生じる．

[b] 肩鎖関節

肩鎖関節は鎖骨外側端と肩峰からなる滑膜性平面関節である．肩鎖関節は上肢の運動中に安静肢位より肩甲骨を外側へ回旋させることができる自由度3の関節である．肩鎖関節は上肢の運動中に上腕骨頭が肩甲骨関節窩上の適切な位置にとどまるよう肩甲骨を回旋させるために重要である．この適切なアライメントにより上腕骨頭と肩峰の間に存在する腱や結合組織に衝突やダメージを与えることなく全可動域を通じた上肢の運動を可能にする（図8.10）．

関節包，靱帯，関節円板 肩鎖関節を覆う脆弱な関節包は上下方の肩鎖関節靱帯により補強されている．関節上方は三角筋と僧帽筋の付着によりさらに強化されている．烏口鎖骨靱帯も肩甲骨と鎖骨を連結し，肩鎖関節の上下方向の安定性に寄与する．烏口鎖骨靱帯は烏口突起から鎖骨に向かい上外側へ走行する菱形靱帯と垂直方向

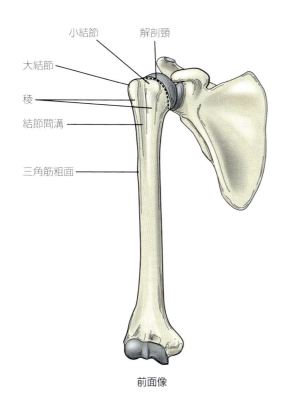

図8.6 近位上腕骨の骨ランドマーク．

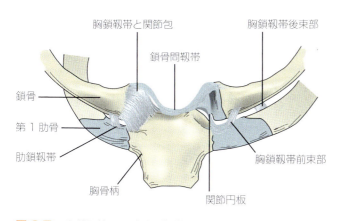

図8.7 胸鎖関節と関連する靱帯．図は関節包と胸鎖靱帯の一部を取り除き，関節円板と後胸鎖靱帯を示している．

の不規則なサドル型の関節面，関節包，靱帯は関節に強固な安定性を生み出す．前後の胸鎖関節靱帯は鎖骨内側で前後方向の運動を制動する．肋鎖靱帯は第1肋軟骨から鎖骨にかけて十字に走行する．この線維の走行は，鎖骨の下制以外のすべての運動を制動する．鎖骨間靱帯は胸骨頸切痕を横切り鎖骨内側面を連結する．

胸鎖関節には，関節内を二分する平坦な線維軟骨性の円板（関節円板）がある．関節円板は関節の安定性を高

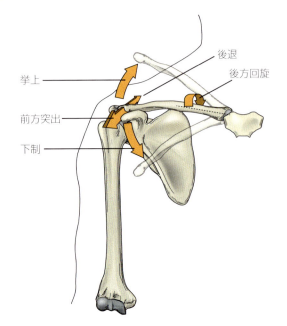

図8.8 前額面付近で生じる鎖骨の挙上と下制，水平面付近で生じる前方突出と後退，矢状面付近で生じる回旋.

へ走行する円錐靱帯に分けられる（図8.11）．線維軟骨は幼少期に線維軟骨性の関節円板であった肩鎖関節の関節表面に配列する．成長に伴い上肢の運動が繰り返されることで，肩鎖関節は関節腔を発展させ，不完全な関節円板を有する人口率が減少する．

運動学 肩鎖関節の運動は肩甲骨面に対する軸周りに生じる．肩鎖関節は自由度3であり，運動は上方回旋と下方回旋，前方傾斜と後方傾斜，内旋と外旋である．

上方回旋と下方回旋は肩甲骨面に直行する前後軸（斜矢状軸）を中心に生じる（図8.12A）．上方回旋中，関節窩と肩甲骨下角はともに上方回旋する．下方回旋は関節窩を下方へ傾け，肩甲骨の下角を下方に回旋させる．肩鎖関節での上方回旋は肩関節屈曲もしくは外転に付随して生じ，下方回旋は肩関節内転もしくは伸展に伴って生じる．可動域は個人差があるが，上方回旋は最大挙上

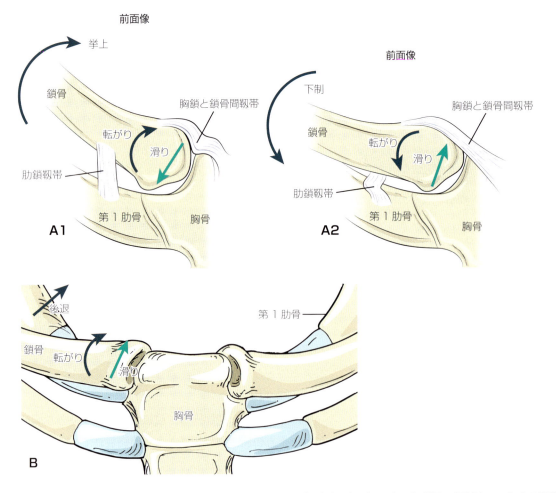

図8.9 （A1）鎖骨の挙上中，鎖骨内側端は下方へ滑りながら上方へ転がる．（A2）鎖骨の下制中，これらの運動は逆になる．（B）鎖骨の後退中，鎖骨内側端は後方へ転がり後方へ滑る（鎖骨の前方突出中は前方へ転がり前方へ滑る）．
(Houglum B, Beroto D. Brunnstrom's Clinical Kinesiology, 6th ed. Philadelphia, PA : F.A. Davis Company, 2012 : p.174 より許諾を得て転載)

第8章 肩関節複合体の構造と機能　159

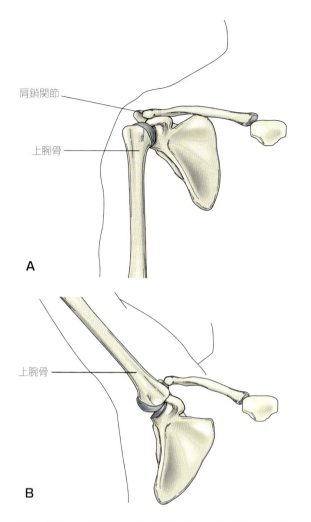

図8.10　肩鎖関節．(A)安静肢位での肩鎖関節．(B)上肢の挙上時に生じる肩鎖関節の回旋により，上腕骨と肩甲骨関節窩のアライメントを適切に保つ．

時には30°まで可能であり，下方回旋は安静肢位から17°可能である（図8.12B）．

　肩甲骨の前方傾斜および後方傾斜は鎖骨に関連した斜前額軸を中心として生じる．前方傾斜中，肩峰は前方へ傾斜し，肩甲骨下角は後方へ傾斜する．後方傾斜では反対方向へ動く．傾斜運動は肩関節の運動中，肩甲骨関節窩と上腕骨頭のアライメントを適切に保ち，弯曲した胸郭と肩甲骨の接触を可能にする．前後傾斜の通常の可動域は約20°だが肩関節の最大運動では可動域は40°まで拡大する（図8.12C）．

　肩鎖関節の三番目の運動は内旋と外旋である．この運動は鎖骨の軸を中心に生じる．内旋中に関節窩は前内側へ動きながら内側縁は胸郭から離れる方向へ動く．この運動面が胸部の弯曲した水平面との接触を保っている

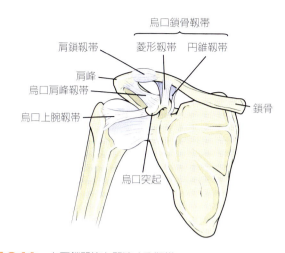

図8.11　右肩鎖関節と関連する靱帯．
(Houglum B, Beroto D. Brunnstrom's Clinical Kinesiology, 6th ed. Philadelphia, PA：F.A. Davis Company, 2012：p.173 より許諾を得て転載)

（図8.12D）．図8.12Eに肩鎖関節で生じる自由度3の運動を示した．

[c]　肩甲胸郭関節

　肩甲骨は胸部の後外側に位置するが，胸郭と真の解剖学的な関節は形成しない．肩甲骨は胸部と胸郭腹側の間の筋群の上に位置する．安静肢位では肩甲骨は前方に10°〜15°傾斜し，垂線より5°〜10°上方回旋している．また，水平面では35°〜45°内旋している．肩甲骨の可動性にはかなり個人差があるが，いずれも正常範囲である．肩甲骨は鎖骨へ，鎖骨は胸骨へ付いているため，肩甲胸郭の運動は肩鎖関節と胸鎖関節の運動と密接に関与している．

運動学　肩甲骨の回旋運動には肩鎖関節で述べた3つの運動が含まれる．臨床的に肩鎖関節の運動は観察や計測が困難なため，肩甲骨の運動ではその可動性や機能を評価することが多い．肩甲骨の上方回旋中に下角は上外側に回旋し，関節窩は上方へ傾斜する．下方回旋においては反対側への運動が生じる．下角は下方回旋とともに下方へ動き，関節窩は下方へ傾斜する．上肢の挙上とともに肩甲骨では50°〜60°の上方回旋が生じる．

　肩甲骨は挙上と下制，前方突出と後退の直線運動を行う．肩甲骨の挙上には，胸郭の上方移動と，肩鎖関節における鎖骨の挙上が必要となる．この運動の例として肩をすくめる動作がある．鎖骨外側端と肩峰は肩甲骨の挙上中に上方へ移動する．肩甲骨の下制中には肩甲骨は胸

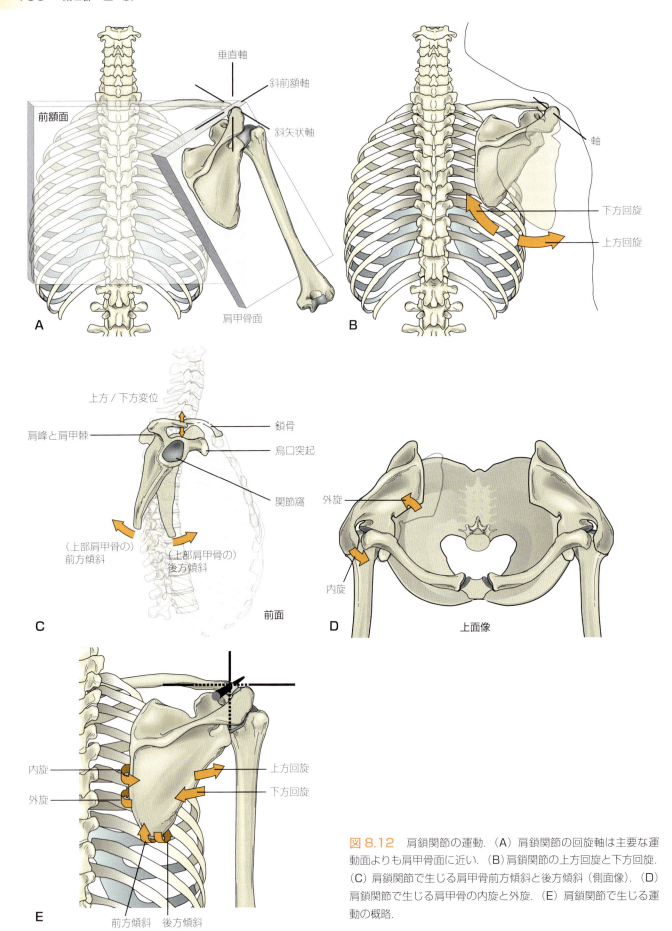

図 8.12 肩鎖関節の運動.（A）肩鎖関節の回旋軸は主要な運動面よりも肩甲骨面に近い.（B）肩鎖関節の上方回旋と下方回旋.（C）肩鎖関節で生じる肩甲骨前方傾斜と後方傾斜（側面像）.（D）肩鎖関節で生じる肩甲骨の内旋と外旋.（E）肩鎖関節で生じる運動の概略.

郭上を下方へ移動する．この運動では下制した肩甲骨が体幹を持ち上げるため，上肢で荷重する際に重要な運動となる．この例には松葉杖歩行があり，杖を突くことにより体幹を持ち上げて前進することができる．このときの肩甲骨下制運動により，体幹を数cm持ち上げることができる．

肩甲骨の前方突出（外転）と後退（内転）は，肩甲骨内側縁が脊柱から遠ざかるもしくは近づく運動ともいえる．前方突出時には，鎖骨外側端は前方に動き，肩甲骨も胸郭との接触を保ちながら脊柱から遠ざかるように前方に動く．前方突出最終域では関節窩が前方を向く．肩甲骨の後退は肩甲骨内側縁が脊柱へ向かう動きである．肩甲骨の前方突出と後退は胸鎖関節での鎖骨の前方突出と後退により生じる．図8.13に肩甲骨の動きを示した．

[d] 肩甲上腕関節

肩甲上腕関節は肩甲骨関節窩と上腕骨頭により形成される．肩甲上腕関節は安定性よりも可動性が重視された自由度3の滑膜性の球状関節である．球状凸の上腕骨頭は，小さく浅い関節窩の2倍弱の大きさであり，関節面どうしの接触面積は少ない．軟骨性の関節唇は関節窩を縁取り，関節窩の深さを1.5倍に増加し関節の安定性に貢献している．関節唇は関節窩上での上腕骨頭の安定性を向上させ，摩擦を減少させながら関節上腕靱帯と上腕二頭筋長頭腱に結合している．上腕骨頭は上後内側を向き，関節窩は肩甲骨面上で前外側を向き，軽度上方回旋をしている（図8.14）．

関節包，靱帯 肩甲上腕関節は，上腕骨頭の2倍の表面積を持つ線維性の関節包に覆われている．弛緩した関節包は肩甲頸から上腕骨解剖頸に広がっている．解剖学的安静肢位では関節包は上方が緊張し，前方と下方は弛緩している．関節包の下方は腋窩嚢として幾重にも折りたたまれている．肩関節挙上時にはこの折り目の部分が伸張され，オーバーヘッドポジションを必要とする上腕骨頭の運動を可能にする．

関節包が弛緩した状態では，運動は可能だが最小限の安定性しかもたらさない．静的安定性を高めるために関節上腕靱帯の上・中・下線維は関節包を肥厚させ強化する．上関節上腕靱帯は安静肢位において上腕骨頭の前後および下方変位を制動する．中関節上腕靱帯は上肢の下垂位から肩関節外転60°までの前方安定性を高める．肩

関節外転運動中の上腕骨頭の内外旋では3つの靱帯はすべて緊張し関節の安定性を高める．

烏口上腕靱帯は烏口突起から上腕骨大小結節へ広がり，上腕二頭筋長頭腱が通過するトンネルを形成しながら上腕骨頭の安定性に寄与する．この靱帯は上肢下垂位での上腕骨頭の下方変位と外旋を制動し，肩関節外転位での外旋中にも緊張する．また，この靱帯には回旋筋腱板が損傷した際に，上腕骨頭が上方に変位するのを防ぐ補助的な働きをするというエビデンスがある．過度の上腕骨頭の上方変位により上腕骨頭と肩峰の間にある組織が挟まれる．図8.15には肩甲上腕関節に関連する関節包と靱帯を示した．

上肢下垂位での安静肢位において，重力は小さな関節窩上に位置する上腕骨頭に対して下方への力を及ぼす．この力に抗し肩甲上腕関節の静的安定性を保つために，上方関節包，上関節上腕靱帯，烏口上腕靱帯を含む非収縮組織が緊張する．この気密性の高い関節は健常な関節包と関節窩により陰圧となり，関節の安定性をさらに高める．これらの構造が外力に対して十分に対抗できる場合，筋は静的安定性機構としてほとんど関与しない．これらの力が安定性を維持する非収縮組織の機能を上回った場合，棘上筋が関節を安定させるために張力を発揮する．動的安定性については本章の後半で解説する．

烏口肩峰アーチ 肩峰，烏口突起および2つの骨突起をまたぐ烏口肩峰靱帯は，上腕骨頭の上で烏口肩峰アーチ（図8.16）を形成する．烏口肩峰アーチと上腕骨頭の間のスペースは肩峰下スペースと呼ばれる．肩峰下滑液包，回旋筋腱板の腱，上腕二頭筋長頭腱，関節包の一部がこのスペースを占める．肩峰下滑液包は棘上筋とその腱を肩峰から保護する．多くの滑液包が組織間の軋轢を最小限にするために肩関節複合体の組織間に存在する．三角筋下滑液包は肩峰下滑液包の外側枝であり，三角筋と棘上筋腱および上腕骨頭の間に存在する．

肩関節複合体が正常に機能している場合，肩関節挙上中に上腕骨頭が関節窩上を動く際，肩峰下スペースはこれらの構造に十分なスペースを提供する．肩峰の形状や傾斜を変えるような骨棘や上腕骨頭の変形は肩峰下スペースを減少させる．肩甲骨の運動や上腕骨の運動もしくはその両方の機能障害となる因子も，上肢挙上中の肩峰下スペースを減少させる．解剖学的因子と機能的因子

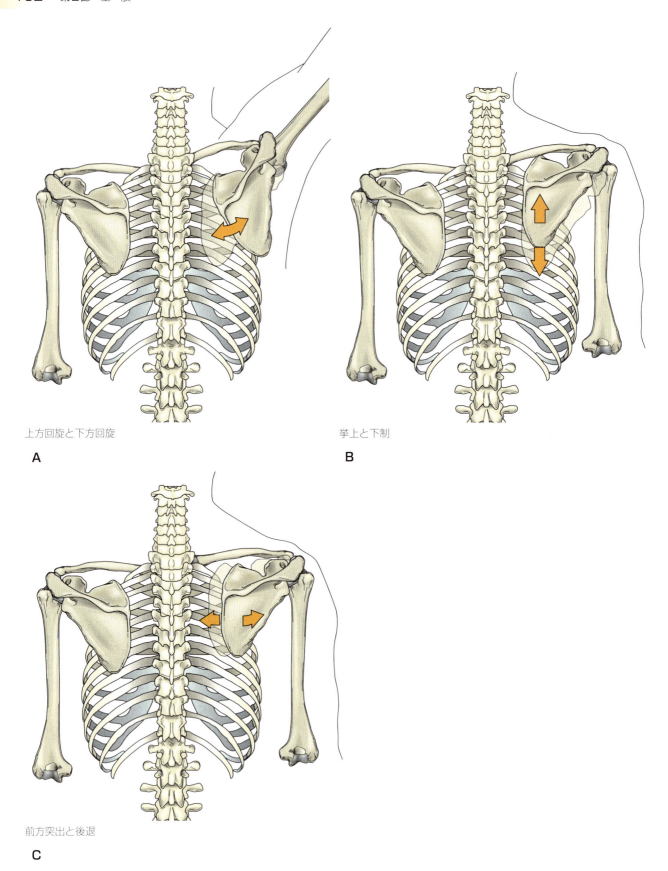

図 8.13 肩甲骨の運動．（A）上方回旋と下方回旋．（B）挙上と下制．（C）前方突出と後退．

は上腕骨頭と烏口肩峰アーチ間で肩峰下インピンジメントを引き起こす．慢性的なインピンジメントは肩峰下構造の炎症の原因となる．この炎症は，組織の線維化や肥厚を引き起こし，さらなる肩峰下スペースの減少につながる．

運動学 本項目では肩甲上腕関節での単独運動について述べ，肩甲胸郭関節，胸鎖関節，肩鎖関節で同時に発生するモーメントには触れない．上肢の機能的な運動では肩関節複合体のすべての動きを伴う．肩関節複合体の複合運動については本章の後半で述べる．

肩甲上腕関節の運動が単独で生じるときの関節可動域はかなり幅広い．肩甲上腕関節は屈曲と伸展，外転と内転，内旋と外旋の自由度3の運動を行う関節である（図8.17）．屈曲と伸展は水平軸を中心とした矢状面上で生じる．屈曲の可動域は120°で伸展の可動域は50°〜60°

である．この制限された挙上運動は肩甲胸郭の運動が加わることで180°まで増加する（図8.17A）．屈曲中に上腕骨頭は上方へ転がりながら下方へ滑る．伸展中の上腕骨頭の転がりと滑りは屈曲と反対方向に発生する．

肩甲上腕関節の外転と内転は前額面における矢状軸を中心に生じる（図8.17B）．外転の最大可動域は，烏口肩峰アーチに大結節が接触しないよう上腕骨が外旋したときにのみ得られる．上腕骨中間位もしくは内旋位では外転中に大結節が烏口肩峰アーチに衝突し，最大外転が制限される．肩甲上腕関節で得られる外転の可動域には個人差があると報告されているが，正常な可動域は通常90°〜120°の間である（他の肩関節複合体の関節を考慮しない場合）．

上腕骨が肩甲骨と同じ面に位置し，肩甲骨面を挙上するときの運動を，肩甲骨面での外転（肩甲骨面挙上）と呼ぶ（図8.17C）．水平面上で身体を横切るリーチ動作を水平内転といい，その反対の運動を水平外転という（図8.17D）．すべての肩関節の複合運動を分回しという（図8.17E）．

肩関節運動における上腕骨頭の関節包内運動は文献により意見が異なり，一致が得られていない．しかし，外転であろうと屈曲であろうと，上腕骨頭は上方への転がりの影響を最小限に抑えるため下方へ滑るという共通認識は得られている（図8.18A）．このとき実際には，上腕骨頭の回転中心が変化するため，骨頭中心は運動の途中で1〜2mm上方へ移動する．下方への滑りは肩峰下スペースの組織を上腕骨頭が圧迫することを防ぐ（図8.18B）．内転や伸展中，上腕骨頭は上方へ滑りながら下方へ転がる．

肩甲上腕関節での内旋と外旋は水平面上での垂直軸で

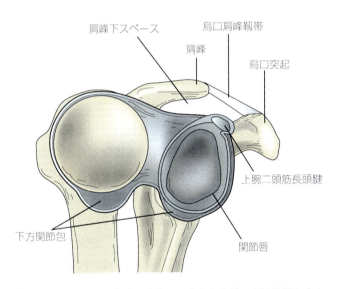

図8.14 図は肩甲上腕関節を開き大きな凸状の上腕骨頭と小さな凹状の関節窩および周囲の関節唇を示している．

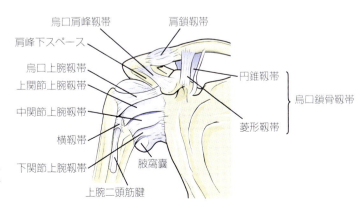

図8.15 肩甲上腕関節の関節包と主な靱帯．
(Houglum B, Beroto D. Brunnstrom's Clinical Kinesiology, 6th ed. Philadelphia, PA：F.A. Davis Company, 2012：p.174 より許諾を得て転載)

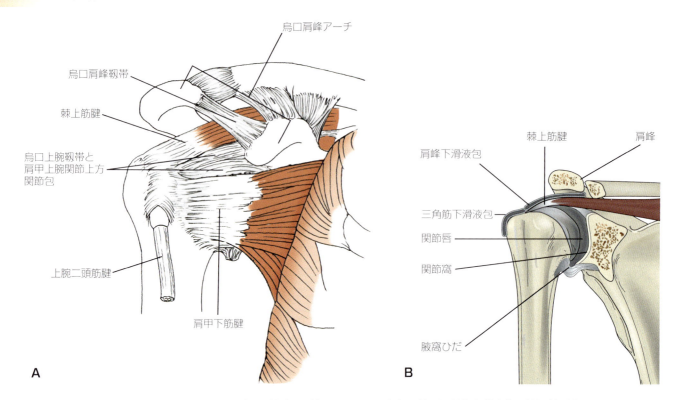

図8.16 （A）烏口肩峰アーチ，棘上筋，上腕二頭筋腱と肩峰下スペース．（B）肩峰下滑液包と棘上筋の前額断面図．
(Levangie P, Norkin C. Joint Structure and Function: A Comprehensive Analysis, 5th ed. Philadelphia, PA：F.A. Davis Company, 2011：p.248 より許諾を得て転載)

生じる．回旋運動の可動域は肩甲上腕関節の肢位に依存する．解剖学的肢位では回旋は制限されるが，外転90°で増加し約70°の内旋と90°の外旋運動が可能になる(図8.19)．外旋運動中に上腕骨頭は後方に転がりながら前方へ滑る．この関節包内運動は内旋では逆になる．つまり，上腕骨頭は前方へ転がりながら後方へ滑る(図8.20)．

セルフケアや仕事，余暇活動などで機能的に上肢を使用する際，肩関節複合体のうち1つの関節だけを単独に用いて遂行する課題はきわめてまれである．次の項目では各関節の運動学を組み合わせ，機能的な運動を遂行するため協調的に運動する肩関節複合体の機能について解説する．

2. 肩関節複合体の運動学

鎖骨，肩甲骨および上腕骨は上肢の機能的な運動を生み出し，運動連鎖として協調的に作用する．各関節がすべての運動に関与するため，関節個々の可動域よりも広範囲な運動が可能となる．肩甲骨は，肩甲上腕関節の筋のコントロールと機能を最適化する安定した土台の役割を担う．肩甲骨と上腕骨が適切な運動をなしとげるためには，肩鎖関節や胸鎖関節の運動に関与する効果的な鎖骨の運動が必要である．肩関節複合体では，それぞれの関節が連結し統合した活動をするため，運動連鎖の一部分の障害や機能障害は肩関節複合体全体の役割に影響を及ぼす．肩関節複合体全体の機能を再獲得するためには，これらの個々の機能障害に介入する必要がある．

2.1 肩関節複合体の運動における肩甲胸郭関節と肩甲上腕関節の役割

上肢の挙上中，上腕骨と肩甲骨の運動は関連している．この共同運動を肩甲上腕リズムという．関節窩と上腕骨頭の間の適切な調和を維持するために，両者の運動は同期している必要がある．

肩甲胸郭関節の運動は上方回旋から始まり，後方傾斜がそれに続く．肩甲骨の内外旋の役割はさまざまだが，

第8章 肩関節複合体の構造と機能　165

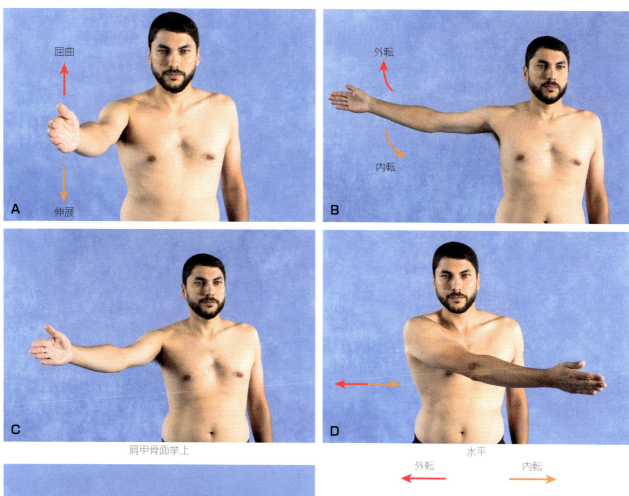

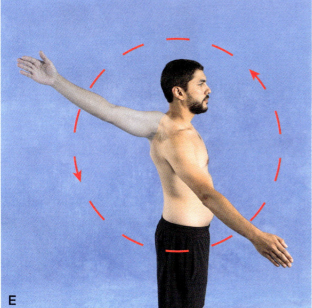

図8.17 肩甲上腕関節の運動．（A）矢状面上の前額軸で生じる屈曲と伸展．（B）前額面上の矢状軸で生じる外転と内転．（C）肩甲骨面の挙上運動は肩甲骨と同じ面上の斜軸で生じる．（D）水平面上で生じる水平外転と水平内転．（E）すべての運動を組み合わせた分回し運動．

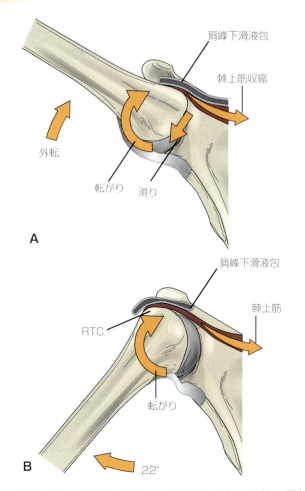

図 8.18 肩関節の外転中，上腕骨頭は上方へ転がり，下方へ滑る．（A）下方への滑りがなければ，上方へ転がる上腕骨頭は肩峰下スペースの組織を圧迫する．（B）RTC：回旋筋腱板．

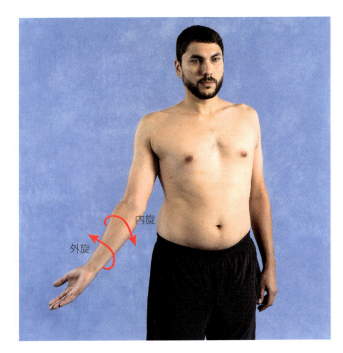

図 8.19 解剖学的肢位での右肩関節外旋と内旋．

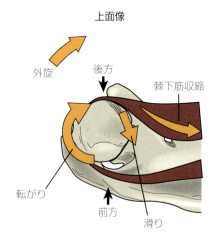

図 8.20 肩甲上腕関節の外旋中に生じる上腕骨頭の後方への転がりと前方への滑り．

挙上100°以下ではいずれの運動も最小限となる．最終挙上までに肩甲骨は胸郭上で外旋位をとるのが一般的である．

　外転初期30°もしくは屈曲60°では，肩甲骨の自動運動は最小となる．これらの開始肢位の後，上腕骨と肩甲骨の運動比は2：1となる．過去の研究では，計測結果はさまざまであるものの，**肩甲上腕リズム**は開始肢位から後肩関節3°挙上ごとに肩甲上腕関節で2°挙上，肩甲胸郭関節で1°の上方回旋が生じると考えられている．つまり，180°の上肢挙上運動の場合，肩甲上腕関節の運動は120°となり，肩甲胸郭関節の上方回旋が60°になる（図8.21）．

　肩甲骨は上方回旋しながら上腕骨頭と関節窩とのアライメントを適切に維持するため肢位を変化させる．また，肩甲骨の回旋運動は肩関節外転筋群の最適な長さ-張力

関係を維持する．三角筋中部線維と棘上筋はこの長さ-張力比を維持するため，広い可動域内を通じて上腕骨を効果的に動かす．肩甲骨の上方回旋は肩峰と上腕骨頭の間の肩峰下スペースを維持する．不適切な上方回旋は肩峰下スペースを減少させ，棘上筋などの組織を損傷させる．

　さまざまな運動面にて肩関節を問題なく最大挙上させるためには，上腕骨頭は関節窩上を外旋する必要がある．これは大結節を肩峰の後方へ通過させ，肩峰下スペースでの衝突を回避するためである．大結節に接触しない回旋の可動域は運動面により異なる．前額面での肩関節外

第8章 肩関節複合体の構造と機能 167

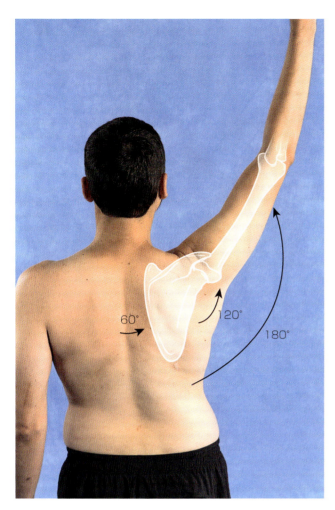

図8.21 肩関節外転運動中の肩甲上腕リズム．180°外転するためには肩甲骨は60°上方回旋し，上腕骨は120°外転する必要がある．

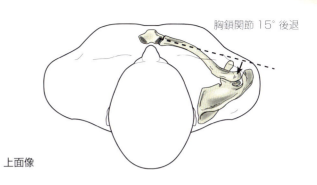

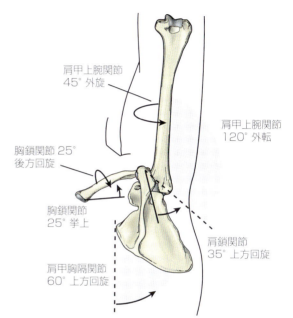

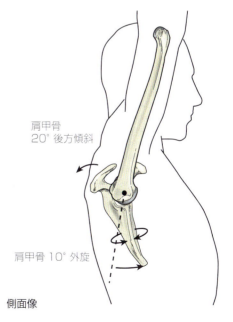

図8.22 肩甲上腕関節外転中に生じる肩関節複合体の各関節の運動．

転では25°〜55°の回旋が必要だが，肩甲骨面での挙上は回旋運動をあまり必要としない．

2.2 肩関節複合体の運動における胸鎖関節と肩鎖関節の役割

　どの運動面においても，上肢挙上中の正常な肩甲胸郭関節の運動には胸鎖関節と肩甲胸郭関節の運動が必要である．肩甲骨上方回旋は胸鎖関節での鎖骨の後方回旋を伴う．その際，胸鎖関節では後退と最小限の挙上が生じる．肩鎖関節では上肢の挙上中に肩甲骨は鎖骨に対して後傾，上方回旋，内旋することが明らかになっている．胸鎖関節と肩鎖関節は上肢の挙上中に肩甲骨を上方回旋させる重要な役割を持つ．図8.22に健常な肩関節複合

体において各関節が最大外転する際どのような運動を行うかについて示した．

3. 肩関節複合体の筋群

個々の筋だけで肩関節複合体の運動を行うことはきわめてまれであり，広範囲での挙上運動や結帯動作では肩関節複合体の筋群は共同して機能する．これらの筋の多くは安定筋か動筋に分類される．近位の肩甲骨安定筋群は胸郭に対し肩甲骨を保持し，上腕骨に対し肩甲骨を適切なアライメントに保つ．肩甲上腕関節の安定筋群は関節窩内に上腕骨頭をとどめ，関節窩上で動筋が上腕骨を動かすことを可能にする．安定筋群は脊椎，肋骨，頭蓋骨に起始があり，肩甲骨と鎖骨に停止する．一方，動筋は肩甲骨と鎖骨に起始があり，上腕骨や前腕の骨に停止する．本項目にては，肩関節複合体の筋群がどのように共同して機能的な肩の関節運動を行うかについて述べる．肩関節複合体の個々の筋の起始停止と神経支配は付録 B（p.219）に示している．

3.1 肩甲胸郭関節の筋群

肩甲胸郭関節の筋は肩甲骨の挙上，下制，前方突出，後退，上方回旋および下方回旋を行う．これらは上腕骨の運動時に肩甲骨を適切な位置に向ける役割を担う．

[a] 挙上筋群と下制筋群

第 5 章では頸椎の運動に関する僧帽筋上部線維と肩甲挙筋の機能について解説した．これらの筋は肩甲帯挙上の主動作筋であり，菱形筋が補助筋として作用する．僧帽筋上部線維は肩峰と肩甲棘に，肩甲挙筋は肩甲骨上角に付着し肩甲骨を頸椎と後頭部へ向かって挙上させる．これらの筋は肩甲帯を重力に抗して引き上げる．肩甲骨の下制は僧帽筋下部線維，広背筋そして小胸筋の収縮により生じる（図 8.23）．僧帽筋下部線維と小胸筋は肩甲骨に付着し，直接的に肩甲骨の下制に関与する．広背筋は上腕骨を下方へ動かし間接的に肩甲骨の下制を引き起こす．上腕骨が固定されると，肩甲骨の下制筋は逆に作用する．このリバースアクションはしばしば麻痺患者が彼らの皮膚や軟部組織を除圧をする際に用いられる．アームレストに腕を置き車椅子に座る際，僧帽筋下部線維と

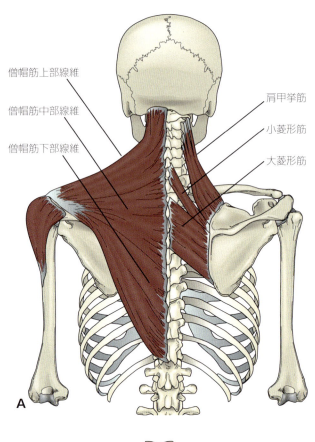

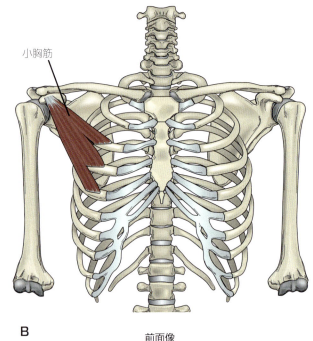

図 8.23 （A）肩甲胸隔関節の筋群．（B）肩甲骨下制筋である小胸筋．

広背筋は固定された肩甲骨側へ骨盤を引き上げるために収縮する．この手技によって座面から坐骨結節を離し骨突起と座面間の組織の接触圧を減少させる（図 8.24）．

第8章 肩関節複合体の構造と機能　169

も肩甲骨後退の補助筋として作用する．これらの筋は腕で何かを引っぱる際に肩甲骨を後退させ胸郭に固定するために収縮する．菱形筋が斜め上方，僧帽筋下部線維が斜め下方へ走行することから，互いの作用は相殺され後退筋群として機能する（図 8.25B）．

[c] 上方回旋筋群と下方回旋筋群

肩甲骨の上方回旋では前鋸筋，僧帽筋上部線維および僧帽筋下部線維が共同して収縮する．これらの筋の収縮は上肢挙上中に上腕骨頭を関節窩に保持し，三角筋が効果的に収縮できる筋長を維持するために不可欠である．肩甲骨の上方回旋がなければ三角筋の筋長は上肢挙上中に適切な張力を発揮することができない．

肩甲骨の回旋軸は前後方向を向いている．前鋸筋，僧帽筋上部線維および僧帽筋下部線維によるフォースカップルにより肩甲骨が上方回旋する．前鋸筋の下部線維は肩甲骨の下角を前方へ引き，関節窩を上外側へ回旋させる．僧帽筋上部線維は肩甲骨を上内側へ引き，僧帽筋下部線維は肩甲棘を下内側へ引く（図 8.26）．肩甲挙筋，小胸筋，菱形筋は共同して肩甲骨を下方回旋させる．

3.2 肩甲上腕関節の筋群

肩甲上腕関節の主動作筋群の役割を理解するには，動的安定性や肩甲上腕関節の関節包内運動をコントロールする筋について深く知る必要がある．安定性と関節包内のコントロールは回旋筋腱板である4つの筋群によりもたらされる．回旋筋腱板を構成する4つの筋，棘上筋 supraspinatus，棘下筋 infraspinatus，小円筋 teres minor，肩甲下筋 subscapularis を称して SITS という（図 8.27）．

[a] 動的安定性機構

肩甲上腕関節の構造は安定性よりも可動性を重視した関節である．関節の安定性を高める非収縮組織については本章の前半で解説した．上肢に力が伝達される，もしくは上肢が回旋運動を行う際，収縮組織（筋と腱）は小さな関節窩上に大きな上腕骨頭を保つための動的安定性を供給する．回旋筋腱板はこの動的安定性を供給する重要な役割を担っている．回旋筋腱板の付着部では互いの腱が融合し，肩甲上腕関節の周囲で"保護的なカフ"を形成し関節包を補強している．上肢に負荷が加わると，

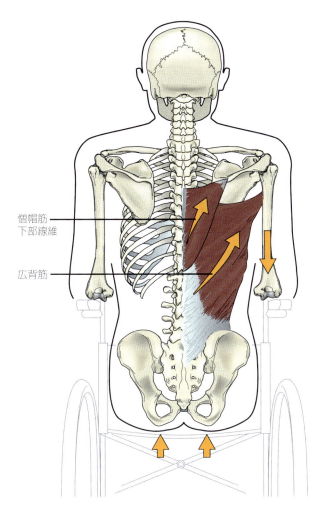

図 8.24　リバースアクションでは固定された肩甲骨に対し，広背筋と僧帽筋下部線維が骨盤を挙上する．例として，車椅子に座った患者はアームレストに肘を置き，固定された肩甲骨に対し，僧帽筋下部線維と広背筋を収縮させ，骨盤を挙上させる．この手技により座面から坐骨結節を浮かせ，骨突起と座面間の組織を除圧する．

[b] 前方突出筋群と後退筋群

前鋸筋は肩甲骨前方突出の主動作筋であり，前方へのリーチや上肢で何かを押す動作において開放運動連鎖を引き起こす．前鋸筋の線維は肋骨と胸郭にナイフやのこぎりの刃に似た形状に付着することから「鋸筋」と呼ばれる．手をついた閉鎖運動連鎖である腕立て伏せの最終域で前鋸筋は肩甲骨を前方突出させる．腕立て伏せ中に肘関節を完全伸展すると前鋸筋が肩甲骨を前方突出させ胸郭を支持面からさらに持ち上げることができる（図 8.25A）．

僧帽筋中部線維はほぼ水平に走行し，肩甲骨後退の主動作筋として機能する．また，菱形筋と僧帽筋下部線維

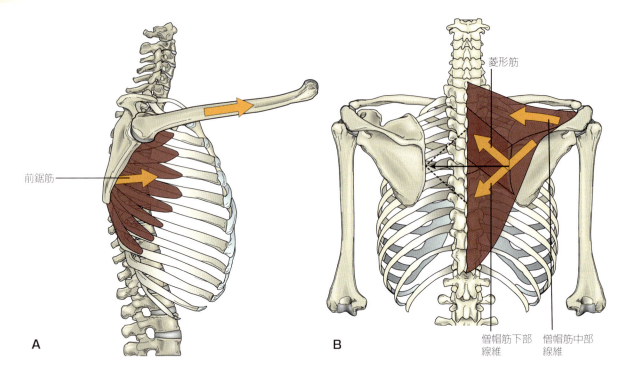

図8.25 （A）前方リーチ動作中の前鋸筋は肩甲骨を前方突出させる．（B）僧帽筋中部線維，菱形筋および僧帽筋下部線維は肩甲骨を後退させる．

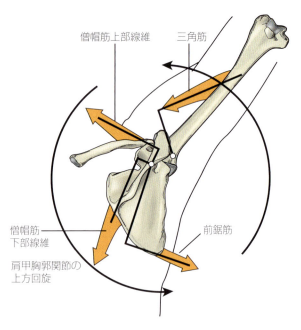

図8.26 三角筋による上肢の外転中に生じる僧帽筋上部線維，下部線維および前鋸筋による肩甲骨の上方回旋．

これらの筋は等尺性収縮を行いカフの強度を増加させ，関節窩に上腕骨頭をとどめ肩関節の亜脱臼を防ぐ．

棘上筋は棘上窩に位置し上腕骨大結節に付着することで腱性のカフとして寄与する．水平方向へ引く収縮により棘上筋は上腕骨頭を関節窩に押し当て，運動中に上腕骨頭を関節窩の中央にとどめる．肩関節の外転中，棘上筋は上腕骨の外転を補助し，上腕骨頭を上方に転がらせる．また，外転中に棘上筋は上腕骨頭のわずかな外旋も引き起こす（図8.28）．

肩関節の挙上中に棘下筋，小円筋，肩甲下筋は上腕骨頭を下方へ滑らせる力を発生する．棘下筋は棘下窩に位置し，小円筋は肩甲骨外側縁につく．両筋の腱は上腕骨大結節に付着する．肩甲下筋は肩甲下窩に位置し，上腕骨小結節に付着することで前方のカフとして寄与する．肩関節挙上中の上腕骨頭の下方変位は，三角筋による上方変位の作用により相殺される（図8.29）．

上腕二頭筋長頭腱と上腕三頭筋長頭腱も肩関節挙上中に上腕骨頭を下方へ変位させる．上腕二頭筋長頭腱は肩甲骨関節上結節に付着し，上腕骨頭を横切り結節間溝を下降する．上腕二頭筋が収縮すると上腕二頭筋長頭腱は上腕骨頭を下方へ引く．上腕三頭筋長頭腱は肩甲骨関節窩結節に付着し，上腕の運動中の上腕骨頭の安定性に寄与する．

肩甲下筋は内旋と肩関節の前方安定性に寄与する．挙上運動中に棘下筋と小円筋は上腕骨を外旋させ，上腕骨

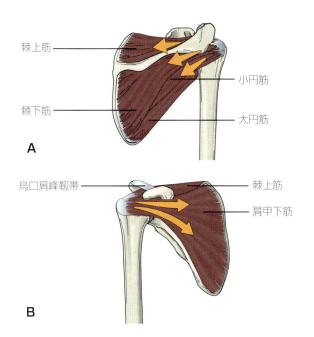

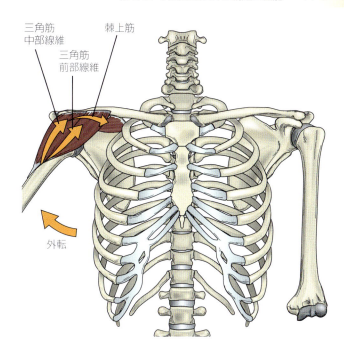

図 8.27 （A）回旋筋腱板の筋群が上腕骨の停止部で融合し，回旋筋腱板の腱を形成する．（B）肩甲下筋と前方の回旋筋腱板の作用．

図 8.28 三角筋中部線維と棘上筋による肩甲上腕関節の外転．棘上筋は上腕骨頭を関節窩に安定させる．

の大結節を烏口肩峰アーチと衝突するのを回避する．烏口肩峰アーチの上腕骨頭の過度な変位を防ぐことにより，これらの筋は肩峰下スペースでの組織の衝突を回避している．過用や外傷による回旋筋腱板の機能不全は，肩峰下インピンジメントや疼痛および肩関節の機能障害を引き起こす．

[b] 主動作筋群

　主動作筋により，肩関節が弧を描くように大きな運動をする健常な肩関節では，動的安定機構は安定性と関節包内運動をもたらす．主動作筋群は三角筋，広背筋，大円筋，大胸筋，烏口腕筋からなる．

　三角筋の起始は鎖骨と肩峰であり，収束して上腕骨の三角筋粗面に付着する．この筋には3つの機能的ユニットがあり，各線維の方向により機能が異なる．前部線維は肩関節屈曲と水平内転，内旋に寄与する．一方，後部線維は肩関節伸展，水平外転，外旋に寄与する．上腕二頭筋長頭と烏口腕筋は上腕骨近位に付着するため肩関節屈曲中の三角筋を補助する（図 8.30）．

　三角筋中部線維は，棘上筋が運動を開始すると肩の外転に寄与する．安静肢位において三角筋は上腕骨を烏口肩峰アーチへ引き上げるが，上腕骨を回旋したり外転さ

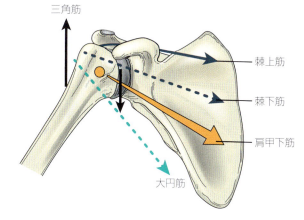

図 8.29 肩甲上腕関節外転時における回旋筋腱板の役割．棘上筋は上腕骨頭を関節窩に押しつけながら上方に回転させる．そのほかの回旋筋腱板は上腕骨頭の上方変位に対するカウンターフォースを発生させ，上腕骨頭を下方へ滑らせる．

せる力はほとんどない．棘上筋が外転を始めると他の回旋筋腱板は，三角筋により発生する上腕骨の上方変位を相殺する．外転50°からは，三角筋のモーメントアームが増加し，それ以上の外転可動域においては三角筋が主動作筋となる．

　肩甲上腕関節の内転と伸展の主動作筋は三角筋後部線維，広背筋，大円筋，上腕三頭筋長頭および大胸筋胸肋

クリニカル・コネクション8.1

　インピンジメント症候群とは肩峰下スペースの構造物が狭まり挟み込まれる状態をいう．慢性的なインピンジメントは炎症を引き起こし，組織を損傷させる．早期のインピンジメント症候群患者は上肢の挙上時に肩関節痛を経験する．さらに損傷が進行すると患者は安静時にも違和感を訴えることもある．

　内的因子と外的因子の両者がインピンジメント症候群に関与し，疼痛と上肢の機能障害を引き起こす．内的因子とは筋力低下に関するものである．回旋筋腱板の筋力低下は上肢の挙上中に上腕骨頭を関節窩に対し過度に上方変位させる．上腕骨頭は肩峰下スペースにある回旋筋腱板，烏口肩峰靱帯，滑液包，および上腕二頭筋腱などの組織を圧迫する．肩峰下スペースを圧迫する反復的な過用は，微細損傷や腱炎，肩甲上腕関節の不安定性を引き起こす．肩峰下スペースは肩甲胸郭関節周囲筋群の筋力低下により生じる過度な肩甲骨前方突出や傾斜により圧迫される．インピンジメントを引き起こす外的因子には，回旋筋腱板を圧迫する肩峰の不整や肩鎖関節の退行変性が含まれる．これらの骨性因子は関節スペースに外因性に関与し，肩峰下にある構造に外的ストレスを与える．

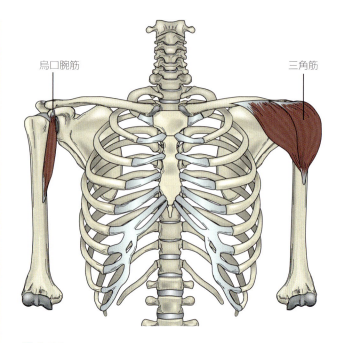

図8.30　三角筋は，筋線維の活性する部位に応じて，肩関節の屈曲，外転，伸展のいずれかを生じる．烏口腕筋は肩関節屈曲中の三角筋の作用／機能を補助し，肩関節の安定性に寄与する．

部である．肩甲骨における広背筋の作用については本章の前半で解説した．広背筋は後方付着部から前方へ横走しており，上腕骨の小結節に付着する前に腋窩後方縁を経由する．広背筋は小円筋よりも遠位で肩甲骨外側縁に起始を持つ大円筋の付近にある．広背筋は肩甲上腕関節の伸展，もしくは内転中に収縮し，内旋にも関与すると考えられている．腕が抵抗に抗して伸展，内転する動作中，大円筋は広背筋を補助する．肩甲骨の関節下結節に付着する上腕三頭筋長頭は肩関節伸展運動にも関与する（図8.31）．

　大胸筋は鎖骨，肋骨と胸骨に起始を持ち上腕骨の大結節稜へ付着する前方に位置する筋である．大胸筋は鎖骨頭と胸骨頭の2つの線維に分けられる．筋線維の走行と付着の位置はこれら2つの線維の独自の機能を可能にする．大胸筋は単体として肩甲上腕関節の内転，内旋，水平内転に作用する．また，鎖骨部は肩関節屈曲を補助し，胸肋部は最大屈曲位からの肩甲上腕関節の伸展に関与する（図8.32）．

4. 肩関節複合体の機能障害

　肩甲骨の運動は上肢が機能的に動くために不可欠である．麻痺や外傷により肩甲骨のある筋が機能しなくなると肩甲骨の肢位と運動パターンに影響する．上肢の挙上中には僧帽筋上部線維と僧帽筋下部線維および前鋸筋は共同して作用し，胸郭に肩甲骨を固定しながら肩甲骨を上方回旋させる．もし前鋸筋の筋力が低下すると，肩甲骨内側縁は"翼状"し，胸郭に接触し続けられなくなる（図8.33）．また，正常な肩甲上腕リズムが破綻すると，効率よく上肢を挙上させることが困難になる．

　前鋸筋の機能障害により，肩甲骨の上方回旋，後方傾斜，外旋が減少し，肩峰下スペースが減少することで，二次的な組織のインピンジメントにつながる．こうした肩甲骨上方回旋筋群の不均衡も肩関節の外傷や疼痛および機能障害につながる．例として，僧帽筋上部線維の筋力に対し僧帽筋下部線維や前鋸筋の筋力が低下している

第 8 章　肩関節複合体の構造と機能　173

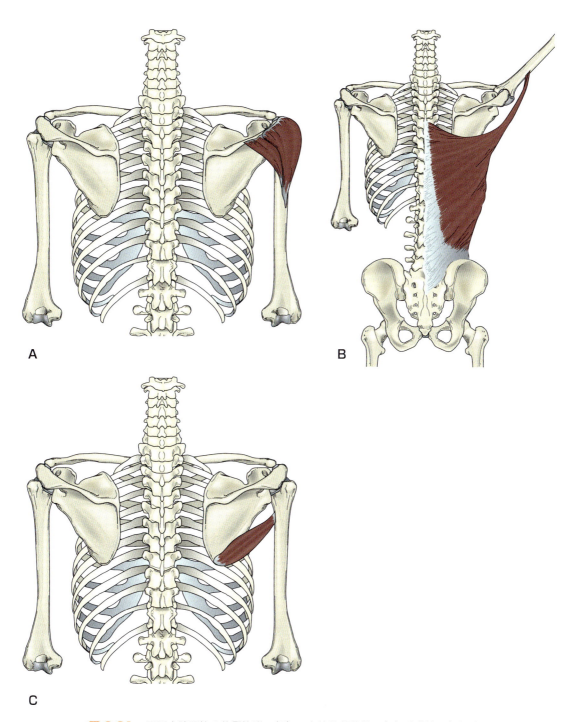

図 8.31　肩甲上腕関節の伸展筋群．（A）三角筋後部線維．（B）広背筋．（C）大円筋．

場合，上肢の挙上中に肩甲骨が上方回旋する前に上方へ変位してしまう．この上方変位が関節窩に対する上腕骨の変位を引き起こし，結果として肩峰下軟部組織のインピンジメントにつながる．

第5章では円背 round shoulder と頭部前方位 forward head posture がどのように頸椎に影響を及ぼすかについて解説した．こうしたスランプ姿勢 slumped posture では，肩甲骨は前方突出位となる．菱形筋と僧帽筋下部線維は過度に伸張され張力が低下する．これに対し小胸筋は硬くなっていることが多く短縮する．硬くなった胸部筋群が肩関節の挙上運動中に肩甲骨の上方回旋を制限し，後方へ傾斜させる．過度な肩甲骨前方突出位と肩甲骨の上方回旋の能力低下は，上肢が挙上するにつれ肩峰下スペースを圧迫する．肩甲上腕関節の後方関節包も過度に硬化し，上肢挙上中の上腕骨頭の下方変位を妨げる．こうした関節包の拘縮も肩峰下構造のインピンジメントに関与する．

回旋筋腱板に筋力低下や機能不全が生じたままにしておくと，上腕骨頭は上方に変位してしまう．肩甲骨のアライメント不良や繰り返される上肢の挙上運動に伴うインピンジメントにより回旋筋腱板が損傷する．回旋筋腱板は上腕骨頭と烏口肩峰靱帯，肩峰および関節窩縁の間で圧迫され，回旋筋腱板症候群と呼ばれる状態を呈する．

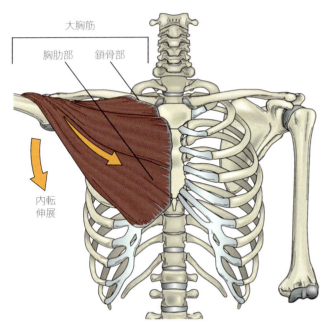

図 8.32　大胸筋鎖骨部と胸肋部．

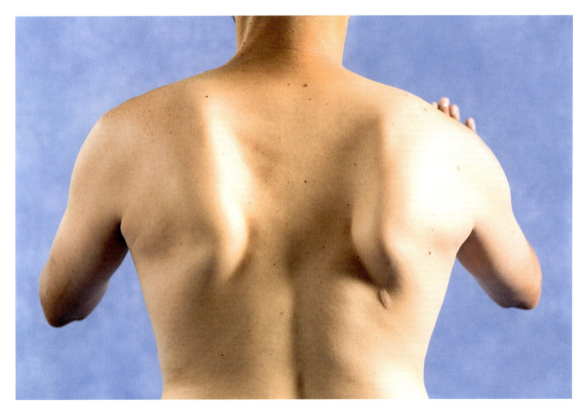

図 8.33　翼状肩甲．

回旋筋腱板がインピンジメントによる反復的な微細損傷をきたすと炎症を生じる．回旋筋腱板損傷の臨床徴候には，挙上中の肩関節痛や安静時の肩関節痛がある．

本章のまとめ

本章では肩関節複合体について解説した．肩関節複合体のすべての関節は肩の全体的な機能に寄与する．肩甲上腕関節の効果的で適切な運動は，緻密な胸鎖，肩鎖，肩甲胸郭関節機能に依存する．肩甲上腕関節の運動は肩関節の静的，動的安定機構に依存する．肩関節複合体の理想的な可動性と安定性は肘や前腕，手の効果的な活動に不可欠である．

症例検討 1

Bradyn さん（16 歳，右きき）は高校の野球チームでピッチャーをしている．ライバルチームへの苦杯を喫した後，右肩のインピンジメント症候群を発症した．彼はリハビリテーションにて以下の運動療法を実施している．

1. スキャプラロウズ*（肩甲骨の後退）
2. 上肢でのパンチ（肩甲骨の前方突出）
3. 肩関節の外旋抵抗運動
4. 胸部前方組織のストレッチング

肩関節複合体と個々の関節について学んだことを活用し，Bradyn さんのリハビリテーションプログラムについて以下の質問に答えなさい．

1. エクササイズ 1 ～ 3 を通じてどの筋肉が強化されたか．
2. これらの筋力増強訓練が特に重要なのはなぜか．また肩峰下インピンジメントの予防においてそれらはどんな役割を担うか．
3. どの筋肉もしくは筋群がエクササイズ 4 では重要であると提唱されているか．

*訳者註：体幹中間位・肘関節伸展・肩甲帯突出位より，肩関節伸展運動をしながら肩甲骨を後退させる．この運動療法の際，ゴムチューブを引く，もしくはダンベルを持つ（体幹前屈位で抗重力運動）ことにより抵抗運動として行う．

症例検討 2

Steven さんは今年大学のテニスチームに在籍しないつもりでいる．この夏，テニスコートで受傷し，彼の弱点である肩関節複合体のリハビリテーションを開始した．肩関節複合体の運動学について学んだことを活用して，Steven さんのリハビリテーションプログラムについて以下の質問に答えるとともに，あなたの解答の正当性を証明しなさい（ヒント：まず近位肩甲帯の安定と機能の重要性を考え，その後で肩甲上腕関節の安定性について考えなさい）．

1. Steven さんのリハビリテーション早期には以下のどの筋群を重要視すべきか．
2. リハビリテーション後期には以下のどの筋群を重要視すべきか．
   a. 棘上筋，棘下筋，小円筋，肩甲下筋
   b. 僧帽筋上部線維と僧帽筋下部線維，前鋸筋
   c. 三角筋，広背筋

章末問題

1. 前鋸筋や僧帽筋下部線維が麻痺した場合，最大外転運動においてどのような影響があるか．
2. 1. で述べた筋の機能低下を代償する運動について述べなさい（ヒント：運動に伴い体幹を補助的に用いることを考慮しなさい）．
3. 肩甲上腕関節の静的安定機構と動的安定機構を比較しなさい．
4. 異なる大きさと形状を持つ 2 つの関節面により構成される肩甲上腕関節の関節包内運動はどのように行われているか説明しなさい．
5. 肩峰下スペースにある組織について述べ，肩関節挙上中に回旋筋腱板が機能しなかった場合，それらはどのような危険にさらされるか述べなさい．
6. 肩甲上腕関節が最大外転に達するまでに胸鎖，肩鎖，肩甲胸郭，肩甲上腕関節で要求される運動について簡潔に述べなさい．
7. 肩甲上腕リズムについて説明しなさい．肩甲上腕リズムに関与する筋群は何か．
8. 肩甲上腕関節の骨運動を起こす筋群の名称と，それらの筋の機能について答えなさい．

参考文献

· Borstad JD, Ludewig PM. The effect of long versus short pectoralis minor resting length on scapular kinematics in healthy individuals. *J Orthop Sports Phys Ther*. 2005;35:227–238.

· Grewal T, Dickerson C. A novel three-dimensional shoulder rhythm definition that includes overhead and axially rotated humeral postures. *J Biomech*. 2013;46:608–611.

· Kibler BW, Ludewig PM, McClure P, Uhl TL, Sciascia A. Scapular Summit 2009: introduction. *J Orthop Sports Phys Ther*. 2009;39:A1–A13.

· Levangie PK, Norkin CC. *Joint Structure and Function: A Comprehensive Analysis*. 5th ed. Philadelphia, PA: FA Davis; 2011.

· Ludewig PM, Reynolds JE. The association of scapular kinematics and glenohumeral joint pathologies. *J Orthop Sports Phys Ther*. 2009;39:90–104.

· Maxey L, Magnusson J. *Rehabilitation for the Postsurgical Orthopedic Patient*. 3rd ed. St. Louis, MO: Mosby; 2013.

· Neumann DA. *Kinesiology of the Musculoskeletal System*. 2nd ed. St. Louis, MO: Mosby; 2010.

· Reynold MM, Escamilla R, Wilk K. Current concepts in the scientific and clinical rationale behind exercises for glenohumeral and scapulothoracic mus-culature. *J Orthop Sports Phys Ther*. 2009;39:105–117.

· Wassinger CA, Sole G, Osborne H. Clinical measurement of scapular upward rotation in response to acute subacromial pain. *J Orthop Sports Phys Ther*. 2013;43:199–203.

第**9**章

肘関節複合体の構造と機能

本章の概要

1. 肘関節複合体の構造
   1.1 骨
   　[a] 上腕骨遠位部
   　[b] 橈骨と尺骨
   1.2 関節
   　[a] 腕尺関節と腕橈関節
   　　　関節包，靱帯，滑液包
   　　　運動学
   　　　運搬角
   　[b] 近位橈尺関節と遠位橈尺関節
   　　　靱帯
   　　　運動学

2. 肘関節複合体の筋群
   2.1 肘関節屈筋群
   　[a] 上腕二頭筋
   　[b] 上腕筋
   　[c] 腕橈骨筋
   2.2 肘関節伸筋群
   　[a] 上腕三頭筋
   　[b] 肘筋
   2.3 前腕の回外と回内

3. 機能的な活動における筋の動員

学習効果

本章を学習すると，以下のことができるようになる.

9.1 肘関節複合体の関節を構成している骨と軟部組織の構造について説明すること.

9.2 肘部の各関節で生じる骨運動および関節運動について議論すること.

9.3 肘関節の運搬角について説明すること.

9.4 節約の法則 low of parsimony とそれがどのように肘関節伸筋群の動員に関連しているのかについて説明すること.

9.5 肘関節複合体に関連する筋の名前をあげること. また，それらの筋の機能を肘関節複合体の分離運動の観点から説明することおよびさまざまな運動における共同筋あるいは安定筋としてのそれらの筋の機能について説明すること.

9.6 日常の機能的な活動中の肘関節複合体に関する筋の役割について説明すること.

はじめに

本章では，腕橈関節，腕尺関節，近位橈尺関節，遠位橈尺関節からなる肘関節複合体の構造と機能について学習する．手内在筋による微細な運動の操作から強い把持まで，さまざまな作業を行うために，肘関節複合体は三次元的に手を動かす．肘は物を取るために腕を伸ばし，顔に物を近づけようとして腕を縮める（たとえば，食事や整容）．肘関節複合体の運動に回旋が加わることによって，すべての面において手が機能することができる．そして，肘関節複合体が腕を安定させるので，手関節や手指が肩の機能と結びついて強い把持力を発揮することができる．

1. 肘関節複合体の構造

肘関節複合体は，上腕骨遠位，橈骨，尺骨からなる．これらは，肘部の関節（腕尺関節，腕橈関節，近位橈尺関節，遠位橈尺関節）を構成する（図9.1）．これらの構造は，靱帯や関節包とともに各関節の静的安定性に寄与している．本項目では，まず肘部の各関節の構造と運動学について解説し，次に肘部の筋の役割と前腕の機能について解説する．

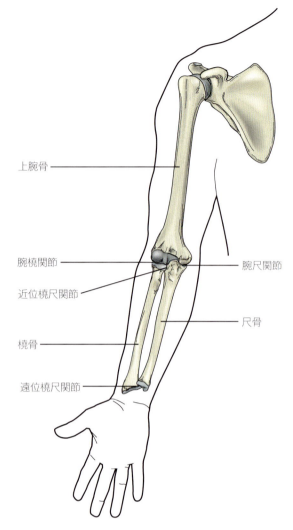

図9.1　肘関節複合体の関節．

1.1　骨

[a]　上腕骨遠位部

第8章で上腕骨近位部の骨構造とランドマークについて解説した．上腕骨の長軸は上腕に沿って走行し，遠位部は広がって内側上顆と外側上顆を形成している．これらは，前腕と手関節の筋の付着部になっている．これについては本章の後半と第10章で解説する．顆上稜は顆部の近位にある骨隆起である．砂時計のような形の上腕骨滑車と球形の上腕骨小頭が，両側顆の間にある．小頭滑車溝は上腕骨滑車を内側と外側に分けており，上腕骨滑車と上腕骨小頭の間には小頭滑車溝がある．鈎突窩は上腕骨滑車の近位にある凹みである．橈骨窩は上腕骨小頭の近位にある（図9.2A）．上腕骨の後面には肘頭窩と呼ばれる凹みがある．橈骨神経溝は上腕骨骨幹部の近位1/3に位置している（図9.2B）．

[b]　橈骨と尺骨

前腕には橈骨と尺骨が平行して位置しており，上腕骨遠位と関節を形成する．橈骨の近位は橈骨頭と呼ばれ，窩と呼ばれる凹面になっている．橈骨頭遠位の橈骨頸部には橈骨粗面があり，上腕二頭筋の付着部になっている．

尺骨の近位関節面は滑車切痕と呼ばれ，凹面になっている．尺骨滑車稜は滑車切痕表面を二分している．肘頭突起は滑車切痕の上端から伸びており，尺骨鉤状突起は下端から伸びている．肘頭の内側には尺骨神経が横断する溝がある．この領域を叩くと，尺骨神経が機械刺激を受け，びりびりする感覚が生じる．尺骨切痕下部の尺骨近位外側面には橈骨切痕がある．

橈骨の遠位端は，橈骨茎状突起の外側と尺骨切痕の内側縁まで伸びている．尺骨の遠位端では一部分がより遠

第9章 肘関節複合体の構造と機能　179

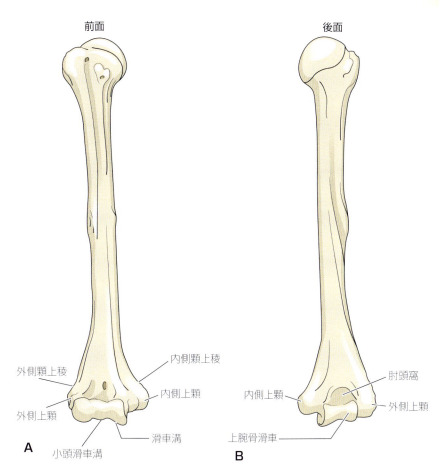

図 9.2 （A）右上腕骨前面の構造．（B）右上腕骨後面の構造．
(Roy S, Wolf SL, Scalzitti DA. The Rehabilitation Specialist's Handbook, 4th ed. Philadelphia, PA : F.A. Davis Company, 2013：p.52 より許諾を得て転載)

位へ伸びており，ここを尺骨茎状突起という．尺骨切痕と尺骨頭の間には関節円板があり，尺骨切痕の遠位端，尺骨頭，茎状突起基部を連結している．図 9.3 に橈骨と尺骨の前面のランドマークを示す．

1.2 関節

肘部の関節には腕尺関節，腕橈関節，近位橈尺関節と遠位橈尺関節がある．腕尺関節と腕橈関節は，一般的に肘関節と呼ばれる．肘関節は，可動性に優れた蝶番関節である．近位橈尺関節と遠位橈尺関節は，1つの可動関節として機能している．

[a] 腕尺関節と腕橈関節

上腕骨滑車溝と尺骨滑車稜が連結して腕尺関節を形成する．肘関節の屈曲中に，尺骨滑車稜は上腕骨滑車溝に沿って鉤状突起が鉤突窩に至るまで滑走する．伸展時には尺骨滑車稜は肘頭が肘頭窩に接するまで滑走する．凸状の上腕骨小頭と凹状の橈骨頭が腕橈関節を形成してい

る．肘関節屈曲中，橈骨頭は橈骨窩まで滑走する．肘関節の最大伸展時には，関節面は接触しない．

関節包，靱帯，滑液包　腕橈関節，腕尺関節，近位橈尺関節を包む肘関節の関節包は大きくゆるい．これにより，肘関節が最大屈曲したときに関節包を広げることができる．関節包の滑膜と脂肪体は，鉤突窩，橈骨窩，肘頭窩まで広がっている．内側側副靱帯 medial collateral ligament（MCL），外側側副靱帯 lateral collateral ligament（LCL），輪状靱帯は関節包の内側面と外側面の補強に加え，肘関節複合体を安定させている（図 9.4）．

内側側副靱帯と外側側副靱帯は，肘関節の各側面に位置し，内側および外側の安定性に寄与している．MCL は，前部，横斜部，後部からなる．前部は，上腕骨内側上顆の前下部と尺骨近位内側の遠位に付着している．この部分は，肘関節屈曲 20°〜 120°における内側あるいは外反ストレスに対抗する．**外反角**とは，関節の遠位にある骨が身体から外側に離れた角度と定義される．外反ストレスは，肘の外反角が増加するような肘外側へのストレ

スの結果として生じる．一方，**内反角**とは遠位にある骨が身体の内側に移動したとき，近位骨と遠位骨がなす角度として記述される．肘に対する内反ストレスは，肘の内側方向に対する力の結果として生じる．MCLの後部は，上腕骨内側上顆の後部，尺骨鉤状突起，尺骨肘頭突起に付着し，肘伸展を制限している．MCLの横斜部は，肘頭と尺骨鉤状突起と連結し，関節表面の適合性の維持に寄与している（図9.5A）．

LCLは肘関節の橈骨部と尺骨部を結ぶ扇形の靱帯である．橈骨部は上腕骨の遠位端と橈骨外側上顆に付着し，橈骨頭の大部分を取り囲む輪状靱帯と融合している．輪状靱帯は関節包と融合し，LCLによって補強されている．尺骨部は上腕骨外側上顆から尺骨外側と輪状靱帯を結んでいる．LCLは内反ストレスに対して肘を安定させ，輪状靱帯とともに肘関節の回旋と後側方の安定性に寄与

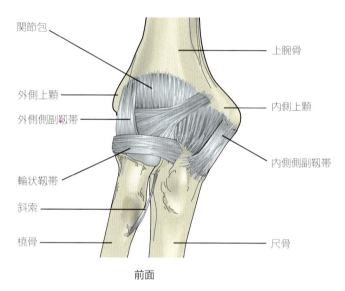

図9.3 橈骨と尺骨前面の骨ランドマーク．
(Starkey C, Brown D. Examination of Orthopedic & Athletic Injuries, 4th ed. Philadelphia, PA：F.A. Davis Company, 2015：p.691 より許諾を得て転載)

図9.4 肘関節の関節包，側副靱帯と輪状靱帯．

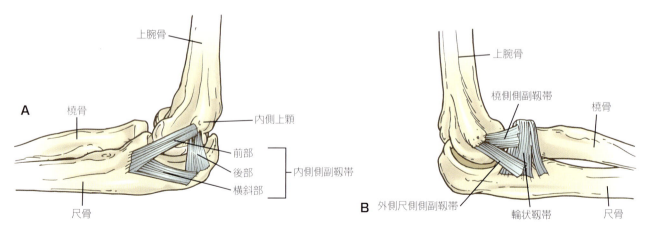

図9.5 肘関節複合体の側副靱帯．（A）内側側副靱帯の前部，後部，横斜部．（B）外側側副靱帯（橈側側副靱帯と外側尺側側副靱帯）と輪状靱帯．
(Starkey C, Brown D. Examination of Orthopedic & Athletic Injuries, 4th ed. Philadelphia, PA：F.A. Davis Company, 2015：p.691 より許諾を得て転載)

クリニカル・コネクション 9.1

肘の内側側副靱帯はストレスにさらされやすく，反復的な外反負荷や肘外側に対する力によって損傷される．反復的な外反負荷は，特に投球動作でよく生じる．振りかぶる動作 cocking や投球の加速期 acceleration 中に内側側副靱帯はもっとも傷害されやすい．高負荷において，肘の動的安定性を増加するために上腕三頭筋，肘筋，手関節屈筋群，前腕回内筋群が内側側副靱帯を補強する．この障害のある運動選手は，運動によって増強する肘の内側痛を訴えることが多い．触診ではこの部位は過敏で，腫脹を認めることもある．運動中に損傷を生じうる要因には，肩の可動域制限や，投球技術，肘の動的不安定性，全体的なバランスや体幹の不安定性などがある．こうした要因を特定することは，内側側副靱帯損傷を防ぐことに役立つ．

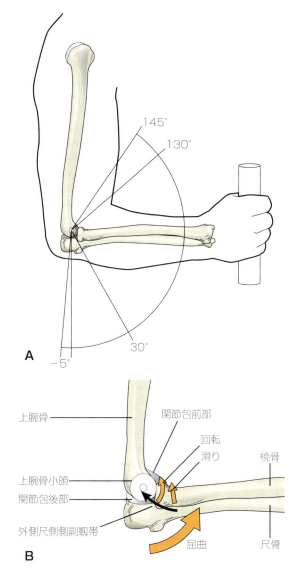

図 9.6 （A）肘の骨運動範囲を示す矢状面像．健常な関節での自動運動の範囲は，平均伸展 5°～屈曲 145° である．他動的には 145° 以上屈曲することもあるが，これは腕前面の筋容量に依存する．ほとんどの機能的な活動は，矢状面における 30°～130° の関節運動によってなされる．（B）肘屈曲中の関節包内運動は，尺骨の前方への転がりと滑りである．

している（図 9.5B）．

肘関節複合体には，7 つの主要な滑液包がある．肘頭滑液包と呼ばれる大きい滑液包が，肘頭と肘頭窩の間にある．この滑液包は，肘関節伸展時の肘頭による肘頭窩に対する圧力を分散する．

運動学 屈曲と伸展は近位肘関節複合体において生じ，最終可動域ではわずかに回旋も生じる．そのため，腕尺関節と腕橈関節は準蝶番関節に分類されている．屈曲は，手を口へ持っていくために肘を曲げるときのように上腕と前腕の角度を減少する運動である．肘関節の自動屈曲可動域は平均 145°，他動可動域は 160° である．これは前腕が上腕の筋に接する際の組織的な制限によるものである．ほとんどの機能的な活動には，30°～130° の自動屈曲可動域が必要である．

尺骨滑車切痕は屈曲中に滑車溝を前方に回転および滑走する（図 9.6）．近位橈骨頭は屈曲中に上腕骨小頭を越えて前方に回転および滑走し，上腕骨小頭に橈骨頭を引きつけている．屈曲最終域では，橈骨頭は橈骨窩と完全に接触する．

肘の最大伸展は，伸展 0°～5° で，肘頭と上腕骨の肘頭窩の完全な接触によって制限を受ける．伸展中は上腕と前腕の間の角度が増加し，滑車切痕が滑車溝上を後方に回転および滑走する．肘の伸展中は橈骨頭は屈曲時とは逆に上腕骨小頭上を後方に回転し滑走する．最大伸展位に到達すると，橈骨は上腕骨と完全に離れる．

運搬角 肘の屈曲と伸展は矢状面に垂直な軸を中心に回転することで生じる．この軸は，上腕骨滑車と上腕骨小頭の間を走行するが，上腕骨滑車が上腕骨小頭よりも遠位にあるので内外側方向の水平軸からはやや逸脱している．この傾きが，運搬角 carrying angle を形成し（図

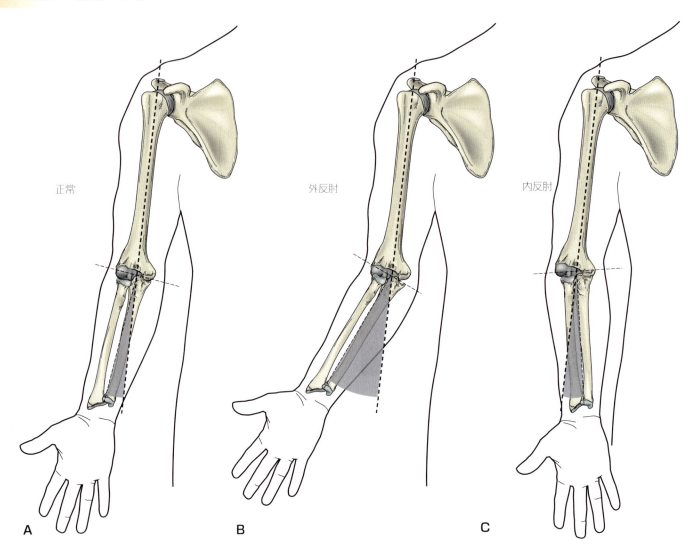

図 9.7 （A）肘の平均運搬角は約 15°である．（B）上腕と前腕のなす角度が 15°以上の場合，外反肘という．（C）上腕骨の正中線より内側に前腕が偏位した肢位を内反肘という．

9.7)，肘は正常な外反位をとる．解剖学的肢位において，肘伸展時にはこの外反により前腕はやや外側に位置する．前腕が上腕に対して内側に位置する内反肘は，上腕骨遠位骨折の後遺症としてよくみられる．運搬角には個人差があるが，平均約 15°である．女性の運搬角の平均は男性よりも 2°ほど大きい．運搬角は手を口に運ぶ動作の効率を高めている可能性がある．人が手で物を運ぶとき，運搬角によって物を体側から離れた位置に維持できる．

[b] 近位橈尺関節と遠位橈尺関節

尺骨上の橈骨切痕，橈骨頭，輪状靱帯および上腕骨小頭は，肘関節包内にあり近位橈尺関節を形成する．関節軟骨にある輪状靱帯は橈骨頭を取り巻き，橈骨切痕の前部と後部に付着している．軟骨表面は前腕運動中の摩擦を最小にすることで橈骨が尺骨の周りを回旋できるようにする．遠位では，橈骨の尺骨切痕，関節円板および尺骨頭が線維性の遠位橈尺関節を形成している．関節円板は，近位と遠位に陥凹面がある．尺骨頭の関節近位部と手根骨の遠位部が接している．図 9.8 に近位橈尺関節と遠位橈尺関節および近位橈尺関節の関節表面を示した．

靱帯　橈骨と尺骨の間にある骨間膜が近位橈尺関節と遠位橈尺関節を安定させる．さらに輪状靱帯，方形靱帯，斜索が近位橈尺関節を支持している．橈骨頭を覆う輪状靱帯については，本章の前半で解説した．尺骨から橈骨頸部に付着している方形靱帯は，尺骨と橈骨の橈骨切痕間のアライメントを維持している．斜索は尺骨から橈骨

第9章 肘関節複合体の構造と機能　183

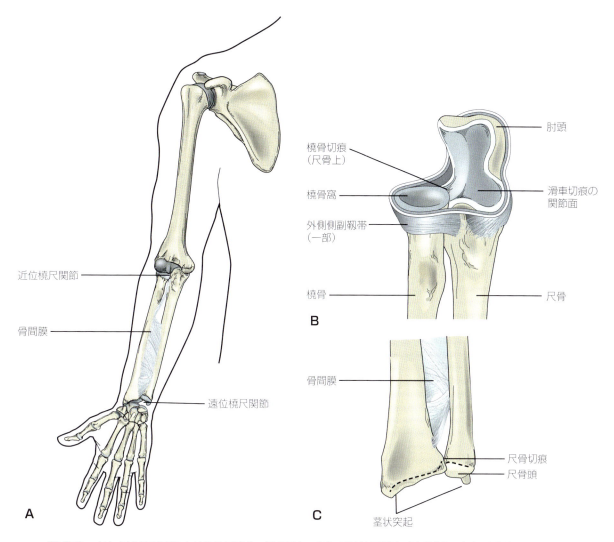

図9.8　(A) 近位橈尺関節と遠位橈尺関節（前面像）．(B) 近位橈尺関節（上部像）．(C) 遠位橈尺関節（前面像）．

の上腕二頭筋粗面の下方に向かって走行している．背側橈尺靱帯と掌側橈尺靱帯は遠位橈尺関節を安定させる．これらの線維は，橈骨の尺骨粗面背側と掌側から尺骨と尺骨茎状突起に付着している（図9.9）．

運動学　遠位橈尺関節と近位橈尺関節は常に一緒に動く．これらの関節は，1°の回内あるいは回外運動であっても一緒に動く．前腕の回内中や回外中に，橈骨は静止した尺骨の周りを回旋する．この運動は垂直軸周囲を回転する横断面上で生じる（図9.10）．前腕回外の最終域で，手掌が上方を向く．回外の平均可動域は85°〜90°，回内の平均可動域は75°〜80°である．前腕を回内すると手掌は下方に向く（図9.11）．橈骨手根関節は手関節の一部であるため，前腕回旋中に橈骨は手部を追うように動く．回内や回外では，内部の輪状靱帯と近

位橈尺関節の尺骨橈骨切痕で形成された関節面内で橈骨頭が回転する．同時に，遠位橈尺関節の運動も生じる．前腕の回内中に遠位橈骨の尺骨切痕は尺骨頭の周りを前方に滑る．関節円板は橈骨と同じ方向に動く．回外中は橈骨の転がりと滑りの方向は逆になる（図9.10参照）．

2. 肘関節複合体の筋群

肘関節複合体で活動する筋は，肘の屈曲・伸展と前腕の回内・回外を行う．これらの筋の中には複数の活動や関節活動に寄与するものもある．筋のさまざまな活動を深く理解するために，筋の機能に関連する基本的な概念を把握することが必要である．関節を動かすために，筋は関節を横断する必要があることを考慮しなければなら

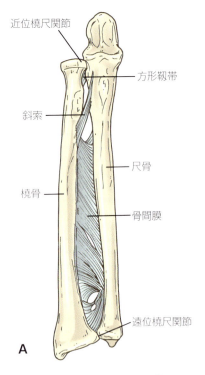

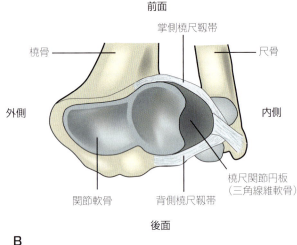

図 9.9 （A）橈尺靱帯構造（前面像）．（B）遠位橈尺関節の関節面．
(Starkey C, Brown D. Examination of Orthopedic & Athletic Injuries, 4th ed. Philadelphia, PA：F.A. Davis Company, 2015：p.691 より許諾を得て転載)

ない．たとえば，上腕二頭筋長頭は肩甲骨の関節上結節に付着し，橈骨遠位部に付着するので肩関節と腕尺関節をまたぐ．これにより，上腕二頭筋は肩関節の屈曲，肘関節の屈曲，前腕の回外が可能になる．骨を動かすために筋は骨に付着していなければならないという事実も重要である．肘関節複合体において，回内中や回外中に橈骨が尺骨の周りを回旋するため，橈骨に付着している筋

> **クリニカル・コネクション 9.2**
>
> 前腕回内時に突然腕を引っぱって肘を伸展させると，橈骨頭の亜脱臼と輪状靱帯の転移が生じることがある．この損傷は肘内障，輪状靱帯転移，牽引された肘，橈骨頭の亜脱臼と呼ばれている．この損傷は大人が子どもの手を握っているときに子どもがつまづいて転倒する際に発生することが多い．転倒を防ごうとして大人が子どもの上肢を引っぱるため，橈骨頭が上腕骨近位の関節から牽引される．この損傷は，子どもが救急外来を受診する主な理由である．

は肘の運動に加えて回内と回外に寄与する．本項目では，肘関節複合体の主要な筋活動について解説する．また，付録 B（p.219）では，肘関節複合体に関連する筋の起始停止，神経支配を記した．

2.1 肘関節屈筋群

肘関節の屈曲において，屈曲角度が非常に小さいうちは円回内筋と手首屈筋が寄与するが，ほとんどは上腕二頭筋と腕橈骨筋が寄与する．円回内筋の主な機能については本章の後半で解説する．また，手関節の筋については第 10 章で解説する．肘屈曲の開放運動連鎖では前腕は上腕骨の方向に動くが上腕骨は静止しているので前腕と上腕のなす角度が減少する．肘屈曲の閉鎖運動連鎖では，前腕より遠位部が固定されるので，上腕骨が前腕の方向に移動する．例として懸垂運動では，前腕が固定され，肘屈筋群が前腕を上腕骨の方向に引き寄せる．

[a] 上腕二頭筋

上腕二頭筋には，長頭と短頭の 2 つの筋頭がある．上腕二頭筋長頭の起始は肩甲骨関節窩の関節上結節である．短頭の起始は肩甲骨の烏口突起である．長頭は，上腕骨の上腕二頭筋溝を通って肩関節と肩甲骨をつなぐ唯一の筋なので，肩の屈曲にも作用する．長頭と短頭は，上肢を下降して橈骨に付着する前に結合して 1 つの腱になる（図 9.12）．上腕二頭筋は，肘屈曲と前腕回外の運動中に選択的に活動し，屈曲 90°〜100° をわずかに超える範囲において最大のトルクを発揮する．

第9章 肘関節複合体の構造と機能 185

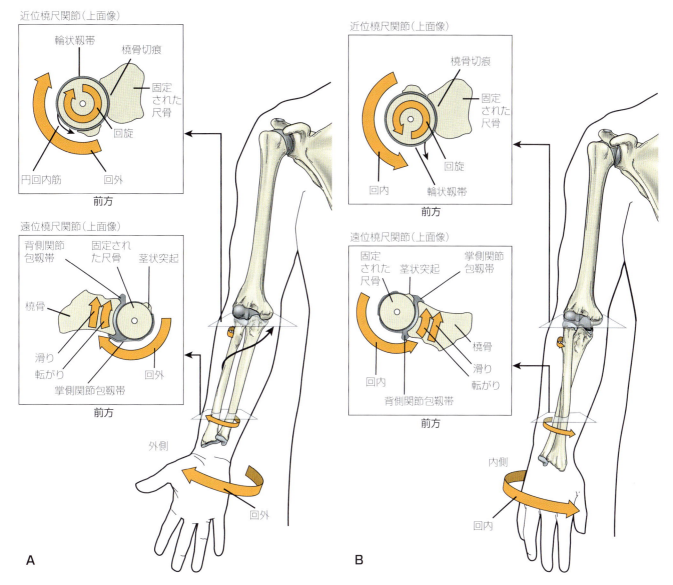

図 9.10 （A）前腕回外運動（前面像）．固定された尺骨周囲を回転する橈骨の運動．（B）前腕回内運動（前面像）．固定された尺骨上の橈骨の転がりと滑り．

(Starkey C, Brown D. Examination of Orthopedic & Athletic Injuries, 4th ed. Philadelphia, PA：F.A. Davis Company, 2015：p.732 より許諾を得て転載)

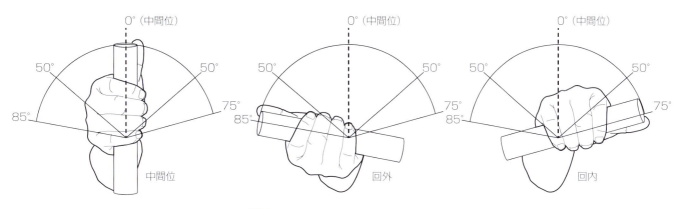

図 9.11　前腕の回内と回外の可動域．

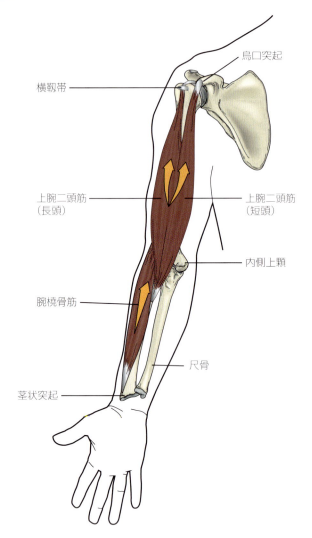

図9.12 上腕二頭筋と腕橈骨筋（前面像）．

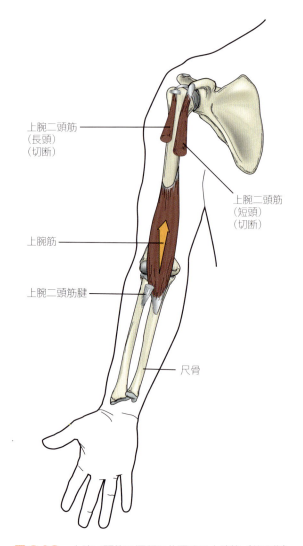

図9.13 上腕二頭筋の深部に位置する上腕筋（前面像）．

大きな筋力を必要とする機能的な活動では肩伸展と肘屈曲の組み合わせが上腕二頭筋の筋力発揮能を増加させる．この例として，抵抗牽引運動がある．三角筋後部は肩を伸展するため，上腕二頭筋の潜在筋力を増加する．肩関節伸展位は上腕二頭筋の正味の短縮を減少させ，収縮速度を遅くする．第3章で解説したように，筋収縮速度の遅延により，より大きい筋力を生み出す．

[b] 上腕筋

上腕筋はその広い横断面積のため，上肢の"働き者"と考えられている．上腕筋は上腕二頭筋の深部に位置し，起始は上腕骨の遠位1/2である．上腕筋は橈骨ではなく尺骨に付着しているので，前腕の回内外や肘の角度，課題の遂行に必要な筋出力の大きさにかかわらず，肘屈曲時は常に動員される．上腕筋は肘の単一関節のみを横断するため，肘の運動にのみ関与する．上腕筋は約90°の肘屈曲に最大の筋出力を発揮する（図9.13）．

[c] 腕橈骨筋

腕橈骨筋の起始は上腕骨の外側上顆稜の近位である．腕橈骨筋の筋腹は主として橈骨茎状突起の遠位に停止する手前の前腕の部分である．腕橈骨筋は，前腕中間位で肘を100°〜120°屈曲した肢位で最大トルクを発揮する．またこの筋は，橈骨に付着しているため前腕回内外の役割も二次的に担っている．腕橈骨筋の停止部と力のベクトルにより，トルク成分は肘関節を圧迫し安定性を増加させる（図9.12参照）．

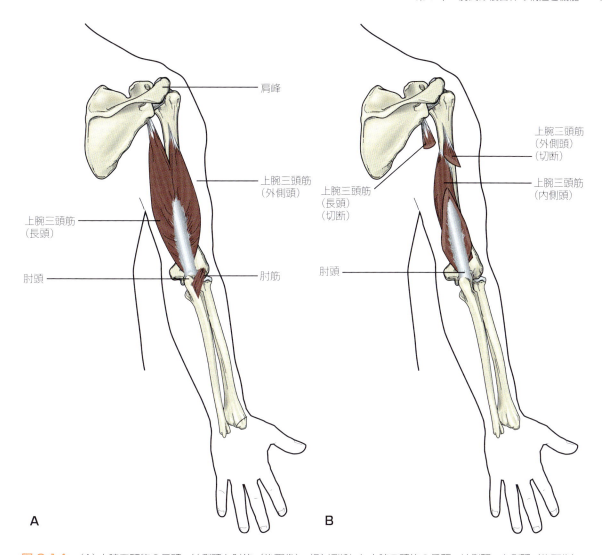

図9.14 (A)上腕三頭筋の長頭，外側頭と肘筋（後面像）．(B)切断した上腕三頭筋の長頭，外側頭，内側頭（後面像）．

2.2 肘関節伸筋群

　上腕三頭筋は肘の伸展に関与する主な筋である．肘筋も肘伸展に関与するが，その寄与は全筋出力のほんの一部である．肘伸展の開放運動連鎖において前腕は上肢から離れる方向に移動し，前腕と上肢のなす角度が増加する．肘伸展の閉鎖運動連鎖においては，前腕より遠位部が固定されることで，前腕が上腕骨から離れる方向に移動する．腕立てふせで肘を伸展する際に両手に体重負荷されるのが，この例である．肘筋は肘伸筋の補助的な筋である．機能的に，肘の伸筋群は日常的な動作で肘を静的に安定させる．人は肘をわずかに屈曲した肢位で上肢を介して負荷に抵抗する．上肢を用いた活動中にもう一方の上肢で身体を支持する際，あるいは上肢を用いて物を持ち上げる際にこの肢位をとる．等尺性収縮や低速度の遠心性収縮を用いて，伸筋群はこれらの動作中に肘を屈曲位に維持する．また，伸筋群はボールを投げたり重量物を持ち上げるような動作中には高速度あるいは高出力を生じる．肩の屈筋が肘伸展中に作用するとき，それらは上腕三頭筋長頭の肩伸展に抵抗する．

[a] 上腕三頭筋

　上腕三頭筋には，長頭，内側頭，外側頭の3つの筋頭がある．長頭の起始は，肩甲骨関節窩の関節下結節である．また，長頭は肩関節を横断するため，肘伸展に加えて肩伸展を補助する．外側頭と内側頭の起始は，それぞれ上腕骨後面にある．内側頭は，長頭や外側頭よりも深部にある．上腕三頭筋の三頭は，肘頭を介して結合し，1つの腱になり尺骨に付着する（図9.14）．

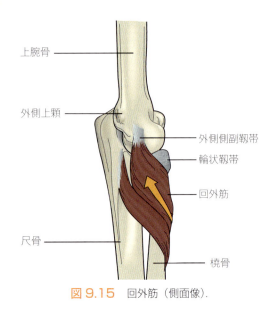

図9.15 回外筋（側面像）.

[b] 肘筋

肘筋は，肘の後外側面にある小さな三角形の筋である．その線維は，上腕骨外側上顆と肘の関節包後外側に隔合している．肘筋は断面積が小さいので，肘の伸展運動にはわずかしか寄与しないが，肘関節の外側安定性に貢献する（図9.14）．

肘伸展筋群では，特定の課題における肘伸展運動に対し，動員される筋に階層性がある．この動員様式は「オッカムの剃刀 low of parsimony」に則っている．この法則は，課題を完遂するために必要なトルク量に基づく神経系の関与によって筋線維の動員数が決まることを意味している．神経系は必要とされる最小の筋を動員する．伸展筋力が最小でよい活動は，肘筋と上腕三頭筋内側頭のみでなされることが多い．与えられた活動を完遂するためにより大きい筋出力が必要な場合には，神経系はさらに伸筋線維を動員する．需要が増加したとき，肘伸展に必要な筋出力を発揮するために，上腕三頭筋の外側頭と長頭が動員される．たとえば，鉛筆に向かって肘を伸ばすときに神経系が動員する肘伸筋の線維数は，腕立てふせで肘を伸展するときに床から上体を持ち上げるために動員する伸展筋線維数よりもかなり少ない．

2.3 前腕の回外と回内

上腕二頭筋と回外筋は，前腕回外を担う主な筋である．回外筋は上腕骨外側上顆，外側側副靱帯，輪状靱帯，尺

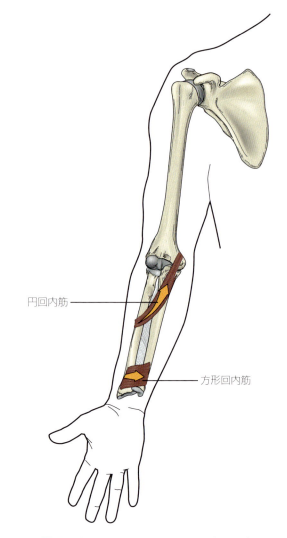

図9.16 円回内筋と方形回内筋（前面像）.

骨に起始し，橈骨の近位1/3に停止する（図9.15）．非常に小さな抵抗に対してゆっくり運動するとき，橈骨に巻きつくように存在する回外筋は前腕回外に対して十分なトルクを発揮する．中等度～高度の筋力が必要なとき，回外筋とともに上腕二頭筋は肘90°屈曲位にて最大の力を発揮する．腕橈骨筋は二次的な回外筋としてわずかな働きを担う．前腕の最大回内位では，腕橈骨筋は前腕中間位になるまで回外を補助する．

円回内筋と方形回内筋は，前腕回内を担う主な筋である．円回内筋は上腕骨内側上顆に起始し，橈骨中央の外側表面に停止する．正中神経がこの筋の筋腹を貫通しており，神経圧迫を生じることもある．円回内筋と方形回内筋は，前腕回内中に橈骨を尺骨の周りに回転させる．方形回内筋は尺骨の遠位端に起始し，橈骨の遠位端に停

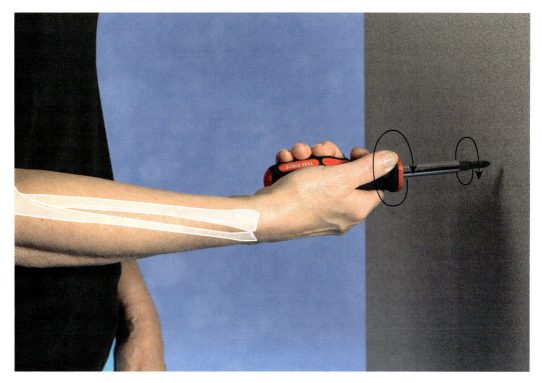

図9.17 肘の安定肢位を維持するための上腕三頭筋と上腕二頭筋の同時収縮．ネジ回しを介してネジを抜くために必要な力が上腕二頭筋と回外筋によって与えられる．

止する．方形回内筋は，前腕回内と遠位橈尺関節の動的安定性に貢献する（図9.16）．

さまざまな機能的活動において，前腕の回内と回外は，肩関節の肩甲上腕関節の内旋と外旋に関連する．肩関節の外旋はしばしば前腕回外とともに生じ，肩関節の内旋は前腕回内とともに生じる．2つの関節の回旋運動の合計は，回外と回内によって生じる180°の運動と異なり約360°にわたる手の運動を可能にする．

3. 機能的な活動における筋の動員

これまで解説したように，筋の機能は当初個別に検証されてきた．しかし，筋が共同して機能することで課題が遂行されるため，筋の機能を知るためには，筋の協調性についても検証する必要がある．機能的な活動では，単に1つの筋のみが収縮するのはまれである．遠位の関節が安定して運動できるように，多くの場合，近位の筋が関節を安定させる．たとえば，食事動作では肩関節複合体が安定しないと，肘を屈曲して手を口に持っていくことはできない．また，強い把握が必要な動作では，肘

表9.1 機能的活動中の肘と前腕の運動

活動	屈曲可動域	回内	回外
電話の使用	43°〜136°	41°	23°
椅子からの立ち上がり	20°〜95°	34°	24°
コップで水を飲む	72°〜129°	−3°	31°
フォークを使用した食事	85°〜128°	10°	52°
スプーンを使用した食事	101°〜123°	23°	59°

すべての値は角度の平均値．

の屈筋と伸筋を安定させるために同時収縮することもある．表9.1に一般的な機能的活動に対して必要とされる肘と前腕の平均可動域を記した．

与えられた課題を完遂するためにどの筋群が共同に作用しなければならないかは，速度，力，方向など必要とされる運動の要素による．たとえば，きついネジをネジ回しを使って外すときのように前腕の回外が必要なとき，これを達成するのに必要な筋出力を発揮するために上腕二頭筋が回外を補助する．しかし，もし上腕二頭筋の拮抗作用がないと，運動中に肘が屈曲してネジ回しがネジから離れてしまう．そこで，上腕三頭筋が上腕二頭筋の屈曲に拮抗するためにこの運動中に動員される．上腕二頭筋と上腕三頭筋の同時収縮により，前腕を回外されることでネジ回しを回す際，肘が屈曲位に維持される．前腕の運動中に肩関節複合体が動かないように，肩甲胸郭と肩甲上腕筋群が近位を安定させる．前腕がネジ回しを回すために，手関節と手の筋がネジ回しを握るために安定させる（図 9.17）．

本章のまとめ

肘の3つの近位関節と1つの前腕遠位の関節からなる肘関節複合体は，肩関節複合体・手関節と手指を連結する．腕橈関節，腕尺関節，近位橈尺関節は，靱帯を補強する関節包によって覆われている．肘の伸展により，上肢を伸ばして物に手を近づけることができ，肘の屈曲により身体に手を近づけることができる．近位橈尺関節と遠位橈尺関節により，尺骨の周りを橈骨が回旋することができ，前腕の回内と回外が可能となる．この回旋は肩によって生じる回旋範囲まで拡大し，あらゆる方向に向けた手の機能的選択を可能にする．肘の複雑な機能に関連する筋は，主動作筋やあらゆる運動に寄与する共同筋としての機能，さらに，他の関節の運動を可能にする安定筋としての機能を担う．運動時にどの機能を果たすかは，その課題を達成するために何が必要かによる．

症例検討

Markus さんはサッカーの競技中に腕を打撲し，右上腕筋に骨化性筋炎を発症した．外傷性の骨化性筋炎では，損傷した筋組織が石灰化する．X 線像は，右上腕筋の遠位 1/3 に骨化性筋炎の特徴である異所性骨形成を示した．触診によるとこの領域が過敏となっており，触れることが困難である．

1. Markus さんは，どのような肘の自動運動でもっとも疼痛を生じるか．それはなぜか．
2. Markus さんは，どのような肘の他動運動にもっとも疼痛を生じるか．それはなぜか．
3. 前腕を回内した場合，Markus さんは痛みを感じるか．それはなぜか．

章末問題

1. 肘関節複合体の近位関節を構成する3つの関節を特定しなさい．
2. 輪状靱帯の役割について説明しなさい．
3. 肘の内側および外側側副靱帯はどのような力に抵抗するか説明しなさい．
4. 運搬角の機能的目的について説明しなさい．
5. 肘と前腕で生じる骨運動について説明しなさい．また，各運動中のそれぞれの関節における関節包内運動についても説明しなさい．
6. 上腕二頭筋の選択的な活動が必要な機能的活動について説明しなさい．最小の筋出力のみが必要な活動と，より大きな筋出力が必要な活動を比較しなさい．
7. 重い物を肘関節屈曲 80° で保持した後に肘関節屈曲 110° で保持するとき，どちらの肢位が上腕二頭筋による出力量が小さいか．考察し議論しなさい．
8. 肘伸展中の上腕三頭筋に関連する「オッカムの剃刀」について説明しなさい．
9. 低負荷での前腕回外と回内中にはどの筋が活動しているか．より大きい筋出力が必要なときにはどの筋が活動するか．
10. 肘関節複合体の筋と肩関節複合体の筋のどちらが以下の表の運動で主に働くか．安定筋と主動作筋を考えなさい．また，どのような筋収縮が生じるか．

活　動	筋	筋収縮
a. 窓を開閉する		
b. きついネジを外すためにネジ回しを使用する		
c. 腕立て伏せで床から上体を持ち上げる		
d. 腕立て伏せで上体を床に向かって下げる		
e. ボールを投げる		
f. 頭から帽子を引き下げる		

参考文献

- Badia A, Stennett C. Sports-related injuries of the elbow. *J Hand Ther*. 2006;19:206–226.
- Bernstein AD, Jazrawi LM, Rokito AS, Zuekerman JD. Elbow joint biomechanics: basic science and clinical applications. *Orthopedics*. 2000; 23:1293–1301.
- Brown D. Emergency department visits for nursemaid's elbow in the United States, 2005–2006. *Orthop Nurs*. 2009;28:161–162.
- Garrison JC, Arnold A, Macko M, Conway JE. Baseball players diagnosed with 2-ulnar collateral ligament tears demonstrate decreased balance compared to healthy controls. *J Orthop Sports Phys Ther*. 2013; 43:752–758.
- Hariri S, Safran MR. Ulnar collateral ligament injury in the overhead athlete. *Clin Sports Med*. 2010;29:619–644.
- Houglum PA, Bertotio DB. *Brunnstrom's Clinical Kinesiology*. 6th ed. Philadelphia, PA: FA Davis; 2012.
- Kim MC, Eckhardt BP, Craig C, Kuhns LR. Ultrasonography of the annular ligament partial tear and recurrent "pulled elbow." *Pediatr Radiol*. 2004;34:999–1004.
- Kincaid BL, An K-N. Elbow joint biomechanics for preclinical evaluation of total elbow prostheses. *J Biomech*. 2013;46:2331–2341.
- Levangie PK, Norkin CC. *Joint Structure and Function: A Comprehensive Analysis*. 5th ed. Philadelphia, PA: FA Davis; 2011.
- Lockard M. Clinical biomechanics of the elbow. *J Hand Ther*. 2006; 19:72–80.
- Norkin CC, White DJ. *Measurement of Joint Motion: A Guide to Goniometry*. 4th ed. Philadelphia, PA: FA Davis; 2009.
- Starkey C, Brown SD, Ryan J. *Examination of Orthopedic and Athletic Injuries*. 3rd ed. Philadelphia, PA: FA Davis; 2010.
- Yu J, Ackland DC, Pandy MG. Shoulder muscle function depends on elbow joint position: an illustration of dynamic coupling in the upper limb. *J Biomech*. 2011;44:1859–1868.

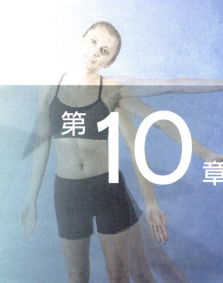

第10章

手関節と手関節複合体の構造と機能

本章の概要

1. 手関節複合体の構造
    1.1 骨
    1.2 関節と靱帯
    1.3 手根管
    1.4 運動学
    1.5 筋群
        [a] 手関節伸筋群
        [b] 手関節屈筋群
        [c] 手関節の橈屈と尺屈

2. 手関節複合体の構造
    2.1 骨
        [a] 手のアーチ
    2.2 関節
        [a] 手根中手関節
            運動学
        [b] 中手指節関節と指節間関節
    2.3 靱帯と結合組織

    2.4 筋群
        [a] 手外来筋群
            手指屈筋群
            テノデーシス（腱固定）
            屈筋腱鞘の滑車機構
            手指伸筋群
            指伸展機構
        [b] 手内在筋群
            母指球筋
            小指球筋
            深層筋

3. 手関節と手の機能的な運動
    3.1 機能的肢位
    3.2 把握
        [a] 握り
        [b] つまみ

学習効果

本章を学習すると，以下のことができるようになる．

10.1 手関節複合体と手の骨格構造について説明すること．
10.2 手関節複合体と手の関節名をあげること．

10.3 手と手関節の骨格運動を説明すること．そしてそれぞれの代表的な関節可動域をあげること．
10.4 手関節と手の主な靱帯と結合組織をあげ，それらが制限する運動と固定性の条件について議論すること．
10.5 手根管の構造とそこを通る構造物について説明すること．
10.6 手の3つのアーチの構造と機能を比較すること．
10.7 手関節と手部における個々の筋の機能と，母指と他の指の運動により手を機能的に使用しているときの相乗作用について議論すること．
10.8 手部の腱固定作用（テノデーシス・アクション）について説明すること．そして腱固定作用の機序と，腱固定作用が把握の補助にどのように使われるかについて説明すること．
10.9 手指伸筋腱の滑車機構と伸展筋機構について説明すること．
10.10 強い握りとその他の把握の種類について，各用途や目的について議論すること．

1. 手関節複合体の構造

手関節複合体は橈骨遠位と手根骨の関節からなる．手根骨と尺骨遠位は線維軟骨板で区切られており，直接的に関節を構成しない．そのため尺骨は肘関節の一次骨とみなされる．手関節複合体は，安定筋 stabilizar として機能するか，動筋 mover として機能するかにかかわらず，手の肢位と機能に影響を及ぼす．手と指を動かす筋腱の多くは手関節をまたいでいる．そのため，手の運動時の力の発生，運動の追加範囲が必要なときの長さ，また細かな運動は手関節の位置の影響を受ける．手関節複合体は，手根骨間の小関節に加えて，中央手根関節と橈骨手根関節からなる（図 10.1）．本項目では，まずこれらの関節に関係する骨と結合組織について解説し，その後に手関節複合体を制御する運動学と筋について学習する．

1.1 骨

橈骨遠位端の外側には橈骨茎状突起があり，尺骨遠位端の外側には尺骨茎状突起がある．橈骨の遠位関節面は矢状面と前額面が凹型で，尺骨に向かって内側に約25°傾斜している（図 10.2A）．この傾斜により橈屈と比べて尺屈の可動域が大きくなる．橈骨面は手掌面に対して約10°傾いている．この掌側への傾斜により掌屈の可動域が背屈より大きくなる（図 10.2B）．橈骨の背側面は背側結節（リスター結節）と呼ばれ長母指伸筋と短橈側手根伸筋腱を分画する（図 10.3）．

手根骨は8つあり，水平に2列に並んでいる．舟状骨と月状骨，三角骨，豆状骨は近位手根列をなし，大菱形骨と小菱形骨，有頭骨，有鉤骨は遠位手根列をなす（図 10.3）．豆状骨には尺側手根屈筋腱が付着しており，種子骨に分類されている．舟状骨と月状骨，三角骨は橈骨と関節を形成する．舟状骨と大菱形骨は「解剖学的嗅ぎタバコ窩 anatomical snuff box」の床部分に位置する．解剖学的嗅ぎタバコ窩は，長母指伸筋の腱と短母指伸筋 extensor pollicis brevis（EPB）の腱と長母指外転筋 abductor pollicis longus（APL）の腱の間に位置し，舟状骨と大菱形骨はそれら3つの腱に挟まれた凹みの"床"となっている（図 10.4）．舟状骨と月状骨，三角骨はしばしば橈骨遠位とともに外傷を負う．舟状骨は手根骨のうちもっとも骨折頻度が高く，月状骨と三角骨が続く．舟状骨に骨折を生じると，解剖学的嗅ぎタバコ窩の床の

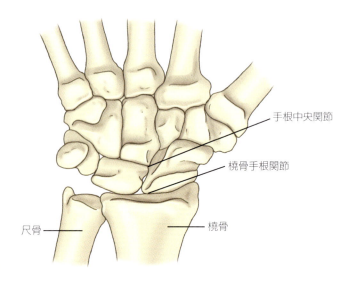

図 10.1 橈骨手根関節と手根中央関節（掌面像）．
(Starkey C, Brown D. Examination of Orthopedic & Athletic Injuries, 4th ed. Philadelphia, PA：F.A. Davis Company, 2015：p.732 より許諾を得て転載)

第10章 手関節と手関節複合体の構造と機能　195

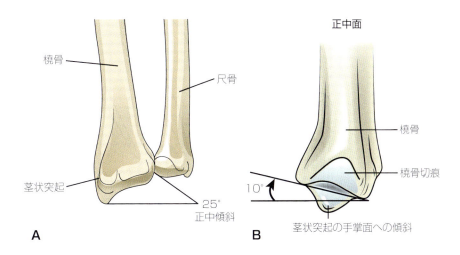

図 10.2　橈骨茎状突起の正中面と手掌面への傾斜．（A）正中面への傾斜．（B）手掌面への傾斜．
(Roy S, Wolf SL, Scalzitti DA. The Rehabilitation Specialist's Handbook, 4th ed. Philadelphia, PA：F.A. Davis Company, 2013：p.53 より許諾を得て転載）

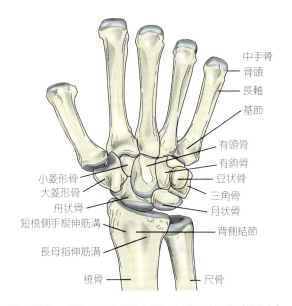

図 10.3　橈骨と尺骨の遠位部ならびに手根骨（前面像）．

置し，第2中手骨骨底と関節を形成する．有鉤骨は第4中手骨と第5中手骨と関節を形成し，手の尺側への可動性に寄与する（図 10.3 参照）．

1.2 関節と靱帯

　橈側手根関節は橈骨遠位端の凹面と関節円板，さらに月状骨と舟状骨の凸面で形成される．関節円板は遠位橈尺関節において橈骨と尺骨に付着し，橈骨手根関節から分離している．三角骨の関節としての機能は，手関節が完全に尺側へ偏位したときに関節円板と接することである．手根骨の間にはいくつかの小さな手根関節を形成する．このうち手根中央関節は手関節における第2主要関節とみなされる．手根中央関節は遠位手根列と近位手根列の間の関節で形成される．

　手関節を取り囲む靱帯は前腕遠位部と手関節を接続する．背側橈骨手根靱帯は橈側手根関節の後面を支持する．この靱帯は関節包と三角骨と月状骨と融合している．掌側橈骨手根靱帯は，橈骨と手根骨の間にある3つの靱帯（橈骨舟状骨有頭靱帯，橈骨月状靱帯，橈骨舟状骨月状靱帯）からなる．これらの靱帯は手関節の最終伸展域で緊張する．尺側側副靱帯は手関節の尺側に位置し，内側手関節包を肥厚する．手関節に内在する靱帯は手根骨の間を走行する．これらの靱帯は遠位手根列と中手骨骨底を強く結びつける（図 10.6）．

触診で痛みを生じることがよくある．臨床的には，図10.5 のX線像のように橈骨遠位端と尺骨に骨折が認められた場合には，舟状骨骨折の症状と徴候を診察することが重要である．

　有頭骨は手根骨の中ではもっとも大きく，有鉤骨と小菱形骨に挟まれ，手関節の中央に位置する．有頭骨の遠位面は第3中手骨骨底と関節を形成し，手と手関節の固定において縦方向の安定性に寄与する．手関節での尺骨と橈骨の偏位は，有頭骨を背側と掌側方向に貫く軸を中心にして生じる．大菱形骨は母指の第1中手骨と鞍状関節を形成する．小菱形骨は，有頭骨と大菱形骨の間に位

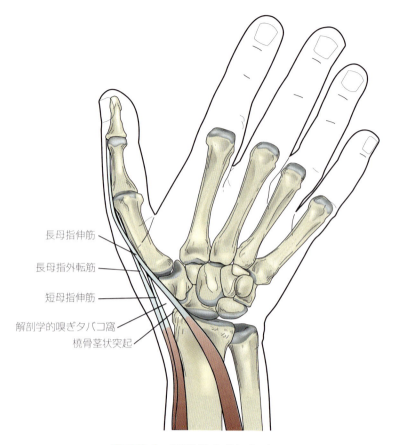

図 10.4　解剖学的嗅ぎタバコ窩.

ラベル: 長母指伸筋／長母指外転筋／短母指伸筋／解剖学的嗅ぎタバコ窩／橈骨茎状突起

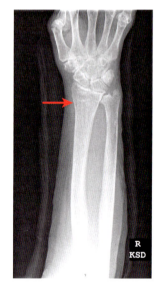

図 10.5　橈骨遠位端と尺骨の骨折を示す X 線像.

腱を包み込み，骨から離れないようにしている．また，手関節を横切ることで，手根骨が屈筋腱や伸筋腱から浮き上がる（bowstringing）のを防いでいる．筋群は手関節が中間位のときはそれぞれの末端に直線的に走行して付着するが，手関節が掌屈または背屈すると弯曲する．支帯は手関節の運動につれ腱が弯曲しても腱を手関節に安定させる．支帯がなければ，腱は運動によって弯曲して手関節や骨から離れ，浮き上がってしまう．横手根靱帯 transverse carpal ligament（TCL）は屈筋支帯を構成し，有鉤骨と豆状骨の中央と，三角骨と舟状骨の外側を走行する．手外来の屈筋腱と正中神経は手根管を通って手内に至る．手根骨は手根管の床を形成し，TCL と屈筋支帯は手根管の屋根を形作る．手根管は比較的牢固な空間であるため，この空間が狭窄されると正中神経に影響が及ぶことが多い（図 10.7）．

1.3　手根管

屈筋支帯と伸筋支帯は手関節の靱帯構造の一部をなす．これらの結合組織は手指屈筋群の腱と手指伸筋群の

1.4　運動学

手関節において，掌屈と背屈の 2 軸の骨運動は，前額

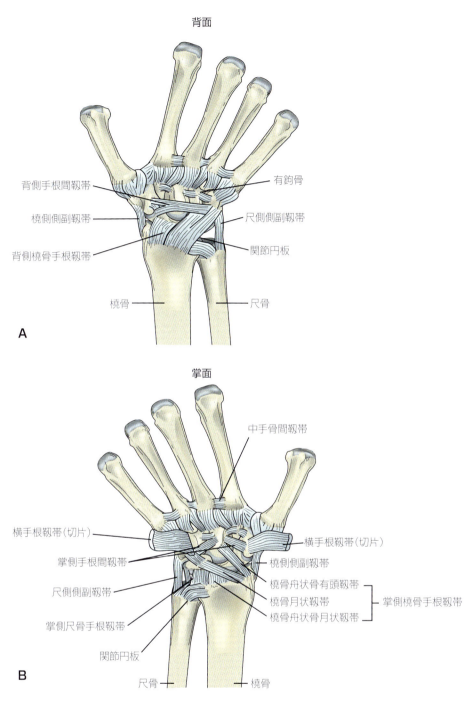

図10.6　手関節の靱帯．（A）背面像．（B）掌面像．

軸を中心に矢状面で起こる．尺骨に向かって手関節が内転することは尺側内転（尺屈），橈骨方向に外転することは橈側外転（橈屈）と呼ばれる．橈屈と尺屈は前後軸を中心に起こる．正常な関節では，掌屈可動域は65°〜85°，背屈可動域は60°〜85°，橈屈可動域は15°〜21°，尺屈可動域は20°〜45°である．図10.8に手関節掌屈と背屈，尺屈と橈屈の運動を示した．

1.5 筋群

手関節と手の筋群は複雑な機能を果たす．筋の中には運動を抑制しながら相乗効果をもたらすものもある．手関節の筋群は自動的な掌屈と背屈または尺屈と橈屈に作用している．この自動的な手関節の運動に加えて，これらの筋群が手関節と手指の運動時に動的な安定性をもた

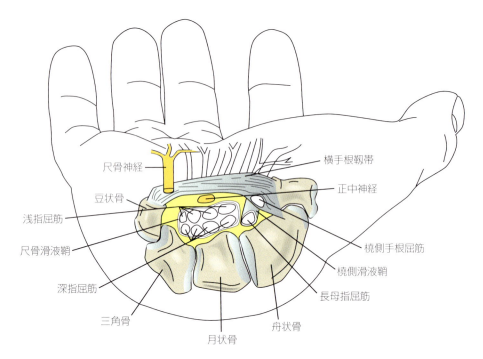

図 10.7 手根管の横断面．手根骨部と横手根靱帯は手根管の床と天井を形成する．浅指屈筋と深指屈筋の腱はそれぞれの滑液鞘に包まれている．正中神経は屈筋腱とともに手根管を通る．

クリニカル・コネクション 10.1

　手根管症候群 carpal tunnel syndrome（CTS）は手根管を通る正中神経の関与が特徴である．CTS は母指・示指・中指の手掌面と，環指の橈側半分に感覚障害を呈し，母指球筋の筋力低下も伴う．症状には，異常知覚，刺痛，知覚麻痺，疼痛，および筋力低下による二次的な手の機能障害がある．

　CTS の発症には，掌屈と背屈の反復運動や，同じ肢位での力強い握りにより生じた屈筋腱の炎症が関係する．変形性関節症のように疾患や局所の外傷または過用 overuse が原因で二次的に浮腫が生じると手根管の空間が狭まり神経が圧迫される．手関節と指の掌屈・背屈を反復することが必要な職業，または強い握りを持続することは，CTS を誘発する．妊娠（体液貯留），リウマチ，肥満による全身症状は神経圧迫と局所的浮腫の病因となりうる．持続的な手関節掌屈または過大な振動による機械的圧迫も CTS を発症させることがある．手関節を掌屈位で寝ると，手根管内で正中神経が持続的に圧迫され CTS が起こることがある．

クリニカル・コネクション 10.2

　上腕骨外側上顆炎は，テニスを愛好する 50％以上の人にみられる「テニス肘」としてよく知られており，繰り返し強い握りを行った経験のある人に起こる過用症候群である．上腕骨外側上顆炎は，一般的に短橈側手根伸筋と上腕骨外側上顆に起始を持つ伸筋腱の過用が関係している．一般に，手関節伸筋群の自発痛と圧痛によって特徴づけられる症状が起こり，握力が低下し，上肢の反応時間が遅くなる．上腕骨外側上顆炎の保存療法には，装具療法，運動用具の握り部分を大きくすること，筋力が低下した筋の筋力増強，こわばった組織の伸張が行われる．

らしているということも重要である．手関節を強く固定することで，手と指の動的な把持や巧緻運動のいずれも可能となる．たとえば，拳を強く握るためには手関節伸筋群による大きな安定性が必要で，手関節伸筋群が抑制されるとこの動作は困難になる．他の筋は複数の関節をまたいでいるため特定の関節だけを動かしたい場合には拮抗筋による対立運動が必要となる．本項目ではまず手

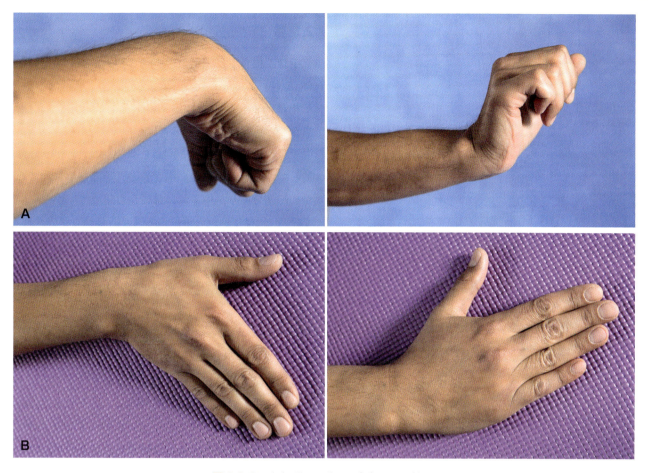

図 10.8 （A）掌屈と背屈．（B）尺屈と橈屈．

関節や手部の筋の個々の運動について解説し，続いてそれらが相乗的な運動でどのように機能するかについて考える．手関節と手の筋群の起始停止，神経支配については付録B（p.219）を参照すること．

[a] 手関節伸筋群

手関節伸筋群は上腕骨外側上顆と顆上隆起に起始がある．主な手関節伸筋群は長橈側手根伸筋と短橈側手根伸筋，尺側手根伸筋である．長橈側手根伸筋は顆上隆起のさらに近位に起始がある．総指伸筋は指の伸展筋として機能するとともに手関節の背屈を補助する（図10.9）．伸展筋群には手を強く握る際に等尺性収縮により手関節を伸展位に保つという重要な役割がある．この役割については次項目で手の把持に関連させてくわしく解説する．

[b] 手関節屈筋群

上腕骨外側上顆より起こる手関節伸筋群とは対称的に，手関節屈筋群の主な筋は上腕骨内側上顆に起始する．橈側手根屈筋と尺側手根屈筋，長掌筋，浅指屈筋 flexor digitorum superficialis（FDS），深指屈筋 flexor digitorum profundus（FDP），長母指屈筋ならびに長母指外転筋（APL）はすべて手関節の掌屈に作用する．橈側手根屈筋腱は前腕の腹側において，長掌筋の中部で外側に位置するが，5〜25％の人では長掌筋が欠損している．尺側手根屈筋は前腕の尺側に位置する（図10.10）．

[c] 手関節の橈屈と尺屈

手関節屈筋群と手関節伸筋群は手関節の橈側または尺側のいずれかに位置するが，例外的に短橈側手根伸筋と長掌筋は前腕の中央に位置する．橈側にある屈筋群と伸筋群は手関節の橈屈に作用する．尺側手根伸筋と尺側手根屈筋は共同して尺屈に作用する．同じような作用として，長橈側手根伸筋と橈側手根屈筋が収縮すると手関節が橈屈する．長母指外転筋と短母指伸筋は橈屈を補助する．橈屈と尺屈に作用する筋は，手関節の掌屈と背屈の際には拮抗筋として共同して作用する．尺側手根伸筋と尺側手根屈筋は手関節の掌屈と背屈の際には互いに拮抗

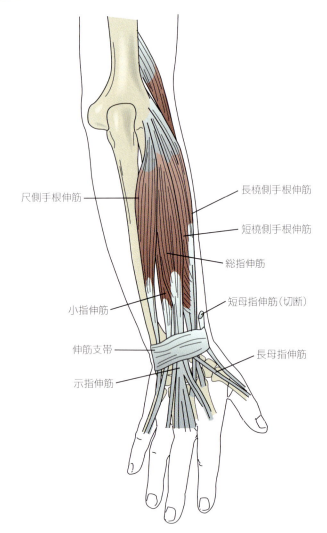

図 10.9 主な手関節伸筋（背面像）．長橈側手根伸筋，短橈側手根伸筋と尺側手根伸筋．副次的に指を伸ばす手関節伸筋も示している．

しているが，これらがともに収縮すると手関節は尺屈する．

2. 手関節複合体の構造

手は，手内在筋による把握や，手全体を用いた力強い把握のために，多面的な構造をしている．手は，精密な運動を伴う更衣や食事のような日常生活動作を補助したり，仕事で発揮するような，100 ポンド（約 45 kg）を超える物や繊細な物を優しく把持する力を生み出すことができる．手には，触れる物の素材や形，周囲の温度，他の環境の特徴といった情報を脳に送る感覚器としての機能もある．手の最終的な作用は，手関節，肘関節，肩関節ならびに体幹による安定と肢位に相互依存している．

2.1 骨

手は手根骨より遠位の中手骨 5 個と，手や手指の指骨（指節骨）14 個からなる（図 10.11）．母指は第 1 指，示指は第 2 指，中指は第 3 指，環指は第 4 指，小指は第 5 指とも呼ばれる．第 5 指は手の中でもっとも小さい．中手骨は近位で手根骨と関節をなし，中手骨どうしは近接している．おのおのの中手骨の骨幹部は手掌面でわずかに凹型であり，中手骨の骨頭から遠位に向かって伸びている．母指は遠位と近位の 2 個の指節骨で形成される．第 2〜第 5 指には，それぞれ近位から遠位に向かって基節骨，中節骨，末節骨の 3 つの指節骨がある．指節骨の骨底は中手骨と関節を形成するために両端が凹型である．

[a] 手のアーチ

手根骨と中手骨は 1 つの縦アーチと 2 つの横アーチを形成する．近位横アーチは有頭骨をアーチの要石として，遠位手根骨による比較的堅固なアーチである．遠位横アーチは第 3 中手骨を要石としてすべての中手骨骨頭を通る．遠位横アーチは近位横アーチよりも可動性がある．縦アーチは母指を除く 4 本の指の長軸と近位の手根骨で形成され，第 2 中手骨と第 3 中手骨をアーチの心柱にしている（図 10.12）．母指と第 4〜第 5 指の運動は，手掌を水平にする，またはコップを手で持つように，第 2 指と第 3 指を中心に起こる．手内在筋はこれらの手のアーチを補助する．手内在筋の麻痺，骨の外傷または疾病による二次的な関節変形は，手の機能の重大な能力障害とアーチの崩壊を引き起こす．

2.2 関節

手関節はさまざまな屈曲角度で機能的に運動できるように形作られている．手が屈曲したときの機能は，手掌で大きな物を把持したり，指と指の間で小さな品をつまむことである．手の複合多関節はこれらの複雑な運動を可能にする．

[a] 手根中手関節

第 2〜第 4 中手骨の骨底は，遠位手根列で手根中手 carpometacarpal（CM）関節を形成する．第 3 CM 関節はこれらの関節の中でもっとも安定しており，手の心柱

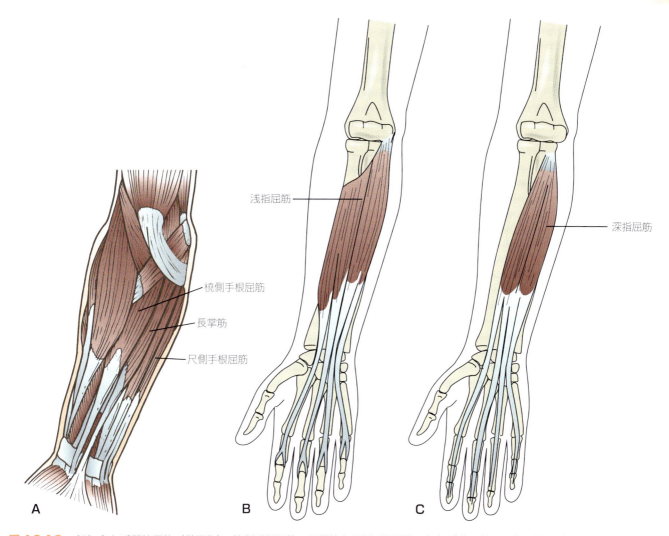

図 10.10 （A）主な手関節屈筋（掌面像）．橈側手根屈筋，長掌筋と尺側手根屈筋．（B）浅指屈筋は手指屈筋だが副次的に手関節屈筋として作用する．（C）深指屈筋．
(Starkey C, Brown D. Examination of Orthopedic & Athletic Injuries, 4th ed. Philadelphia, PA：F.A. Davis Company, 2015：p.695 より許諾を得て転載)

となる．CM 関節の両端はいずれも可動性に優れ，第 3 CM 関節の周囲にある手の動きを可能にする．CM 関節は手を円筒状のものに適合させるために手掌面を凹形状にし，物を把持する能力を高める．それぞれの CM 関節は，手掌と背側の小さな手根中手靱帯と中手靱帯によって補強される関節包を持つ（図 10.13）．母指の CM 関節は大菱形骨と第 1 中手骨で形成される（図 10.14）．母指 CM 関節は 2 つの関節面の一方は凸状で，他方は凹状になっており，鞍関節に分類される．この複雑な形状により母指では屈曲・伸展と外転・内転の自由度 2 の運動が可能である．また，母指 CM 関節は軸回転も可能である．運動の組み合わせにより，母指と他の指との対立運動が可能になり，手の巧緻性を高める．母

指 CM 関節のゆるい関節包は側方と斜靱帯による支持を受けながら関節運動を適応させる．

運動学 第 2 〜第 4 の CM 関節における運動は屈曲・伸展の自由度 1 である．第 2，第 3 の CM 関節の運動はごくわずかであるが，橈側から尺側への手関節の運動において可動性を増大させる．第 5 の CM 関節は屈曲・伸展と外転・内転の自由度 2 で，対立運動も可能である．この関節配列は母指と小指の対立を可能にする．

母指 CM 関節は鞍関節のため自由度 2 を持つ．母指の外転と内転は手掌に対して直角の面において起こる．母指の屈曲と伸展は手掌に対して平行する面上で起こるのに対し，**対立**は大菱形骨の上で中手骨が回転することにより生じる．母指の対立のときは，母指の指腹が他の

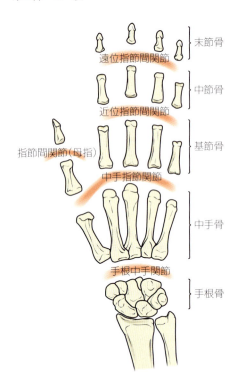

図10.11 手関節と手指の関節（掌面像）．
(Houglum B, Beroto D. Brunnstrom's Clinical Kinesiology, 6th ed. Philadelphia, PA：F.A. Davis Company, 2012：p.264 より許諾を得て転載)

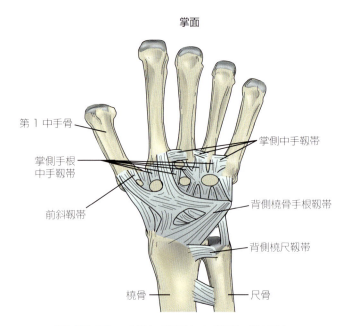

図10.13 手根中手靱帯と中手靱帯（掌面像）．

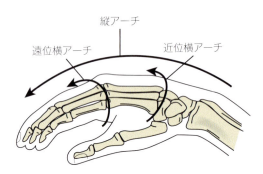

図10.12 正中外側からみた手の3つのアーチ．遠位手根骨列による近位横アーチは比較的堅固である．一方，中手骨骨頭による遠位横アーチの可動性は近位横アーチよりは高い．指の縦軸は縦アーチを形作る．

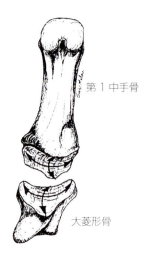

図10.14 鞍状に形成された母指の第1手根中手関節（掌面像）．
(Levangie P, Norkin C. Joint Structure and Function：A Comprehensive Analysis, 5th ed. Philadelphia, PA：F.A. Davis Company, 2011：p.339 より許諾を得て転載)

指の指腹と相対する．対立から戻ることを復位（**リポジション** reposition）という．図10.15に母指CM関節の定位運動を図示した．

[b] 中手指節関節と指節間関節

中手指節 metacarpophalangeal（MP）関節と指節間 interphalangeal（IP）関節は母指とすべての指の関節である．関節の構造面は近位が凸で，遠位は凹の弓形である．MP関節は中手骨の近位と指節骨の骨底からなる．

屈曲・伸展と外転・内転の運動はこれらのMP関節で起こる．外転では手の正中線から指が離れ，内転では正中線の方向に動く．これらの運動をすべて組み合わせると，指の円運動（分回し）となる．

第2～第5指には近位指節間 proximal interphalangeal（PIP）関節と遠位指節間 distal interphalangeal（DIP）関節の2つのIP関節がある．母指は遠位と近位の指骨による，ただ1つのIP関節を有する（図10.11参照）．

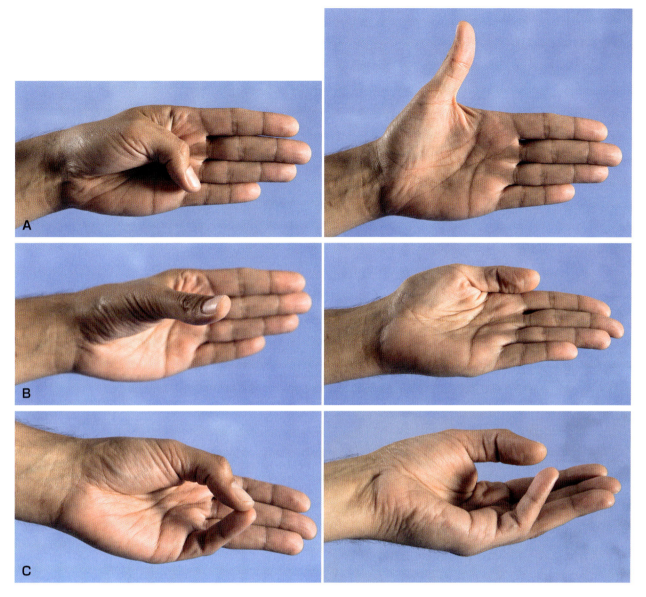

図 10.15　（A）母指の屈曲と伸展．（B）母指の外転と内転．（C）母指の対立と戻し．

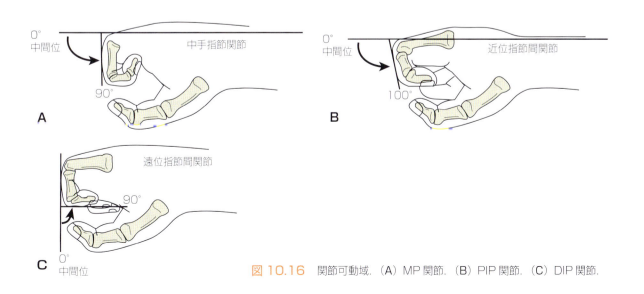

図 10.16　関節可動域．（A）MP 関節．（B）PIP 関節．（C）DIP 関節．

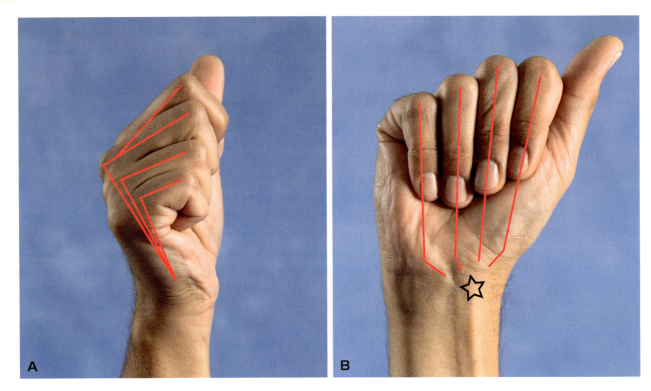

図 10.17　（A）MP 関節の屈曲角度は手掌の橈側から尺側に向かって増大し，第 4 指と第 5 指の MP 関節において最大となる．（B）屈曲した指は舟状骨を向く．

　これらの関節は屈曲・伸展の運動による自由度 1 である．第 2 指の IP 関節では屈曲の平均 80°であるのに対し，PIP 関節は屈曲 100°〜110°である．CM 関節，MP 関節，PIP 関節，DIP 関節の可動域は，第 2 指から第 5 指に向かって大きくなる．第 5 指の PIP 関節では屈曲の平均が 135°，DIP 関節では屈曲の平均が 90°である（図 10.16）．この橈側から尺側に向かう可動域の増大によりすべての指を屈曲し指を閉じた状態での強い握りが可能になる．図 10.17 に屈曲した指が舟状骨に向かっているようすを示した．この傾斜角により第 2〜第 5 指の MP 関節の可動域の増大がもたらされる．

2.3　靱帯と結合組織

　手にあるおのおのの関節は，掌側板という線維軟骨で補強された薄い前被膜を持つ．どの中手骨でも骨底の約 75％は手掌面（骨底面）に伸びた関節軟骨に覆われている．指節骨は掌側板に向かって伸びる関節面を持つ．掌側板は関節包を補強し，関節の安定性を増大させ，関節の過伸展を制限する．関節が屈曲しているとき，掌側板は中手骨の下に滑り込む．関節包の前方と比べて，手関節の後方は薄く弛緩している．このゆるみは指の伸展と物の把持のときに関節包が伸張するための遊びである．

　硬靱な内側靱帯と外側靱帯は，MP 関節と IP 関節の内側と外側を支える．側副靱帯は中手骨と指骨骨底を連結する．MP 関節が伸展すると，側副靱帯は弛緩する．一方，MP 関節屈曲位では側副靱帯は緊張し，指の外転と伸展を防ぐ．MP 関節屈曲位での可動性の減少は，把持中の関節の安定性を高める．

　側副靱帯は中手骨から起こり，掌側板に付着する．掌側板は，指節骨の骨底と硬く結合しているが，中手骨とは柔軟に結ばれ，関節包の前方を補強する．掌側板は，横中手靱帯によって隣り合った関節板に接続している．MP 関節が屈曲すると，関節板は近位に滑走し，屈筋腱のインピンジメント impingement（衝突）を防ぐ．また，関節板は MP 関節伸展時の過伸展を制限する（図 10.18）．

　手には，腱と関節の運動を制限し，手を機能的コンパートメント compartment（区画）に区分けする結合組織

第10章 手関節と手関節複合体の構造と機能　205

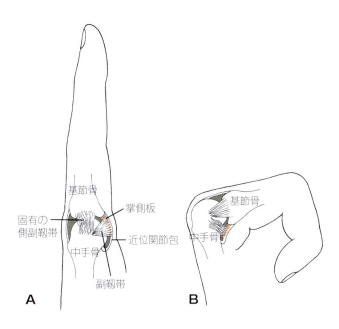

図10.18　(A) MP関節の掌側板は基節骨の骨底に付着している．伸展時には側副靱帯は弛緩し，副靱帯は緊張する．(B) MP関節屈曲時には掌側板は近位に滑走し，側副靱帯は緊張し，副靱帯はゆるむ．

の複雑な支帯機構がある．この支帯は腱が骨から離れることと，関節から浮き上がり，弓状になることを防ぐ．この結合組織性の支帯は手外来筋と手内在筋を相互に連結し，伸筋群と屈筋群による力の均衡をもたらす．これらの機構については後述する指伸展機構と指屈曲滑車機構の項目でよりくわしく解説する．

2.4　筋群

手を使うには手関節の筋群および指と母指の運動を調節する筋群の協調的な機能が必要である．手の筋群は手外来筋と手内在筋に分類される．手外来筋群は前腕または上腕骨外側から起こり，手内に付着する．手内在筋群は手内に起始と停止を持つ．

[a] 手外来筋群

手外来筋群は手の外部から起こる．主な機能として，手の粗大運動の調節と力の発生がある．手外来筋に分類される母指と他の四指の屈筋群は前腕と手の前面，伸筋群は後面に位置する．

手指屈筋群　手外来筋に分類される手指屈筋群には，浅指屈筋（FDS）と深指屈筋（FDP），長母指屈筋がある．

FDSは通常，屈筋腱の一部として橈骨・尺骨の近位と上腕骨内側上顆に起始部を持つ．この腱は第2〜第5指に停止する．FDSの腱はそれぞれの停止の手前で，対応した指の中節骨の側面に付着するために二又に分かれている．FDPは手関節をまたいで尺骨近位部と骨幹膜より起こり，4つの独立した腱に分かれる．FDPの腱は，FDSの腱が二又に分かれた位置から浅層に出るまではFDSの下に位置し，それぞれの指の末節骨に停止する．FDSの筋群とFDP筋群は第2〜第5指の屈曲に作用し，それらは手関節をまたいで走行しているので手関節屈曲を補助する．

長母指屈筋は外在の母指の屈筋である．長母指屈筋は前腕から起こり，末節骨に停止する．長母指屈筋は母指IP関節の唯一の屈筋であり，母指のMP関節とCM関節と，手関節屈曲に寄与する（図10.19）．表10.1に指の外来筋を示した．

テノデーシス（腱固定）　FDS, FDP, 長母指屈筋の3つの屈筋は停止する前に手関節の前面をまたぐため，自動的な張力と長さは手関節の肢位の影響を受ける．手関節が伸展すると，手指屈筋群は伸張される．この張力が指と母指を他動的に引っぱるので，手指屈筋群の自動的な収縮がなくても指は屈曲する．多関節筋が他の関節をまたぎ関節上で伸張されると生じる運動はテノデーシス tenodesis（腱固定）と呼ばれる．テノデーシスはC6四肢麻痺患者の機能的手段として有用である．C6脊髄損傷では，手関節伸展は神経支配としては機能しているが，脳への神経路が断たれているため，手指屈筋群は神経支配として機能せず，手指屈筋は自動的な機能が果たせない．つまり，指で自動的に物を把持することは不可能となる．しかし，手関節の伸展ができるなら，テノデーシス・アクション tenodesis action を使えば，手指屈筋群が伸張されて手指伸筋群が弛緩し，物を把持するための手指屈曲が他動的に引き起こせる．把持した物を手放すときは，手関節を屈曲させると，手指屈筋群が弛緩して手指伸筋群が伸張されるので，結果として他動的に指が伸展して手が開く（図10.20）．

屈筋腱鞘の滑車機構　浅指屈筋腱と深指屈筋腱は，滑液性の腱鞘に包まれており，それぞれの指を動かす．腱鞘は腱に栄養と潤滑を供給する源である．腱鞘に加え，これらの腱は橈側滑液鞘と尺側滑液鞘によって保護され

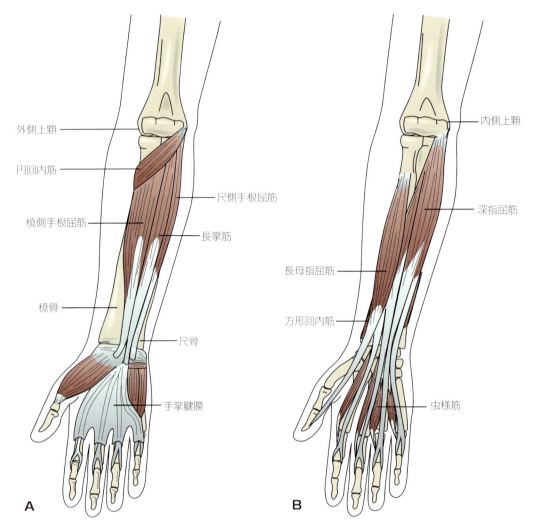

図 10.19 （A）前腕にある外来筋群に分類される手指屈筋（掌面像）．（B）浅指屈筋を取り除いた手指屈筋と長母指屈筋（掌面像）．

表 10.1 手外来筋群

腹側筋群	背側筋群
深指屈筋	指伸筋
浅指屈筋	示指伸筋
長母指屈筋腱	小指伸筋
	長母指伸筋
	短母指外転筋
	長母指外転筋

ている．それぞれの腱鞘内には屈筋滑車という環状の組織があり，屈筋滑車は屈筋腱が指節骨から離れないようにする補助的な機能を担っている．屈筋滑車がなければ，屈筋腱は関節構造から引き離され，屈筋群が強く収縮しているときに弓状に浮き上がる．滑車には環状滑車と交叉滑車の2種類がある．

環状に線維が走る環状滑車は，遠位と近位の指節骨の骨幹に対して，MP関節，PIP関節，DIP関節の掌側板の側面に付着している．交叉滑車の線維は，近位は指節骨の骨幹部に付着し，遠位部はPIP関節とDIP関節の掌側板に付着する．これらの滑車は指が屈曲したとき，骨に対して腱を沿わせ，屈筋腱が弓状に浮き上がるのを防ぐ．手指は滑車による締めつけがなくても屈曲できるが，滑車の形状が腱鞘と腱が力を均一に分配することを

第10章　手関節と手関節複合体の構造と機能　207

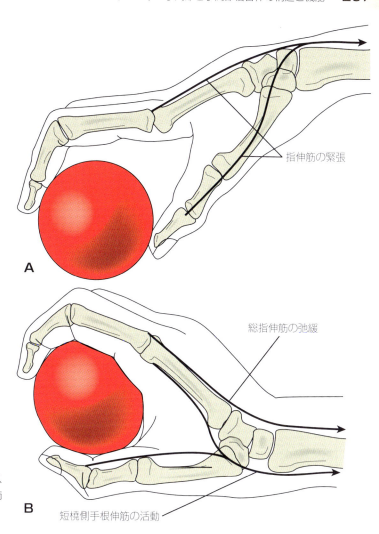

図 10.20　テノデーシス（腱固定）．（A）テノデーシスでは手関節を掌屈させると手指が伸展する．（B）手関節を背屈すると手指屈筋群が他動的に緊張し指が屈曲する．

可能にする（図 10.21）．

　手指伸筋群　手関節と指の伸筋腱は手関節をまたいでおり，それらは伸筋支帯によって適所に位置している．腱は滑液鞘に包まれており，支帯により形成された管を通って支帯の下を走行する．6つの線維骨トンネル*には支帯で仕切られた手根伸筋，手指伸筋，母指外転筋と母指伸筋の腱が収まっている．もっとも橈側にある管はトンネル1と呼ばれ，母指を外転させる長母指外転筋（APL）と短母指伸筋（EBP）の腱を収容する．短母指伸筋は母指CMとMP関節を伸展させ，手関節伸展を補助する．トンネル2は長橈側手根伸筋と短橈側手根伸

---

*訳者註：前腕背側の6つの区画（コンパートメント）と収容される筋腱
　第1区画（トンネル1）：長母指外転筋，短母指伸筋腱
　第2区画（トンネル2）：長橈側手根伸筋腱，短橈側手根伸筋腱
　第3区画（トンネル3）：長母指伸筋腱
　第4区画（トンネル4）：指伸筋腱，示指伸筋腱
　第5区画（トンネル5）：小指伸筋腱
　第6区画（トンネル6）：尺側手根伸筋腱

筋の腱を収容する（前出の手関節の項目と，手関節の位置と機能は図 10.9 を参照）．長母指伸筋はトンネル3にある唯一の筋であり，母指のすべての関節を伸展させ，手関節の伸展を補助する．

　図 10.22 に母指の背側と掌側の筋群を示す．総指伸筋と示指伸筋の腱はトンネル4を通る．総指伸筋は近位で伸筋腱の一部が上腕骨外側に付着する．指伸筋腱は手関節をまたいで，第2〜第5指の遠位に到達する前におのおのの方向に分かれる．MP関節の背側では，総指伸筋腱は腱間結合と呼ばれる結合組織の薄い小片により相互に接続している．腱間結合は腱を指に近接させて肢位を安定させる．

　総指伸筋が収縮すると第2〜第5指すべてが伸展する．総指伸筋は手関節をまたぐので，手関節伸展を補助する．示指伸筋は第2指を伸展する．トンネル5は第5指に伸びる小指伸筋を収容する．示指伸筋と小指伸筋は

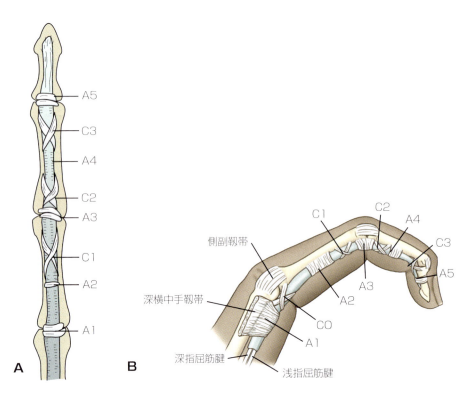

図 10.21 （A）横手根靭帯（TCL）と屈筋支帯によりトンネル形成された屈筋腱滑車機構（掌面像）．滑車と腱鞘は第4指において深指屈筋が浅指屈筋の二又になったところを通過するようすを示すために取り除いた．環状滑車はA1〜A5，交叉滑車はC1〜C3で示されている．（B）横からみた環状滑車（C0）．
(Starkey C, Brown D. Examination of Orthopedic & Athletic Injuries, 4th ed. Philadelphia, PA：F.A. Davis Company, 2015：p.740 より許諾を得て転載)

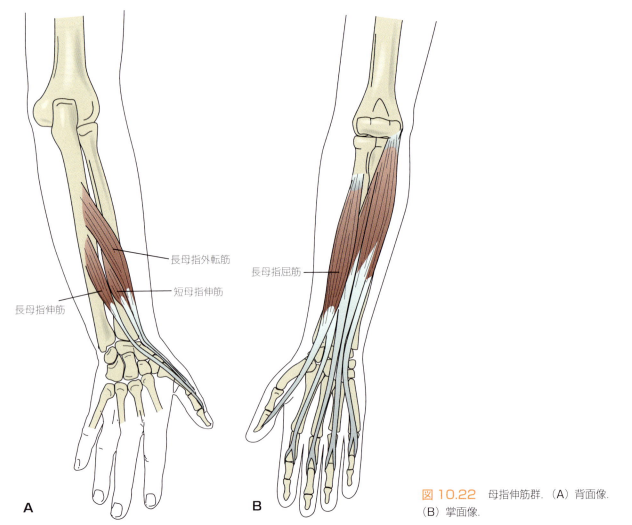

図 10.22 母指伸筋群．（A）背面像．（B）掌面像．

いずれも手関節をまたいでいるので手関節の伸展を補助する．手指の伸展を起こす総指伸筋，示指伸筋ならびに小指伸筋の連携した機能については次の項目でくわしく解説する．トンネル6はもっとも内側に位置しており尺側手根伸筋腱を収容する（図 10.23）．

指伸展機構 指の伸筋機構は，直接的には結合組織構造により形成される．また間接的には筋の張力が増大したときの構造により形成される手指関節の相互関係を含んでいる．指伸展機構は総指伸筋腱の同化作用により形成される．示指伸筋と小指伸筋は，いずれも第2指と第5指の指伸展機構に含まれる．

総指伸筋腱はおのおののMP関節をまたぎ，腱のヒモにより基節骨の背側に付着する．この付着はMP関節の伸展に寄与する．総指伸筋腱は平板化して中央索に入り，指伸展機構の中心を担う．中央索は遠位まで延び，2つの枝に分かれた側索はPIP関節の手前で中央索に合流する．側索はPIP関節とDIP関節の間で運動を制御するとともに，支帯靱帯のように薄い結合組織によって固定される．中央索は中節骨骨底に入り，PIP関節を伸展させる．側索は遠位に延伸し，末節骨に付着した終末索に融合する．DIP関節を伸展させるこれらの側索により張力が発生する．

基節骨と中手骨の背側と側面はいずれも，総指伸筋の腱に加え，背側腱膜という腱膜状の結合組織に覆われている．背側腱膜は横骨間中手靱帯と掌側板の連結部分と同じ位置で手掌側に付着する．

指伸展機構では手指の屈曲と伸展のときに，組織が可動式の膜のような役割を果たす．総指伸筋が収縮すると，

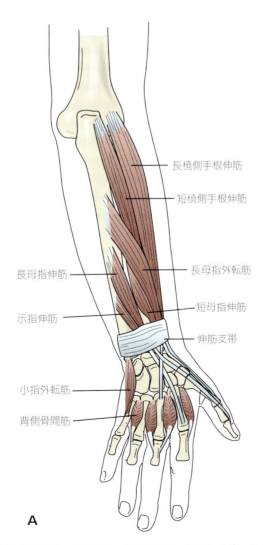

図 10.23 （A）上肢の伸筋群：示指伸筋，長母指伸筋，短母指伸筋，長母指外転筋（背面像）．
（次頁に続く）

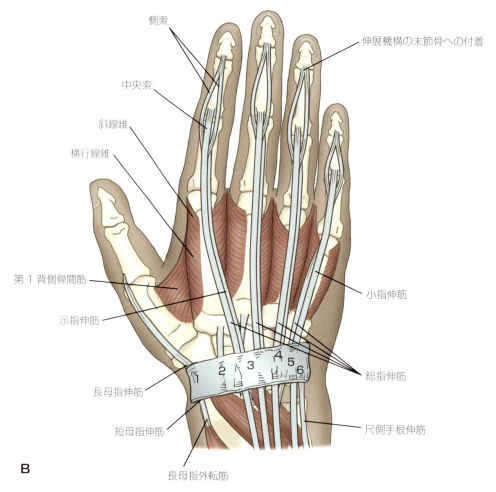

図 10.23（続き）（B）伸筋腱は伸筋支帯とそれぞれ 6 個のトンネルを通る．
(Starkey C, Brown D. Examination of Orthopedic & Athletic Injuries, 4th ed. Philadelphia, PA：F.A. Davis Company, 2015：p.732 より許諾を得て転載)

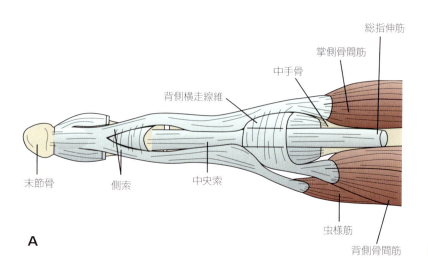

図 10.24　手指の伸展機構．（A）背面像．
（次頁に続く）

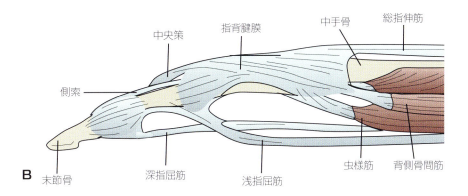

図 10.24（続き）（B）側面像．

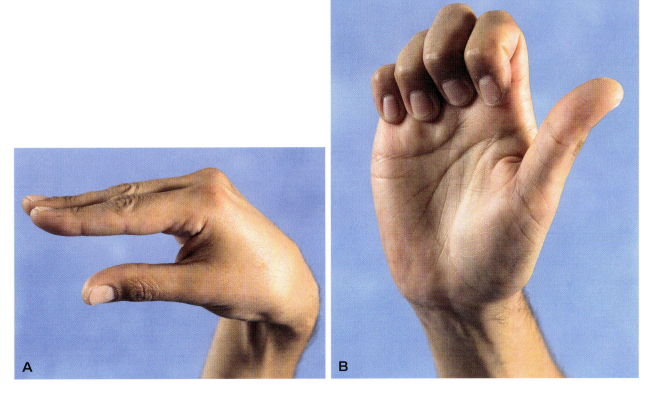

図 10.25　（A）内在筋優位の手の肢位 intrinsic plus position は手外来伸筋群が活動せず，虫様筋と骨間筋が作用することで生じる．（B）外来筋優位の手の肢位 intrinsic minus position は手内在筋が活動せず，手指屈筋と伸筋が作用することで生じる．

基節骨が伸展し，MP 関節を越えて線維帯が近位に引かれ，腱索に張力が発生する．筋が収縮しただけなら，FDS と FDP の他動的伸張によって IP 関節の屈曲を伴い，MP 関節の過伸展が引き起こされる．IP 関節が屈曲し MP 関節が過伸展した肢位をかぎ爪手または鷲手 clawing hand という．かぎ爪手は手内在筋劣位の手のように，内在筋が弱い状態かまったく機能しない状態で起こる．

　手内在筋のうち指伸展機構の非収縮性の構成要素に力を伝達してかぎ爪手の発生を防ぐ筋がある．骨間筋と虫様筋はどちらも MP 関節において，主な手指伸筋群が MP 関節を伸展したときに，過伸展を抑制するために屈曲トルクを発生させる．これらの手内在筋群は指伸展機構に含まれている．手内在筋は指伸展機構において緊張し，DIP 関節と PIP 関節の伸展に寄与する．図 10.24 に指伸展機構の構造を示した．手指屈筋群または手指伸筋群のいずれの運動においても，虫様筋と骨間筋の収縮は手を内在筋優位肢位 intrinsic plus position にする（図 10.25）．

　虫様筋と骨間筋は指伸展機構の側索と腱中心に付着し

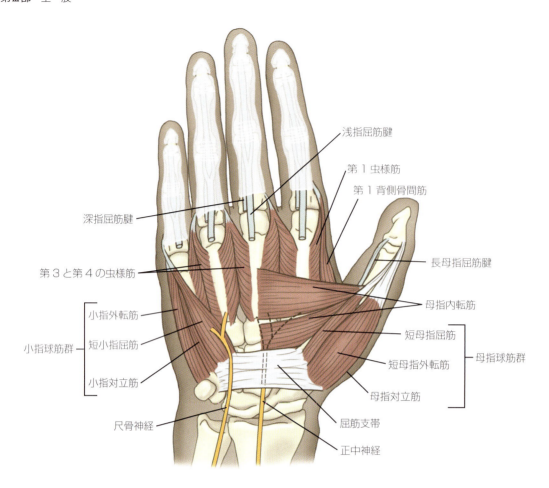

図 10.26　母指球筋と小指球筋を含む主な手の構造（掌面像）．
(Starkey C, Brown D. Examination of Orthopedic & Athletic Injuries, 4th ed. Philadelphia, PA：F.A. Davis Company, 2015：p.740 より許諾を得て転載)

ているため，これらの筋はMP関節の伸展に加えてPIP関節とIP関節の伸展に寄与する．PIP関節が伸展すると，側索はDIP関節の伸展に応じて近位に移動する．手内在筋の斜走線維は手指の伸展を調節するために総指伸筋とともに運動する．PIP関節とDIP関節の肢位と運動はそれぞれの自動的および他動的な力として相互依存する．PIP関節を自動的に伸展するとDIP関節の伸展が生じ，逆もまた同様に生じる．同じ現象は屈曲でも生じる．

手指屈曲では，腱の終末と側索はDIP関節の背側上で伸張される．この伸張は背側の横走線維 hood（指伸筋腱が指節骨に付着するところ）を引っぱり，IP関節の屈曲を許容して関節における伸展力を抑制し，指伸展機構の腱中心を弛緩させる．

[b]　**手内在筋群**

手内在筋群の筋は起始と停止を手部に持つ小さな筋である．この筋群は指の巧緻動作に必要な複雑な調整を担う．これらの筋は手の中に位置することから手内在筋に分類されている．母指の筋群は母指の基節骨に付着し，深層筋群（虫様筋，骨間筋，母指内転筋など）は手掌内にあり，小指の筋群は第5指の基節骨に付着する．

母指球筋　母指球筋は，短母指屈筋 flexor pollicis brevis（FPB），短母指外転筋 abductor pollicis brevis（APB），母指対立筋 opponens pollicis（OP）からなる．"pollicis（母指）"はラテン語でいう"親指（thumb）"であり，母指球筋群は母指に付着する．短母指屈筋は母指の屈曲を補助する．短母指外転筋は対立運動を補助し，CM関節にて母指を外転させる．その一方で，母指対立筋は母指を屈曲・外転・内旋させる．この3つの複合運動は対立と呼ばれ，第1中手骨を手掌と向き合わせたり，第5指と触れさせたりする．母指は手のすべての機能のうち40～70%の主要な役割を果たす（図 10.26）．

小指球筋　第5指の運動に関わる小指球筋群は3つ

第10章 手関節と手関節複合体の構造と機能 213

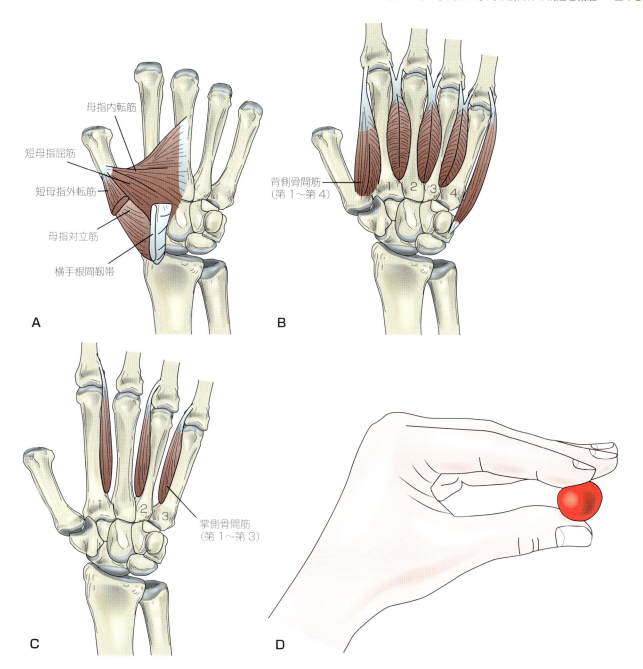

図10.27 （A）母指内転筋群（掌面像）．（B）背側骨間筋．（C）掌側骨間筋．（D）虫様筋の作用例．これらの伸筋-腱機構は，虫様筋にはMP関節を屈曲させ，さらに第2～第5指のIP関節を伸展させる作用があることを示す．

の筋からなる．小指屈筋は第5指のMP関節を屈曲させる．小指外転筋は第5指のMP関節を外転させ，小指対立筋は第5指の対立運動を起こす（図10.26参照）．

深層筋 深層筋群は母指と小指間の手掌にある筋群である．この筋群は母指内転筋と虫様筋，骨間筋からなる（図10.27）．骨間筋は3つの掌側骨間筋，4つの背側骨間筋からなり，中手骨と指節骨骨底の近位に付着する．掌側骨間筋は第2～第5指のMP関節を内転させる．

背側骨間筋は第2～第5指のMP関節を外転させる．頭字語のPAD*とDAB*はこれらの関節運動とそれを作用する筋を暗記するときに役立つ．

骨間筋は，骨への付着よりもむしろ，他筋の腱の遠位と近位に付着し，その筋の作用を補助する．骨間筋は深指屈筋腱より起こり，指伸展機構の側索に停止する．こ

*訳者註：PAD（palmar interossei adduct：掌側骨間筋，内転），DAB（dorsal interossei abduct：背側骨間筋，外転）

表 10.2 手内在筋群

母指球筋群	小指球筋群	深層筋群
短母指外転筋	小指屈筋	母指内転筋
短母指屈筋	小指外転筋	虫様筋
母指対立筋	小指対立筋	骨間筋
	短掌筋	

の特異的な起始・停止は，第2～第5指のMP関節の屈曲と，IP関節の伸展を同時に可能にする（図10.27C）．虫様筋はカードを持って操作するような手の運動に活動し，PIP関節とDIP関節を伸展しながらMP関節を屈曲させる．図10.17DはPIP関節とDIP関節を伸展しMP関節を屈曲して物を把持している状態を示している．

母指内転筋は第2中手骨と第3中手骨，さらに有頭骨より起こり，第1基節骨骨底に停止する．母指内転筋は手掌に対して母指を内転させる．図10.27では，手の深層筋群を確認できる．表10.2に手内在筋群を示した．

3. 手関節と手の機能的な運動

手関節の肢位によって手の巧緻動作能力や強い力の発揮が促進する点からも，手の機能は手関節の運動や機能に相互依存している．手と手関節の複合体は近位の安定性を必要とする上肢の関節連鎖の最終連結部である．そして，この複合体は肩甲胸郭部と肩，肘，前腕の運動方向を調整する．この連鎖機能が1つでも障害されると全体に影響を及ぼす．

3.1 機能的肢位

日常生活の中で物を手で操作するには，母指と他指を屈曲できることに加え，母指と他指または第2～第5指で物を支えながら，手掌面で物を保持することができなくてはならない．指が屈曲するためには，手関節は約20°伸展し軽度屈曲位で固定されなければならない．この肢位は手と手関節の機能的肢位と呼ばれ，手関節伸展

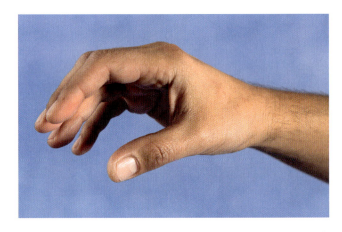

図10.28　手関節伸展，尺屈およびMP関節とIP関節の屈曲による手の機能的肢位．

20°，尺屈10°，MP関節屈曲45°，PIP関節屈曲30°，DIP関節の軽度屈曲位をとる．機能的肢位は，手指屈筋群が屈曲しやすい最適な長さであり，手関節の筋群はすべて等しい緊張力の下にある（図10.28）．

3.2 把握

手は，肩関節複合体と肘を伸ばして物をつかむなどに，上肢の最終構成要素として働く．手は人が座位から立ち上がるときに腕で椅子を押すような閉鎖運動連鎖の機能も果たす．これにより人が一方の腕を使用する際に安定した面の上で，もう一方の腕で支えることができる．また，手はキーボードで文字入力したり，手を使ったジェスチャーで意思の疎通を補助したりもする．**把握**は物をつかんで保持する運動である．把握には「つまみ」と「握り」がある．握りはすべての指を使って把持する方法であり，一方，つまみでは母指と示指がもっともよく使わ

第10章 手関節と手関節複合体の構造と機能　215

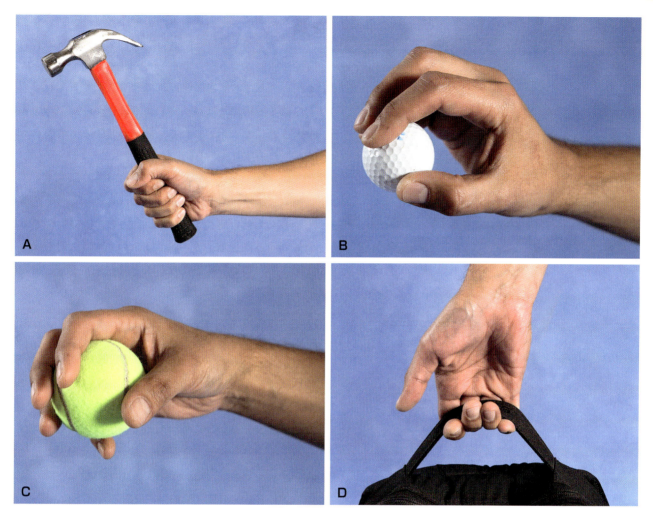

図 10.29　握り動作．(A) 粗大握り．(B) 小さい物を把持する巧緻握り (球状握り)．(C) 大きな物を把持する巧緻握り．(D) 鉤 (フック) 握り．

れる．握りとつまみは，さらに精緻な活動のための運動と，力を必要とする運動とに分けられる．

[a] 握り

　握力とは，物の保持と使用に必要とされる出力と強度である．粗大握り power grip の例にハンマーのような道具を使用したり，把持したりすることがある．粗大握りのとき，手関節の筋組織は，手内在筋からの補助により指の強い屈曲を促進し手関節の固定と軽度な伸展のために強い等尺性収縮を起こす．手全体で把持する物の大きさと重さによって，母指と他指の対立，すなわち母指内転と屈曲の肢位が決まる．筒状握りは，握力把持の1つで，手指屈筋と手内在筋は握りを維持するために働く．一般的に手関節は中間位から軽度尺屈位で保持される．表 10.3 に握力に寄与する筋をまとめた．

表 10.3　強い握りを制御する筋

筋	機　能
外来手指屈筋群	等尺性収縮は主たる把持力をもたらす
総指伸筋	中手指節関節で圧縮力を発揮する
骨間筋	中手指節関節の圧縮と屈曲を促すために第1指節骨を回旋させる
第4虫様筋	虫様筋のうち唯一握力に作用する
母指球筋と母指内転筋	(物を対立位でつまんだときに) 物に対して母指を押しつける

ことでさまざまの大きさの物に適応する.

鉤（フック）握りは，母指を使わずPIP関節とDIP関節を屈曲させる握りである．鉤握りは物を運ぶ際によく用いられる．深指屈筋は鉤握りで活動する主な手指屈筋である．鉤握りはバッグやブリーフケースのハンドルを握る際によく用いられる．図10.29に粗大握り，巧緻握り，鉤握りを示した．

[b] つまみ

粗大つまみと巧緻つまみはいずれも母指と他の四指を用いる．力強い鍵つまみ*では，物を母指の指腹と示指の外側面とで固定する．鍵つまみの名称は，鍵を保持して回すときに力を発生させることに由来する．母指内転筋と第1背側骨間筋は母指と示指の間で物を保持する力を発生させる．

母指と示指の間で正確な制御が必要なときは，巧緻つまみが用いられる．巧緻つまみは物品を「指尖つまみ」の様式で，母指・示指の指尖どうしの間で保持することができる．指尖つまみは小さな物を操作し保持するような精度を要するときに用いられる．大きな物をつまむときはより大きな接触面が必要となるため，母指と示指の指腹によるつまみ*が用いられる（図10.30）．

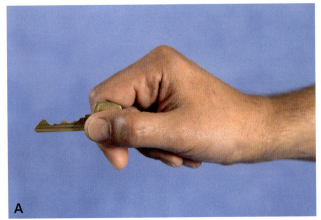
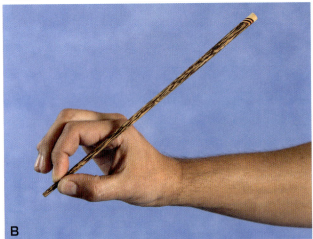
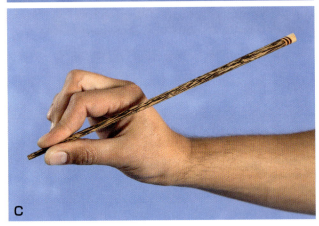

図10.30　つまみ動作．（A）鍵つまみ．（B）指尖によるつまみ把持（指尖つまみ）．（C）指腹によるつまみ把持（指腹つまみ）．

本章のまとめ

針に糸を通したり楽器を奏でたりする精緻で困難な作業と，重い物を操るときに必要とされる強い握力を発揮する場合の，どちらもできるように手関節や手は複雑な複合体を形成している．力の強度の調整と精緻な運動の調整を担う筋や結合組織は同じものである．手に触れた物の形や質感のような感覚フィードバックは，温度や他の周辺の状態と相まって脳に伝えられる．手のジェスチャーは，非言語成分で他者との意思疎通を強化する．手関節と手は上肢の関節連鎖の終末器として機能する．

巧緻握り（球状握り）は母指と何本かの指で物を保持する．粗大握りでは母指が内転するが，巧緻握りでは母指は外転し，他指と対立位であることが多い．巧緻握りの指は筒状握りよりも広く開き，骨間筋のさらなる活動を要する．巧緻握りは正確さと運動の調整が必要なときに用いられる．握りは遠位横アーチの凸面を変化させる

*訳者註：側腹つまみと指腹つまみがある．

第10章 手関節と手関節複合体の構造と機能 217

症例検討

Soo-jin さんは長母指外転筋腱と短母指伸筋腱の腱鞘周囲の炎症を起こし，肥厚したことから，ドケルバン腱鞘炎 De Quervain tenosynovitis と診断された．彼女は筋の痛みと筋力低下を呈しており，テニスの競技中に，繰り返し手関節を尺屈し握力を使ったためこの症状が生じた．

1. 自分の手で長母指外転筋と短母指伸筋の場所を示しなさい．
2. 長母指外転筋と短母指屈筋の等張性運動とは何か．
3. 粗大握りをしているときの長母指外転筋と短母指伸筋の運動は何か．
4. 痛みを生じる可能性がもっとも高い母指の抵抗運動は何か．
5. 母指を使わずに粗大握りで物を落とさないように保持しなさい．粗大握りを維持するときの母指の役割は何か．

章末問題

1. 手関節の骨構造において，橈屈に比べ尺屈の角度が大きいのはなぜか．
2. 上腕骨外側上顆にある主な伸筋腱を構成しているものは何か．上腕骨外側上顆が果たす機構について議論しなさい．
3. David さんは手を伸展した状態で転倒した．長母指伸筋腱と長母指外転筋腱と短母指伸筋腱の間に触れるとすぐに圧痛が生じる．この領域の名称は何か．また，骨折した可能性のある手根骨は何か．
4. 手根管の構成要素は何か．手根管を通る構造物は何か．手根管症候群を引き起こす機序について説明しなさい．
5. 尺屈と橈屈に作用する筋は何か．それらの筋は腕の表面の反対側に位置しながらどのように尺屈と橈屈を起こすのか．
6. 手の握りの種類をあげなさい．また，それぞれの握りの

様式ではどのように手のアーチが変化するかについて議論しなさい．

7. 手の腱固定作用（テノデーシス・アクション）について議論しなさい．弛緩する筋はどれか．どの筋が延長または伸張されるか．物を放すときはどのようにテノデーシス・アクションを用いるか．
8. 以下に示したそれぞれの運動を行い，そのときに活動する筋の名称を答えなさい．
   A. 示指で指さす．
   B. 5 指をすべて開いて，一斉に戻す．
   C. 手掌で円筒状の物を握る．
   D. 手を振る．
   E. 手で鍵を握る．
9. 手内在筋優位と手外来筋優位の肢位を比較しなさい．それぞれの肢位で活動する筋は何か．
10. 指伸展機構の機能はどのようにして指を伸展するのか．指伸展機構には何が含まれているのか．

参考文献

- Bisset LM, Collins NJ, Offord SS. Immediate effects of 2 types of braces on pain and grip strength with lateral epicondylalgia: a randomized controlled trial. *J Orthop Sports Phys Ther.* 2014;44:120–128.
- Chinchalkar SJ, Lanting BA, Ross D. Swan neck deformity after distal interphalangeal joint flexion contractures: a biomechanical analysis. *J Hand Ther.* 2010;23:420–425.
- Fernández-de-Las-Peñas C, Cleland JA, Plaza-Manzano G, et al. Clinical, physical, and neurophysical impairments associated with decreased function in women with carpal tunnel syndrome. *J Orthop Sports Phys Ther.* 2013;43:641–649.
- Levangie PK, Norkin CC. *Joint Structure and Function: A Comprehensive Analysis.* 5th ed. Philadelphia, PA: FA Davis; 2011.
- Michlovitz SL. Conservative interventions for carpal tunnel syndrome. *J Orthop Sports Phys Ther.* 2004;34:589–600.
- Neumann DA. *Kinesiology of the Musculoskeletal System.* 2nd ed. St. Louis, MO: Mosby; 2010.
- Nordin M, Frankel VH. *Basic Biomechanics of the Musculoskeletal System.* 4th ed. Philadelphia, PA: Lippincott Williams & Wilkins; 2012.
- O'Brien VH, Giveans MR. Effects of a dynamic stability approach in conservative intervention of the carpometacarpal joint of the thumb: a retrospective study. *J Hand Ther.* 2013;26:44–52.
- Villafane JH, Cleland JA, Fernández-de-las-Peñas C. The effectiveness of a manual therapy and exercise protocol in patients with thumb carpometacarpal osteoarthritis: a randomized control trial. *J Orthop Sports Phys Ther.* 2013;43:204–213.

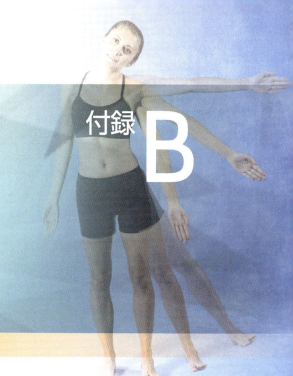

上肢の筋の起始停止と神経支配・構造

付録 B

本付録の概要

1. 腕神経叢
2. 上肢の末梢神経
3. 肩の筋
   - 3.1 烏口腕筋
   - 3.2 三角筋
   - 3.3 棘下筋
   - 3.4 広背筋
   - 3.5 肩甲挙筋
   - 3.6 大胸筋
   - 3.7 小胸筋
   - 3.8 大菱形筋と小菱形筋
   - 3.9 前鋸筋
   - 3.10 鎖骨下筋
   - 3.11 肩甲下筋
   - 3.12 棘上筋
   - 3.13 大円筋
   - 3.14 小円筋
   - 3.15 僧帽筋
4. 肘と前腕の筋
   - 4.1 肘筋
   - 4.2 上腕二頭筋
   - 4.3 上腕筋
   - 4.4 腕橈骨筋
   - 4.5 円回内筋
   - 4.6 方形回内筋
   - 4.7 回外筋
   - 4.8 上腕三頭筋
5. 手関節の筋
   - 5.1 短橈側手根伸筋
   - 5.2 長橈側手根伸筋
   - 5.3 尺側手根伸筋
   - 5.4 橈側手根屈筋
   - 5.5 尺側手根屈筋
   - 5.6 長掌筋
6. 手外来筋
   - 6.1 長母指外転筋
   - 6.2 総指伸筋
   - 6.3 小指伸筋
   - 6.4 示指伸筋
   - 6.5 短母指伸筋
   - 6.6 長母指伸筋
   - 6.7 深指屈筋
   - 6.8 浅指屈筋
   - 6.9 長母指屈筋
7. 手内在筋
   - 7.1 小指外転筋
   - 7.2 短母指外転筋
   - 7.3 母指内転筋

7.4 背側骨間筋
7.5 短小指屈筋
7.6 短母指屈筋
7.7 虫様筋

7.8 小指対立筋
7.9 母指対立筋
7.10 短掌筋
7.11 掌側骨間筋

1. 腕神経叢

腕神経叢（図B.1）は，上肢の運動神経と感覚神経を支配する．

上神経幹：第5，第6頸神経根からなる．
中神経幹：第7頸神経根からなる．
下神経幹：第8頸神経根と第1胸神経根からなる．

神経幹は，上肢の主要神経に分岐する前に，前枝および後枝に，次いで，外側神経束，後神経束，内側神経束に分かれる．

2. 上肢の末梢神経

上肢の末梢神経を図B.2～図B.5に示す．

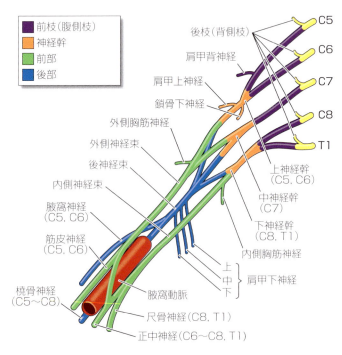

図B.1　腕神経叢．
(Roy S Wolf SL, Scalzitti DA The Rehabilitation Specialist's Handbook, 4th ed. Philadelphia, PA：F.A. Davis Company, 2013：p.210 より許諾を得て転載)

3. 肩の筋

3.1 烏口腕筋

起始：上腕二頭筋短頭腱と共通腱となり，烏口突起
停止：上腕骨中間の内側面
神経支配：筋皮神経

3.2 三角筋

起始
　前部：鎖骨外側の前面
　中部：肩峰の上面
　後部：肩甲棘の後縁
停止：上腕骨の三角筋粗面
神経支配：腋窩神経

3.3 棘下筋

起始：棘下窩
停止：上腕骨大結節
神経支配：肩甲上神経

3.4 広背筋

起始：胸腰筋膜，胸椎の下位と腰椎すべての棘突起，仙骨，腸骨稜，第9～第12肋骨，肩甲骨の内角
停止：上腕骨の結節間溝
神経支配：胸背神経

3.5 肩甲挙筋

起始：第1～第4頸椎の横突起

付録B 上肢の筋の起始停止と神経支配・構造 221

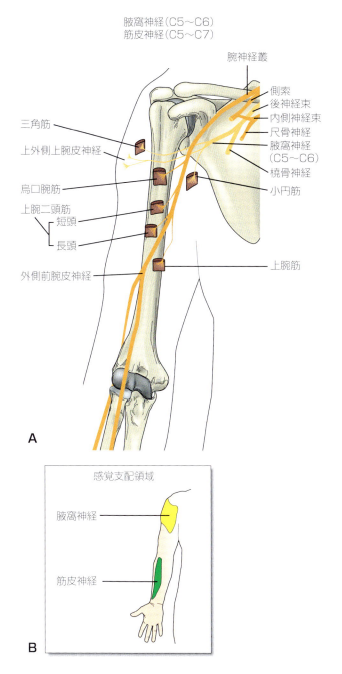

図 B.2 （A）筋皮神経は烏口腕筋，上腕二頭筋，上腕筋を支配する．（B）腋窩神経と筋皮神経の感覚支配領域．

停止：肩甲骨上角，肩甲棘間の肩甲骨内側縁
神経支配：第3，第4頸椎の脊髄神経，肩甲背神経

3.6 大胸筋

起始

　鎖骨頭：鎖骨1/2の前面

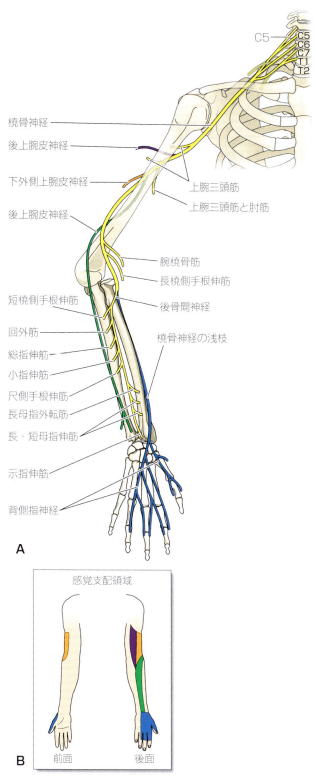

図 B.3 （A）橈骨神経は上腕，前腕，手首，指の伸筋群，回外筋，長母指外転筋を支配する．（B）橈骨神経の感覚支配領域．
(Roy S, Wolf SL, Scalzitti DA. The Rehabilitation Specialist's Handbook, 4th ed. Philadelphia, PA：F.A. Davis Company, 2013：p.274 より許諾を得て転載)

222 第Ⅲ部 上肢

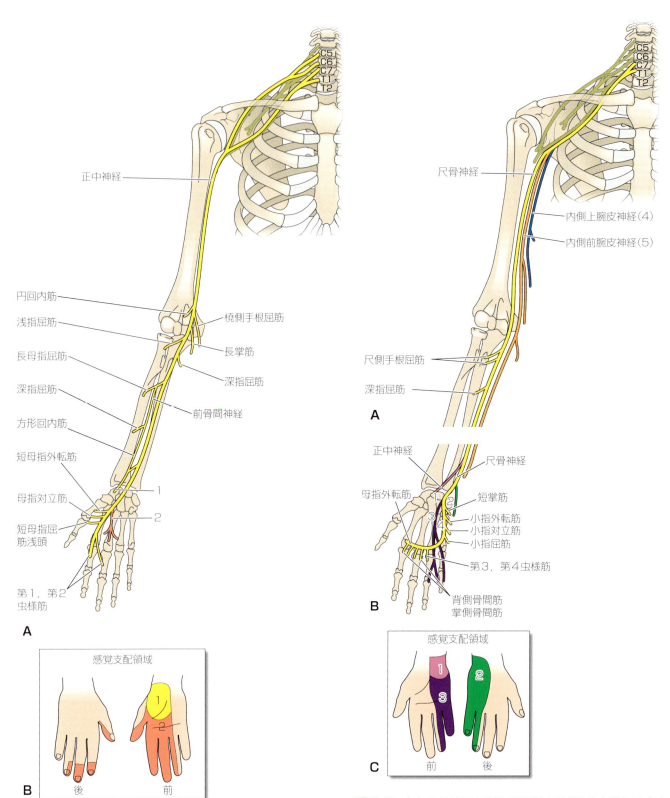

図 B.4 （A）正中神経と筋の支配．（B）正中神経の感覚支配領域．
(Roy S, Wolf SL, Scalzitti DA. The Rehabilitation Specialist's Handbook, 4th ed. Philadelphia, PA：F.A. Davis Company, 2013：p.263 より許諾を得て転載)

図 B.5 （A）尺骨神経は尺側手根屈筋と深指屈筋中間 1/2 を支配する．（B）尺骨神経は骨格筋，虫様筋を支配する．（C）尺骨神経の感覚支配領域．
(Roy S, Wolf SL, Scalzitti DA. The Rehabilitation Specialist's Handbook, 4th ed. Philadelphia, PA：F.A. Davis Company, 2013：p.269 より許諾を得て転載)

付録 B　上肢の筋の起始停止と神経支配・構造　223

胸肋頭：胸骨柄の外側面，第 1 ～第 6 もしくは第 7
　　　　肋軟骨

停止：上腕骨の大結節

神経支配：内側胸筋神経，外側胸筋神経

3.7　小胸筋

起始：第 3 ～第 5 肋骨

停止：烏口突起

神経支配：内側胸筋神経

3.8　大菱形筋と小菱形筋

起始：項靱帯と第 7 頸椎～第 5 胸椎の棘突起

停止：肩甲骨の内側縁

神経支配：肩甲背神経

3.9　前鋸筋

起始：第 1 ～第 9 肋骨

停止：肩甲骨の全内側縁

神経支配：長胸神経

3.10　鎖骨下筋

起始：第 1 肋骨の前面

停止：鎖骨下面

神経支配：鎖骨下筋神経

3.11　肩甲下筋

起始：肩甲下窩

停止：上腕骨の小結節

神経支配：上・下肩甲下神経

3.12　棘上筋

起始：棘上窩

停止：上腕骨の大結節

神経支配：肩甲上神経

3.13　大円筋

起始：肩甲骨下角

停止：上腕骨の小結節

神経支配：下肩甲下神経

3.14　小円筋

起始：肩甲骨外側縁の後面

停止：上腕骨大結節

神経支配：腋窩神経

3.15　僧帽筋

起始（すべて）：上項線と後頭隆起と項靱帯，第 7 頸
　　　　　　　　椎～全胸椎の棘突起と棘上靱帯

停止

　上部：鎖骨外側 1/3

　中部：肩峰，肩甲棘

　下部：肩甲棘の内側端

神経支配：主に副神経（第 11 脳神経），第 2 ～第 4
　　　　　頸椎の腹側枝

4.　肘と前腕の筋

4.1　肘筋

起始：上腕骨外側上顆後面

停止：肘頭と尺骨後面の間

神経支配：橈骨神経

4.2　上腕二頭筋

起始

　長頭：肩甲骨の関節上結節

　短頭：肩甲骨の烏口突起

停止：橈骨の二頭筋粗面

神経支配：筋皮神経

224　第Ⅲ部　上　肢

4.3　上腕筋

起始：上腕骨遠位の前面

停止：尺骨の鉤状突起，尺骨近位粗面

神経支配：筋皮神経

4.4　腕橈骨筋

起始：上腕骨外側上顆の近位 2/3

停止：橈骨茎状突起

神経：橈骨神経

4.5　円回内筋

起始：上腕骨内側上顆と屈筋腱と尺骨の鉤状突起

停止：橈骨中央の外側面

神経支配：正中神経

4.6　方形回内筋

起始：尺骨遠位端の前面

停止：橈骨遠位端の前面

神経支配：正中神経

4.7　回外筋

起始：上腕骨外側上顆，尺骨の回外筋稜，外側側副靱
帯と輪状靱帯

停止：橈骨近位

神経支配：橈骨神経

4.8　上腕三頭筋

起始

　長頭：肩甲骨関節窩結節

　外側頭：上腕骨後面，橈骨神経溝上位

　内側頭：上腕骨後面，橈骨神経溝下位

停止：尺骨の肘頭突起

神経支配：橈骨神経

5.　手関節の筋

5.1　短橈側手根伸筋

起始：上腕骨外側上顆に付着している共通伸筋・回外
筋腱

停止：第 3 中手骨底

神経支配：橈骨神経

5.2　長橈側手根伸筋

起始：上腕骨外側上顆に付着している伸筋・回外筋腱
と上腕骨外側上顆遠位

停止：第 2 中手骨底

神経支配：橈骨神経

5.3　尺側手根伸筋

起始：上腕骨外側上顆に付着している共通伸筋・回外
筋腱と尺骨 1/3 の中間

停止：第 5 中手骨底

神経支配：橈骨神経

5.4　橈側手根屈筋

起始：上腕骨内側上顆に付着している共通屈筋・回内
筋腱

停止：第 2，第 3 中手骨底掌面

神経支配：正中神経

5.5　尺側手根屈筋

起始

　上腕頭：上腕骨内側上顆に付着している共通屈・回
内筋腱

　尺骨頭：尺骨 1/3 中間の後面

停止：豆状骨，有鉤骨，第 5 中手骨底

神経支配：尺骨神経

5.6 長掌筋

起始：上腕骨内側上顆に付着している共通屈筋・回内
　　　筋腱

停止：横手根靱帯と手掌腱膜

神経支配：正中神経

6. 手外来筋

6.1 長母指外転筋

起始：橈骨中間の後面，尺骨，前腕骨間膜

停止：第1中手骨底

神経支配：橈骨神経

6.2 総指伸筋

起始：上腕骨外側上顆に付着している共通伸筋回外筋腱

停止：伸筋機構の底に付着している4つの腱と対応す
　　　る指の基節骨底

神経支配：橈骨神経

6.3 小指伸筋

起始：総指伸筋腹部の尺骨側

停止：第5指の総指伸筋腱の尺骨側で結合している腱

神経支配：橈骨神経

6.4 示指伸筋

起始：尺骨中央の後面と前腕骨間膜

停止：総指伸筋腱の尺骨側で結合した腱

神経支配：橈骨神経

6.5 短母指伸筋

起始：橈骨遠位の後面と前腕骨間膜

停止：基節骨背底，母指の伸展機構

神経支配：橈骨神経

6.6 長母指伸筋

起始：尺骨後面，前腕骨間膜

停止：基節骨底遠位，母指の伸展機構

神経支配：橈骨神経

6.7 深指屈筋

起始：尺骨の前・中側の近位3/4，前腕骨間膜

停止：指末節骨底掌側の4つの腱

神経支配
　　内側の半分：尺骨神経
　　外側の半分：正中神経

6.8 浅指屈筋

起始
　　上腕尺骨頭：上腕骨内側上顆屈曲回内共通腱，尺骨
　　　　　　　　　　鉤状突起
　　橈骨頭：橈骨前面の上位2/3

停止：各指の中節骨側の4つの腱

神経支配：正中神経

6.9 長母指屈筋

起始：橈骨前面中間部

停止：母指末節掌底

神経支配：正中神経

7. 手内在筋

7.1 小指外転筋

起始：豆状骨，尺骨屈筋腱

停止：小指基節骨底の尺骨側，伸展機構

神経支配：尺骨神経

7.2 短母指外転筋

起始：横手根靱帯，大菱形骨，舟状骨

停止：母指基節骨底，母指の伸展機構

神経支配：正中神経

7.3 母指内転筋

起始

　斜頭：有頭骨，第2，第3中手骨底

　横頭：第3中手骨の掌面

停止：中手指節関節，種子骨から母指基節骨底，母指

　　　伸展機構

神経支配：尺骨神経

7.4 背側骨間筋

起始

　第1：第1，第2中手骨の相対する面

　第2：第2，第3中手骨の相対する面

　第3：第3，第4中手骨の相対する面

　第4：第4，第5中手骨の相対する面

停止

　第1：指背腱膜の橈骨側と第2指基節骨底

　第2：指背腱膜の橈骨側と第3指基節骨底

　第3：指背腱膜の尺骨側と第3指基節骨底

　第4：指背腱膜の尺骨側と第4指基節骨底

神経支配：尺骨神経

7.5 短小指屈筋

起始：横手根靱帯と有鉤骨

停止：小指基節骨底

神経支配：尺骨神経

7.6 短母指屈筋

起始：横手根靱帯，大菱形骨

停止：第1指基節骨底，種子骨

神経支配：正中神経

7.7 虫様筋

起始

　第1，第2：第2，第3指の深指屈筋腱の外側

　第3，第4：第3～第5指の深指屈筋腱の各辺

停止：伸展機構

神経支配

　第1，第2：正中神経

　第3，第4：尺骨神経

7.8 小指対立筋

起始：有鉤骨，横手根靱帯

停止：第5中手骨

神経支配：尺骨神経

7.9 母指対立筋

起始：横手根靱帯，大菱形骨

停止：第1中手骨

神経支配：正中神経

7.10 短掌筋

起始：横手根靱帯，手掌腱膜

停止：手の尺骨側の皮膚

神経支配：尺骨神経

7.11 掌側骨間筋

起始

　第1：第1中手骨の尺骨側

　第2：第2中手骨の尺骨側

　第3：第4中手骨の橈骨側

　第4：第5中手骨の橈骨側

停止

　第1：第1基節骨の尺骨側

　第2：背橈骨側と第2基節骨底

　第3：背橈骨側と第4基節骨底

　第4：背橈骨側と第5基節骨底

神経支配：尺骨神経

第Ⅳ部

下　肢

　第Ⅳ部では下肢について解説する．第11章〜第13章では下肢の各関節の構造と機能について，そして第14章では人の歩行と歩容について解説する．開放運動連鎖機能が主な上肢とは対照的に，下肢では閉鎖運動連鎖機能が中心となる．下肢の関節と筋は，椅子から立ち上がる際に身体を持ち上げ，階段昇降時には全体重を制御するパワーと力を供給する．また，下肢の関節と筋は短距離または長距離歩行で身体を前進させるために必要な筋収縮を供給する．第11章では骨盤と大腿骨からなる股関節複合体について紹介する．第12章では脛骨大腿関節と膝蓋大腿関節からなる膝関節複合体の構造について解説する．第13章では複数の関節からなる足部と足関節，そしてそれらの相互関係についてさまざまな活動例を示しながら検証する．第Ⅳ部全般において，下肢の各関節が他の関節のアライメントや機能にどのように影響するかについてまとめている．

　第14章では第Ⅳ部の締めくくりとして，人の歩行を構成する要素や歩行中に各関節が果たす役割について学習する．そのためには，まず下肢の運動連鎖により各関節が相互に依存していることを理解しておくことが重要である．第Ⅳ部は下肢の構成要素が四肢の機能にどのように寄与するか，また下肢が全身の機能に果たす役割を理解するための基礎となる．さらに第Ⅳ部では，更衣動作や運転動作，さまざまな職業動作，スポーツやレジャー活動などの日常活動を行う際に，ある場所から他の場所への移動や，整地から不整地への移動を伴う下肢の機能を閉鎖運動連鎖と開放運動連鎖の双方から解説していく．

第11章

股関節複合体の構造と機能

本章の概要

1. 股関節複合体の構造
  1.1 骨
    [a] 腸骨
    [b] 坐骨
    [c] 恥骨
    [d] 寛骨臼
    [e] 大腿骨
      頸体角
      大腿骨捻転角
  1.2 関節
    [a] 大腿骨頭
    [b] 寛骨臼
      CE角
      前捻角
  1.3 関節包，靱帯，滑液包

2. 運動学
  2.1 骨運動学

    [a] 骨盤に対する大腿骨の運動
    [b] 大腿骨に対する骨盤の運動
      腰椎骨盤リズム
      矢状面上での骨盤の回旋
      前額面上での骨盤の回旋
      水平面上での骨盤の回旋
  2.2 関節運動学

3. 股関節複合体の筋
  3.1 屈筋群
  3.2 内転筋群
  3.3 伸筋群
  3.4 外転筋群
  3.5 外旋筋群
  3.6 内旋筋群

学習効果

本章を学習すると，以下のことができるようになる.

11.1 股関節に関連した骨および結合組織構造について説明すること．また，これらの構造を筋の付着部や関節機能と関連づけて説明すること．

11.2 大腿骨の正常な頸体角や外反股，内反股の状態について説明すること.

11.3 前捻，後捻の視点から大腿骨の捻転について説明すること．
11.4 寛骨臼構造の機能について説明すること．また，それらのアライメントが股関節の安定性や可動性にどのように影響するかを説明すること．
11.5 骨盤上の大腿骨の運動と大腿骨上の骨盤の運動における股関節の開放性骨運動，閉鎖性骨運動，および関節運動学について説明すること．
11.6 股関節周囲筋を特定し，それらの主動作筋，補助筋としての機能を説明すること．
11.7 股関節の肢位によっておのおのの股関節周囲筋の機能がどのように変化するかを説明すること．

1. 股関節複合体の構造

股関節は大腿骨頭と骨盤の寛骨臼からなる．股関節はソケットにはまるボールのような形状だが伸展性のある関節包，関節唇，靱帯によってその深いソケットが補強されているので安定性が高い．股関節は，座位で前傾するときのような，体幹と骨盤が下肢上で運動する際の軸を提供している．また，座位から立ち上がる際に身体を上方へ動かすための関節可動域と筋力も提供している．さらに股関節は歩行や段差昇降，走行，荷物の持ち上げや運搬のような機能的活動において主要な役割を担っている．股関節周囲筋の筋力低下や機能障害，あるいはその両方は人のバランスや全体的な安全性に悪影響を及ぼす可能性がある．つまり，股関節の病変や外傷は，痛みや全身の著明な能力障害につながる．

1.1 骨

股関節を構成する骨構造は骨盤と大腿骨である．骨盤は腸骨，坐骨，恥骨で構成される，大きく平坦な寛骨という骨からなる（図11.1）．この3つの骨は出生時には別々の骨で，25歳までに癒合して1つの寛骨となる．寛骨は，腸骨と仙骨の間の仙腸関節を通じて下肢と体軸骨格を連結している．左右の寛骨は後方で仙骨との連続性を持ち，前方では恥骨結合において互いに関節を形成している．

骨盤は骨と靱帯によって輪状になり体幹や下肢の多くの大きな筋の付着部となる．それらの筋は上半身および体幹から下肢へと体重を伝達し，筋や結合組織とともに腸，膀胱，生殖器官を支持している．男性と比べ女性の骨盤は丸く幅が広く，出産に適した構造となっている．

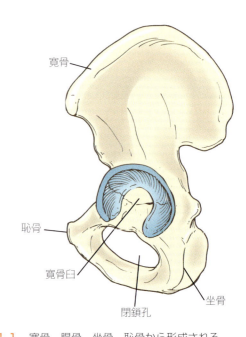

図11.1 寛骨．腸骨，坐骨，恥骨から形成される．
(Starkey C, Brown D. Examination of Orthopedic & Athletic Injuries, 4th ed. Philadelphia, PA：F.A. Davis Company, 2015：p.422 より許諾を得て転載)

図11.2に骨盤の骨構造を示す．

[a] 腸骨

腸骨は寛骨の上前方部分を形成し，腸骨稜と呼ばれる骨稜がある．一般にこの稜線は左右同じ高さで，図11.3のように自分自身で触知することができる．腸骨の前方で骨がもっとも突出した部分を上前腸骨棘 anterior superior iliac spine（ASIS）といい，容易に触知できる．ASISはしばしば骨盤のアライメントの評価や下肢長の測定に用いられる．ASISの下方には下前腸骨棘 anterior inferior iliac spine（AIIS）がある．腸骨稜は後方の上後腸骨棘 posterior superior iliac spine（PSIS）と呼ばれる突出部で終了する．PSISはしばしば仙骨の左右それぞれの側で後方の2つのくぼみのそばの体表上に位置

第 11 章　股関節複合体の構造と機能　231

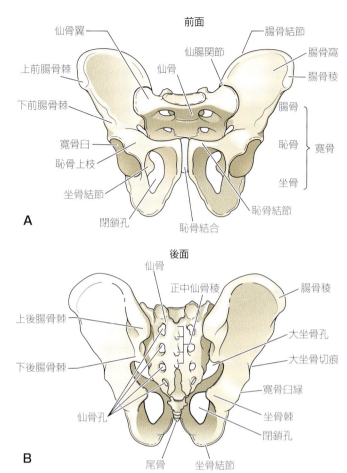

図 11.2　骨盤の構造．（A）前面像．（B）後面像．
(Roy S, Wolf SL, Scalzitti DA. The Rehabilitation Specialist's Handbook, 4th ed. Philadelphia, PA：F.A. Davis Company, 2013 より許諾を得て転載)

している．PSIS の下方で坐骨切痕の上方には下後腸骨棘 posterior inferior iliac spine（PIIS）がある．切痕と仙結節靱帯，仙棘靱帯は坐骨孔を形成している．腸骨の前方の表面は腸骨窩と呼ばれる滑らかな凹面である．これらの骨指標は，股関節の主な筋や靱帯の付着部となっている（詳細は後の章で述べる）．

[b] 坐骨

坐骨は腸骨の下方に位置し，寛骨の後下方を形成する．坐骨棘は坐骨後方から突出しており，小坐骨切痕の上方にある．仙結節靱帯と仙棘靱帯は小坐骨切痕内に小坐骨孔を形成する．坐骨結節は寛骨臼から後下方に突出している．座位をとるときこれらの結節部で上半身の重量を支持している．坐骨枝は坐骨結節と前下恥骨枝との間に伸びている．

[c] 恥骨

恥骨体の上縁は恥骨稜であり，上恥骨枝は寛骨臼から前方に伸び，恥骨体につながる．下恥骨枝は恥骨体から坐骨へと伸びる．恥骨結節は鼠径靱帯の付着部である．

図 11.4 で骨盤の骨の側面と関連した靱帯を示した．

左右の恥骨は硝子軟骨で覆われた関節面が連結した不動関節である恥骨結合を形成している．この関節は，歩行時の衝撃を吸収したり，出産時には線維軟骨性の恥骨間円板により分娩を促進する．

[d] 寛骨臼

骨盤の 3 つの骨は寛骨臼という股関節の深いくぼみを形成している．寛骨臼の下方は閉鎖孔である．腸骨と坐骨は寛骨臼のくぼみの約 3/4 を形成しており，恥骨が残りの 1/4 を形成している．これら 3 つの骨の収束部分は下肢を通じて伝達された力を受け止める．

[e] 大腿骨

大腿骨は人体でもっとも長く，強い骨である．大腿骨頭は寛骨臼と股関節を形成するために内側かつ，やや前方に向いている．大腿骨頸部は骨頭と骨幹部をつなぐために，骨盤から遠ざかるように外側に伸びている．骨幹部は前方の表面でわずかに凸である．また，膝と足部を体幹の近くに位置させるために内側に傾斜している．

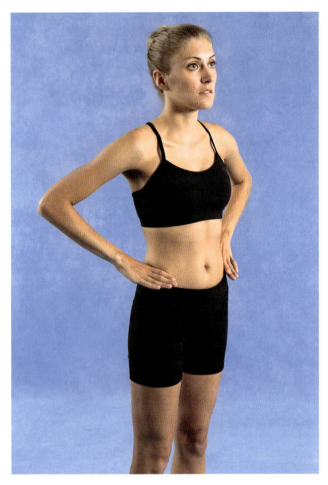

図11.3　腸骨稜の位置．

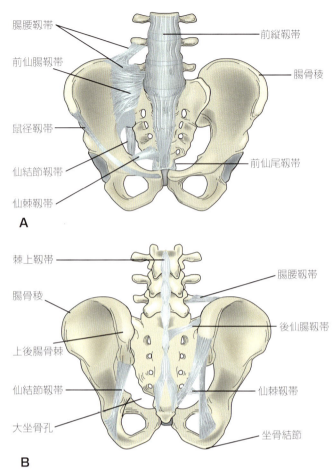

図11.4　仙骨の靱帯．（A）前面像．（B）後面像．

　大転子は大腿骨頸部と骨幹部から後外側に伸びており，小転子は後内側に突出している．大転子は下肢長の計測や歩行補助具の適切な高さを決定する際の骨指標である．転子部は外側に突出しているので，ここに付着する股関節周囲筋のてこの作用を増大する．大転子の内側は転子窩である．転子間線は関節包の遠位端を形成している．大腿骨骨幹部の後方は大腿骨粗線と呼ばれ垂直方向に隆起している．恥骨筋線と殿筋粗面は大腿骨粗線の近位端から続いている．大腿骨粗線は遠位で外側顆上線と内側顆上線，そして内転筋結節を分ける．大腿骨骨幹部は下方に延び，外側上顆および内側上顆を経て外側顆，内側顆に到達する．内顆と外顆の間は顆間窩であり，その上方が膝窩である（図11.5）．

　頸体角　大腿骨頸部の軸と大腿骨骨幹部の軸がなす角度を**頸体角**という．成人では平均125°である．頸体角が異常に減少した状態を**内反股**といい，逆に異常に増大した状態を**外反股**と呼ぶ．頸体角の変化は股関節に付着

している筋のアライメントを変化させる骨の変形によって生じる．筋が引っぱられることで生じたこの変形は，筋のモーメントアームの長さを変化させることで二次的な筋力低下を引き起こすことがある．また，頸体角の変化は関節面の異常な摩耗につながる関節のアライメント不良やストレスも引き起こす．このような異常な摩耗パターンにより関節の退行変性や関節可動域制限，関節機能不全などが生じることがある．外反股では寛骨臼と大腿骨頭の関節面の接触面積が減少する．股関節の安定性という観点でみると，関節面の接触面積の減少は股関節の脱臼を生じやすくさせる．内反股と体重の増加は思春期の大腿骨の成長板への影響や股関節疾患と関連している．図11.6に大腿骨頸部と大腿骨骨幹部のなす正常な頸体角とそのバリエーションについて示した．

　大腿骨捻転角　大腿骨頸部と大腿骨骨幹部の回旋角度を大腿骨捻転角と呼ぶ．これは大腿骨内側顆と外側顆を結ぶ軸に対する大腿骨頸部のなす角度で表わされる．頸

第11章 股関節複合体の構造と機能　233

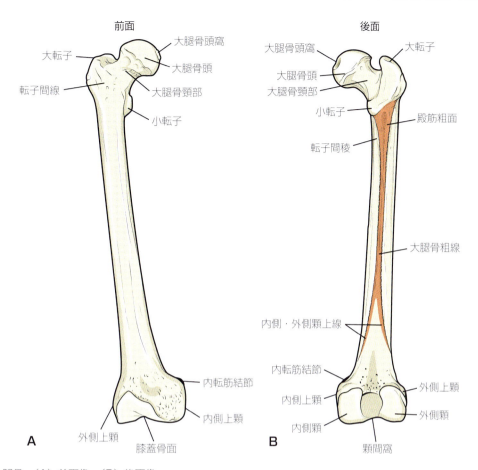

図11.5 大腿骨．（A）前面像．（B）後面像．
（Houglum B, Beroto D. Brunnstrom's Clinical Kinesiology, 6th ed. Philadelphia, PA：F.A. Davis Company, 2012：p.376 より許諾を得て転載）

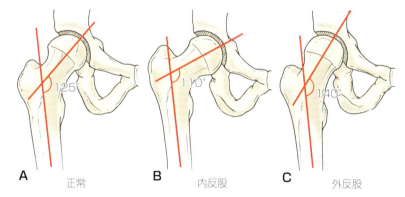

図11.6 頸体角．（A）正常な頸体角．（B）内反股．（C）外反股．
（Starkey C, Brown D. Examination of Orthopedic & Athletic Injuries, 4th ed. Philadelphia, PA：F.A. Davis Company, 2015：p.379 より許諾を得て転載）

側から見て，大腿骨頸部は内側顆と外側顆を軸に対して約15°前を向いている（**図11.7**）．これを正常な**前捻角**という．捻転角が15°以上（訳者註：**図11.7B1**では例として35°になっている）の場合，過度な前捻とみなされる．このような異常な回旋によって立位時や歩行時のトォイン toeing-in が生じ，股関節の外旋可動域が制限されることがある．捻転角が15°未満（訳者註：**図11.7C**では例として5°になっている）の場合は**後捻**と呼ばれる．

この状態ではトォアウト toeing-out と股関節の内旋可動域制限が著明である．

1.2 関節

[a] 大腿骨頭

　大腿骨頭と寛骨臼によって股関節が形成されている．球状の大腿骨頭は，後方に位置する大腿骨頭窩以外は関

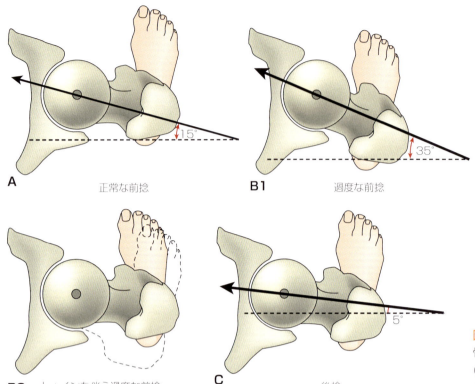

図11.7 （A）正常な大腿骨頸部と骨幹部の前捻．（B1）過度な前捻．（B2）トゥインを伴う過度な前捻．（C）後捻．

節軟骨によって完全に覆われており，その厚さは部位によっては 3.5 mm ある．大腿骨頭靱帯は関節内に存在するが，滑膜関節腔と交通を持たない滑膜外靱帯である．大腿骨頭靱帯は寛骨臼横靱帯と大腿骨頭窩に付着している．この靱帯の主な機能は微小な寛骨臼肢動脈の保護である．内側回旋動脈と外側回旋動脈は大腿骨頭および大腿骨頸部への血液供給を行っている．大腿骨頸部は内方，上方，後方を向き，外方，下方，前方を向く寛骨臼と一致する．

[b] 寛骨臼

寛骨臼は深く，周囲のほとんどに縁取りのあるカップ様のソケットである．関節唇と呼ばれる線維軟骨性の楔形のリングがソケットの周囲を縁取っている．ソケットの下方の頂点で関節唇は広がり，その線維は寛骨臼横靱帯に付着する．関節唇は寛骨臼の関節面を広げ，ソケットの深さを 30% 深くすることで股関節の安定性を高めている．関節面の接触面積を大きくすることで，関節唇は関節面を保護し股関節にかかる負荷を分散・軽減している．また関節唇は大腿骨頭をつかんで吸引する力を生み出すことで大腿骨頭を寛骨臼に保持する機能も果たしている．関節唇は吸引力を生み出し，関節内を陰圧に保

つよう関節周囲を覆っている．これにより関節内に滑液を保ち，関節の潤滑性を増大させている．

関節唇の外側縁には血流が存在するが，内側 2/3 の層は相対的に血流が乏しい．関節唇は血液供給が乏しいため，組織損傷後の治癒能力に限りがある．一方，十分な感覚神経支配により固有受容器感覚のフィードバックをもたらすため，受傷時に痛みの症状を伝達する．

寛骨臼の（三日月様の）月状面は関節軟骨で覆われている．この関節軟骨は軟骨下骨に対する歩行中の過度な荷重を防ぐために関節への荷重力を分散している．寛骨臼の底面にある寛骨臼窩は，正常な状況下では大腿骨頭と接しない．寛骨臼窩には，脂肪と血管に囲まれた大腿骨頭靱帯が付着している．図11.8は大腿骨頭と関節内構造を示した．

CE角 寛骨臼の CE 角は大腿骨頭の中心を通る 2 本の線からなる（図11.9）．一方の線は垂直線で，もう一方の線は寛骨臼の外側に向かう線である．この角度は大腿骨頭が寛骨臼にどの程度覆われているかを示している．CE 角が大きい場合，大腿骨頭はより広く寛骨臼に覆われ，関節の安定性は高まる．通常，CE 角が 25° 以上あれば関節の安定性は高い．CE 角が 25° 以下の場合，

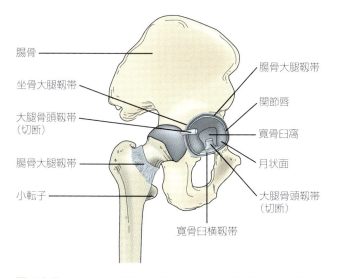

図11.8 大腿骨と寛骨臼の関節面を示した股関節の内部構造.

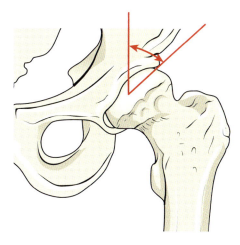

図11.9 CE角. CE角から寛骨臼によって大腿骨頭がどの程度被覆されているかが推察できる.
(Houglum B, Beroto D. Brunnstrom's Clinical Kinesiology, 6th ed. Philadelphia, PA：F.A. Davis Company, 2012：p.379 より許諾を得て転載)

クリニカル・コネクション 11.1

　股関節の関節唇（寛骨臼唇）は急性外傷でも反復性の微細損傷によっても損傷する．ホッケーやフットボールのような大きな衝撃を受ける競技の選手は股関節や関節唇（寛骨臼唇）が傷害されやすい．ダンサーは過度な股関節の可動域による反復性の微細損傷によって関節唇を損傷する傾向がある．関節唇損傷の発生はあらゆる人において加齢とともに増加する．関節唇は大腿骨頭と臼蓋間でのインピンジメントや股関節の過可動性も起こすことがある．股関節において関節唇損傷と関節軟骨損傷は関連している．関節唇損傷に関連した症状には深部でズキズキするような股関節前面痛がある．クリック音や引っかかり，股関節が"崩れる"ような感覚を伴う症状は，関節唇損傷を有する患者の半数にみられる．治療は外科的手術と術後のリハビリテーションとなる．

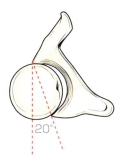

図11.10 頭側からみた大腿骨頭と寛骨臼のなす前捻角.
(Houglum B, Beroto D.Brunnstrom's Clinical Kinesiology, 6th ed. Philadelphia, PA：F.A. Davis Company, 2012：p.376 より許諾を得て転載)

寛骨臼による大腿骨頭の被覆が少ないことを意味している．接触範囲が狭くなると，関節の安定性は低下する．このような場合，関節の小さな範囲に荷重が集中し，関節への圧迫力（力/接触面性）が増大する．やがてこのようなストレスの集中によって変形性関節症が生じることがある．

　前捻角　前捻角は，股関節を水平面で見た場合に寛骨臼の後縁を起点とした2本の線によって形成される（図11.10）．基準となる線は矢状面で前後方向に描かれる線であり，一方の線は寛骨臼の後縁と前縁を結ぶ線である．正常な前捻角は約20°である．前捻角が20°以上の場合，寛骨臼による大腿骨頭の被覆が少ないことを意味している．一方，前捻角が15°以下の場合，寛骨臼による大腿骨頭の被覆が過剰であることを意味している．寛骨臼による大腿骨頭の被覆が少ないと，股関節はよりストレスを受けやすく，退行性変化を生じやすくなる．過度な前捻は股関節の前方脱臼や関節唇損傷の可能性を高める．

1.3 関節包，靱帯，滑液包

　股関節の関節包は寛骨臼の外縁から生じ，大腿骨頸部を覆う強固で厚い構造である．股関節関節包は遠位では大腿骨前面の転子間線に付着する．後方では転子間稜の上

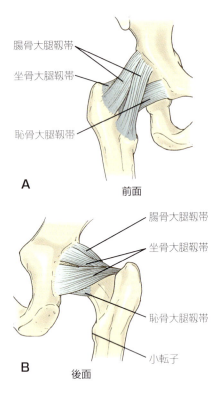

図 11.11 股関節の靱帯．（A）前面像．（B）後面像．
(Starkey C, Brown D. Examination of Orthopedic & Athletic Injuries, 4th ed. Philadelphia, PA：F.A. Davis Company, 2015：p.423 より許諾を得て転載)

方に付着し，強固な靱帯複合体によって補強されている．

　腸骨大腿靱帯，恥骨大腿靱帯，坐骨大腿靱帯の 3 つの靱帯が滑膜性の関節包を補強している（図 11.11）．腸骨大腿靱帯は下前腸骨棘と寛骨臼縁に付着し，扇形に広がって大腿骨の転子間線に付着する逆 Y 字型の靱帯である．恥骨大腿靱帯は恥骨枝の前面に付着し，関節包と坐骨大腿靱帯に癒合する靱帯である．坐骨大腿靱帯は後方の関節包を補強し，寛骨臼後面と関節唇に付着する．一部の線維は大腿骨頸部をらせん状に取り巻き，関節包に癒合し，他の線維は大腿骨大転子に付着する．

　関節包を補強する 3 つの靱帯の特異的な機能については議論の分かれるところだが，一般にこれらの靱帯（あるいはそれらの線維）はさまざまな方向への股関節の可動域を制限していると考えられている．股関節最大伸展位でもっとも多くの靱帯線維が緊張する．立位での股関節伸展位では大腿骨頭が腸骨大腿靱帯に強く押しつけられる．これにより対麻痺患者が立位保持を補助するために用いる股関節の安定力を生み出す（図 11.12）．後方に体幹を傾斜させながら股関節を前方に位置させること

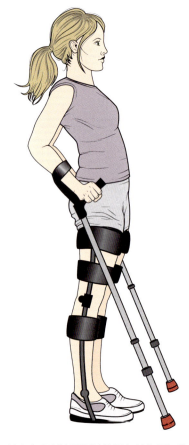

図 11.12 対麻痺患者は長下肢装具と杖を用いることで，股関節や膝関節の自動的な筋活動なしに立位保持が可能である．骨盤と体幹を後方に傾けると，体重のベクトルは股関節の後方に位置する．この肢位では腸骨大腿靱帯が伸長され，体重によって生み出される後方への力と反対の前方への力が生じる．2 つの拮抗する力が立位保持を補助し，体幹と骨盤を安定させる．
(Houglum B, Beroto D. Brunnstrom's Clinical Kinesiology, 6th ed. Philadelphia, PA：F.A. Davis Company, 2012：p.390 より許諾を得て転載)

で靱帯を伸長し，自動的な筋収縮を用いず股関節を安定させることができる．恥骨大腿靱帯は股関節伸展位での股関節外旋で緊張する．坐骨大腿靱帯は股関節が屈曲位か伸展位かにかかわらず股関節内旋を制動する．特に股関節完全伸展時に過度な股関節内旋も制動する．股関節過伸展かつ内旋，軽度内転位でほとんどの関節包および靱帯はらせん状になりもっとも緊張した状態になる．この股関節伸展・内転・内旋位はしまりの位置と表現される．しかし，他の関節と異なり，股関節のしまりの位置は関節面どうしの接触がもっとも大きくなる肢位ではない．股関節の関節面の接触がもっとも大きくなる肢位は約 90°屈曲・外転・外旋位である．

　立位では，股関節の関節包と靱帯の形状が体幹と上半

身の体重を支持している．通常，人は股関節軽度伸展位で股関節の関節包と靱帯をわずかに緊張させ立位を保持している．このとき重心線は股関節の運動軸の後方を通るため，最低限の筋活動により他動的に体重を支持することを可能にしている．

股関節には強い力の生じる多くの筋腱移行部と多数の滑液包が存在する．3つの主な滑液包は大転子，関節包と腸腰筋腱の間，腸恥領域に存在する．

2. 運動学

ベッドに横になった状態から座位をとるためにベッドサイドに下肢を振り出し，それから立位をとるときのように，股関節は非荷重下での開放運動連鎖と荷重下での閉鎖運動連鎖で機能する．歩行中に下肢を前進する際に1歩踏み出すために，一側の股関節の閉鎖運動連鎖（立位）で体重を支持し体幹の平衡を保ちながら，対側の股関節は屈曲し開放運動連鎖を行う．股関節の運動中，固定された大腿骨に対して骨盤が運動したり，固定された骨盤に対して大腿骨が運動したりする．機能的な課題の遂行中，股関節周囲筋は等尺性，遠心性，あるいは求心性に収縮する．骨盤は脊柱と連結しているので，閉鎖運動連鎖では骨盤の動きによって体幹や脊柱の位置が変化する．

2.1 骨運動学

股関節の骨運動学は，骨盤が固定され大腿骨が運動するとき，あるいは固定された凸である大腿骨に対して凹である骨盤が運動するときに生じる．どちらの場合も，股関節で生じる運動は矢状面では屈曲と伸展，前額面では外転と内転，水平面では内旋と外旋である．

[a] 骨盤に対する大腿骨の運動

股関節中間位あるいは0°での解剖学的肢位では，膝関節屈曲位での股関節屈曲において大腿骨は前方に回転する．そのときの角度は他動可動域で平均120°である．膝関節完全伸展位で股関節を他動的に屈曲した場合，ハムストリングが屈曲した股関節と伸展した膝関節を越えて伸長されるので可動域が制限される．つまり，この膝関節伸展位では，個々の筋の柔軟性次第で股関節の可動域が制限される（図11.13）．屈曲位から中間位へと戻るとき，大腿骨は後方へ動き，伸展する．再び中間位である0°となり，大腿骨が0°を越えて後方へ運動すると，膝関節伸展位の場合は約20°の他動伸展が可能である．一方，膝関節屈曲位では，前方の大腿直筋が伸展した股関節と屈曲した膝関節を越えて伸長されるので股関節伸展可動域が制限される（図11.14）．股関節屈曲と伸展は前額軸の周りに矢状面上で起こる．

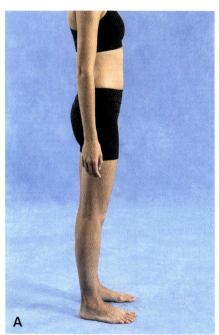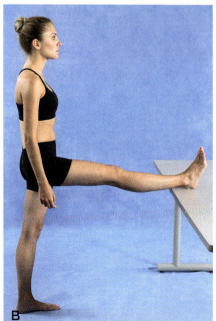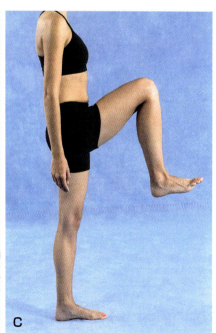

図11.13　股関節屈曲（側面像）．（A）股関節中間位．（B）膝伸展位での右股関節屈曲．（C）膝屈曲位での右股関節屈曲．

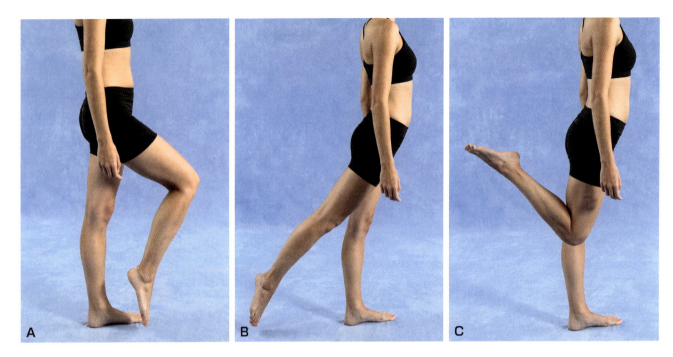

図 11.14 股関節伸展（側面像）．（A）右股関節屈曲位からの伸展．（B）膝伸展位での右股関節伸展．（C）膝屈曲位での右股関節伸展．

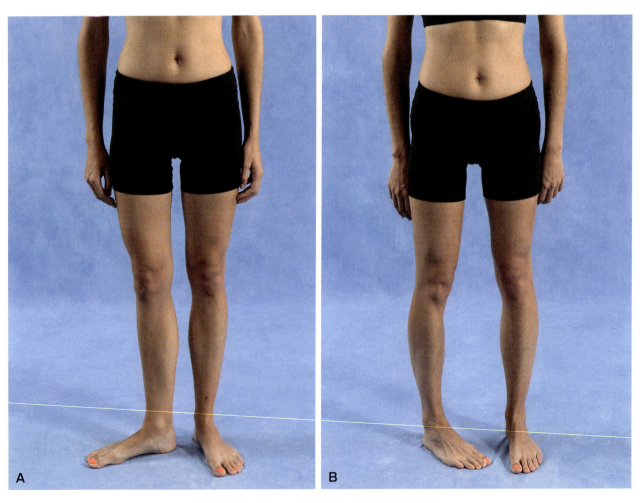

図 11.15 （A）右股関節外旋．（B）右股関節内旋．

第11章 股関節複合体の構造と機能　239

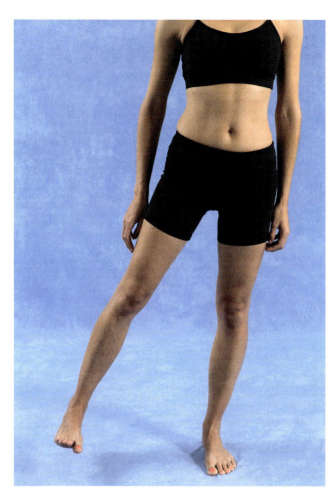

図 11.16　右股関節外転．非荷重側下肢が身体のほうに動くに従い内転が生じる．

表 11.1　機能的活動における股関節屈曲可動域	
活　動	平均関節可動域
階段上り	60°
階段下り	66°
平地歩行	44°

　股関節の内外旋は垂直軸を中心に水平面上で生じるため，肩の回旋と似ている．固定された骨盤に対して大腿骨が運動する場合，成人の他動外旋可動域は平均45°，内旋可動域は35°である（図 11.15）．股関節外転は前額面で大腿骨が身体から離れる方向に約40°可動する．この運動は矢状軸を中心に生じる．股関節内転では大腿骨が身体の正中線方向へ平均25°の自動可動域がある（図 11.16）．これらの可動域は健常成人における他動的な平均関節可動域である．通常，股関節可動域の最終域感（エンドフィール end feel）は靱帯性の構造による硬い firm 最終域感である．表 11.1 に機能的活動の遂行に必要な平均股関節屈曲可動域を示した．

[b]　大腿骨に対する骨盤の運動

　第5章では骨盤が矢状面上で股関節周りを回旋する際に生じる骨盤の前傾および後傾について解説した．本章では，大腿骨との関係における骨盤の運動に注目して解説する．

　腰椎骨盤リズム　骨格は仙骨と腸骨の間に形成される仙腸関節で骨盤に連結する．この連結のため，股関節に対する骨盤の運動は脊柱のアライメントに影響を与える．骨盤に対する腰椎の運動を**腰椎骨盤リズム** lumbopelvic rhythm と呼ぶ．腰椎と骨盤は前屈時には骨盤が前方に回転し，腰椎も屈曲することで，同じ方向に動く．同側方向腰椎骨盤リズム ipsidirectional lumbopelvic rhythm と呼ばれる骨盤と股関節の複合運動により股関節屈曲の可動域を増大できる．対側方向腰椎骨盤リズム contradirectional lumbopelvic rhythm では，骨盤が一方に動き，脊柱は反対方向に動く．図 11.17 は矢状面，前額面，水平面における大腿骨に対する骨盤の回旋を表わしているが，いずれも対側方向腰椎骨盤リズムである．

　矢状面上での骨盤の回旋　矢状面上で生じる骨盤の前後方向への傾斜は，腸骨稜がどちらの方向に動くかによって決定される．骨盤前傾（図 11.17A）では，骨盤の前方部分と大腿骨骨幹部のなす角度が小さくなり，股関節が屈曲する．骨盤前傾では結果的に腰椎の前弯が増強する．骨盤が前方に回旋するにつれて，腸骨大腿靱帯はゆるみ，股関節前面の筋や結合組織は短縮位に置かれる．骨盤後傾により骨盤の前方部分と大腿骨骨幹部のなす角度は大きくなり，股関節は伸展する．腰椎前弯は減少し，脊柱はより屈曲する．

　前額面上での骨盤の回旋　前額面上で生じる骨盤の回旋は前額面上で骨盤が左右に傾斜した際に生じる．骨盤に対する大腿骨の関係は立位で前額面を観察しながら評価する（図 11.17B）．片脚立ちで骨盤を反対側に引き上げると，骨盤は前額面上で上方回旋する（骨盤あるい

240 第Ⅳ部 下 肢

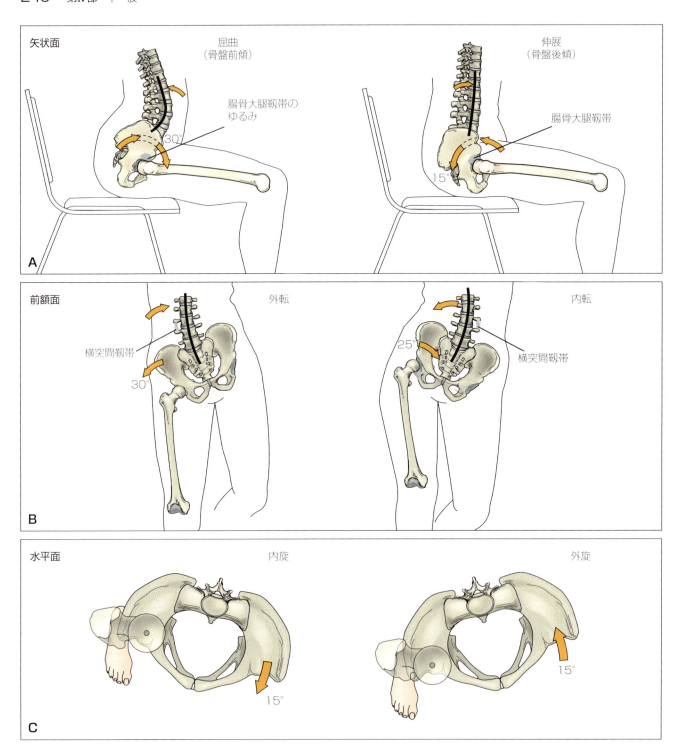

図 11.17　大腿骨上の骨盤の動き．(A) 矢状面．(B) 前額面．(C) 水平面．

は股関節の引き上げ)．図 11.17B では骨盤は支持脚側である右側に回旋している．脊柱は左側に側屈し，骨盤はその反対方向に回旋する．支持側の股関節は骨盤に対して外転している．このとき恥骨結合と大腿骨は互いに離れていく．骨盤を下制し下方回旋する(骨盤の下降)と，脊柱は骨盤の回旋方向と反対側に側屈する．恥骨結合と大腿骨が接近すると，支持脚側の股関節は下制側の骨盤に対し内転する．

水平面上での骨盤の回旋　骨盤を上方から見ると(図 11.17C)，水平面上で一側の寛骨は前方に回旋し，対

表 11.2 股関節の主動作筋と補助筋

	屈 曲	伸 展	外 転	内 転	内 旋	外 旋
主動作筋	腸腰筋	大殿筋	中殿筋	恥骨筋	主動作筋としての内旋筋はない	大殿筋
	縫工筋	大腿二頭筋	小殿筋	長内転筋		梨状筋
	大腿筋膜張筋	半腱様筋	大腿筋膜張筋	薄筋		内閉鎖筋
	大腿直筋	半膜様筋		短内転筋		上双子筋
	長内転筋	大内転筋(後頭)		大内転筋		下双子筋
	恥骨筋					大腿方形筋
補助筋	短内転筋	中殿筋(後部線維)	梨状筋	大腿二頭筋	小殿筋(前部線維)	中殿筋(後部線維)
	薄筋	大内転筋(前頭)	縫工筋	大殿筋(下部線維)	中殿筋(前部線維)	小殿筋(後部線維)
	小殿筋(前部線維)			大腿方形筋	大腿筋膜張筋	外閉鎖筋
					長内転筋	縫工筋
					短内転筋	大腿二頭筋
					恥骨筋	

側の寛骨は後方に回旋しているようすが観察できる。片脚起立の際，非荷重側の腸骨稜が前方に回旋すると，荷重側の股関節は内旋する。非荷重側の腸骨稜が後方に回旋すると，荷重側の股関節と恥骨結合の間の距離が大きくなり，荷重側の股関節は外旋する。骨盤の一側への回旋に伴い脊柱は対側へわずかな軸回旋が生じる。

2.2 関節運動学

荷重側か非荷重側かにかかわらず，すべての関節において関節面どうしの摩耗や損傷を最小限にして症状を出さずに最大の関節可動域を得るためには，関節面の間で十分な関節包内運動が必要となる。骨盤に対する大腿骨の運動では，凹面に対して凸面が運動するという凹凸の法則のルールが適用になる。大腿骨の屈曲方向への運動の際，大腿骨頭は後方へ軸回旋し，伸展の際は前方へ軸回旋する。閉鎖運動連鎖では固定された凸側の大腿骨に対して凹側の寛骨臼が運動する。骨盤は脊柱と連結して

いるため，股関節の閉鎖運動連鎖での骨盤の運動は，体幹と脊柱の位置を変化させる。

3. 股関節複合体の筋

股関節の筋は荷重位で体重の 2/3 を支え，ある肢位から別の肢位に移行する際や，歩行時の体重移動の役割を担う。開放運動連鎖では，筋が大腿骨を骨盤上で動かし，歩行や走行中に下肢を前方に進めるために必要な速度を提供する。閉鎖運動連鎖では，筋は骨盤を大腿骨上で動かし，固定された下肢上で身体の制御や移動を行う。股関節筋の機能は，股関節の肢位に応じて変化することが多い。たとえば，股関節内転筋は股関節中間位または伸展位では股関節屈曲筋となるが，股関節が屈曲位のときには股関節伸展筋になる。梨状筋は，股関節中間位では股関節外旋筋として機能するが，股関節 90°屈曲位では股関節内旋筋として機能する。

骨盤および股関節の筋の中には多関節筋で，複数の関

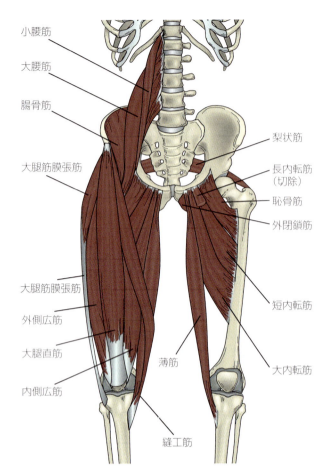

図 11.18　前面からみた股関節の筋群．左側の浅層筋は深層筋を示すため切除してある．

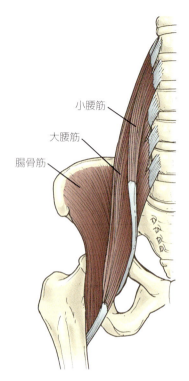

図 11.19　腸腰筋群と小腰筋．
(Starkey C, Brown D. Examination of Orthopedic & Athletic Injuries, 4th ed. Philadelphia, PA：F.A. Davis Company, 2015：p.426 より許諾を得て転載)

節をまたいでいるものがある．これらの多関節筋の機能は，それらがまたぐ関節の肢位に影響を受ける．これらが最適な状態で作用するためには，長さ－張力の原則に従って，一方の関節で伸張し，他方の関節で収縮しなければならない．筋が双方の関節上で短縮すると，筋活動は不十分になる．大腿直筋を例に説明する．この筋は，股関節の上と膝関節の下に付着している．股関節と膝関節の双方が屈曲しているときには主に股関節屈曲筋として作用し，股関節と膝関節が伸展しているときには主に膝関節伸展筋として作用する．しかし，膝関節伸展位で股関節を屈曲させると，その活動は不十分になる．

以下では，まず遠位の大腿区画を動かす主動作筋について解説し，そして主動作筋を補助する二次的な筋について述べる．最後に骨盤での筋の機能と，股関節がさまざまな肢位にあるときの機能について考察する．表 11.2 に，股関節複合体の筋の一次的および二次的な機能をまとめた．図 11.18 では，股関節の前方領域の筋を示している．各下肢筋の起始停止および神経支配については付録 C（p.319）に示す．

3.1　屈筋群

　股関節屈筋群は，歩行時に下肢を前方に踏み出したり，階段を上るために下肢を持ち上げたり，ボールを蹴るときのように物体を推進するために作用する．股関節を屈曲する主動作筋は，腸腰筋，縫工筋，大腿筋膜張筋，大腿直筋，長内転筋，恥骨筋である．腸腰筋は強力な股関節屈筋であり，大腿骨を骨盤上で動かしたり，骨盤を大腿骨上で動かす．腸腰筋は腸骨筋と大腰筋からなる．腸骨筋は，腸骨窩と仙骨外側端および大腿骨小転子の遠位に付着する．腸腰筋は強力な股関節屈筋であるとともに股関節外旋と外転を補助する（図 11.19）．

　大腰筋は，第 12 胸椎および第 1〜第 4 腰椎の横突起ならびに椎体および椎間板近位に付着する．遠位で腸骨筋腱となり，大腿骨の小転子に付着する．大腰筋は，腰

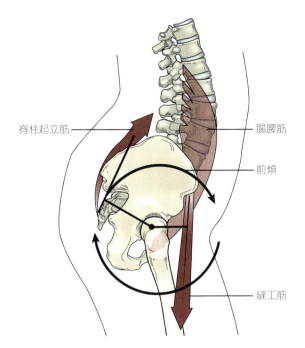

図11.20 股関節屈筋群と脊柱起立筋群は骨盤を前傾させるフォースカップルを形成する。この骨盤の前方回旋により腰椎前弯が増強する。

腸骨稜，大腿筋膜張筋および大殿筋に付着する。長く平らな腸脛靱帯は，下肢の外側を横切り脛骨の外側結節に付着する。腸脛靱帯は膝関節を横切るため，膝関節の機能に影響を及ぼす。腸脛靱帯については第12章でくわしく説明する。大腿筋膜張筋は股関節屈曲と外転の主動作筋であり，股関節内転の補助筋である。また，腸脛靱帯の緊張を維持し，大腿骨への牽引ストレスを減少させるために大殿筋と共同して重要な役割を果たしている。

大腿直筋は強力な膝関節伸筋として知られているが，股関節も横切るため股関節屈筋群の主動作筋としても機能する。筋はAIIS近位に付着し膝蓋腱を介して脛骨遠位に停止する。股関節屈筋としての運動および膝関節伸筋としての運動のために，これらが組み合わさった動作では十分な機能を発揮できない。大腿直筋は膝関節が屈曲状態でより大きな股関節屈曲トルクを発生させる。恥骨筋と大内転筋については後述する。

大腿骨が固定されると，股関節屈筋群の収縮により，内側-外側軸周りで骨盤を前傾させる回転が生じる。腰椎の伸筋群は，股関節屈筋とともに，骨盤を前方回旋させるフォースカップルを生み出す（図11.20）。骨盤の前傾が増加すると腰椎前弯が増強する。過度な腰椎の前弯姿勢は，椎間関節や腰仙接合部の圧縮力を増加させる。

3.2 内転筋群

股関節内転筋群は，浅層，中間層，深層の3層からなる内側の筋群である（図11.21）。浅層は，恥骨筋，長内転筋，薄筋で構成されている。これらの筋は恥骨下枝の近位に付着する。恥骨筋と大内転筋は，大腿骨粗線に沿って大腿骨後面の遠位部に付着する。大腿動脈を触診するための解剖学的ランドマークである大腿三角は，内側は長内転筋，外側は縫工筋，上部は鼠径靱帯によって形成される（図11.22）。長く細い薄筋は，大腿骨より遠位に延び，膝関節を横切って脛骨の近位に付着する。

短内転筋は内転筋群の中間層である。この三角形の筋は，恥骨枝近位および恥骨筋と長内転筋の後方で大腿骨粗線の上1/3遠位部に付着する。

内転筋群の深層には大きな大内転筋があり，起始は坐骨枝と坐骨結節である。その線維は三角形で扇形に広が

椎，腰仙関節，仙腸関節および股関節を介して脊柱を安定させる。長時間座位姿勢を維持する場合や，股関節伸筋群が股関節屈筋群よりもはるかに弱い場合，大腰筋が短縮し，硬くなることがある。これにより，脊柱のアライメントが変化する可能性がある。腰椎は引っぱられて前弯が増強し，大腰筋が骨盤を前傾させる。過度の腰椎前弯は，脊椎関節へのストレスを増加させ，疼痛や機能不全をもたらすことがある。股関節屈筋の短縮は，末梢関節における筋の機能不全が，脊柱の痛みや機能不全にどのように寄与するかを理解する重要な例である。

小腰筋は約60％の人に存在する。小腰筋が存在する場合，大腰筋の前方にある。この筋は股関節の屈曲には寄与しないが，骨盤の後傾には寄与する。

縫工筋は体内でもっとも長い筋であり，ASISの近位に付着する。縫工筋は2関節筋であり，ASISの外側付着部から斜め方向に下降し，膝関節をまたぎ脛骨の近位に付着する。縫工筋は，斜めに走行するため股関節の屈曲，外旋，外転に作用する。多関節筋として，股関節外旋を伴う股関節と膝関節の屈曲にもっとも影響する。

大腿筋膜張筋は腸骨稜に付着する短い筋であり，遠位では腸脛靱帯 tendinous iliotibial となる。腸脛靱帯は

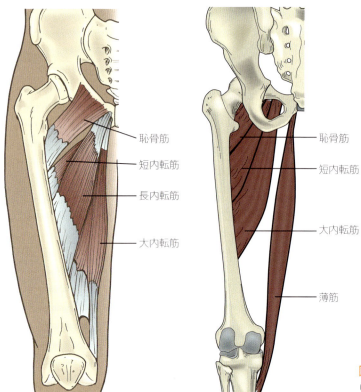

図11.21 股関節内転筋群．（A）前面像．（B）後面像．
(Starkey C, Brown D. Examination of Orthopedic & Athletic Injuries, 4th ed. Philadelphia, PA：F.A. Davis Company, 2015：p.426 より許諾を得て転載)

り，骨粗線の長軸に沿って付着している．内転筋群の3つの層を図11.23A に示した．

　股関節内転筋群の3つの層は前額面での股関節内転において，骨盤上の大腿骨および大腿骨上の骨盤における股関節の内転力を生成する．内転筋が骨盤上で大腿骨を内転させる例を図11.23B に示す．右側の股関節内転筋の収縮は，ボールを蹴るために下肢をボールのほうに動かす．左側の立脚肢では，股関節内転筋が大腿骨上を動く骨盤の制御を助けている．

　内転筋線維は対角線上に走行するため，矢状面および水平面の運動にも作用する．矢状面では大内転筋の後部線維は，股関節の肢位にかかわらず強い股関節伸展筋として作用する．その他の内転筋は，矢状面における股関節の肢位に応じて，股関節屈曲または伸展トルクを生成する．股関節屈曲が最終域に向かうにつれ，内転筋群は強い伸展トルクを生成することができる．同様に，股関節伸展の最終域付近では内転筋群は股関節屈曲トルクの生成に寄与する．屈曲および伸展最終域中の股関節内転筋は，急斜面を上る際や深スクワットを繰り返すような

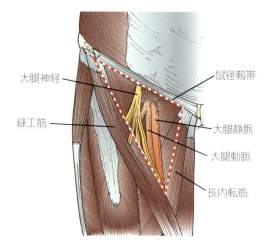

図11.22 大腿三角は長内転筋，縫工筋および鼠径靱帯によって形成される．大腿動脈は大腿三角内で容易に触診できる．
(Starkey C, Brown D. Examination of Orthopedic & Athletic Injuries, 4th ed. Philadelphia, PA：F.A. Davis Company, 2015：p.427 より許諾を得て転載)

大きなパワーを必要とする活動に寄与する．水平面における股関節内転筋の運動については，後出の内旋筋群の項目で解説する（図11.24）．

第11章 股関節複合体の構造と機能　245

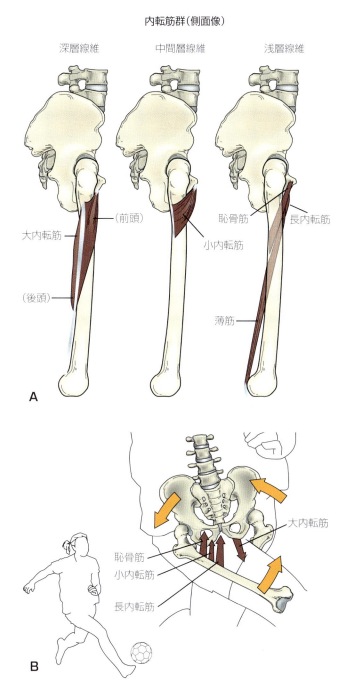

図 11.23 （A）内転筋群の浅層，中間層および深層．（B）内転筋群は荷重側の下肢を安定させ，反対側の内転筋群は開放運動連鎖の内転運動により大腿骨を骨盤上で動かしボールを蹴る．

3.3 伸筋群

股関節伸筋の主動作筋は，単関節筋の大殿筋，2関節筋のハムストリング，大内転筋の後頭であり，補助筋は中殿筋と大内転筋である．図 11.25 は，股関節に関連する筋の後面図である．

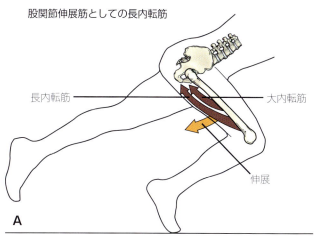

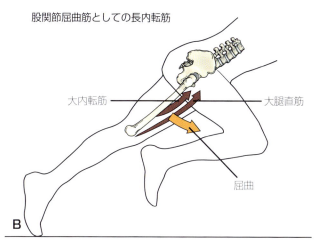

図 11.24 強いスプリント動作での筋活動．（A）股関節の屈曲最終域では，長内転筋は股関節を伸展させる位置にある．（B）股関節の伸展最終域では，長内転筋の力線が変化し，股関節を屈曲させる準備が整う．

大殿筋は腸骨，仙骨および尾骨の近位に付着する．その表層線維は腸脛靱帯に付着し，下部線維は殿筋粗面に付着する．大殿筋は下肢の中で最大の筋であり強力な股関節伸筋である．大殿筋は運動時の負荷が下肢の重さよりも大きい運動，たとえば，階段を上る，走行，およびジャンプ中に強く収縮する．長さ–張力の関係を考慮すると，大殿筋は股関節屈曲70°付近で最大の伸筋力を発揮する．大殿筋は股関節外旋にも寄与するが，股関節が屈曲するにつれこの能力は低下する．大殿筋は大腿骨上で骨盤を後傾させるフォースカップルとして，腹筋群とともに働く．この後方回旋により腰椎の前弯を減少させる．

2関節筋であるハムストリングは，大腿二頭筋，半腱様筋，半膜様筋から構成される．これらは坐骨結節の近

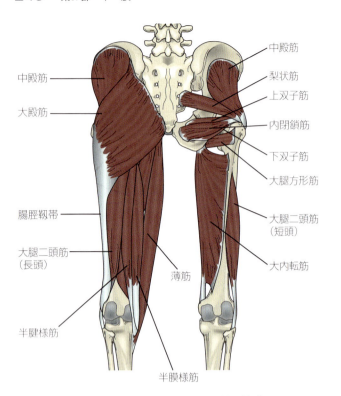

図 11.25 後面からみた股関節の筋群.

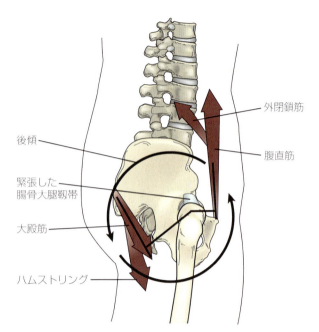

図 11.26 股関節伸筋群と腹直筋は骨盤を後傾させるフォースカップルを形成する．この骨盤回旋により腰椎前弯が減少する．この回旋により股関節の伸展が生じ，腸骨靱帯が伸長する．

位部に付着する．大腿二頭筋は，3つの筋の中でもっとも外側に位置し，腓骨頭部および脛骨顆の外側遠位に停止する．半腱様筋と半膜筋は，脛骨の内側に付着する．ハムストリングを構成する3つの筋は，股関節伸展および膝関節屈曲を担う．ハムストリングの股関節伸展トルクへの寄与は，膝関節の肢位に大きく影響する．股関節が伸展し膝関節が最低90°まで屈曲すると筋活動は不十分になり，股関節伸展に大きく寄与することができない．股関節伸展中に膝関節が伸展すると，股関節伸展力が向上する．股関節屈筋群の機能と同様に大腿骨が固定されていると，股関節伸筋群は内側－外側軸において骨盤を後傾させる．体幹屈筋群（腹直筋）と股関節伸筋群は，骨盤を後方回旋させるフォースカップルを生成する（図 11.26）．骨盤の後方回旋は，腰椎前弯を減少させ腰椎の前弯を平らにする．

3.4 外転筋群

股関節外転の主動作筋は，中殿筋，小殿筋，大腿筋膜張筋である．股関節外転の補助筋は，梨状筋，恥骨筋，大殿筋表層線維である．中殿筋は腸骨の外側から生じ，大殿筋の下で大転子遠位に付着する（図 11.27）．中殿筋には肩の三角筋と同様に前部線維，中部線維，後部線維がある（第8章参照）．前部線維は股関節屈曲時に収縮するが，後部線維は股関節伸展時に収縮する．股関節が中間位になると後部線維は股関節を外旋させる．股関節屈曲位ではすべての線維が股関節を内旋する．中殿筋の3つの線維はすべて，肢位にかかわらず股関節外転を生じる．

小殿筋は中殿筋の深部に位置し，腸骨外側の近位と大転子の遠位に付着する．小殿筋は股関節外転と屈曲に作用する．一方，股関節が屈曲位のときは股関節を内旋させる．

股関節外転筋は，開放運動連鎖での自動運動では股関節外転を行うが，片脚立位時には股関節上で骨盤を安定させる重要な機能を果たす．重力により非荷重側の下肢に内転トルクが生じ，骨盤が下方回旋すると，股関節外転筋群は荷重肢の骨盤を反対方向に引き上げることで骨盤の落下を防ぐ．歩行周期の立脚期で骨盤を安定させる役割は，一方の下肢で体重を支え，他方の下肢を前方に振り出すために重要な機能である（図 11.28）．非荷重肢の遊脚期に下肢を前進する際，立脚肢の股関節外転筋

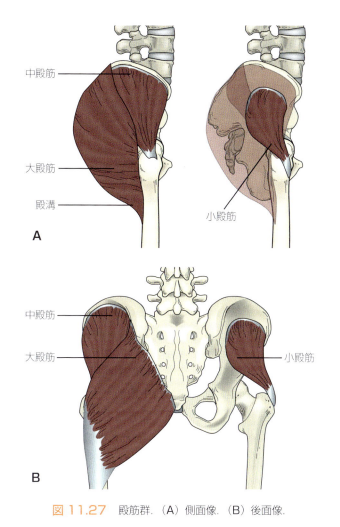

図 11.27　殿筋群．（A）側面像．（B）後面像．

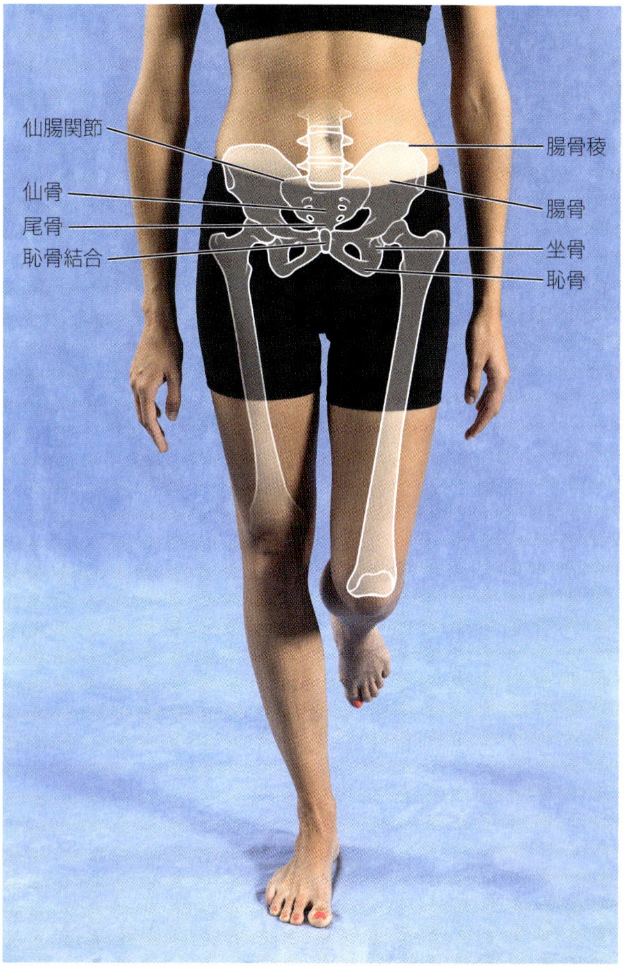

図 11.28　小殿筋と中殿筋は片脚立位時に骨盤を安定させる．

群の収縮により，骨盤を安定させる．

3.5 外旋筋群

深部には股関節外旋筋として機能する6つの小さな筋（梨状筋，上双子筋，下双子筋，内閉鎖筋，外閉鎖筋，大腿方形筋）がある（図 11.29）．大殿筋，中殿筋後部線維，小殿筋，縫工筋は深部の小さな筋によって生成される力に加え，強い股関節外旋トルクを生成する．

これらの外旋筋は大殿筋の深部に存在する．それらの筋線維の走行は水平面で，回転軸に対しほぼ垂直である．これらの筋は，扇形の共通腱となり大腿骨の大転子に付着し，肩関節の外旋筋（第8章参照）と似たような役割を果たす．この扇状の腱により股関節の後面を安定させる．

深部にある6つの外旋筋の中でもっとも浅層にある梨状筋は仙骨の前下部に付着し，大坐骨孔より斜めに走行し大転子に付着する．梨状筋は，股関節の外旋および外転に作用する．前述したように，股関節が90°付近まで屈曲すると，筋線維の向きが股関節内旋方向に変化する．この変化は，たとえば，人が脚を組んで座っているときには梨状筋を短くする．つまり，この肢位で長時間座位をとり続けると，筋が短縮することがある．梨状筋が大きな坐骨神経を横切っていることは，硬いまたは短縮した梨状筋が神経を圧迫する可能性を示唆しており，臨床的に重要である．

3.6 内旋筋群

股関節内旋筋群は，他の運動においては股関節の主動

クリニカル・コネクション 11.2

　股関節外転筋の筋力低下はトレンデレンブルグ歩行（あるいは中殿筋歩行）として知られる歩容をもたらす．股関節外転筋の筋力低下による臨床徴候は，片脚立位時の非荷重側骨盤の下制である．片脚立位時に骨盤を水平に保つことができないことをトレンデレンブルグ徴候という．たとえば，トレンデレンブルグ徴候陽性の場合，右片脚立位時に，骨盤を水平に保つことができない．右の股関節外転筋筋力低下のため，左側の骨盤が下制する．通常，右の股関節外転筋は右腸骨稜を右大転子の方向へと引っぱり筋の反作用 reversal of muscle action を伴う．股関節外転筋の筋力が低下しており，こうした作用を十分に行えない場合，左下肢の重量により左骨盤が下制する．

　こうした骨盤の下制に対する代償動作として，筋力が低下した側への体幹の側屈がある．この側屈によって重心が変位し，体幹と上体の重さが荷重脚上に移動する．このような代償的な体幹側屈を伴う骨盤の下制をトレンデレンブルグ歩行という．

クリニカル・コネクション 11.3

　梨状筋症候群とは機能障害を起こした梨状筋がその下にある坐骨切痕を通る坐骨神経を圧迫する神経筋機能障害である．圧迫は直接的な外傷や脊柱あるいは仙腸関節の機能障害，傷害，過用などから生じる梨状筋の短縮や攣縮スパズムによって生じる．梨状筋症候群に関連した症状は，股関節後方の痛みや痺れ，疼きがある．一般的には，症状は座位やしゃがみ動作，歩行などの活動によって増強する．治療ではしばしば非ステロイド性抗炎症薬や筋弛緩薬が使用される．理学療法では超音波や軟部組織モビライゼーション，梨状筋のストレッチ，温熱療法，運動療法，腰椎に対する治療などが行われる．

作筋として機能するが，二次的に股関節内旋筋として機能する．股関節内旋筋群には，中殿筋，小殿筋，大腿筋膜張筋，長内転筋，短内転筋，恥骨筋の前線維が含まれる．股関節90°屈曲位付近では，これらの線維の向きは，股関節の回旋軸に対して垂直に近づく．このアライメントの変化は，内旋トルクを生成する筋の能力を増加させる．外旋筋には，股関節が屈曲の90°に近づくにつれて，外旋筋から内旋筋に切り替わるものがある．この方向の変化により，股関節外旋筋が股関節伸展位において股関節内旋最終域で長く伸長されるが，股関節屈曲位では股関節外旋最終域で伸長されることが説明できる．

　下肢が地面に接しているとき，外旋筋と内旋筋はどちらも重要な役割を担う．たとえば，左下肢を非荷重で右下肢で片脚立位をとるとき，右の外旋筋を作用させると，骨盤は水平面上で左に回旋する（左腸骨稜が後方に回旋する）．このような運動は，走行時における左へのカッティング動作中にみられる．走っている人は右足趾で踏ん張り，左側へ急激に方向を変える．歩行周期中の内旋筋群は遊脚側の骨盤を荷重がかかる立脚側下肢に向けて回旋させる役割を担う．内旋筋群は，立脚肢の固定された大腿骨上で，骨盤を内旋させる．図 11.30 は左の腸骨稜が前方移動する際に，右側の股関節を中心に回旋する左側の寛骨を示している．

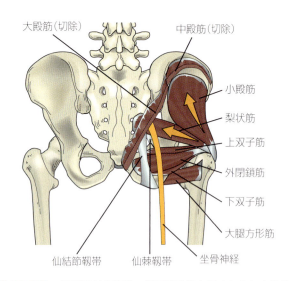

図 11.29　股関節外旋筋群．深層外旋筋を示すために大殿筋と中殿筋は切除してある．

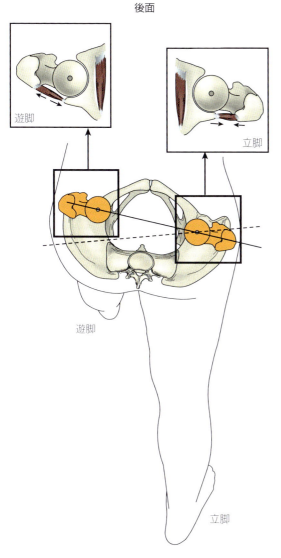

図 11.30 左側の腸骨稜が前方移動するように，右側の股関節周りを回旋する左側の寛骨臼を後面から見た図．右側の股関節は内旋している．

本章のまとめ

本章では，股関節の構造と機能，および開放運動連鎖と閉鎖運動連鎖における骨盤と大腿骨の関係について解説した．股関節は機能的な課題を行う際にはいくらかの可動性を有する主要な安定化関節である．股関節周囲の筋は，主動作筋および補助筋としての役割を担う．関節の位置は，各筋の作用を決定する上で重要な役割を果たし，股関節の位置が変化すると役割が逆転することもある．股関節に作用する筋のいくつかは多関節筋であり，十分な力を発生させる能力は，それらがまたぐ関節の位

置に関係する．強靱な股関節は立ち上がり，階段昇降，歩行および走行で重要な役割を果たす．股関節複合体の筋が弱化すると，異常歩行や機能障害を引き起こす可能性がある．

症例検討

Bill さん（64 歳）は 1 週間前に右股関節の全人工股関節置換術を受けた．手術により寛骨臼窩を広げ，ポリエチレンプラスチックインナーの金属製の窩に置き換えた．さらに関節症を伴う大腿骨骨頭は除去され，大腿骨近位の髄腔にセメントを用いて人工骨頭とステム部分を置き換えた．術後の Bill さんの機能回復に関する以下の質問に答えなさい．

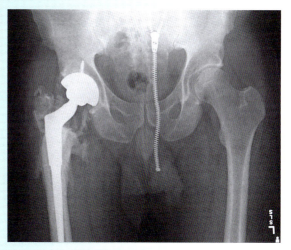

右全人工股関節置換術の X 線像

1. Bill さんは歩行時，右下肢立脚期に体幹を右に側屈する．なぜ彼は荷重側の下肢に体幹を側屈させるのか．どの股関節筋群が弱化していると考えられるか．
2. Bill さんは筋力低下により立ち上がり動作や着座動作が困難である．立ち上がり能力を改善するためには，どの筋を強化する必要があるか．また，着座能力を改善するためには，どの筋を強化する必要があるか．
3. Bill さんは降段時に体重移動をコントロールするのが困難である．彼が左下肢で階段に立ち，右足を下の段に置こうとするとき，左下肢のどの筋が活動するか．体重を下方へ移動させるために，左下肢ではどのような筋収縮の様式が行われるか．

250　第Ⅳ部　下 肢

章末問題

1. 以下の最終可動域において，どの筋や靱帯が緊張または伸長され，どの筋がゆるむか．
   A. 股関節屈曲と伸展
   B. 股関節外転と内転
   C. 股関節内旋と外旋
   D. 骨盤前傾と後傾

2. 患者の両側 ASIS を触診した際，右側の ASIS が左側の ASIS より高位に位置していた．どのような脊柱や大腿骨のアライメントがこのような骨盤の傾斜を起こしたのか．どの筋の筋力低下が関与しているのか．また，どの筋の緊張によりこのような骨盤のアライメントになるのか．

3. 関節唇，関節包，靱帯および臼蓋と大腿骨頭のアライメントは，股関節の安定性や適切な機能に対してどのような役割を担っているか．これらの構造の一部あるいは全体の損傷によって，股関節の安定性がどのように低下し，関節面は損傷を受けるか．

4. 骨盤の前方および後方回旋時の股関節屈筋群と股関節伸筋群の役割について説明しなさい．

5. 骨盤が水平面上で右回旋したときの右股関節の肢位は何か．また，骨盤が水平面上で左回旋したときの右股関節の肢位は何か．

6. 坂を上るときの，股関節最終伸展と股関節最終屈曲域での股関節外転筋の役割について説明しなさい．

7. A ～ D の筋の機能が十分に発揮できない股関節と膝関節の肢位について説明しなさい．また，各筋の機能が十分に発揮できる股関節と膝関節の肢位について説明しなさい．
   A. 大腿直筋
   B. 大腿二頭筋
   C. 半膜様筋
   D. 半腱様筋

8. 質問 7 に記載した各筋がもっとも伸張する肢位について説明しなさい．

9. 立位から座位になる際にはどの筋が活動するか説明しなさい．また，座位から立位になる際にどの筋が活動するか説明しなさい．

参考文献

- Houglum PA, Bertoti DB. *Brunnstrom's Clinical Kinesiology*. 6th ed. Philadelphia, PA: FA Davis; 2012.
- Kern-Scott R, Peterson JR, Morgan P. Review of acetabular tears in dancers. *J Dance Med Sci*. 2011;15:149–156.
- Kisner C, Colby LA. *Therapeutic Exercise Foundations and Techniques*. 6th ed. Philadelphia, PA: FA Davis; 2012.
- Neumann DA. Kinesiology of the hip: a focus on muscular actions. *J Orthop Sports Phys Ther*. 2010;40:82–94.
- Neumann DA. *Kinesiology of the Musculoskeletal System Foundations for Rehabilitation*. 2nd ed. St. Louis, MO: Mosby; 2010.
- Norkin CC, White DJ. *Measurement of Joint Motion: A Guide to Goniometry*. 4th ed. Philadelphia, PA: FA Davis; 2009.
- Tonley JC, Yun SM, Kochevar RJ, Dye JA, Farrokhl SF, Powers CM. Treatment of an individual with piriformis syndrome focusing on hip muscle strengthening and movement reeducation: a case report. *J Orthop Sports Phys Ther*. 2010;40:103–111.
- Willcox EL, Burden AD. The influence of varying hip angle and pelvis position on muscle recruitment patterns of the hip abductor muscles during the clam exercise. *J Orthop Sports Phys Ther*. 2013;43:325–331.

第12章 膝関節の構造と機能

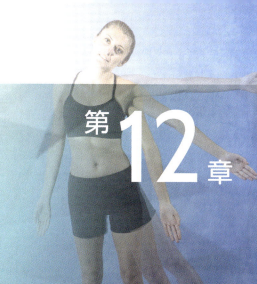

本章の概要

1. 膝関節の構造
   1.1 骨
   　[a] 大腿骨
   　[b] 脛骨と腓骨（近位部）
   　[c] 膝蓋骨
   1.2 関節
   　[a] 膝蓋大腿関節
   　[b] 脛骨大腿関節
   　　半月板
   　　滑液包
   　　関節包と靱帯
   　　・内側側副靱帯と外側側副靱帯
   　　・前十字靱帯と後十字靱帯

2. 運動学
   2.1 骨運動学
   　[a] 屈曲と伸展
   　[b] 膝蓋骨の軌道
   　　Q角
   　[c] 内旋と外旋（軸回旋）
   2.2 関節運動学
   　[a] 伸展
   　　スクリューホームムーブメントのメカニズム
   　[b] 屈曲
   　[c] 内旋と外旋（軸回旋）

3. 筋
   3.1 膝関節伸筋群
   3.2 膝関節屈筋群と膝関節回旋筋群

4. 股関節の肢位が膝関節の機能に及ぼす影響
   4.1 股関節屈曲位での膝関節伸展
   4.2 股関節伸展位での膝関節屈曲
   4.3 股関節屈曲位での膝関節屈曲
   4.4 股関節伸展位での膝関節伸展

学習効果

本章を学習すると，以下のことができるようになる．

12.1 膝関節の骨構造を説明し，骨構造と筋の起始や関節機能を関連づけること．
12.2 膝蓋骨の機能が大腿四頭筋の筋力発揮の効率をどのように向上させるかについて考察すること．
12.3 膝関節半月板の機能について説明し，半月板損傷と関節の変性について関連づけること．
12.4 膝関節の主な靱帯について概要を説明し，膝関節の安定性と運動制限における靱帯の機能について考察すること．

12.5 膝関節における骨運動学に関して，開放運動連鎖（OKC）と閉鎖運動連鎖（CKC）を実演すること．

12.6 典型的な膝蓋骨の軌道と，軌道に影響する因子（Q角など）について説明すること．

12.7 大腿骨上の脛骨の動きと，脛骨上の大腿骨の動きについて考察すること．

12.8 スクリューホームムーブメントのメカニズムについて定義すること．

12.9 膝関節筋の位置と機能について考察し，筋の機能が股関節の位置によってどのような影響を受けるかを説明すること．

はじめに

膝関節は，人体においてもっとも大きくもっとも複雑な構造を持つ荷重関節である．膝関節は足部と股関節を連結し，安定性と可動性の双方を備えた関節として機能する．座位から立位などの姿勢変換，歩行や走行といったほとんどの機能的な運動において，膝関節は下腿の近位関節・遠位関節と密接に関連しながら機能する．

膝関節は脛骨大腿関節の内側面・外側面と膝蓋大腿関節から構成される．近位脛腓関節は膝関節の近くに存在するが，独立した関節包に内含され足関節と連動して機能する（遠位・近位脛腓関節に関しては第13章を参照）．

膝関節は2軸の蝶番関節であり，矢状面上で屈曲・伸展，水平面上で内旋・外旋の運動が起こる．歩行における遊脚期やボールを蹴る動作などでは，膝関節は開放運動連鎖 open kinetic chain（OKC）の運動を行う．関節内は，1つの骨が別の骨上を動く場合に最適な軌道を描くような構造をしている．これらの最適な軌道から関節運動が逸脱すると，関節軟骨に過剰な負荷がかかり，最終的には変形性関節症へとつながることになる．

座位から立位への姿勢変換時や階段の昇降，歩行や走行における立脚期などでは，膝関節は閉鎖運動連鎖 closed kinetic chain（CKC）の運動を行う．膝関節が体重を支持するとき，関節にはきわめて大きな圧縮力がかかり，体重を支えるために十分な安定性を必要とする．膝関節はそれらのみでは適合性が十分でない構造をしているため，関節の安定性は主に靱帯，半月板，関節周囲の筋によってもたらされる．これらの構造物は，関節にかかる大きな力に抗するため，受傷しやすい．こうした障害は，長期間にわたる連続する過負荷や，スポーツなどの高負荷の活動中に発生する非常に強い衝撃による関節面の変性という形で発生する．膝関節の構造と運動を理解することは，関節の受傷メカニズムを正しく評価し，

適切な治療を行うために必要である．

1. 膝関節の構造

1.1 骨

膝関節は長骨である大腿骨と脛骨，そして種子骨である膝蓋骨から構成される．腓骨近位端である腓骨頭は膝関節を構成する直接の構造物ではないが，膝関節に関与する筋の停止部であり，脛骨のアライメントに寄与する（図12.1）．

[a] 大腿骨

第11章で解説した通り，大腿骨近位端は股関節と関連している．大腿骨の骨軸は，大腿骨頭から後方かつやや内側に向いている．大腿骨は人体でもっとも長い骨である．大腿骨近位端の傾き（くわしくは第11章参照）により大腿骨は内斜め方向に向かって伸びており，その結果，大腿骨遠位端は足関節や足部の上方に位置する．

大腿骨と脛骨は，関節の外側に平均170°～175°となる角度をなす．この角度は膝関節の外反に関与する．170°以下のものを**外反膝** knock-knee と呼び，過度の外反を示す．また180°以上は**内反膝** bowleg と呼ばれる（図12.2）．

大腿骨の遠位端は内側顆と外側顆を形成し，それらの隆起は前方で収束して顆間窩となる．2つの隆起は左右非対称で，内側顆は外側顆より長い．膝蓋骨後面は顆間窩と膝蓋大腿関節を構成する．顆間窩における内側と外側の関節面により膝蓋骨が安定する．2つの隆起を内側と外側に分けているのは顆間切痕である．本章で解説する2本の十字靱帯は，顆間切痕を通る．内側顆と外側顆の上方には外側上顆と内側上顆があり，膝関節に関与する筋腱や靱帯の停止部となっている（図12.3）．内側

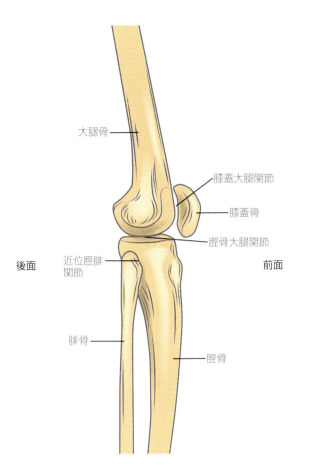

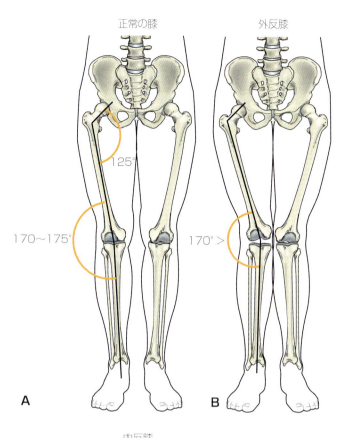

図12.1 膝関節を構成する骨と膝蓋大腿関節, 近位脛腓関節の外側面.
(Wise, C. Orthopaedic Manual Physical Therapy：From Art of Evidence. Philadelphia, PA：F.A. Davis Company, 2015：p.641 より許諾を得て転載)

上顆の上方には内転筋結節があり, 股関節内転筋群の停止部となっている. 外側顆と内側顆の後面にあるくぼみが膝窩を形成し, 膝窩神経と膝窩動脈が通る (図12.4).

[b] 脛骨と腓骨 (近位部)

脛骨は膝関節を介して大腿骨からの荷重を足関節と足部へ伝える. 脛骨は大きく強い骨で, 近位部の内側顆と外側顆が大腿骨遠位端と関節を形成する. 脛骨近位端は脛骨プラトーと呼ばれ, 大きい内側側と小さい外側側に分けられる. 内側顆と外側顆は顆間隆起によって分けられる. 脛骨粗面は脛骨近位前面に突き出た部分で, 膝蓋腱の停止部となっている. 脛骨結節は外側顆の下方にあり, 腸脛靱帯の停止部となっている (図12.5).

腓骨近位端は大腿骨と直接関節を形成しないが, 膝関節に関係する筋や靱帯の停止部となっている. また腓骨

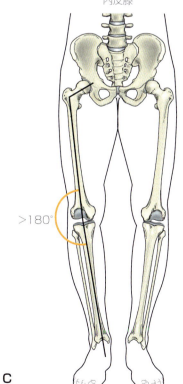

図12.2 前額面上の膝関節アライメント. (A) 正常の膝 (外反角170°〜175°をなし, 股関節で大腿骨が125°傾斜する). (B) 外反膝 (外反角170°以下). (C) 内反膝 (外反角180°以上).

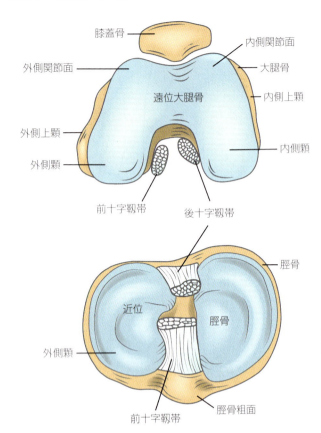

図 12.3 膝蓋骨と大腿骨遠位端と脛骨近位端の関節面.
(Roy S, Wolf SL, Scalzitti DA. The Rehabilitation Specialist's Handbook, 4th ed. Philadelphia, PA：F.A. Davis Company, 2013：p.57 より許諾を得て転載)

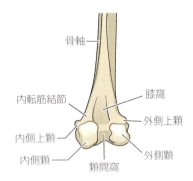

図 12.4 大腿骨遠位端の後面.
(Roy S, Wolf SL, Scalzitti DA. The Rehabilitation Specialist's Handbook, 4th ed. Philadelphia, PA：F.A. Davis Company, 2013：p.57 より許諾を得て転載)

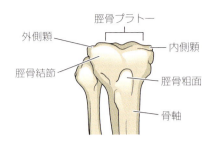

図 12.5 脛骨の前面.
(Roy S, Wolf SL, Scalzitti DA. The Rehabilitation Specialist's Handbook, 4th ed. Philadelphia, PA：F.A. Davis Company, 2013：p.58 より許諾を得て転載)

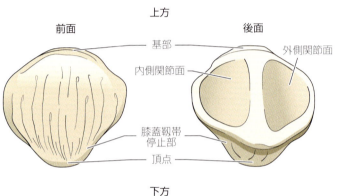

図 12.6 膝蓋骨の前面像と後面像. 基部と頂点の位置関係を示す.
(Roy S, Wolf SL, Scalzitti DA. The Rehabilitation Specialist's Handbook, 4th ed. Philadelphia, PA：F.A. Davis Company, 2013：p.58 より許諾を得て転載)

頂点を形成し，上端部では基部を形成する．膝蓋骨の後面は厚い硝子軟骨に覆われており，垂直な突起部と内側外側の平面を形成する．膝蓋骨は大腿骨の顆間窩と関節を形成する．膝蓋骨の厚い関節軟骨は，この部位が強大な大腿四頭筋の収縮による圧迫力と摩擦力にさらされることを意味している．膝蓋骨の関節軟骨が過度に摩耗すると，階段昇降などの運動中に膝蓋骨後面の痛みが生じる（図 12.6）．

　膝蓋骨は大腿四頭筋の動的な"てこ"として機能している．膝蓋骨の存在により，大腿骨と大腿四頭筋の間にスペースが生じる．その結果，大腿四頭筋のモーメントアームが長くなり，膝関節伸展トルクを発揮するのに有利になる（図 12.7）．膝蓋骨は膝関節角度が 60°〜30°のときに，もっとも効果的なてことして大腿四頭筋の収縮に関与する．膝関節が最終伸展に近づくにつれ，膝蓋骨は大腿四頭筋のモーメントアームを変化させる機能を

近位部は脛骨外側面に接しており，脛骨のアライメントを保つのに役立っている．

[c] 膝蓋骨

　膝蓋骨は人体で最大の種子骨であり，大腿四頭筋腱に埋め込まれている．三角状の膝蓋骨は，下端部で尖った

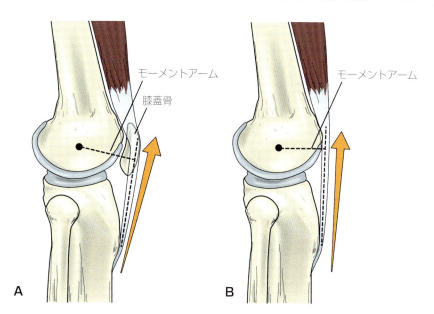

図12.7　膝関節の外側面．(A) 膝蓋骨により関節軸から大腿四頭筋張力線までの距離が増す．この距離はすなわち，筋のモーメントアームである．(B) 膝蓋骨がないとモーメントアームが減少し，大腿四頭筋が発揮できる張力も減少する．

失い，大腿四頭筋の収縮力発揮にほぼ影響しなくなる．

1.2 関節

膝関節は脛骨大腿関節と膝蓋大腿関節からなる複合体である．これらの関節が互いの安定性と可動性に関与する．通常の状態では，脛骨大腿関節と膝蓋大腿関節は同時に運動する．

[a] 膝蓋大腿関節

膝蓋大腿関節は，膝蓋骨後面と大腿骨の顆間窩により形成される．膝蓋骨の関節面は厚く4～5 mmある．関節の安定性は膝蓋骨が顆間窩に適合することに加え，大腿四頭筋，支帯，関節包によって保たれている．膝蓋骨は膝蓋腱を通じて脛骨粗面に停止しているため，脛骨の方向に従う（膝蓋大腿関節の関節運動学に関しては，本章の後半で解説する）．膝蓋大腿関節は機能的な運動中に大きな負荷（歩行中は体重の0.5倍，スクワット中は体重の7倍以上の負荷）にさらされる．

[b] 脛骨大腿関節

大腿骨遠位端と脛骨近位端は，内側と外側からなる脛骨大腿関節を形成する．関節の静的安定性を保つ構造物には，半月板，関節包，靱帯がある．

半月板　脛骨大腿関節は球形の大腿骨内側顆と大腿骨外側顆からなり，それらが比較的平坦な脛骨プラトー上に位置し，その上を動くことで関節の運動が生じる．こ

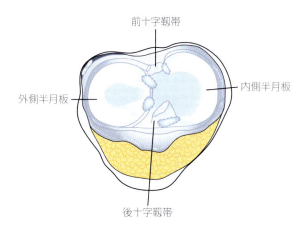

図12.8　内側半月板と外側半月板（上面像）．
(Houglum B, Beroto D. Brunnstrom's Clinical Kinesiology, 6th ed. Philadelphia, PA：F.A. Davis Company, 2012：p.390 より許諾を得て転載)

の骨構造は，もし靱帯や筋など，他の関節構造物に支えられなければ，非常に不安定な関節であることを意味する．内側半月板と外側半月板は半円形の線維軟骨で，脛骨近位部に付着し脛骨と大腿骨の密着性を高める機能がある．半月板は浅い凹面をしており，凸状の大腿骨内側顆と大腿骨外側顆がそこに適合するようになっている（図12.8）．半月板の外縁は冠状靱帯によって脛骨と関節包にゆるく付着しており，そのゆるさゆえに半月板は関節運動中に回旋することができる．半月板どうしは膝横靱帯と連結しており（図12.9），さらに半月膝蓋腱により膝蓋骨に付着している．内側ハムストリングのI

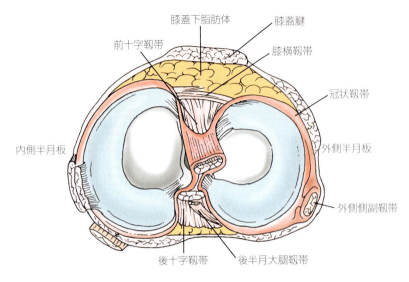

図 12.9 脛骨（上面像）．半月板とその他の脛骨近位部に関連する構造物を示す．
(Levangie P, Norkin C. Joint Structure and Function : A Comprehensive Analysis, 5th ed. Philadelphia, PA : F.A. Davis Company, 2011 : p.400 より許諾を得て転載)

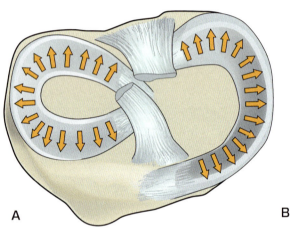
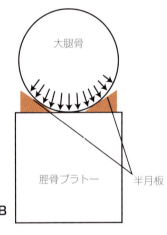

図 12.10 （A）半月板（上面像）．半月板がどのように軸負荷による圧縮力を分散させているかを示す．（B）膝関節（矢状面像）．三角形の半月板が楔として機能し，大腿骨（球状の関節面）の動きを制御する．

つである半腱様筋と大腿四頭筋は両半月板と付着しており，膝窩靱帯は外側半月板と付着している．これらの筋は半月板を安定させるのに役立つ．

　半月板の重要な機能は，膝関節にかかる衝撃や圧縮力を吸収することである．膝関節における圧縮力は，歩行中には体重の3倍になり，階段の上りでは4倍以上，走行中には8倍にも達する．半月板は関節軟骨にかかるこれらの圧縮力を著しく減少させる（図 12.10A）．また半月板は関節を安定させ，関節面どうしの運動を制御する．半月板は大腿骨の外側顆と内側顆が脛骨上で過度に滑るのを防止する楔として機能する（図 12.10B）．半月板への圧縮は滑液を関節面へと押し出し，関節軟骨に栄養を与える．また半月板は運動中の摩擦を減少させる役割を持ち，膝関節の固有受容器としても機能する．表 12.1 に，膝関節における半月板の主な機能について記した．

表 12.1　半月板の主な機能
衝撃吸収
圧縮力を関節面全体に分散する
関節面を適合させ最適な運動を導く
関節の摩擦を減少させる
関節軟骨に栄養を与える
神経支配により固有受容感覚を受容する

　脛骨大腿関節の運動中，半月板は脛骨上の大腿骨外側顆と大腿骨内側顆の動きに連動する．そのために，半月板はそれぞれ脛骨の関節面上をわずかな距離だけ動く．外側半月板は約 12 mm 前後方向に動く．外側半月板の

第 12 章 膝関節の構造と機能　257

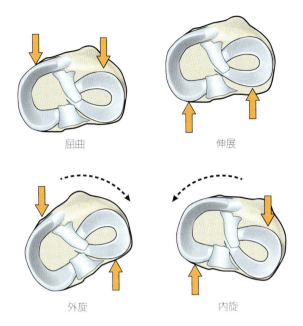

図 12.11　膝関節を屈曲，伸展，外旋，内旋する際の半月板の動き（上面像）．

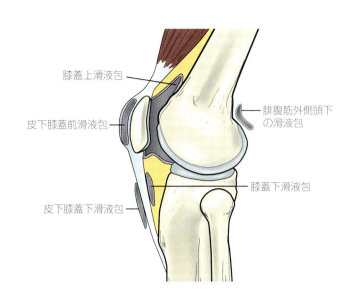

図 12.12　膝関節の主な滑液包（矢状像）．
(Levangie P, Norkin C. Joint Structure and Function : A Comprehensive Analysis, 5th ed. Philadelphia, PA：F.A. Davis Company, 2011：p.412 より許諾を得て転載)

動きは，内側半月板の動きの約 2 倍である．内側半月板は靱帯や関節包との付着により動きが制限されているため，外側半月板より動きが少ない．半月板は膝関節伸展時に脛骨プラトー上を前方へ動き，屈曲時に後方へ動く．膝関節の外旋時には外側半月板は前方へ動き，内側半月板は後方へ動く．膝関節の内旋時には逆の動きが起こる（図 12.11）．内側半月板は膝関節内で強く付着しており動きも制限されているため，受傷しやすいと考えられる．

　内側半月板と外側半月板の外縁部は豊富な血流があるが，内縁部は比較的血流が乏しい．この解剖学的な違いは，半月板の損傷時に問題となる．半月板損傷はもっともよく起こる膝関節の損傷であり，内側半月板は外側半月板と比べて 2 倍以上受傷しやすい．半月板の受傷は，足が接地した状態で身体が回旋したときの軸回旋力や前額面上での膝関節の内反力と外反力によって起こる．半月板損傷はしばしば前十字靱帯損傷を伴う．多くの場合，外科的手術は損傷した半月板を取り除くためでなく，修復する目的で行われる．半月板の損傷が血流に乏しい部分で起こった場合，手術による修復は成功しにくい．手術により半月板を切除してしまうと，関節軟骨へのストレスが増加し，変形性膝関節症へとつながる．たとえ部分的な半月板切除でも関節軟骨へのストレスは増加し，

変形性膝関節症発症のリスクを著しく増加させる．半月板内縁部は血流が乏しいため，手術による修復は有効な選択肢とならないことが多い．

　滑液包　膝関節には 14 の滑液包が存在し，摩擦力を減少させている．滑液包の中には関節包の滑膜が延長して形成されたものもある．その他は関節包外に存在し，しばしば筋腱と骨停止部の間に位置する．膝蓋上滑液包は膝蓋腱の後面に存在し，深部の膝蓋下滑液包は膝蓋腱と脛骨粗面との間に存在する．膝蓋下脂肪体とこれら 2 つの滑液包はともに，膝蓋骨下方の構造物の間に生じる摩擦力をさらに減少させる機能を持つ．また，これらの滑液包は，大腿四頭筋の収縮，膝蓋大腿関節のアライメント不良や膝蓋骨の不安定性による過度の圧縮力により二次的に炎症を起こすことがある．皮下膝蓋前滑液包は皮膚と膝蓋骨の間にあり，皮下膝蓋下滑液包は皮膚と膝蓋腱の間にある（図 12.12）．もっとも一般的な膝関節の滑液包とその位置について表 12.2 に記した．

　関節包と靱帯　膝関節の線維関節包は，脛骨大腿関節と膝蓋大腿関節を包んでいる．関節後方において，関節包は大腿骨外側顆と大腿骨内側顆の近位部に付着し，遠位部では膝窩表面に付着する．靱帯，筋膜，筋によって

表12.2　膝関節の滑液包

滑液包	部　位
膝蓋上滑液包	大腿四頭筋腱の後方
深部膝蓋下滑液包	膝蓋腱と脛骨粗面の間
皮下膝蓋前滑液包	皮膚と膝蓋骨の間
膝蓋下滑液包	皮膚と膝蓋腱の間
腓腹筋滑液包	腓腹筋内側頭腱と大腿骨内側顆の間
大腿二頭筋滑液包	外側側副靱帯と大腿二頭筋腱の間
半腱様筋滑液包	脛骨内側顆と半腱様筋腱の間
薄筋滑液包	内側側副靱帯と薄筋腱の間

関節包は補強され，膝関節の安定性を関節の外側から保っている．

　膝関節の前面では，関節包は内側と外側の膝蓋骨支帯によって補強されている．これらは，内側広筋，外側広筋と腸脛靱帯から広がる結合組織である．腸脛靱帯は非常に強く，平坦で幅の広い大腿筋膜張筋腱であり（詳細は第11章参照），膝関節外側の安定性を保つ（図12.13）．

　内側側副靱帯と外側側副靱帯：外側では，紐状の外側側副靱帯 lateral collateral ligament (LCL) が膝蓋骨支帯，大腿二頭筋，膝窩筋腱，外側腓腹筋とともに関節包を補強している．LCLは大腿骨の外側上顆と腓骨頭に付着する強靱な靱帯である（図12.13B）．

　内側の関節包は，膝蓋骨支帯と鵞足を形成する縫工筋・薄筋・半腱様筋腱によって補強されている．内側側副靱帯 medial collateral ligament (MCL) は関節の内側面を補強している．MCLは平たく幅広い靱帯で，大腿骨の内側上顆から脛骨の内側近位端へと走行している．靱帯の線維は支帯線維，内側半月板，半膜様筋腱と一体化している（図12.13C）．

　MCLとLCLの主要な機能は，前額面状での膝関節にかかる力を制限して関節内外側面の安定性を保つことである．MCLは外反力を，LCLは内反力を制限する．また側副靱帯は矢状面での関節運動中の膝関節を安定させ

クリニカル・コネクション12.1

　ACL損傷は人の一生においていつでも起こりうるが，もっとも頻度が高いのは15〜25歳である．ACL損傷の治療とリハビリテーションには高額の費用がかかる．ACLを損傷した多くの患者は，受傷前と同じレベルでスポーツに復帰することができない．また，ACL損傷は変形性膝関節症を引き起こす主な危険因子であることがわかっている．

　典型的なACL損傷は，ジャンプからの着地，減速，方向転換，足部が接地した状態での軸回旋といった非接触型の受傷機転で起こる．このとき膝関節はほぼ完全伸展しており，床反力が関節の外側にかかる．そして多くの場合，過度の外反を起こして転倒する．固定された脛骨上で大腿骨の内旋が起こった結果，膝関節の過度の外旋が起こる場合がある．垂直跳びからの着地時に過度な膝関節外反を呈することとACL損傷には関係があることが，女性被検者を対象とした研究より示されている．

　ACL損傷の予防プログラムは，対象者のニーズと能力を考慮する必要があり，多くは体幹トレーニング，筋力強化，プライオメトリック，バランストレーニング，固有受容器トレーニングを含む．先行研究では，ACL再建術後に再発を防ぎ最適な状態で競技復帰を果たすためには，体幹筋力強化エクササイズ，バランストレーニングおよび機能，敏捷性，運動制御，筋力に重点をおいたエクササイズを含む集中的なリハビリテーションが有効であると示されている．

る働きもある．靱帯線維の一部は膝関節屈曲伸展の全可動域において緊張するが，ほとんどの線維は伸展最終域で緊張する．さらにこれらの靱帯は膝関節における過度の内外旋を制限する．足部が接地し下腿が動かない状態で，大腿骨が骨盤や体幹とともに回旋すると，しばしば側副靱帯を損傷する．

　前十字靱帯と後十字靱帯：関節包外にある側副靱帯と違い，前十字靱帯 anterior cruciate ligament (ACL) と後十字靱帯 posterior cruciate ligament (PCL) は関節包内に位置する．これらの靱帯は血管を含む滑膜表層によって覆われ血液の供給を受ける．厚く強い十字靱帯は複数の面上において大腿骨と脛骨の過度の動きを制限

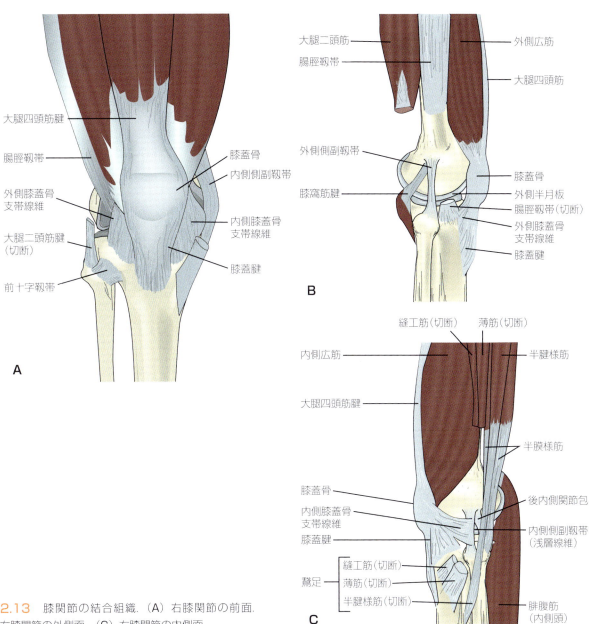

図 12.13　膝関節の結合組織．（A）右膝関節の前面．
（B）右膝関節の外側面．（C）右膝関節の内側面．

するとともに，膝関節の運動を間接的に制御している．これは，関節の位置や動きに関する固有受容感覚を神経系にフィードバックする機械受容器がこれらの靱帯の中に存在するからである．

　ACLとPCLの位置と機能は，その名前からも明らかである．ACLは脛骨ノッチ上の前方，内側顆と外側顆の間に付着し，そこから外側後方へと斜めに上行して大腿骨の外側顆に停止する（図12.14）．ACLの一部の線維は，矢状面上の運動において全可動域にわたって緊張するが，ほとんどの線維は膝関節が最終伸展可動域に近づくにつれて緊張する．膝関節自動伸展運動の最終50°〜60°において，大腿四頭筋の収縮により脛骨が大腿骨の内顆と外顆の上を滑り，前方へ引き出される．ACLの線維が緊張することにより，この脛骨の前方滑りが制限され，大腿骨との接触が保たれる（図12.15）．大腿四頭筋の膝関節伸展作用に対してACLは拮抗して機能し，脛骨の過度の前方移動を制限している．

　ACLは膝関節の靱帯の中でもっとも損傷されやすく，完全断裂が頻繁に起こる．断裂はしばしば非接触性の受傷機転，具体的には足部が接地した状態で膝関節に過度の外反かつ外旋が起こったときに生じる．過度の外反は，股関節の内転・内旋と同時に起こることが多い．こうし

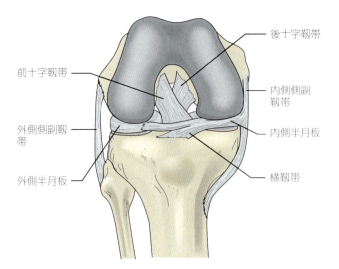

図 12.14　右膝関節の前面．内側側副靱帯，外側側副靱帯，前十字靱帯，後十字靱帯，内側半月板，外側半月板，横靱帯を示す．
(Levangie P, Norkin C. Joint Structure and Function : A Comprehensive Analysis, 5th ed. Philadelphia, PA : F.A. Davis Company, 2011 : p.400 より許諾を得て転載)

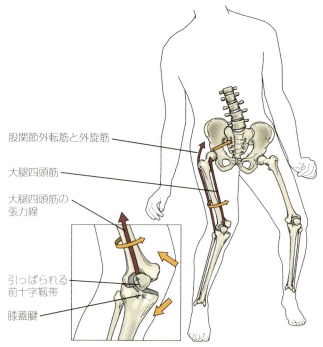

図 12.16　膝関節外反・股関節内旋・内転運動の組み合わせが前十字靱帯の張力を増加させる．

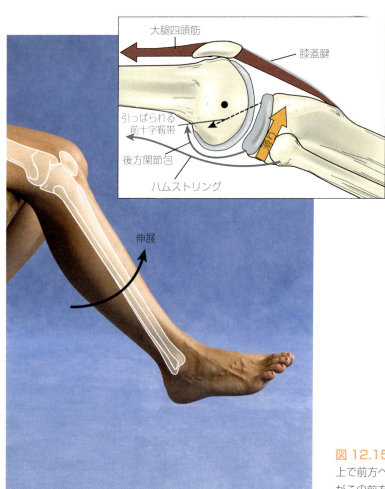

図 12.15　大腿四頭筋は膝関節を伸展させる際，脛骨を大腿骨上で前方へ引き出す．前十字靱帯，後方関節包，ハムストリングがこの前方移動を制御する．

た ACL の損傷は，しばしば半月板，MCL，または関節軟骨や骨の損傷を伴う（図 12.16）．

PCL はその名が示す通り，脛骨上面後方の内側顆と外側顆の間から起こり，大腿骨の内側顆に停止する．その走行は斜め上方，内側方向へ向かう（図 12.17）．ACL と同様に，一部の線維は屈曲伸展の全可動域において緊張するが，ほとんどの線維は膝関節の屈曲角度が増すにつれて緊張する．この緊張は屈曲 90°～120° においてピークに達する．PCL は膝関節の最終屈曲を制限するだけでなく，膝関節屈曲において起こる脛骨の大腿骨上における後方滑りを制御する．さらに PCL は下腿が固定された状態で，大腿骨が前方へ過度に滑るのを制御する（図 12.18）．PCL 損傷は頻度が少なく，自動車事故や接触性スポーツなどの外傷によって起こる．膝関節屈曲位で転倒したり，自動車内に座った状態で膝をダッシュボードにぶつける事故は PCL 損傷を引き起こす．全 PCL 損傷のうち少なくとも半数は，半月板，関節包，ACL といった膝関節のその他の構造物の損傷を伴う．

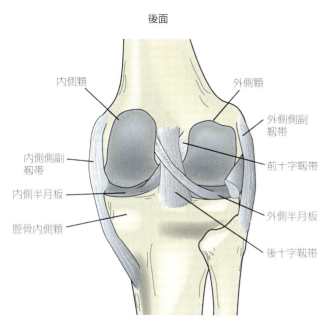

図 12.17　膝関節後面の構造（深部）．

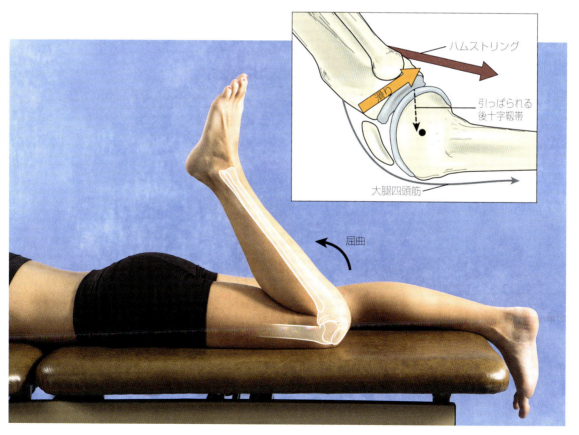

図 12.18　ハムストリングの収縮は膝関節を屈曲させ，脛骨を大腿骨上で後方へ引き出す．後十字靱帯と大腿四頭筋が脛骨の後方移動に拮抗する．

2. 運動学

2.1 骨運動学

脛骨大腿関節は2度の自由度を持つ．屈曲伸展は矢状面で起こり，膝関節が少し屈曲した状態ではわずかな内旋と外旋が起こる．

[a] 屈曲と伸展

矢状面上の運動である膝関節の屈曲と伸展は，内外側を通る関節軸の周りで起こる．図12.19に示すようにこの関節軸は固定されておらず，大腿骨内外側顆とともに移動する．この軸移動は，筋のモーメントアームも変化させる．平均的な膝の可動域は屈曲約130°であり，完全伸展位ではマイナス5°となる（図12.20）．マイナス10°を越える過度の伸展を起こす膝は反張膝と呼ばれる（図12.21）．この不良アライメントは大腿四頭筋の筋力低下や腓腹筋の伸張性低下によって引き起こされ，膝関節の関節軟骨を摩耗させる．膝関節の屈曲伸展は座位から立位への姿勢変換のような大腿骨が脛骨上を動く閉鎖運動連鎖（CKC）や，脛骨が大腿骨上を動く開放運動連鎖（OKC）でも起こる．ボールを蹴る運動は，脛骨が安定している大腿骨上を伸展する運動の例である．さまざまな運動において必要な膝関節の可動域を表12.3にまとめた．

脛骨大腿関節の屈曲と伸展では膝蓋骨と大腿骨顆間窩の滑りが起こり，膝蓋骨は滑車におけるケーブルの役目を果たす（図12.22A）．OKCでの屈曲では，膝蓋骨は脛骨と同じ方向へ動き，顆間窩を下方へ滑る．伸展では，膝蓋骨は上方かつわずかに外後方へ滑る．CKCでの屈曲と伸展では，膝蓋骨は固定されており，大腿骨顆間窩が滑る．屈曲60°〜90°において，膝蓋骨と顆間窩との接触面が最大となる（図12.22C）．この肢位では，膝蓋大腿関節に非常に大きな圧縮力が生じる．伸展最終域20°〜30°では，膝蓋骨後方の膨らみのみが大腿骨と接し，最終伸展域では顆間窩の近位に位置する（図12.22D）．深屈曲位では，膝蓋骨は顆間窩の下方に位置する．

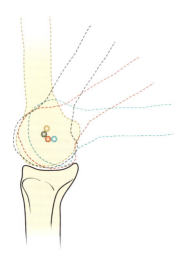

図12.19 膝関節の屈曲伸展軸は，可動域内での関節面の滑りと転がりにより変化する．
(Houglum B, Beroto D. Brunnstrom's Clinical Kinesiology, 6th ed. Philadelphia, PA：F.A. Davis Company, 2012：p.437 より許諾を得て転載)

クリニカル・コネクション 12.2

膝蓋大腿関節痛症候群 patellofemoral pain syndrome（PFS）は，スクワットやランニング，ジャンプ，階段昇降，膝立ち，長時間の膝関節を屈曲位での座位などを行ったときに悪化する．膝関節前面あるいは膝蓋骨後面の痛みを主症状とする．PFSはいくつかの原因により発症するが，膝蓋骨のアライメント不良と，大腿骨顆間窩における膝蓋骨の不良な軌道がもっとも関連が強いとされている．この膝蓋骨の不良な運動は，股関節外転筋や外旋筋の筋力低下により，膝関節が外旋位となったり大腿骨が過度に内旋したりすることが原因になりうる．こうした動きはジャンプ後の着地時にしばしばみられる．また，膝蓋骨の不良な運動は，大腿四頭筋の筋力低下，足部のアライメント不良，膝蓋大腿関節自体の異常や変形によっても引き起こされる．

股関節外転筋と外旋筋の筋力強化が膝蓋骨の異常運動を改善し，PFSの症状を軽減させるというエビデンスがある．膝蓋大腿関節のストレスを最小化しながら大腿四頭筋の筋力強化を行うには，スクワットを膝関節0°〜45°の範囲で行う．膝蓋骨へのテーピングも痛みを軽減し，膝蓋大腿関節の運動や関節固有受容器の働きを改善することが示されている．

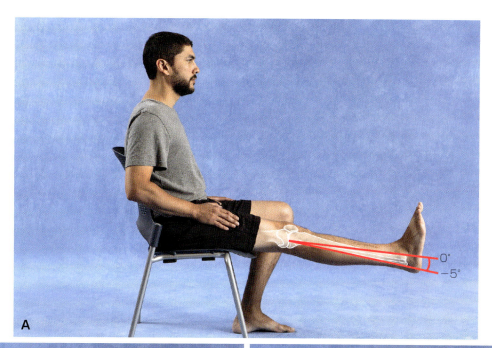
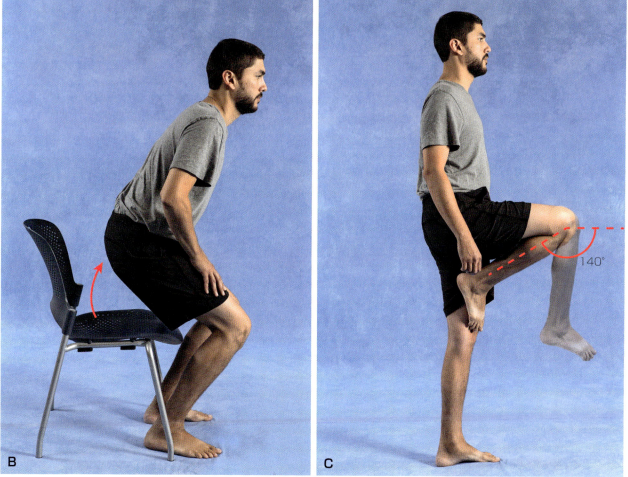

図 12.20 （A）股関節屈曲と膝関節伸展（OKC）．（B）股関節伸展と膝関節伸展（CKC）．（C）股関節屈曲と膝関節屈曲（OKC）．

（次頁に続く）

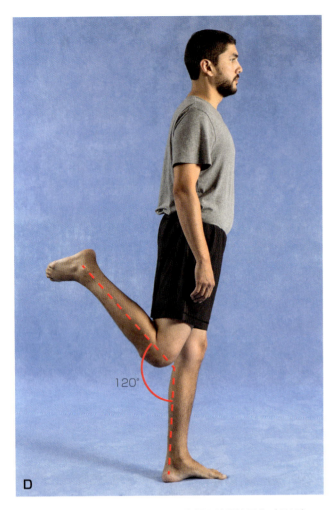

図 12.20（続き）（D）股関節伸展と膝関節屈曲（OKC）．

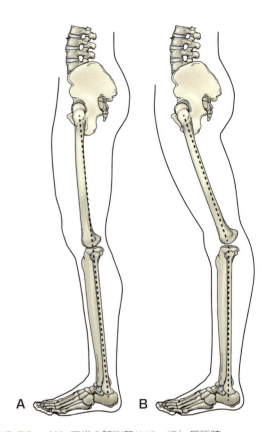

図 12.21 （A）正常の膝関節伸展．（B）反張膝．
(Starkey C, Brown D. Examination of Orthopedic & Athletic Injuries, 4th ed. Philadelphia, PA：F.A. Davis Company, 2015：p.316 より許諾を得て転載)

表 12.3　機能的な運動時に必要とされる膝関節屈曲角度

機能的な運動	平均膝屈曲角度
平地歩行	63°
階段上り	93°
階段下り	87°
立ち上がり	90°
着座	93°

クリニカル・コネクション 12.3

　ランナーが膝関節外側の痛みを起こす原因の1つに，腸脛靱帯症候群がある．これにはいくつかの要因があり，外的要因（過度のトレーニング，靴の摩耗など）や内的要因（伸張性低下，筋力低下，フォームの問題）などが含まれる．また，この症候群は膝屈曲を頻繁に行うサイクリストにもよくみられる．症状は運動時に悪化する膝外側の痛み，腸脛靱帯停止部の圧痛および腸脛靱帯が大腿骨外側上顆上を動くときのクリック音などが含まれる．股関節外旋筋力の低下と腸脛靱帯の伸張性低下がこの症候群の原因となることが多く，リハビリテーションにおいて重点的に治療される．

[b] 膝蓋骨の軌道

　膝蓋骨が顆間窩で最適な軌道を通ることは，痛みなく膝関節を動かすために欠かすことができない．この軌道にはいくつかの因子が影響している．また膝蓋骨の運動が最適軌道から逸脱すると，膝蓋大腿関節は過度の接触圧力にさらされる．この圧力により，膝蓋大腿関節症候群や変形性関節症が発症する．

　腸脛靱帯や膝蓋骨外側支帯の短縮または過緊張によ

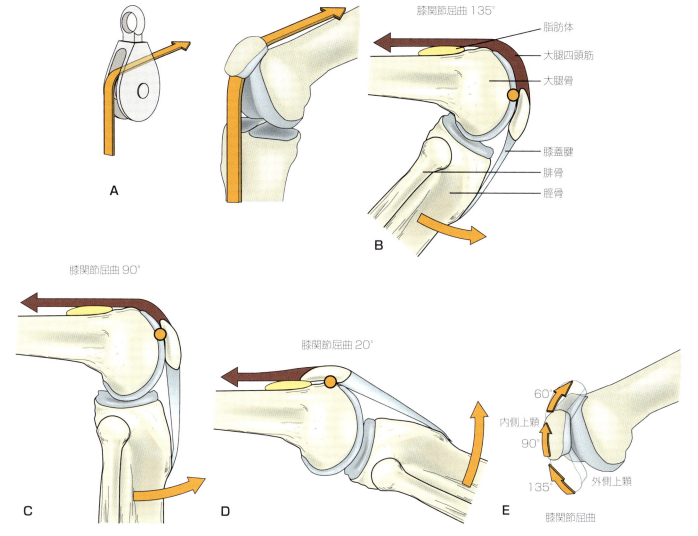

図 12.22 （A）膝蓋骨は顆間窩を上下移動する際に滑車におけるケーブルの役割を果たす．（B）膝関節屈曲 135°で，膝蓋骨はもっとも下方に位置し，大腿骨との接地面積も最小となる．（C）膝関節が伸展するにつれ，膝蓋骨は上方に移動し，屈曲 90°で大腿骨との接地面積が最大となる．（D）膝関節が最終伸展域に近づくにつれ，膝蓋骨は顆間窩の上方に位置するようになる．（E）膝蓋骨の軌道と大腿骨顆間窩との接地面積．

り，膝蓋骨の外方偏位がもたらされる．また，内側支帯や内側側副靱帯のゆるみも，膝蓋骨の外方偏位の因子となる．顆間窩外側の関節面は高くなっており，通常この高さが膝蓋骨の外方偏位を阻止する．顆間窩が浅く，外側関節面が平らであることも，膝蓋骨の外方偏位を引き起こす因子となる．過度の外反膝，脛骨の外方への捻れ，足部アーチの低下などのアライメント不良も膝蓋骨の外方偏位を引き起こす．股関節外旋筋・外転筋の筋力低下や神経筋制御不良も膝蓋骨の外方偏位に影響することが示されている．内側広筋の筋力低下が膝蓋骨の外方偏位を引き起こすかについては，相反するエビデンスが示されており議論が分かれている．

Q角 膝関節伸展中に起こる膝蓋骨の過度の外方への動きは，膝蓋大腿関節の痛みを引き起こす．この原因には，大腿四頭筋による膝蓋骨の外側への牽引がある．**Q角**とは，この大腿四頭筋の牽引方向を臨床的に計測したものである．Q角は ASIS と膝蓋骨中心を結んだ線と，膝蓋腱の長軸の間に形成される角度である．健常成人では，Q角は約 13°〜15°となる．Q角が 15°以上の場合，膝蓋骨を外方へ牽引する力が働いているとされる（図12.23）．

[c] 内旋と外旋（軸回旋）

膝関節の回旋は垂直軸の周りで起こるため，軸回旋とも呼ばれる．回旋の程度は，膝関節の屈曲が増すにつれ

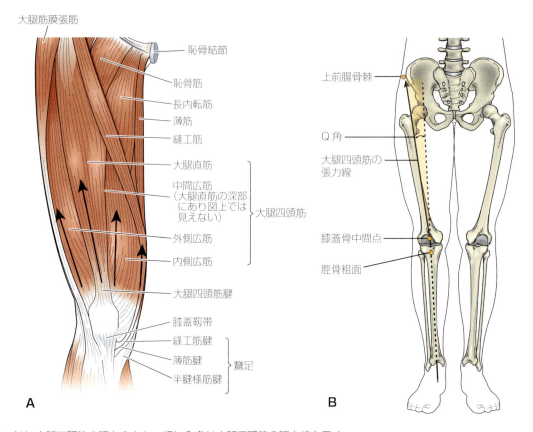

図 12.23 （A）大腿四頭筋の張力の方向．（B）Q 角は大腿四頭筋の張力線を示す．
(Roy S, Wolf SL, Scalzitti DA. The Rehabilitation Specialist's Handbook, 4th ed. Philadelphia, PA：F.A. Davis Company, 2013：p.100 より許諾を得て転載)

て大きくなる．膝関節屈曲 90°では，平均 45°の軸回旋が可能となる．膝関節が最終伸展に近づくと，脛骨大腿関節における軸回旋はまったく起こらない．軸回旋はOKC と CKC のどちらでも起こる．軸回旋の動きは，大腿骨前面に対して脛骨粗面がどこにあるかによって定義される．脛骨粗面が大腿骨前面の外側にあれば外旋，内側にあれば内旋である（図 12.24）．この定義は脛骨が固定された大腿骨上を動くとき，また大腿骨が固定された脛骨上を動くときの双方で有効である．たとえば，足部が接地し脛骨が固定されているとき，大腿骨が内側へ回旋したとする．このとき，脛骨粗面は大腿骨前面の外側に位置するため，上述した定義によりこの動きは外旋となる．

2.2 関節運動学

他の関節と同様に膝関節においても，大腿骨と脛骨の関節面どうし，また膝蓋骨と大腿骨の関節面どうしの動きが，骨運動学に影響する．片方の関節面が他方の関節面上を転がったり滑ったりするのに制限が生じれば，関節全体の可動域に制限が生じる．リハビリテーションにおいては通常の可動域獲得においてまずは関節面どうしの運動制限を解決する必要がある．

[a] 伸展

OKC 運動では，脛骨が固定された大腿骨上を動くことで膝関節が伸展する．このとき，脛骨の関節面は大腿骨の内側顆と外側顆の上を前方へ転がり，滑る．大腿四頭筋の収縮により半月板も同じ方向へ引っぱられる．一方，立ったり座ったりといった CKC 運動での膝関節伸展では，大腿骨の内側顆と外側顆が脛骨上を動く．このとき，大腿骨の内側顆と外側顆は前方へ滑りながら後方へ滑る（図 12.25）．

スクリューホームムーブメントのメカニズム　図 12.26A は大腿骨内側顆と大腿骨外側顆の形状の違いと，内側上顆の形状がどのように膝関節の最終伸展に影響を及ぼすかを示している．内側顆の関節面は顆間窩に

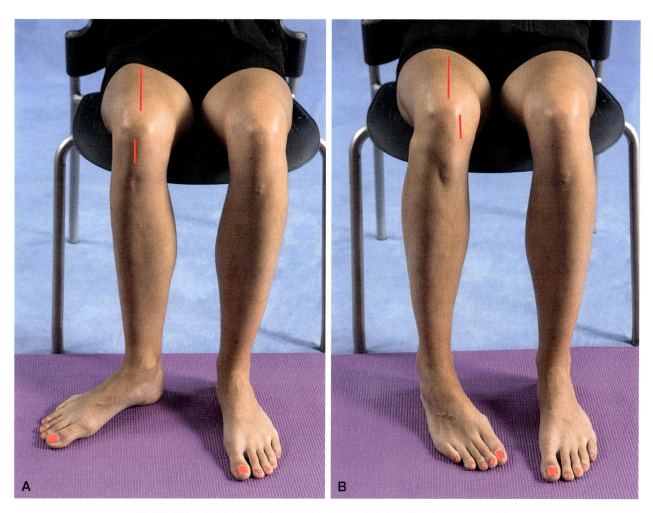

図 12.24　（A）膝関節における脛骨の外旋．（B）膝関節における脛骨の内旋．

図 12.25　膝伸展における関節運動学．（A）OKC での膝伸展では，大腿骨上で脛骨の前方への転がりと滑りが起こる．脛骨は外旋し，スクリューホームムーブメントが起こる．（B）CKC での膝伸展では，脛骨上で大腿骨が前方へ転がり後方へ滑る．大腿骨が脛骨に対して内旋するため，脛骨は大腿骨に対して外旋位となる．これがスクリューホームムーブメントとなり，伸展位で膝関節がロックされる．
(Levangie P, Norkin C. Joint Structure and Function：A Comprehensive Analysis, 5th ed. Philadelphia, PA：F.A. Davis Company, 2011：p.413 より許諾を得て転載)

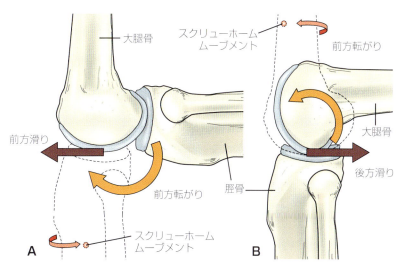

向かって約 30°外側へカーブを描き，外側顆よりも多く前方に動く．この形状により，脛骨が大腿骨上を動いて伸展する場合，内側顆が外方へ位置するように脛骨が動

く．膝関節が最終伸展に達しロックされるにつれ，最終域 20°〜30°の範囲で脛骨は約 10°外旋する．この回旋により，関節面は最適な適合を得ることになる（図

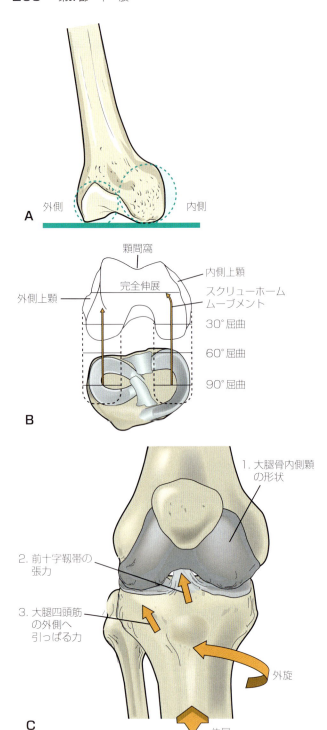

図12.26 （A）前面．大腿骨内側顆は外側顆よりも大きい．（B）上面．矢印はOKCでの膝伸展において脛骨が大腿骨上を動く軌跡を示している．大腿骨内側顆と外側顆の大きさの違い，また内側顆のカーブ形状により，脛骨は外旋しロックされる．（C）大腿骨内側顆の形状，前十字靱帯の張力，大腿四頭筋による外側への牽引力により，脛骨のスクリューホームムーブメントが起こる．

12.26B）．この回旋は**スクリューホームムーブメント（メカニズム）** と呼ばれる．また，ACLの張力と大腿四頭筋の外側へ引く力も，膝関節伸展で起こるスクリューホームムーブメントに影響する（図12.26C）．膝関節が最終伸展でのロックから外れるにつれ，脛骨が大腿骨上を動くOKCにおいて脛骨はわずかに内旋する．この回旋は膝関節の屈曲伸展といった骨運動学と機械的に関与しており，屈曲伸展なしで回旋だけ起こることはない．

大腿骨が脛骨上を動くCKCにおける膝関節伸展では，大腿骨が固定された脛骨上を内旋するにつれて膝関節がロックされる．この動きにおいて，脛骨は内旋する大腿骨に対して外側に位置する．つまり，脛骨ではなく大腿骨の動きによって膝関節がロックされる．

[b] 屈曲

膝関節屈曲では，関節面の運動は伸展と逆方向に起こる．大腿骨上を脛骨が動いて膝関節を屈曲するとき，脛骨はまず内旋する．膝窩筋の作用により，この回旋が容易に起こる（この機能については，筋の項目（次項）でくわしく述べる）．CKCでの膝関節屈曲では，大腿骨が脛骨上を動き始めるためにまず大腿骨の外旋が起こる．この回旋には筋の作用も関与している．

[c] 内旋と外旋（軸回旋）

膝関節の内旋と外旋は，最終伸展域での膝関節のロッキングとアンロッキングにおける副次的な回旋とは異なり，軸回旋は膝関節屈曲位のみで可能となる．回旋運動中，半月板や大腿骨と脛骨の関節面で回転が起こる．

3. 筋

筋の作用により膝関節は屈曲，伸展，回旋する．これらの筋の起始停止，神経支配については付録C（p.319）に記した．

3.1 膝関節伸筋群

大腿四頭筋は膝関節の前面に位置し，膝関節の主な伸筋群である．大腿四頭筋は大きく力強い筋で，大腿直筋，外側広筋，内側広筋，中間広筋からなる．内側広筋と外側広筋は大腿骨長軸の前外側面から起こり，筋線維は斜めに走行して大腿四頭筋腱から膝蓋腱に近づく．内側広

第12章 膝関節の構造と機能　269

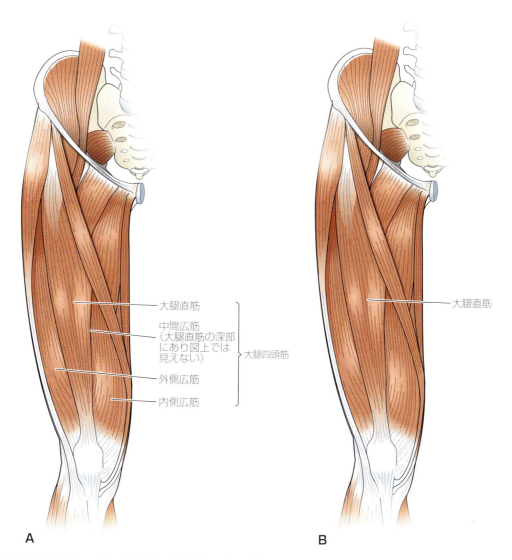

図 12.27　大腿四頭筋の前面．（A）外側広筋，中間広筋，内側広筋（縦走線維と斜走線維）．（B）大腿直筋．
(Roy S, Wolf SL, Scalzitti DA. The Rehabilitation Specialist's Handbook, 4th ed. Philadelphia, PA：F.A. Davis Company, 2013：p.100 より許諾を得て転載)

筋の筋線維は縦方向と斜め方向の2方向に走行する．これらの線維はそれぞれ内側広筋縦走線維 vastus medialis longus（VML）と内側広筋斜走線維 vastus medialis oblique（VMO）と呼ばれる．VMLの線維は膝蓋骨停止部から前額面状で内側へ15°〜18°の角度をなす．VMOの線維は55°の角度をなす．この斜めの走行により VMO は膝関節を効率よく伸展させることができず，その機能は関節内側の安定性に寄与し，膝関節伸展運動における外側広筋の収縮と拮抗する（図 12.27A）．

中間広筋は大腿直筋の深部に位置し，大腿四頭筋の中でもっとも効率のよい伸筋である．膝関節は中間広筋の下に位置する．中間広筋の機能は，膝関節伸展運動中に関節包を上方へ引き上げ，関節包が関節内へ挟まれないようにすることである．大腿四頭筋の4つの筋すべては，膝蓋骨に停止する大腿四頭筋腱へと収束する．膝蓋腱は膝蓋骨の先端から脛骨粗面へと走行する．広筋群は単関節筋であり，膝関節伸展作用のみ持つ．膝関節伸展に要するトルクの80％が広筋群によって生み出される．大腿直筋は下前腸骨棘（AIIS）から起こる2関節筋であり，股関節と膝関節に作用する（図 12.27B）．大腿直筋は股関節屈曲と膝関節伸展作用を持つ．膝関節伸展トルクの20％を生み出し，股関節伸展位でもっとも効率的に作用する．

膝関節伸筋群は，屈筋群よりも約1.6倍大きな張力を

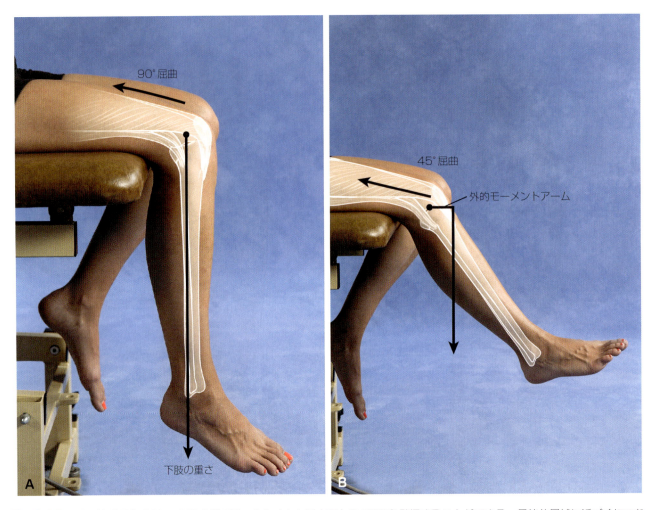

図 12.28 膝関節が屈曲 30°～80°の間では，少なくとも最大張力の 90％を発揮することができる．最終伸展域に近づくにつれ，張力発揮は減少する．（A～C）膝関節が最終伸展域に近づくにつれ，外的モーメントアームが長くなる．最終伸展位を保持するには，大腿四頭筋はさらに大きい内的トルクを発揮する必要がある．

（次頁に続く）

発揮できる．大腿四頭筋は生理学的に最適な筋長と膝蓋骨によるモーメントアームを保つことにより，最大収縮力の約 90％を関節可動域全域にわたって維持することができる．股関節伸展位で膝関節を伸展させると，2 関節筋である大腿直筋の筋長は比較的変化が少ないため，収縮力が維持できる．膝関節屈曲 80°では，広筋群が主要な張力を発揮する．膝関節が伸展するにつれ，膝蓋骨の動きにより大腿四頭筋のモーメントアームが長くなり，大腿四頭筋は屈曲 30°～80°にかけて最大収縮力に近い張力を維持できる．一方，屈曲 30°から最終伸展では大腿四頭筋は最大収縮力を発揮できなくなる（図 12.28）．

大腿四頭筋は立位から座位で膝関節を屈曲するとき，その運動の速さを遠心性に制御する．このとき，大腿四頭筋は膝関節屈曲を減速させて制御する．逆に座位から立位での膝関節伸展時では，大腿四頭筋は脛骨を求心性に加速させて大腿骨上を動く．さらに大腿四頭筋は等尺性に働き膝関節の安定性に寄与し，緩衝材として機能する．ジャンプ後の着地では大腿四頭筋はバネとして機能し，膝関節屈曲を遠心性に制御することにより高強度の衝撃を緩和する．

3.2 膝関節屈筋群と膝関節回旋筋群

膝関節の主な屈筋は，半膜様筋，半腱様筋，大腿二頭筋の長頭と短頭からなるハムストリングである（図 12.29）．大腿二頭筋短頭近位部は大腿骨の粗線外側唇に付着する．半膜様筋，半腱様筋，大腿二頭筋長頭近位

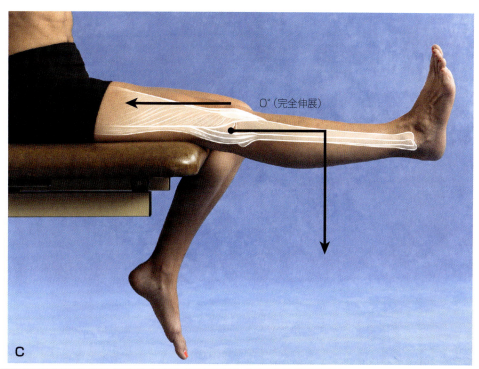
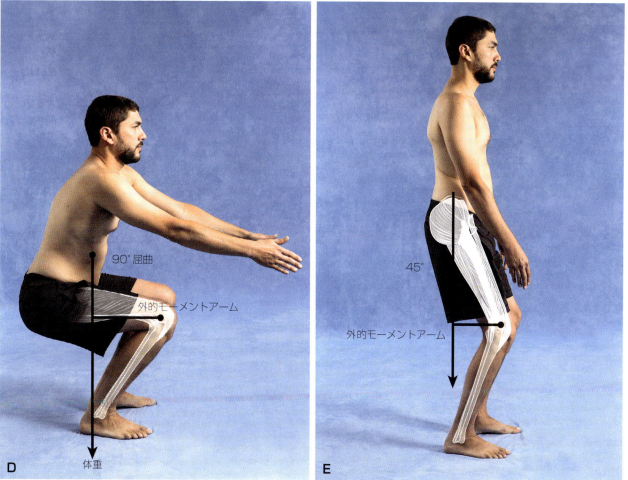

図 12.28（続き）（D〜F）外的モーメントアームは膝関節屈曲 90°で大きく，この肢位を保つためには大腿四頭筋は大きな張力を発揮する必要がある．一方，膝関節完全伸展位となる立位では，外的モーメントアームが短くなるため，大腿四頭筋の発揮張力は著しく減少する．

（次頁に続く）

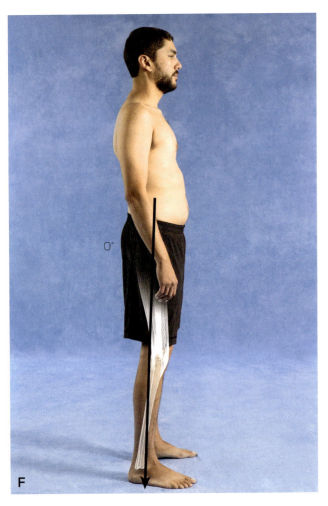

図 12.28 （続き）

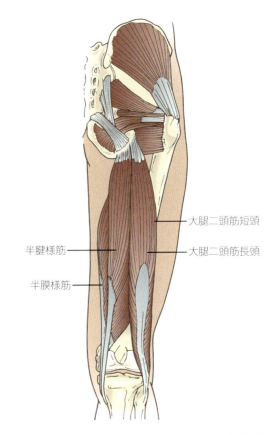

図 12.29　ハムストリングの後面．半腱様筋，半膜様筋，大腿二頭筋長頭，大腿二頭筋短頭．
(Starkey C, Brown D. Examination of Orthopedic & Athletic Injuries, 4th ed. Philadelphia, PA：F.A. Davis Company, 2015：p.427 より許諾を得て転載)

部は坐骨結節に付着する．大腿二頭筋の長頭と短頭は遠位部では腓骨頭に付着し，一部の線維は LCL と脛骨に結合している．半膜様筋遠位部は脛骨の内側顆に付着し，MCL と半月板の結合組織にも付着する．ハムストリングの過度の収縮，あるいは過度の伸張による受傷は，側副靱帯や半月板の受傷を引き起こすことがある．半腱様筋は半膜様筋の後方に位置するが，その腱は前方へ伸び，脛骨の前内側部に停止する．半腱様筋の腱は筋自体よりも浅層にあるため，膝関節の抵抗運動中に視診しやすく，徒手筋力検査における触診部位となる．

大腿二頭筋短頭を除くすべてのハムストリングは 2 関節筋であり，股関節と膝関節双方に作用する．つまり，股関節伸展作用と膝関節屈曲作用がある．膝関節に関しては，屈曲に加えて回旋作用もある．半膜様筋と半腱様筋は膝関節を内旋させ，大腿二頭筋は外旋させる．これらの回旋は，膝関節が屈曲位のときに最大となる．最終

伸展に近づくにつれ膝関節はロックされるため，軸回旋はわずかに起こるかまったく起こらなくなる．また，ハムストリングは膝関節の動的安定性を保つ機能もあり，膝関節伸展中に脛骨が大腿骨上を動くとき，脛骨の前方偏位を制限する．

縫工筋と薄筋の近位部は骨盤に付着する（くわしくは第 11 章参照）．これらの筋は遠位部では脛骨近位骨幹部内側に付着し，半腱様筋腱とともに鵞足を形成する．これらの付着部は膝関節内外側軸の後方に位置し，膝関節の屈曲と内旋作用を持つ．鵞足の収縮によって膝関節内側面の動的安定が保たれる．また鵞足の収縮は，MCL や関節包とともに膝関節の外反ストレスに抗する（図 12.30）．

腓腹筋内側頭と腓腹筋外側頭の主な機能は足関節の底屈作用であるが，膝関節屈曲にも作用する（くわしくは第 13 章参照）．足底筋は膝関節後方に位置する小さい

第12章 膝関節の構造と機能 273

きなど大腿骨が脛骨上を動いて膝関節が屈曲する場合，膝窩筋は固定された脛骨上で大腿骨を外旋させる．つまり，大腿骨との位置関係を考えれば，脛骨の内旋である．脛骨が大腿骨上を動いて膝関節が屈曲する場合，膝窩筋が脛骨を内旋させ関節をアンロックさせることから運動が始まる．

4. 股関節の肢位が膝関節の機能に及ぼす影響

膝関節に作用する筋のほとんどが股関節にも作用する2関節筋であるので，股関節の肢位がどのように膝関節の機能に影響を及ぼすかを理解することは重要である．股関節の肢位は膝関節における可動域や膝関節に作用する筋が効率よく張力を発揮できるかどうかに関係する．

4.1 股関節屈曲位での膝関節伸展

膝関節伸展と股関節屈曲の組み合わせは，背臥位や立位でのいわゆるSLR（straight-leg raise）や，歩行時の踵接地時に起こる．この運動の組み合わせでは，股関節屈曲が進むにつれ，伸展位である膝関節の屈曲なしでさらに股関節を屈曲させることができなくなる．また，ハムストリングの短縮があると受動的な伸張ができず，股関節屈曲と膝関節伸展にさらに制限が生じる．ハムストリングの伸張性低下，関節拘縮，痙性などによって股関節屈曲と膝関節伸展を同時に起こすことに制限が生じると，歩行時の歩幅が小さくなり，膝関節を屈曲しながら歩くことになる．また，大腿直筋の筋力低下により，膝関節伸展中に股関節を屈曲できなくなることもある．図12.32A，Bでは膝関節の完全伸展達成における股関節屈曲の影響を図示した．

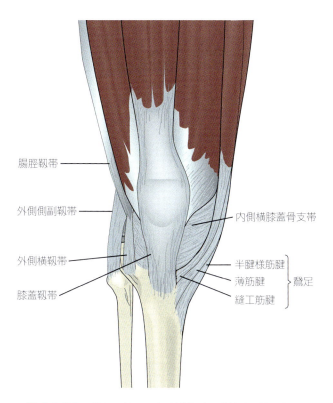

図12.30 鵞足の前面．半腱様筋腱，薄筋腱，縫工筋腱．

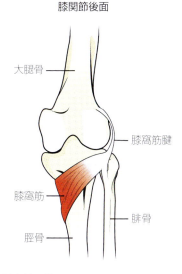

図12.31 膝窩筋の後面．
(Houglum B, Beroto D. Brunnstrom's Clinical Kinesiology, 6th ed. Philadelphia, PA：F.A. Davis Company, 2012：p.428 より許諾を得て転載)

4.2 股関節伸展位での膝関節屈曲

股関節が中間位あるいは伸展位にあるときに膝関節を屈曲すると，ハムストリングが股関節と膝関節双方の角度により短縮位となり，張力を発揮しにくくなる．また股関節伸展・膝関節屈曲の動きは大腿四頭筋を伸張するため，大腿四頭筋の伸張性低下によってこの動きは制限

筋であり，膝関節に対する作用は明らかになっていない．
　膝窩筋は小さな三角形の筋であり，膝窩の腓腹筋より深部に位置する（図12.31）．膝窩筋は伸展した膝関節をアンロックするという重要な機能を持つ．膝窩筋は膝関節を内旋させてアンロックする．立位からしゃがむと

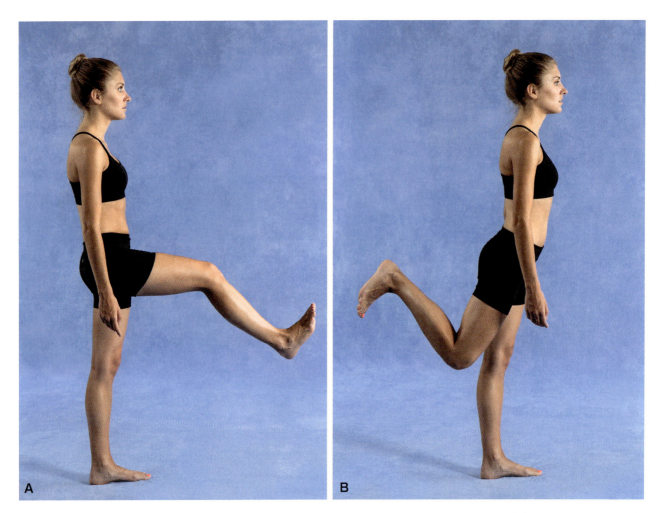

図12.32 （A）2関節筋であるハムストリングの影響で，膝関節伸展角度は股関節屈曲位で減少する．（B）2関節筋である大腿直筋が股関節伸展位では伸張されるため，膝関節屈曲が制限される．

（次頁に続く）

される．大腿四頭筋の伸張性が低下すると股関節伸展位・膝関節屈曲位で張力を発揮しにくくなり，動きを制限する．大腿四頭筋が短縮している場合，腹臥位で膝関節を他動的に屈曲させると，股関節を屈曲し骨盤を持ち上げずに全屈曲可動域を達成することができなくなる．こうした膝関節屈曲制限は，立位で股関節が伸展位にあるときにも起こる．

4.3 股関節屈曲位での膝関節屈曲

　股関節と膝関節の屈曲は機能的な動きであるため，日々の多くの活動において起こる．この肢位では股関節の屈曲位によりハムストリングが伸張されるため，ハムストリングは膝関節を屈曲するための張力を発揮しやすい．股関節と膝関節の同時屈曲は，歩行や走行時において体重が負荷されていない遊脚期の下肢を前方へ振り出すときに起こる．図12.32Cは股関節が屈曲位の場合である．伸展位の場合（図12.32B）よりも膝関節の屈曲可動域が著しくが増加することを示している．

4.4 股関節伸展位での膝関節伸展

　股関節と膝関節の同時伸展は，座位から立位への姿勢変換や昇段，走行やジャンプ時に起こる．膝関節は股関節が伸展位のとき，完全伸展が可能である．膝関節の伸展によりハムストリングが伸張するため，ハムストリングは股関節伸展張力を効率よく発揮することができる．立ち上がり動作では大腿四頭筋は求心性に膝関節を伸展させ，ハムストリングは求心性に股関節を伸展させる．また，着座動作では大腿四頭筋とハムストリングは遠心

第12章 膝関節の構造と機能　275

位の関節を足部から遠ざける．膝関節の過可動性，つまり関節面の回旋や滑りは，半月板，関節包，靱帯および関節周囲の筋群による動的安定性によって制御されている．これらの構造物も強度の高い活動で強いストレスにさらされるため，損傷や受傷しやすい．

膝関節における骨運動学と関節運動学および膝関節と股関節の関係を理解することは受傷機転を考察し，リハビリテーションプログラムを組み立てる第一歩である．足関節も膝関節の機能に大きな影響を及ぼす．膝関節と足関節の関係については，第13章でくわしく解説する．

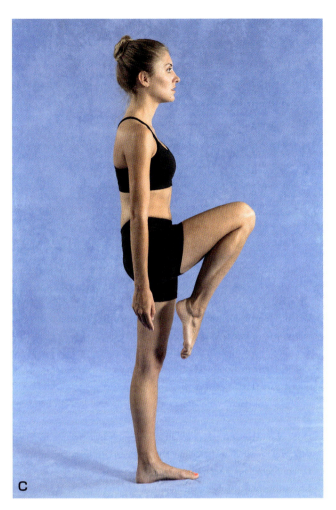

図 12.32（続き）　（C）股関節屈曲位では膝関節屈曲角度が増す．

性に機能し，それぞれ膝関節と股関節の屈曲を制御する．

本章のまとめ

膝関節は，安定性と可動性双方を持つ関節として機能する．立位や歩行時に荷重される下肢を安定させ，走行やジャンプからの着地時には衝撃を吸収し，バネ状のクッションとして働く．骨そのものの形状により関節が安定している股関節と比べ膝関節は関節周囲の筋や結合組織により安定性が保たれている．これらの構造物は外力に抗する度にストレスにさらされるため，受傷しやすい．

膝関節は可動性に富む関節で，座ったりしゃがんだりするとき，股関節と体幹を足部に近づける機能を持つ．逆に座位から立位になるときの膝伸展は，膝関節より近

症例検討

Annさん（74歳，女性）は両側膝関節全置換術を受けた．人工関節はセメントで固定されている．Annさんは現在全荷重を許可され，歩行器を使って自立歩行が可能である．しかし，座ったり立ったりという動作がいまだ困難である．人工関節の入った膝関節のX線像を以下に示す．本章で膝関節について学んだ知識を使って，以下の質問に答えなさい．

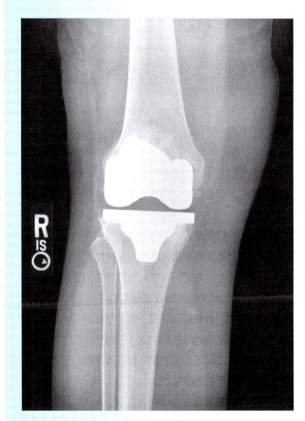

全人工膝関節置換術のX線像

1. 立ち上がり動作を，上肢を使わずに自立して行うことができるようになるためには，Ann さんはどの筋を強化する必要があるか．

2. 着座動作を，上肢を使わずに自立して行うことができるようになるためには，Ann さんはどの筋を強化する必要があるか．

3. Ann さんの大腿四頭筋は伸張性が低下しており，膝関節屈曲を制限している．彼女が大腿四頭筋のストレッチをするとき，どの姿勢で行うのが安全だと指導すべきか（Ann さんは両側の手術を受けたことを念頭に置くこと）．

4. Ann さんが座位から立位になりまた座位に戻るのにはどの程度の膝屈曲角度が必要か．また，階段昇降ではどの程度の膝屈曲角度が必要か．

章末問題

1. 膝関節外反と内反の違いについて議論しなさい．どの姿勢によって足部外側への荷重を増すと考えられるか．また，どの姿勢によって足部内側への荷重を増すと考えられるか．

2. 大腿骨内外側顆と脛骨プラトーの形状とスクリューホームムーブメントとはどのような関係があるか．

3. 傷の癒着により，Kimberly さんの膝蓋骨は 2〜3 mm 以上上下方へ動かない．膝関節の骨運動学において，どの運動がもっとも制限されると考えられるか．

4. Suzanne さんは 0°〜90° のスクワット時に膝前方の痛みを訴えている．この痛みの原因は何か．この痛みを軽減するために，スクワットの方法をどのように変えたらよいか．

5. Bill さんは右膝関節の内側半月板を切除した．その結果，膝関節における半月板のどのような機能が失われたと考えられるか．また，なぜ Bill さんの膝が変形性関節症を起こす可能性が高いのかについて説明しなさい．

6. 内側側副靱帯，外側側副靱帯，前十字靱帯，後十字靱帯にストレスを与える力の方向について説明しなさい．

7. 以下の活動について，膝関節に起こる運動とその運動を起こす筋をそれぞれあげなさい．

   A. 右足で階段を上る．

   B. 右足で階段を下りる．

   C. 半スクワットの姿勢からジャンプする．

   D. 半スクワットの姿勢で着地する．

   E. 座位から立ち上がる．

   F. 立位から座る．

8. 以下の筋をストレッチするとき，もっとも効果的な姿勢をそれぞれあげなさい．

   A. 大腿直筋

   B. 大腿二頭筋

   C. 外側広筋

   D. 半腱様筋

9. 大腿四頭筋とハムストリングがもっとも効率よく張力を発揮する股関節の肢位を説明しなさい．

参考文献

・Dai B, Herman D, Liu H, Garrett WE, Yu B. Prevention of ACL injury, part I: injury characteristics, risk factors, and loading mechanism. *Res Sports Med.* 2012;20:180–197.

・Dai B, Herman D, Liu H, Garrett WE, Yu B. Prevention of ACL injury, part II: effects of ACL injury prevention programs on neuromuscular risk factors and injury rate. *Res Sports Med.* 2012;20:198–222.

・Di Stasi S, Myer GD, Hewett TE. Neuromuscular training to target deficits associated with second anterior cruciate ligament injury. *J Orthop Sports Phys Ther.* 2013;43:777–792.

・Khayambashi K, Mohammadkhani Z, Ghaznavi K, Lyle MA, Powers CM. The effects of isolated hip abductor and external rotator muscle strengthening on pain, health status, and hip strength in females with patellofemoral pain: a randomized controlled trial. *J Orthop Sports Phys Ther.* 2012;42:22–29.

・Kisner C, Colby LA. *Therapeutic Exercise Foundations and Techniques.* 6th ed. Philadelphia, PA: FA Davis; 2012.

・Neumann DA: *Kinesiology of the Musculoskeletal System.* 2nd ed. St. Louis, MO: Mosby; 2010.

・Nilstad A, Andersen TE, Kristianslund E, et al. Physiotherapists can identify female football players with high knee valgus angles during vertical drop jumps using real-time observational screening. *J Orthop Sports Phys Ther.* 2014;44:358–365.

・Noehren B, Schmitz A, Hempel R, Westlake C, Black W. Assessment of strength, flexibility, and running mechanics in men with iliotibial band syndrome. *J Orthop Sports Phys Ther.* 2014;44:217–222.

・Norkin CC, White DJ. *Measurement of Joint Motion: A Guide to Goniometry.* 4th ed. Philadelphia, PA: FA Davis; 2009.

・Powers CM, Bolgla LA, Callaghan MJ, Collins N, Sheehan FT. Patellofemoral pain: proximal, distal, and local factors. 2nd International Research Retreat August 31-September 2, 2011, Ghent, Belgium. *J Orthop Sports Phys Ther.* 2012;42:A1–A20.

・Powers CM, Ho KY, Chen YJ, Souza RD, Farrokhi S. Patellofemoral joint stress during weight-bearing and non-weight-bearing quadriceps. *J Orthop Sports Phys Ther.* 2014;44:320–327.

第13章 足関節と足部複合体の構造と機能

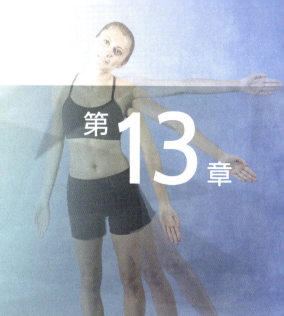

本章の概要

1. 骨
    1.1 脛骨
    1.2 腓骨
    1.3 距骨
    1.4 踵骨
    1.5 舟状骨，楔状骨，立方骨
    1.6 中足骨，趾節骨

2. 関節
    2.1 近位脛腓関節，遠位脛腓関節
    2.2 距腿関節
       [a] 靱帯
       [b] 骨運動学
       [c] 関節運動学
    2.3 距骨下関節
       [a] 骨運動学
       [b] 関節運動学
    2.4 横足根関節
       [a] 関節包，靱帯
       [b] 骨運動学
    2.5 足根中足関節
    2.6 中足間関節
       [a] 運動学
    2.7 中足趾節関節，趾節間関節

3. 足部アーチ

4. 筋
    4.1 前面の筋群
       [a] 前脛骨筋
       [b] 長母趾伸筋，長趾伸筋
    4.2 後面の筋群
       [a] 浅層筋群
          腓腹筋
          ヒラメ筋
          足底筋
       [b] 深層筋群
          後脛骨筋
          長趾屈筋，長母趾屈筋
       [c] 歩行時における底屈筋群の運動
    4.3 外側の筋群：長腓骨筋，短腓骨筋
    4.4 内在筋群

5. 足部の機能的運動
    5.1 距骨下関節の回内，回外
    5.2 横足根関節の回内，回外

学習効果

本章を学習すると，以下のことができるようになる．

13.1 足関節と足部を構成する骨と結合組織の構造を説明すること．
13.2 足関節と足部の運動を制限する主要な靱帯の動きを理解すること．
13.3 特にけがをしやすい靱帯の名前をあげ，その理由を説明すること．
13.4 足関節と足部について運動学的視点から説明すること．
13.5 足部の3つのアーチについて，荷重時の役割を説明すること．
13.6 足関節と足部に関わる筋を述べることができる．また，開放運動連鎖（OKC），閉鎖運動連鎖（CKC）での筋の運動について説明すること．
13.7 距腿関節，距骨下関節，横足根関節について，回内，回外の動きを説明すること．

はじめに

足関節と足部の主な役割は，身体を地面と連結させることである．この連結は安定しているが可動性もあり，さまざまな路面に対して適応することができる．足部は，歩行時の初期接地（立脚初期）の段階から，凸凹の路面に適応する柔軟さを持ち合わせている必要がある．そして，立脚期において身体を安定させている間に床反力を吸収し体重の力を変換しなくてはいけない．蹴り出しの準備ができたとき，足部は固定された"てこ"となり，身体を前方へ押し出す手助けをする．遊脚期に下肢が前方へ推移するとき，足関節と足部の活動により足が床をこするのを防いでいる．図13.1は，基本的な歩行周期（立脚期，遊脚期）の構成要素を示している．この図は足関節と足部の学習において参考となる．足関節と足部の学習で全身の学習が完了する．

足関節と足部の学習を始める前に，それぞれの領域を明確にしておくことが必要である．足関節という用語は，距腿関節を指すが，この関節は脛骨と腓骨の遠位と距骨により構成されている．足部は，足関節よりも遠位に存在するすべての関節を指す．距骨，踵骨，舟状骨，楔状骨，立方骨が足部の足根領域を構成しており，これらは足根骨と呼ばれる．足部は後足部，中足部，前足部の3つの領域に分けることができる．後足部は，距骨と踵骨で構成される．中足部は，足根骨（舟状骨，3つの楔状骨，

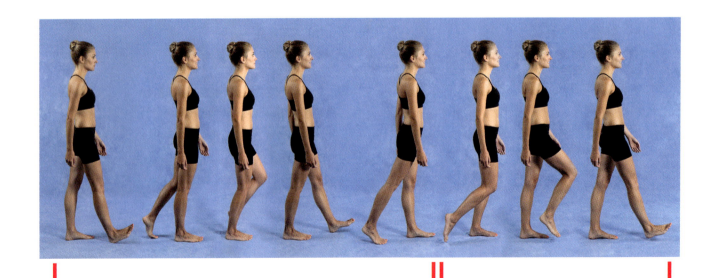

右立脚期　　　　　　　　　　　右遊脚期

図 13.1 歩行周期．右下肢の立脚期と遊脚期．

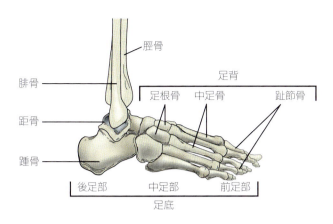

図 13.2 足部と足関節領域の主な骨.

立方骨）で構成される．前足部は，5つの中足骨と14の趾節骨で構成される．母趾には2つの趾節骨があり，他の4趾はそれぞれ3つずつある．足背は，足部の上の部分を指し，足底は足部の底の部分を指す（図13.2）．

1. 骨

1.1 脛骨

脛骨の近位端については，第12章でくわしく説明した．この長く太い骨が体重のほとんどを足関節から足部に遠位方向に伝える．脛骨は内側部に内果を形成し，外側の腓骨と関節を構成している．図13.3は，脛骨と腓骨により構成される近位関節と遠位関節を示している．

脛骨の骨幹部には，**脛骨捻転**という捻れが存在する．この捻れは，骨の長軸方向にみられ，近位端に比べ遠位端が外側に約20°～30°捻れている．

1.2 腓骨

長く細い腓骨は，下腿の外側に位置している．腓骨頭は脛骨外顆の外側にあり，遠位方向は外果となる．腓骨から足部に伝わる体重は全体の10％程度である．外側の筋腱による滑車としての機能については後述する．

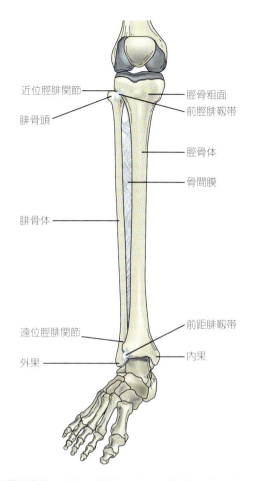

図 13.3 近位脛腓関節と遠位脛腓関節（前面像）.

1.3 距骨

距骨は足根骨の中でもっとも近位に位置しており，内側は脛骨，外側は腓骨と距腿関節を構成している．遠位の踵骨とともに距骨下関節を構成する．これらの関節については，後述する．距骨の滑車状の関節面はドーム型の関節軟骨で覆われており，上下面は凸状で内外側面はわずかに凹状をなしている．

1.4 踵骨

踵骨は足根骨の中でもっとも巨大な骨であり，歩行時の踵接地の際に力を受ける．腓腹筋の腱である強靭なアキレス腱が踵骨隆起に付着する．載距突起が距骨の下部で内側方向に突出しており，水平な棚状になっている．外側面には滑車があり，その下を腓骨筋腱が通っている．足根洞と呼ばれる管が距骨と踵骨の間にある．

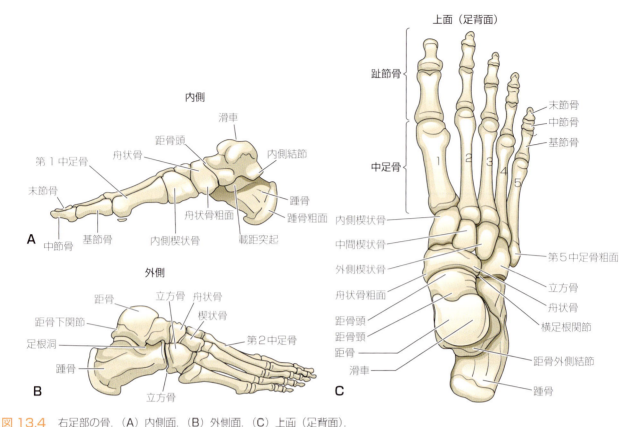

図 13.4 右足部の骨．(A) 内側面．(B) 外側面．(C) 上面（足背面）．
(Roy S, Wolf SL, Scalzitti DA. The Rehabilitation Specialist's Handbook, 4th ed. Philadelphia, PA：F.A. Davis Company, 2013：p.59 より許諾を得て転載)

1.5 舟状骨，楔状骨，立方骨

舟状骨は距骨頭と距舟関節を形成している．舟状骨粗面は内側面から突出しており，内果から下方かつ前方に位置している．舟状骨の遠位端には3つの関節面があり，各楔状骨と関節を構成する．内側・中間・外側楔状骨は，舟状骨と中足骨底の間に位置している．立方骨は第4，第5中足骨底，踵骨，外側楔状骨，舟状骨と関節を構成する．

1.6 中足骨，趾節骨

遠位列の足根骨は，5つの中足骨と近位趾節骨に連結している．中足骨底は近位に位置し，凸状の骨頭を持つ．中足骨は内側から1～5と番号がつけられている．中足骨の骨幹は底面でわずかに凹面をなしており，それにより荷重を支持する能力を高めている．第5中足骨の外側端には巨大な結節粗面がある．

足部には14の趾節骨がある．第1趾は母趾とも呼ばれる．第1趾には近位と遠位の趾節骨がある．その下に2つの種子骨があり，滑液包に覆われている．これらは荷重を助け，母趾屈筋腱を保護している．第2～第5趾には基節，中節，末節の各趾節骨がある．趾節骨と中足骨は，前足部では5本の列 ray のように見える．内側，外側，上方からみた足部の骨について，図 13.4 に示した．

> **クリニカル・コネクション 13.1**
>
> 第1趾列の過剰な内反変形を外反母趾と呼ぶ．変形の特徴は母趾が正中線に向かって傾いていることである．過度にきつい履物や遺伝，回内足，肥満，変形性関節症が外反母趾と関係していると考えられている．内転が増加するとMTP関節が脱臼し，中足骨頭が飛び出るバニオンがみられる．バニオンは痛みを伴うことが多く，荷重に変化をもたらす．外反母趾が進行すると第1趾列から外側中足骨へと荷重を移動する．

2. 関節

2.1 近位脛腓関節，遠位脛腓関節

足関節とは，一般に距腿関節を指すが，脛骨と腓骨の間にある関節，そしてそれらをつなぐ骨間膜も足関節に影響を与える．そのため，脛腓関節についても本章で解説する．足関節が動くと，腓骨は上方や下方に滑り，脛骨の周りを回旋する．よって，脛腓関節の外傷により，足関節の運動や機能に直接的に影響を与えることになる．

近位脛腓関節は，腓骨頭と脛骨近位の外側面で構成されている．この滑膜関節は関節包と前後の靱帯により強化されており，滑りはほとんど起こらない．近位脛腓関節は安定しており，腓骨から脛骨に力を伝える．前後脛腓靱帯が，この2つの骨に安定をもたらしている．遠位脛腓関節は腓骨遠位の内側と脛骨遠位により構成される．遠位脛腓関節は線維性の不動関節で，骨間膜により2つの骨が動かないよう制限されているため動きは少ない．さらに前後の靱帯が関節を安定させている（図13.3参照）．

2.2 距腿関節

距腿関節は，距骨滑車および距骨の側面と，脛骨遠位および内外果によって構成され，それらの間隙を埋めるよううまく適合している（図13.5A）．その間隙が長方形をしており，大工が使用するほぞ接ぎと形状が似ていることから，"ほぞ穴"といわれることもある（図13.5B）．この形状により距腿関節が安定し，90～95％の圧縮力が脛骨と距骨へと伝わる．この圧縮力から関節の軟骨下骨を守るため，距骨の関節面は約3 mmの関節軟骨により覆われている．

[a] 靱帯

骨間靱帯は，脛骨と腓骨の間にある骨間膜の延長であり，遠位脛腓関節で遠位の脛骨と腓骨をつないでいる．前後脛腓靱帯も，この関節を安定させている．距腿関節はこれらの靱帯により内側方向と外側方向に対し安定している．

距腿関節の薄い関節包は，三角靱帯により内側方向に

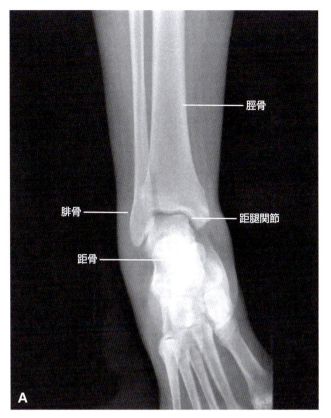

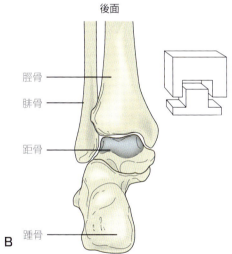

図 13.5 距腿関節．（A）関節を構成する主な骨（X線像）．（B）関節の構成が大工のほぞ穴と類似している．

補強されている．三角靱帯は4つの独立した靱帯（前脛距靱帯，後脛距靱帯，脛舟靱帯，脛踵靱帯）からなる（図13.6）．靱帯は内果に付着し，そこから扇状に広がり，舟状骨，載距突起，距骨の内側結節へと付着することで，4つの独立した靱帯を形成する．

三角靱帯の主な機能は，前額面に対する矢状軸に平行な運動である外がえしを制限することである．外がえし

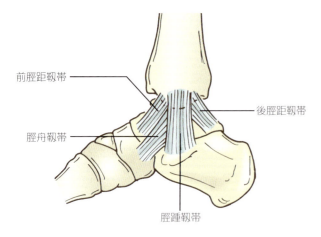

図 13.6　足関節の三角靱帯.
(Starkey C, Brown D. Examination of Orthopedic & Athletic Injuries, 4th ed. Philadelphia, PA：F.A. Davis Company, 2015：p.240 より許諾を得て転載)

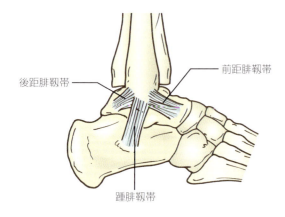

図 13.7　足関節の外側の靱帯.
(Starkey C, Brown D. Examination of Orthopedic & Athletic Injuries, 4th ed. Philadelphia, PA：F.A. Davis Company, 2015：p.239 より許諾を得て転載)

とは正中線から離れる運動であり，内がえしとは正中線に向かう運動である．

　足関節の外側には前距腓靱帯，後距腓靱帯および踵腓靱帯がある（図 13.7）．これらの靱帯の主な機能は内がえしを制限することである．外果が内果より遠位に位置していることから，外がえしよりも内がえしのほうが起こりやすい．これにより，外反捻挫よりも外側の靱帯を巻き込んだ内反捻挫の発症率が高い．

[b]　骨運動学

　足関節と足部の動きに関係した専門用語は，3 つの平面軸に基づき定義されている．内がえしと外がえしは，前額面に対する矢状軸を中心とした回転で起こる．底屈と背屈は，矢状面に対する前額軸を中心とした回転で起こる．足部は，背屈時に背屈方向に動き，底屈時には底屈方向に動く．内転と外転は，水平面に対する垂直軸を中心とした回転で起こる．足趾の動きは，背屈または伸展，底屈または屈曲と呼ばれる（図 13.8）．

　足関節と足部の 3 つの主な関節の動きは斜軸上で起きていることから，複数の動きを組み合わせた専門用語が使われる．回内は，外がえし，外転，背屈の複合運動であり，回外は，内転，内がえし，底屈の複合運動である．

　距腿関節は 1 度の自由度を持ち，回転軸は前額面から 10°外れた軸と水平面から 6°外れた軸を持つ（図 13.9A，B）．軸は距骨と内果および外果を通る．関節の回転軸が斜めであるため，背屈ではわずかな外転と外がえしが起こり，底屈ではわずかな内転と内がえしが起こる．回転軸のずれはわずかなため，距腿関節の主な動きは背屈と底屈になる．

　距腿関節の中間位またはゼロポジションは，下腿に対し足部が 90°になったときである．距腿関節の可動域には幅があるが，背屈は平均 15°〜25°，底屈は 40°〜55°となる．距腿関節の運動は足部が OKC の状態で軸を中心に回転しているとき，または歩行時に下腿が固定された足部の上を移動する際に観察することができる（図 13.9C）．

[c]　関節運動学

　OKC 時の距腿関節の背屈では，距骨は下腿に対し前方に転がり，後方に滑る．後方への滑りは踵腓靱帯を緊張させる．背屈最終域では，後部関節包とアキレス腱が伸張する．底屈時には，距骨が後方に転がり，前方へ滑り背屈とは逆の動きが起こる．底屈の最終域では前距腓靱帯が緊張する．また，背屈筋群と前部関節包が伸張される（図 13.10）．

　底背屈時には腓骨の運動が起こるが，この運動は個人差が大きい．底背屈時には，腓骨は上下方向に動き，内外側方向に回旋する．この動きを生み出すためには，近位脛腓関節と遠位脛腓関節の動きがある程度必要となる．

2.3　距骨下関節

　距骨下関節は，距骨の下部と踵骨の上部の間で形成さ

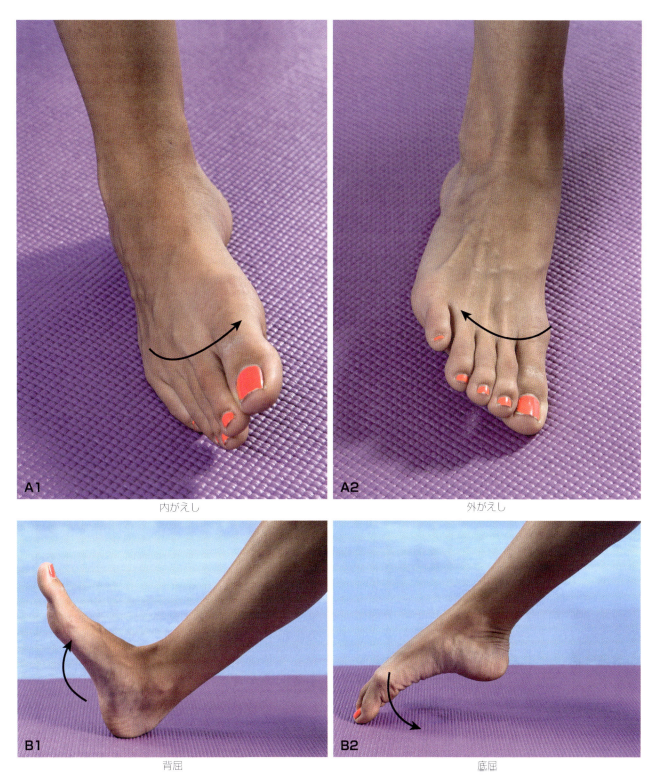

図 13.8　足関節と足部，足趾の3面上の動き．（A）前額面の運動（内がえし/外がえし）．（B, D）矢状面の運動（B: 背屈/底屈，D: 屈曲/伸展）．（C）水平面の運動（外転/内転）．

（次頁に続く）

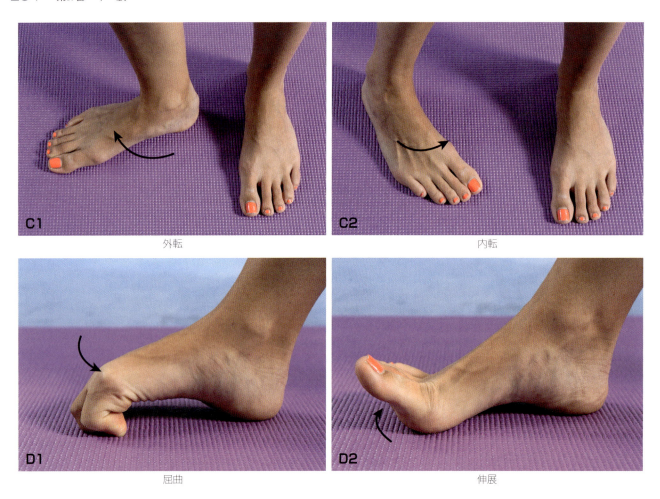

図 13.8（続き）

れる関節である（図 13.11）．厳密にいえば，距骨と踵骨の後，中央，前方の3つの関節面により形成されている．踵骨の後関節面は距骨下関節の約70%の関節面を占めている．

[a] 骨運動学

距骨下関節の運動は，水平面から42°，矢状面から16°の軸で起こる（図 13.12A，B）．この軸の方向により，距骨下関節では内がえしと外がえし，内転と外転は同じ量の運動をすることができる．しかし，底屈と背屈はわずかにしかみられない．距腿関節における内がえしと外がえし，内転と外転，また，距骨下関節における底屈と背屈は臨床的にはほとんど意味を持たない．

非荷重時における距骨下関節の運動について，以下のような結果が報告されている．被検者の踵骨をつかみ，左右に動かす（内がえしと外がえし），もしくは水平面で回転させる（外転と内転）とき（図 13.12C〜E），内がえしと外がえし，内転と外転いずれかの動きを1つ行うと，他の運動も同時に起こる．たとえば，外がえしを行うと，他の運動である回内と外転が同時に起こる．非荷重時には，距骨はほとんど動かず，踵骨が距骨上で動く．荷重下では，距骨が踵骨上で動く（踵骨と距骨の関係性については，後述する）．内がえしと外がえしの自動可動域の平均は，22.6°と12.5°で，2:1の比率であった．この報告から，外がえしに比べ，内がえしは約2倍動くといえるが，3:1という報告もある．

[b] 関節運動学

距骨下関節の運動は，3つの関節面の滑りを伴っている．この滑りにより，曲線を描く動きである回内と回外が起こる．前述したように，回内には主に外がえしと外転運動が含まれ，回外には内がえしと内転運動が含まれる．踵骨には距骨に対し底屈と背屈も行うが，その動きはわずかである．

第13章 足関節と足部複合体の構造と機能　285

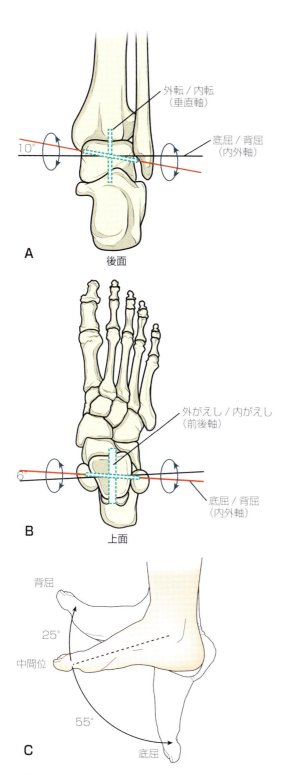

図 13.9　距腿関節の運動．（A）わずかな外転と内転．（B）わずかな外がえしと内がえし．（C）底屈と背屈．
(Houglum B, Beroto D. Brunnstrom's Clinical Kinesiology, 6th ed. Philadelphia, PA：F.A. Davis Company, 2012：p.490 より許諾を得て転載)

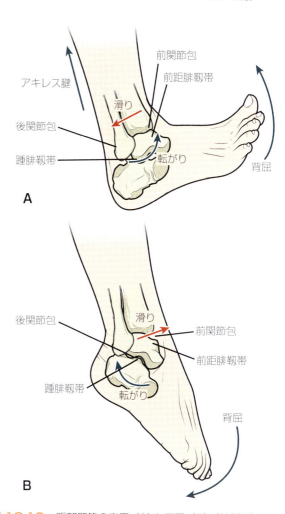

図 13.10　距腿関節の底屈（A）と背屈（B）（外側面）．
(Houglum B, Beroto D. Brunnstrom's Clinical Kinesiology, 6th ed. Philadelphia, PA：F.A. Davis Company, 2012：p.490 より許諾を得て転載)

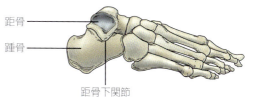

図 13.11　距骨下関節（外側面）．

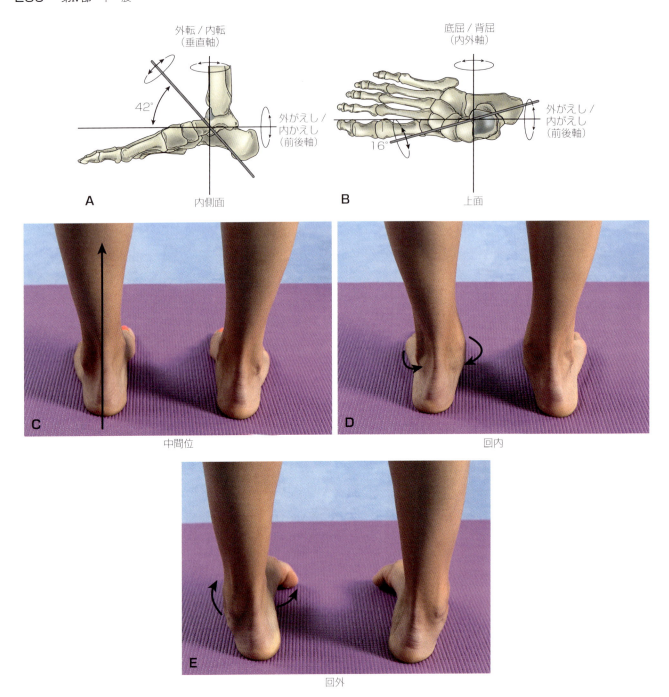

図 13.12 距骨下関節軸の動き．（A）内側面．（B）上面．（C）距骨下関節中間位．（D）距骨下関節の回内．（E）距骨下関節の回外．

2.4 横足根関節

横足根関節は，後足部と中足部をつなぐ関節で（図13.13），距舟関節と踵立方関節の2つの関節からなる．横足根関節の中央部が距舟関節であり，後足部に対して中足部での内がえしと外がえしが起こる．距舟関節は凸状の距骨頭と凹状面の舟状骨により構成される．

踵立方関節は，横足根関節の外側部に位置し，踵骨の前面と立方骨により構成される．距舟関節に比べると動きが少ない．

[a] 関節包，靱帯

スプリング靱帯は底側踵舟靱帯とも呼ばれ，踵骨の載距突起の斜面と舟状骨の底面に付着し，距舟関節の底面と内側面を支持する．距舟関節の関節包は，三角靱帯，

距舟靱帯，底側踵舟靱帯の線維により補強されている．踵立方関節の関節包は，踵立方靱帯と長足底靱帯，短足底靱帯により補強されている．長足底靱帯は足部の中でもっとも長い靱帯であり，踵骨の足底面に付着し，第2〜第4趾の基部の足底面に着く．短足底靱帯は長足底靱帯の前方と後方から起こり，立方骨に付着する．この2の靱帯は，足底の外側部を支持している（図 13.14）．

[b] 骨運動学

横足根関節は常に他の関節とともに運動し，特に距骨下関節と一緒に動くことが多い．横足根関節は前後軸と斜軸の2軸の動きを持つ．内がえしと外がえしは前後軸で起こり，外転と背屈，内転と底屈は斜軸で起こる．両方の軸で起こる動きが合わさると回内と回外の動きとなり，荷重時にはさまざまな路面状況で中足部を安定させることができる．横足根関節の運動を他の関節と分離して考えることはむずかしいが，内がえしは約20°〜25°，外がえしは約10°〜15°である．

2.5 足根中足関節

足根中足関節は，後足部と前足部を連結する滑膜関節である．この関節は立方骨と5つの中足骨の基部と関節をなす3つの楔状骨で構成される．第1〜第3中足骨が内側楔状骨，中間楔状骨，外側楔状骨と連結し，第4，第5中足骨が立方骨と関節を構成する（図 13.15）．

足部の機能的な単位として，趾列 ray という言葉が使われる．第1中足骨と内側楔状骨は第1趾列 first ray といわれる．第2趾列 second ray は第2中足骨と中間楔

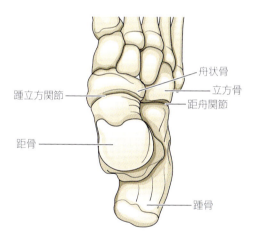

図 13.13　横足根関節（背側面）．
(Roy S, Wolf SL, Scalzitti DA. The Rehabilitation Specialist's Handbook, 4th ed. Philadelphia, PA : F.A. Davis Company, 2013 : p.60 より許諾を得て転載)

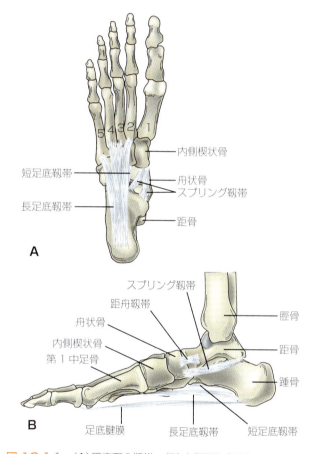

図 13.14　（A）足底面の靱帯．（B）内側面から見た足底の靱帯．

図 13.15　足根中足関節と趾列．
(Roy S, Wolf SL, Scalzitti DA. The Rehabilitation Specialist's Handbook, 4th ed. Philadelphia, PA : F.A. Davis Company, 2013 : p.60 より許諾を得て転載)

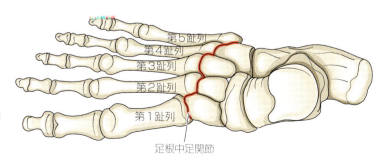

状骨，第3趾列 third ray は第3中足骨と外側楔状骨により構成される．第4趾列 forth ray と第5趾列 fifth ray はそれぞれ第4中足骨と第5中足骨に対応する．

2.6 中足間関節

中足間関節は隣接する中足骨底で構成される．第2，第3および第3，第4中足骨で構成される関節は滑膜関節である．第1，第2中足骨で構成される関節は滑膜関節ではなく，靱帯により結合されている．

[a] 運動学

第2趾列は中足骨の中でもっとも動きが少ないため，前足部の動きの基準点（軸）とみなされることが多い．前足部は安定した内側と比べ外側の可動域は大きい．第1趾列では主に屈曲伸展のみ観察される．この動きが制限されていることにより，内側部が第2趾列の周囲において，荷重時にさまざまな路面状況へ適応することができる．また，歩行の蹴り出し時に踵が挙上する際，足部内側を床に接することも可能となる．

第2中足骨の周囲にある第1～第5中足骨の回旋は，足部の可動性と固定性に寄与する．これにより後足部が独自に内がえしや外がえしをすることが可能になる．足根中足関節と中足間関節における中足骨の内がえしと外がえしはごくわずかなため，身体の中心軸よりも，第2中足骨軸と関係しているといわれる．

2.7 中足趾節関節，趾節間関節

中足趾節 metatarsophalangeal 関節（MTP 関節）は，凸状の中足骨頭と凹状の基節骨近位端により構成される（図13.16A）．MTP 関節は水平面と矢状面での2つの運動軸を持ち，可動域は他動で伸展90°，屈曲は30°～45°である．この他動的な伸展可動域により，歩行時の踵離地で十分な蹴り出しが可能となる．一方，中足趾節関節では，内転・外転の動きはほとんどみられない（図13.16B～D）．

趾節間 interphalangeal 関節（IP 関節）は指の IP 関節と似ており，蝶番関節で屈曲と伸展の自由度1である．手の母指と同様，足の母趾の関節は近位趾節間関節と遠位趾節間関節により構成されるもののみである．その他の4趾には3つの趾節骨がある．近位趾節間 proximal interphalangeal 関節（PIP 関節）は基節骨と中節骨の間にあり，遠位趾節間 distal interphalangeal 関節（DIP 関節）は中節骨と末節骨の間にある関節である．足趾の屈曲は，CKC の立位姿勢のとき，下肢のバランスを助ける役割がある．足趾の伸展は，つま先で立てるように MTP 関節を補助し，歩行時の蹴り出しを可能にする（図13.16D）．

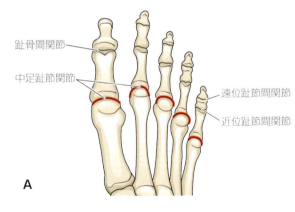
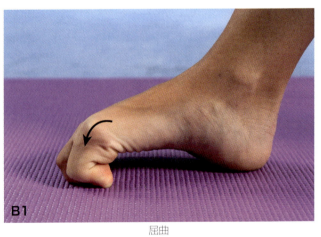

図13.16 （A）中足趾節関節と趾節間関節．屈曲（B1），伸展（B2），過伸展（B3），内転（C1），外転（C2），CKC 時過伸展（D）は中足趾節関節，遠位趾節間関節，近位趾節間関節でみられる動きである．

（次頁に続く）

第13章 足関節と足部複合体の構造と機能　289

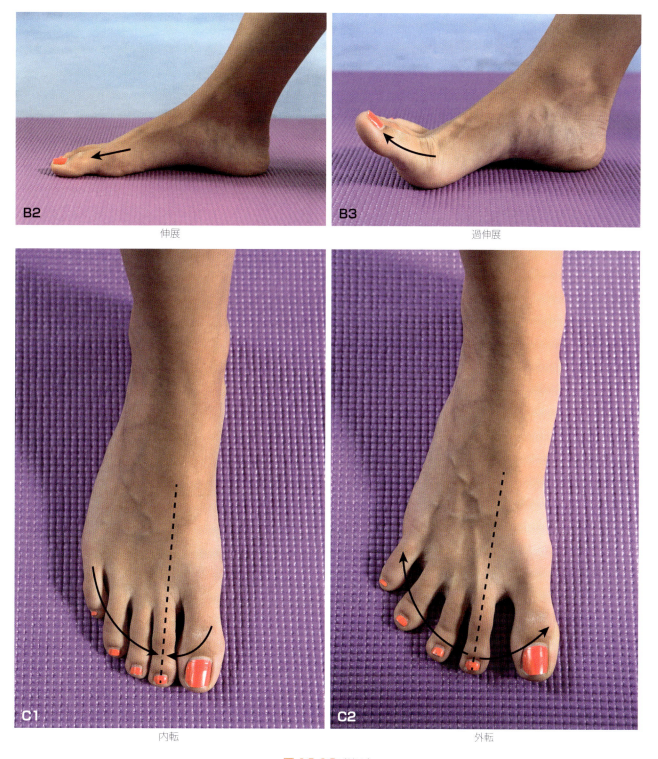

B2 伸展
B3 過伸展
C1 内転
C2 外転

図13.16（続き）

（次頁に続く）

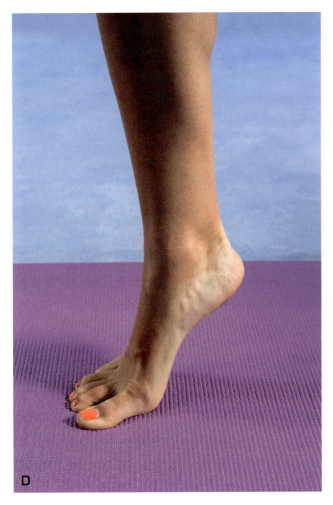

図 13.16（続き）

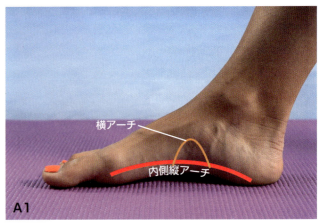
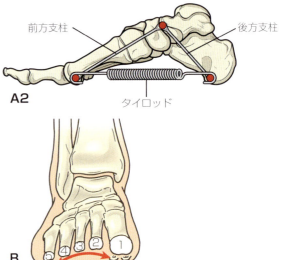

図 13.17　内側縦アーチと横アーチ（A1）．タイロッドと支柱に類似した構造（A2）．（B）横アーチは足根骨を横切る．
(Starkey C, Brown D. Examination of Orthopedic & Athletic Injuries, 4th ed. Philadelphia, PA：F.A. Davis Company, 2015：p.181 より許諾を得て転載)

3. 足部アーチ

　足部は3つのアーチ構造により安定し，荷重を吸収したり反発したりすることができる．アーチは柔軟性のあるドーム型をしており，上方から加重されると伸張されてドームが下がり，荷重が外れると元に戻る．路面状況により足部の形状を合わせ，歩行時に足部を身体の前方へ押し出す硬い"てこ"となる．

　内側縦アーチは踵骨，距骨，舟状骨，3つの楔状骨と第1～第3中足骨から形成されている．このアーチは3つのアーチの中でもっとも高く長い（図 13.17A）．距舟関節がアーチのもっとも高い位置にあり，要石となる．アーチは足部の内側で凹状に観察することができる．このアーチの最大の特徴は，衝撃吸収を可能にする構造による弾力性である．また，トラス構造やタイロッドなどにたとえられることがあるが，その理由はこれらの構造

の支柱は荷重時に圧縮され，荷重が除かれると回復するからである（図 13.17B）．

　外側縦アーチは内側縦アーチよりも低く，踵骨，立方骨，第5中足骨により構成される．他のアーチより平坦で全範囲にわたり地面と接点を持つ．外側縦アーチは硬く，蹴り出し期に身体を前方へ押し出す手助けをする．

　横アーチは内側から外側方向に，縦アーチに対し直角に走行する．アーチは第1中足骨から第5中足骨と足根骨を通る．アーチの遠位端は母趾球である．中間楔状骨が第2中足骨とともにアーチのもっとも高い位置にあり，要石の役割を果たしている．

　荷重時には距骨下関節と横足根関節の回内により内側

クリニカル・コネクション 13.2

後足部の過剰な内がえしを引き起こす内側縦アーチの異常な挙上を凹足という．凹足の著明な特徴は，後足部の内がえし，前足部の外がえし，第1中足骨の過剰な底屈の組み合わせである．先天性の凹足もあるが，年月とともに進行することもある．遺伝傾向のある凹足は特発性で軽症である．重症例では，外傷後や神経学的原因（シャルコーマリートゥース Charcot-Marie-Tooth 病，ポリオ，脳性麻痺，末梢神経損傷など）によるものもある．これらは痙性や筋力低下，筋のバランス低下などをきたすことから，変形につながると考えられる．アーチの過剰な高さは足部の荷重部位を変えてしまい，中足骨底でより多くの圧を受けてしまう．凹足の変形は強固で歩行時や走行時の力の吸収が困難である．完全またはほぼ完全に内側縦アーチがない状態を扁平足という．

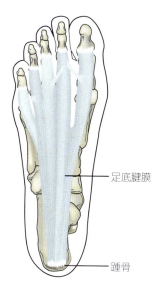

図 13.18　足底腱膜．

縦アーチのカーブが減少することでアーチが下がる．中足部と後足部の関係から，前足部は踵接地時に回外する．第1中足骨が背屈する一方，第5中足骨は底屈する．足部は柔軟性のある回内位となり，荷重の衝撃と下肢への力の吸収ができることにより，路面との接触を強めることができる．この荷重を受容する足底接地期を，立脚期という．

歩行時に足部が平坦になると，身体は足を超えて前方へ移動し，次第に踵が床から離れていく．身体を前方へ押し出しながら蹴り出しが始まると，距骨下関節と横足根関節が回外を始める．前足部では第1中足骨が底屈し，第5中足骨が背屈する．この足部でみられる逆の動きによりアーチが上がり，足部が安定した肢位になる．足部は硬いてことなり，歩行の蹴り出し期に身体を前方へと押し出す．

足部の足底面にある脂肪，母趾の基部にある種子骨，スプリング靱帯，足底腱膜は，ストレスの少ない肢位または運動時におけるアーチの衝撃吸収を助けている．足底腱膜は広範で強く厚い筋膜の束で，踵骨隆起の内側に後方から付着し，MTP関節と足趾屈筋腱の腱鞘に付着する（図 13.18）．接続部がMTP関節よりも遠位にあるので，関節が伸展すると足底腱膜に張力がかかることになる．この張力が中足骨と足根骨を同時に引っぱり，足部を硬い構造に変化させる．この張力が主に内側縦アーチを他動的に支援する．歩行や走行，ジャンプなどの荷重量の多いときには筋が内側縦アーチに対し，さらに動的に支援する．

4. 筋

足関節と足部の筋についての解説には，外在筋と内在筋およびそれらの独自の機能が含まれる．外在筋は足部の外から起こり，下腿では4つ（前方，後方浅層，後方深層，外側）の領域に分かれる（図 13.19）．それぞれの区画の筋は筋間中隔という厚い筋膜に包まれている．内在筋は，起始・停止両方の付着部が足部内に存在する．付録 C（p.319）では，足関節と足部の外在筋と内在筋について，付着部と神経支配の一覧を掲載している．

4.1 前面の筋群

前面の筋群には，前脛骨筋，長母趾伸筋，長趾伸筋，第3腓骨筋が含まれる．この区画は脛骨前面，隣接する腓骨，骨間膜の外側に位置する．これらの筋の腱は，遠位に停止する前に足首を通るが，その際，上伸筋支帯および下伸筋支帯によって固定される（図 13.20）．

クリニカル・コネクション 13.3

　足底筋膜炎は毎年 200 万人のアメリカ人が罹患する足底面と踵に痛みを生じるよくある病態である．ある研究によると炎症と関連した症状よりも，非炎症性の退行変性の可能性も示されており，足底筋膜症という用語のほうが適切かもしれない．足底筋膜の内側や踵骨の付着部に痛みを訴えることが多い．朝ベッドから起きて足をついたときや，長時間座った後，活動開始時などに症状が強い．触診で痛みがあり，結節が触れることもある．母趾を伸展させ足底腱膜をストレッチすると不快感が誘発されることがある．

　足底腱膜炎の原因は，距骨下関節の過剰な回外や回内と関係していると考えられている．また，足部への繰り返しの負荷や不適切な履物，硬い路面上の長時間歩行，立位，肥満，内在筋の弱化，下腿三頭筋の硬さなども原因にあげられている．荷重時のストレッチや，歩行の蹴り出し時のような CKC 時の足趾の伸展により，腱膜に圧や負荷が加わる．踵骨への負荷は踵骨骨棘の原因となるかもしれない（X 線像で確認できる）．それにより，踵が床に接地すると痛みが生じる．このような場合，踵接地を避けるように歩くようすがみられることがある．徒手療法や足関節と足部の運動療法，可動域の改善が有効であるというエビデンスが示されている．これらは，体幹や下肢近位部の弱化の改善にもつながるかもしれない．踵の痛みを軽減するために，適切な靴や装具により足部の過剰な位置を修正することが包括的な治療において重要な役割を担う．

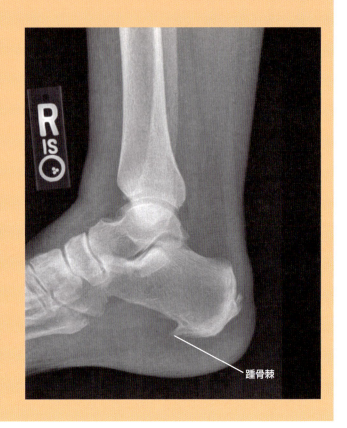

踵骨棘

[a] 前脛骨筋

　前脛骨筋は脛骨外顆と脛骨の近位 1/2 の位置と骨間膜から起こる．そこから下方へ走行するが，足関節を横切る前に腱になる．上下伸筋支帯により腱が固定され，そこから内側楔状骨と第 1 中足骨底に付着する．

　前脛骨筋の主な機能は，足関節の背屈である．また，内がえしにも関与している．歩行の初期接地で踵を接地するとき，足関節は背屈する．足部が下がり床に接するとき，足趾の伸展筋とともに前脛骨筋は遠心性収縮によりこの運動を制御する．足部が地面に完全に接地すると，縦アーチが下がり衝撃を吸収する．

　前脛骨筋と長腓骨筋腱は付着部を共有する．これらは解剖学的なあぶみを形成し，横アーチ，内側縦アーチを補助する（図 13.21）．前脛骨筋はアーチの降下の程度を調整することで間接的に後足部の回内と外がえしも調整する．前脛骨筋と長腓骨筋は同時に働くことで，不整地に足部を適応させる．前脛骨筋が弱く，足部の床への下降を調整できない場合，床をペタペタする "foot slap" 音が聞かれることもある．

[b] 長母趾伸筋，長趾伸筋

　長母趾伸筋 extensor hallucis longus（EHL）は，前脛骨筋と長趾伸筋より深部に位置する．前脛骨筋と同じように伸筋支帯によって固定され，足関節部の前面で前脛骨筋腱の外側を通る．そして母趾の末節骨の基部に付着する．長母趾伸筋は足関節を横切るため足関節の背屈と母趾の MTP 関節と IP 関節の伸展に関与する（図 13.20）．

　長趾伸筋 extensor digitorum longus（EDL）は，脛骨の近位と腓骨および骨間膜に付着する．また，第 3 腓骨筋は腓骨の遠位と骨間膜に付着する．長趾屈筋の 4 つの

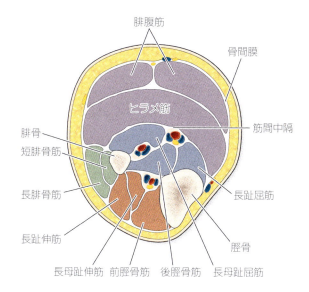

図 13.19 下腿の4つの領域の横断図.
(Cowen V. Physiology for Massage Therapists: A Functional Approach. Philadelphia, PA: F.A. Davis Company, 2016: p.125 より許諾を得て転載)

腱は第2〜第5趾の中節骨と末節骨に停止し，第3腓骨筋は第5中足骨の背側に停止する（図13.20）．これらの筋は足関節の底屈と外がえし，MTP関節と第2〜第5趾のIP関節の伸展に関与する．歩行の遊脚期（下肢が床から離れて前方へ運ばれるとき），足趾の伸展と股関節の屈曲により，床に足趾がつかないようにしている．

4.2 後面の筋群

後面の筋群は，浅層と深層に分けることができる．

[a] 浅層筋群

腓腹筋，ヒラメ筋，足底筋が後面の浅層筋群を構成する（図13.22）．

腓腹筋 ふくらはぎの浅層の筋のほとんどは腓腹筋により占められている．腓腹筋には内側頭と外側頭がある．内側頭は外側頭より大きく，大腿骨内側顆の近位に付着する．また，外側頭の起始は大腿骨の外側顆である．2つの筋が合わさってアキレス腱になり，踵骨の後方に付着する（図13.22）．腓腹筋の収縮により足関節が底屈する．立位で求心性に収縮させると，床から踵が挙上し，つま先立ちとなる．この筋は膝関節をまたいで大腿骨に付着しているため，膝の屈曲にも関与する．

ヒラメ筋 ヒラメ筋は腓腹筋の深部に位置する広く平坦な筋である．腓腹筋とヒラメ筋を合わせて下腿三頭筋

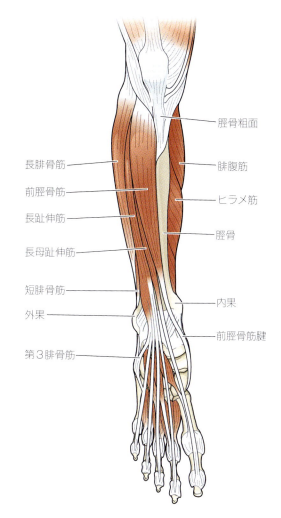

図 13.20 下腿前面の筋群.
(Roy S, Wolf SL, Scalzitti DA. The Rehabilitation Specialist's Handbook, 4th ed. Philadelphia, PA: F.A. Davis Company, 2013: p.103 より許諾を得て転載)

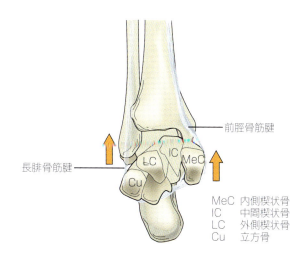

図 13.21 前脛骨筋と腓骨筋の腱により構成される解剖的なあぶみ.

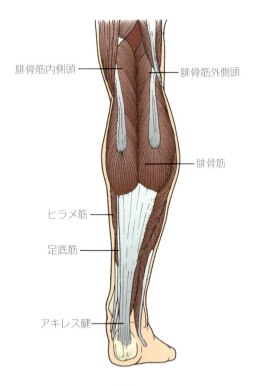

図 13.22 下腿後面浅層の筋群.
(Starkey C, Brown D. Examination of Orthopedic & Athletic Injuries, 4th ed. Philadelphia, PA：F.A. Davis Company, 2015：p.244 より許諾を得て転載)

という．ヒラメ筋は脛骨のヒラメ筋線と腓骨の上 1/3 に付着する．ヒラメ筋は腓腹筋の腱とアキレス腱を形成し，踵骨後面に付着する（図 13.22）．ヒラメ筋は膝関節をまたがないので，足関節の底屈のみに関与する．

　腓腹筋とヒラメ筋からなる下腿三頭筋は，足部の底屈方向へのトルクの約 80％を発揮する．この力は体重の約 2.4 倍に相当する．腓腹筋と足底筋は膝関節をまたぐ 2 関節筋であるため，膝関節屈曲位よりも，伸展位において力を発揮することができる．腓腹筋は早く収縮し疲労しやすい筋線維（FF 型）が多く占めている．この筋は，力強く素早い収縮を生み出すことができ，歩行時の蹴り出し期のように身体を前に押し出すときに関与する．一方，ヒラメ筋は収縮速度の遅い筋線維（S 型）の占める割合が大きい．疲労しにくい S 型の筋線維により，ヒラメ筋を持続的に収縮させることにより立位時の足部の動揺に抗して足関節の安定に働く．走行や跳躍などの力強い運動時には，腓腹筋とヒラメ筋は足関節の底屈に貢献する．浅層と深層の筋群はともに距骨下関節と横足根関節を回外（内がえし）させる働きがある．

　足底筋　足底筋は腓腹筋とヒラメ筋の間に位置し，腓腹筋と同様に，膝関節の近位に起始がある．大腿骨の外側顆上線に付着し，腓腹筋やヒラメ筋と合わさってアキレス腱を形成する（図 13.22）．この筋は約 7 〜 10％の人は持たず，その機能もはっきりと解明されていないが，腓腹筋とヒラメ筋の機能の増強に寄与していると考えられている．

[b] 深層筋群

　後脛骨筋，長趾屈筋，長母趾屈筋が後面の深層筋群を構成する（図 13.23）．

　後脛骨筋　後脛骨筋は深層筋群のもっとも深層に位置している．下腿近位部の中央から遠位に向かって走行し，内果の先端周囲を通り足底面へ続く．深層筋群の 3 つの腱は屈筋支帯によって内果周囲に固定される．足根管は屈筋支帯により形成され，後脛骨筋腱，長趾屈筋腱，長母趾屈筋腱は脛骨神経と脛骨動脈に沿ってここを通る．これは，手関節の手根管の構造に類似している．

　後脛骨筋腱は舟状骨に付着し，線維状に広がりながら足根骨と中足骨底に付着する（図 13.23）ことにより，内側縦アーチを支持する．後脛骨筋は足部の底屈・背屈にかかわらず内がえしに働く．また，底屈を補助する働きもある．足部への荷重が増加したときには，アーチを安定化させる．片脚立位，歩行，走行などにより下肢に荷重が加わったときに，内側縦アーチが低下する速度を制御する．筋収縮により舟状骨を内下方に引き，距骨に対する安定性を得る．歩行の立脚後期に，下肢にかかる荷重が少しずつ減少すると，後脛骨筋は求心性に収縮し内側縦アーチを持ち上げる．これにより足部は下肢の蹴り出しに必要な強固なてことなり，身体が前進する．

　長趾屈筋，長母趾屈筋　長趾屈筋は下腿の内果後方に位置している．腱は足関節に向けて走行しており，内果では後脛骨筋腱よりも後方に位置している．腱は 4 つに分かれて，第 2 〜第 5 末節骨底に停止する（図 13.23）．筋の働きは MTP 関節と IP 関節の屈曲と足関節の底屈の補助である．

　長母趾屈筋は下腿の外側後方に位置している．腱は遠位方向に内果の後方を走行しながら距骨溝を通り母趾の末節骨底に停止する（図 13.23）．第 1 MTP 関節周囲には 2 つの種子骨がある．筋の働きは第 1 MTP 関節と IP 関節の屈曲と足関節の底屈の補助である．

第13章 足関節と足部複合体の構造と機能　295

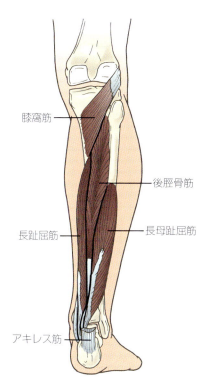

図 13.23　下腿後面深層の筋群.
(Starkey C, Brown D. Examination of Orthopedic & Athletic Injuries, 4th ed. Philadelphia, PA：F.A. Davis Company, 2015：p.245 より許諾を得て転載)

　長趾屈筋と長母趾屈筋は立位，歩行，走行，つま先立ちなどの CKC 時の安定と制御に関与する．内側縦アーチの動的な支持にも寄与し，身体が前方へ動揺したときには，これらの屈筋群の把持力によりバランスを保つことができる．

[c] 歩行時における底屈筋群の運動

　歩行時に踵が接地すると，足関節の前面にある背屈筋群が足部を遠心性に徐々に下げながら床に接地させる．足部が床に完全に接地すると前脛骨筋は弛緩する．次に，底屈筋群，特にヒラメ筋が働き，足部上の下肢の前方への回旋を減速させるために，遠心性に作用する（図13.24A）．下腿が足部を超えて前方へ移動すると，踵が床から浮き始め，底屈筋群が求心性収縮し，身体の前方への推進を補助する（図 13.24B）．

　後面の深層筋群は，歩行の立脚期に回内に対し抵抗し，回外を補助する．特に，後脛骨筋は足部全体が床に接地したときに後足部の回内を遠心性に減速させ，内側縦アーチの下降を調整する．これにより，後脛骨筋は足部の荷重による衝撃を吸収する．立脚期の中〜後半にかけ

クリニカル・コネクション 13.4

　後脛骨筋腱には後脛骨筋腱機能不全 posterior tibial tendon dysfunction（PTTD）という進行性で痛みの強い疾患が生じることがある．アメリカでは毎年500万人が発症しており，足部の痛みと歩行の機能障害には，さまざまな要因が関係している．

　内側縦アーチが低い人はPTTDを発症するリスクが高い．筋力の弱い人や歩容に問題がある人もリスクが高いといわれる．回内に伴う後足部の外がえしの増加は，PTTDの患者によくみられる歩行パターンである．その他，加齢に伴う変性や炎症性関節炎，高血圧，糖尿病，肥満，急性外傷による腱の断裂も含まれる．

　病態の進行は3つのステージによって特徴づけられる．ステージⅠでは，軽度の腫脹と足関節内側の不快感，踵挙上時の痛みが出現する．ステージⅡでは，内側縦アーチの低下が進行し，中足部に二次的な外反変形がみられる．この段階では，後脛骨筋腱が腫れて引き伸ばされ，断裂することもある．後足部の可動性は残されているが，患者は踵を挙上することはできない．ステージⅢでは，ステージⅡの症状に加え後足部が外がえしで固定される．早期のステージでは，装具による補正や筋力強化，ストレッチなどにより効果が得られる．

て，後脛骨筋は求心性に収縮し足部を回外させ，内側縦アーチを高くする．

4.3　外側の筋群：長腓骨筋，短腓骨筋

　長腓骨筋と短腓骨筋は足関節の外側筋群を構成する．長腓骨筋は大腿二頭筋の停止部付近で腓骨頭と，脛骨近位と腓骨骨幹部に付着する．筋は腱へと収束し，外果周囲を通る．そして，立方骨の溝を通り足底を走行し，第1楔状骨に付着する．前脛骨筋も長腓骨筋とは反対側の足根中足関節の足底面に付着しており，これらの筋が足部の第1趾列の安定に寄与している（図 13.25）．

　短腓骨筋は長腓骨筋よりも腓骨の遠位に付着し，外果の後方を走行し踵骨と立方骨を通って第5中足骨に付着する．長腓骨筋と短腓骨筋の腱は腓骨筋支帯により外果の周囲で固定されている（図 13.25）．

296　第Ⅳ部　下　肢

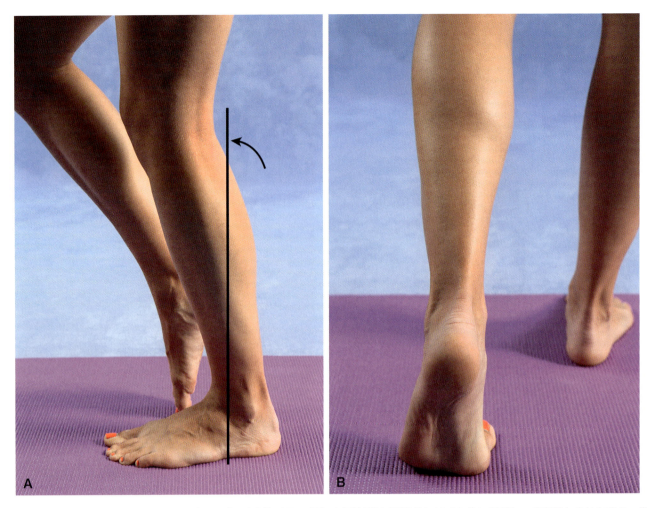

図 13.24　（A）ヒラメ筋は脛骨の前方への動きを制御する．（B）底屈筋群はCKC時には求心性に収縮し，歩行時に身体を前方へ推進させる働きがある．

　長腓骨筋と短腓骨筋は，OKC時の足部の外がえしに関与する．また，足関節を底屈させる補助的な役割も持つ．一方で，立位時，歩行時，跳躍時などのCKC時には足関節の安定化への関与が強くなる．長腓骨筋は，外側縦アーチと横アーチの支持の中心的な役割を果たす．また，前脛骨筋が前足部を回内させるように引っぱる運動をしているとき，第1足根中足関節の安定化にも関与している．立脚期には，長腓骨筋が第1趾列を保持している．また，荷重が後足部から前足部に移動しているときには，足部の床での安定に寄与している．

4.4　内在筋群

　先に述べたように足部の内在筋の付着部は足部にある．足部の内在筋のほとんどが，解剖学的に手の内在筋と類似している．しかし，足部には対立に働く筋はない．手の動きは非荷重下での足部の動きと類似しているが，足部は手のようには器用に動かすことができない．足部の内在筋の主な機能は，足部を内在的に調整し，立位バランスや歩行バランスを補助することである．また，足部に安定性と固定性をもたらし，歩行の推進力を補助する．以下に，非荷重時の足部内在筋とその機能について述べる．

　短趾伸筋は踵骨の背面に付着し，4つの腱を足趾に伸ばす．そのうちの1つが母趾の背側に付着する．他の3つは長趾伸筋腱と合わさって第2～第4趾に付着する．短趾伸筋は他の趾伸筋と同様に，足趾の伸展に寄与する．短母趾伸筋は母趾伸展を補助する（図 13.26）．

　その他の内在筋について，足底部にあるものを4つの層に分類している．浅層から深層に向けて，浅層（第1

第13章 足関節と足部複合体の構造と機能　297

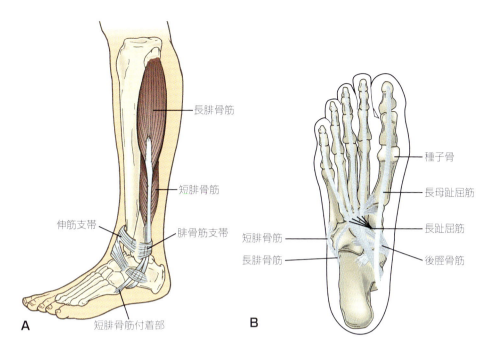

図 13.25　（A）足関節外側の筋群．（B）右足底面の腱の付着．
(Starkey C, Brown D. Examination of Orthopedic & Athletic Injuries, 4th ed. Philadelphia, PA：F.A. Davis Company, 2015：p.244 より許諾を得て転載)

層），第2層，第3層，深層（第4層）と呼ばれる．足底筋膜は浅層のほとんどを占めている．表13.1に非荷重時における各層の筋とその機能をまとめた．図13.27は足部の内在筋に関する解剖学的位置を図示した．

5. 足部の機能的運動

　下肢を機能的に用いるためには，目的とする動作ごとに多くの筋と関節を共同させる必要がある．たとえば，ボールを蹴るとき，立位をとる下肢と足部には静的かつ動的なバランスを得るための安定性が必要で，蹴り脚には微調整を行いながら，パワーとスピードを生み出す能力が求められる．下肢と足部は跳躍時にはパワーやスピードを生み出す強靱さが必要であり，着地時には衝撃を吸収する柔軟性が必要となる．足関節と足部の関節可動域は小さいものの，共同して不整地に適応するための可動性を生み出している．回内と回外は足関節と足部の複数の関節による3面の運動の組み合わせである．これらの運動が，足関節と足部のバランスをとるときに補助的に働き，斜面やさまざまな路面状況に適応することが

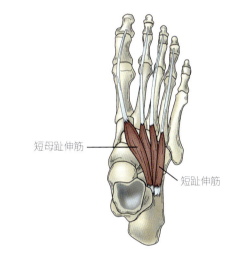

図 13.26　足部背面の内在筋．

できる．また，推進するときには硬いてこなる．

5.1 距骨下関節の回内，回外

　回外は，内がえしと内転，底屈から，回内は，外がえしと外転，背屈からなる．回外では距骨下関節をゆるめることで，さまざまな路面状況に適応できる．回内は距骨下関節を元の位置に戻し，歩行時の推進力の生成に必要な強固を足部に与える．

表 13.1　足部の足底面の内在筋

筋	機　能
第 1 層	
短趾屈筋	長母趾屈筋を補助し趾を屈曲する
母趾外転筋	母趾を外転する，母趾の屈曲を補助する
小趾外転筋	第 5 趾を外転する，第 5 趾の屈曲を補助する
第 2 層	
足底方形筋	長趾屈筋腱の安定を補助する
虫様筋	MTP 関節を屈曲し IP 関節を伸展する，趾を伸展するときに横アーチを維持する
第 3 層	
母趾内転筋	母趾を第 2 趾に向けて内転する
短母趾屈筋	母趾を屈曲する
小趾屈筋	第 5 趾の MTP 関節を屈曲する，外側縦アーチの安定に貢献する
第 4 層	
足底骨間筋	第 3〜第 5 趾の趾節骨を内転，屈曲する，外側縦アーチを補助する
背側骨間筋	第 2〜第 4 趾の趾を伸展，外転する，立脚期に中足骨のアライメントを並行に保つ，蹴り出し期に前足部を安定させる

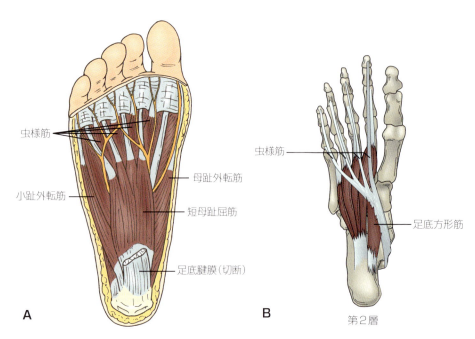

図 13.27　足部内在筋の層．(A) 第 1 層．(B) 第 2 層．

（次頁に続く）

第13章 足関節と足部複合体の構造と機能　299

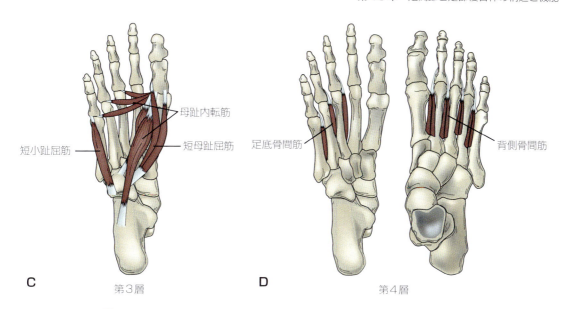

C　第3層　　　D　第4層

図 13.27（続き）（C）第3層．（D）左足部の第4層（足背面と足底面）．

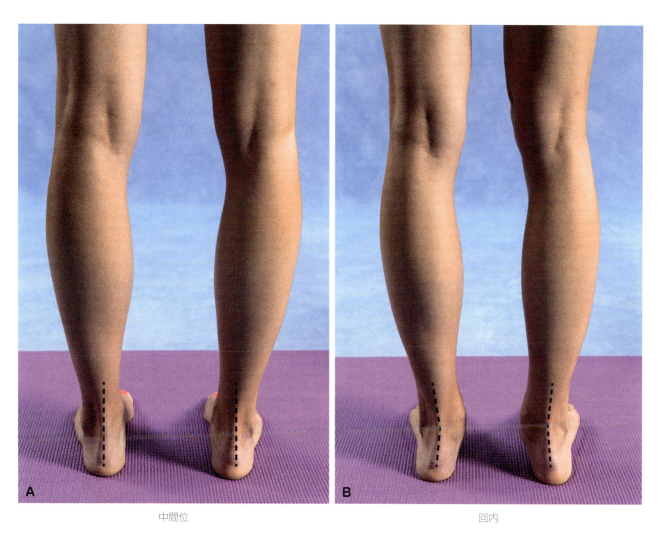

A　中間位　　　B　回内

図 13.28　距骨下関節の回内と回外．（A）踵骨中間位．（B）踵骨外がえしを伴う回内．

（次頁に続く）

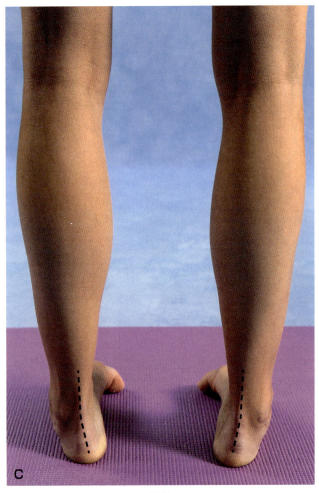

図13.28（続き）（C）踵骨内がえしを伴う回外．

OKC時に，距骨は脛骨と腓骨の間で距腿関節により固定される．一方，踵骨が動くと，距骨下関節で回外と回内が起こる．たとえば，回外中には前額面上で踵骨の内がえしが起こり，矢状面では底屈，水平面では内転が生じる．

荷重下では踵骨は前額面上は自由に動くことができるが，体重により地面に固定されているため，矢状面と水平面上では自由に動くことができない．踵骨が固定されると距骨は回内，回外に動く．図13.28Aは踵骨の中間位を図で示したものである．回内では踵骨の外がえしが起こり，距骨は底屈し内転する（図13.28B）．反対に，踵骨の内がえしが起こると，距骨は背屈し外転する（図13.28C）．荷重時の過度の回内により脛骨の内旋が生じ膝の外反を増加させる．反対に過度の回外は膝関節の内反を増加させる．

5.2 横足根関節の回内，回外

横足根関節は回内と回外の両方に影響を与えている．地面の状況にかかわらず，足部を地面に接地するためには，この関節の動きが必要である．後足部の回外により横足根関節も回外する．後足部の回内では，横足根関節は回内にも回外にも動くことができる．この機能は，後足部がつま先を地面から離そうとする位置にあるときに，つま先が地面から離れないようにするのを補助する．

本章のまとめ

足関節と足部は複雑な構造をしており，多くの要素を組み合わせることで柔軟性を生み出し，歩行時のさまざまな路面環境に適応している．また，身体を前方へ推進させるときには硬いてこの役割を果たしている．足関節と足部の複合体のうち，1つが機能不全に陥ると，全体の機能不全につながってしまう．アライメント不良や機能不全は，結合組織の外傷や最終的には関節や骨の障害につながることもある．下肢の近位関節の影響や，体幹と足関節と足部機能の安定性について考慮することも重要である．股関節のコントロール不良や弱化が膝関節や足関節，足部のアライメントに影響を与えることがある．同様に，足関節や足部の弱化やアライメント不良が，近位の関節に影響を与え，痛みや機能不全を足部から離れた場所に引き起こすこともある．

症例検討

Zachさん（34歳，建築家）は，足関節捻挫を呈している．過去にも足関節捻挫を経験したことがあるが，一度もバランス訓練や固有感覚などのリハビリテーションプログラムに参加したことはない．最近，ランニング中に，路面上の段差に足を載せてしまい，右足首の外側を捻挫した．臨床的には右外果の前，外，後部に出血と腫脹がみられている．触診時に痛みがあり，荷重時と足首を動かしたときにも痛みの訴えがある．本章で学んだ足関節と足部の知識を基に，次の質問に答えなさい．

1. Zach さんが足関節捻挫をしたときの足関節と足部の位置を答えなさい.

2. このけがでは，どの靱帯が影響を受けていると考えられるか答えなさい.

3. このけがで筋腱の挫傷があるとすると，影響を受けている筋腱は何か答えなさい（質問 1 で答えた靱帯と同じ領域にある靱帯を考えなさい．その靱帯は最終域で伸張されています）．症例検討

章末問題

1. 距腿関節と距骨下関節の運動における類似点と相違点について述べなさい.

2. 距腿関節の骨構造がどのように関節の安定性に貢献しているか述べなさい.

3. 内反捻挫で影響を受ける靱帯について述べなさい.

4. 内果の下部と後部に痛みを訴える場合，関与が考えられる筋を述べなさい．また，外果の下部と後部に痛みを訴える場合，関与が考えられる筋を述べなさい.

5. 歩行の踵接地から足底が地面に接地するまでの前脛骨筋の作用について述べなさい.

6. 内側縦アーチをサポートしている特定の構造について述べなさい（特定の靱帯，筋膜，筋を考えなさい）．歩行周期における全荷重時と非荷重時のアーチの機能について述べなさい.

7. 腓腹筋がもっとも効果的にストレッチされる膝関節と足関節の位置を示しなさい．また，ヒラメ筋がもっとも効果的にストレッチされる膝関節と足関節の位置を示しなさい.

8. 距腿関節，距骨下関節，横足根関節の回内を構成する構造を答えなさい．同じく回外を構成する構造を答えなさい．荷重時における回内と回外時の踵骨の位置も含めて考えなさい.

参考文献

・Cheung RT, Chung RC, Ng GY. Efficacies of different external controls for excessive foot pronation: a meta-analysis. *Br J Sports Med.* 2011;45:743–751.

・Cleland JA, Abbott JH, Kidd MO, et al. Manual physical therapy and exercise versus electrophysical agents and exercise in the management of plantar heel pain: a multicenter randomized clinical trial. *J Orthop Sports Phys Ther.* 2009;39:573–585.

・Cobb SC, Bazett-Jones DM, Joshi MN, Earl-Boehm JE, James CR. The relationship among foot posture, core, and lower extremity muscle function, and postural stability. *J Athl Train.* 2014;49:173–180.

・Houglum PA, Bertoti DB. *Brunnstrom's Clinical Kinesiology.* 6th ed. Philadelphia, PA: FA Davis; 2012.

・Kulig K, Popovich JM, Noceti-Dewit LM, Reischl SF, Kim D. Women with posterior tibial tendon dysfunction have diminished ankle and hip muscle performance. *J Orthop Sports Phys Ther.* 2011;41:687–694.

・Kulig K, Reischl SF, Pomrantz AB. et al. Nonsurgical management of posterior tibial tendon dysfunction with orthoses and resistive exercise: a randomized controlled trial. *Phys Ther.* 2009;89:26–37.

・Levangie PK, Norkin CC. *Joint Structure and Function: a Comprehensive Analysis.* 5th ed. Philadelphia, PA: FA Davis; 2011.

・Martin RL, Davenport TE, Paulseth S, Wukich DK, Godges JJ. Ankle stability and movement coordination impairments: ankle ligament sprains. *J Orthop Sports Phys Ther.* 2013;43:A2–A40.

・Neumann DA: *Kinesiology of the Musculoskeletal System.* 2nd ed. St. Louis, MO: Mosby; 2010.

・Nordin M, Frankel VH. *Basic Biomechanics of the Musculoskeletal System.* 4th ed. Philadelphia, PA: Lippincott Williams & Wilkins; 2012.

・Rabbito M, Pohl MB, Humble N, Ferber R. Biomechanical and clinical factors related to stage in posterior tibial tendon dysfunction. *J Orthop Sports Phys Ther.* 2011;41:776–784.

第14章 歩行の運動学

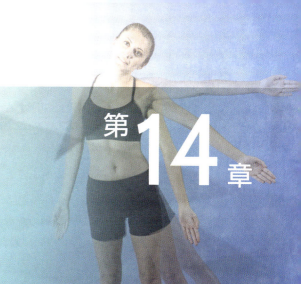

本章の概要

1. 歩行周期
   - 1.1 立脚期
   - 1.2 遊脚期
   - 1.3 単脚および両脚支持期
   - 1.4 歩行の空間的要素
   - 1.5 歩行の時間的要素
2. 歩行時の重心移動
3. 歩行時の関節運動学
   - 3.1 骨盤
   - 3.2 股関節
   - 3.3 膝関節
   - 3.4 足関節
   - 3.5 距骨下関節
   - 3.6 第1足根中足関節と第1中足趾節関節
   - 3.7 体幹と上肢
4. 歩行時の筋活動
   - 4.1 股関節と膝関節における筋活動
   - 4.2 足関節と足部における筋活動
5. 異常歩行
   - 5.1 フットスラップと下垂足
   - 5.2 大殿筋歩行
   - 5.3 トレンデレンブルグ歩行
   - 5.4 背伸び歩行，骨盤引き上げ歩行，分回し歩行
   - 5.5 その他の歩行パターン

学習効果

本章を学習すると，以下のことができるようになる．

- 14.1 歩行の立脚期，遊脚期で生じる各事象を含む歩行要素について説明すること．
- 14.2 ステップ長，ストライド長（重複歩距離），歩隔を計測するための空間的パラメータを列挙すること．
- 14.3 ケイデンスやステップ時間を計測するために用いる時間的パラメータを記録すること．
- 14.4 歩行速度に関連する要素について論ずること．
- 14.5 歩行周期における骨盤帯，股関節，膝関節，足関節，足部，体幹，上肢の運動の要素について説明すること．
- 14.6 歩行周期において，主な筋群が活動する時期を特定すること．
- 14.7 異常歩行を認識すること．

はじめに

　ここまでの章では，人の運動に関連する概念や身体の各関節の検査，そしてそれらがいかにして作用するかを解説してきた．歩行は，ほぼすべての関節が同時に運動を起こしたり，あるいは運動を制御したりしなくてはならない機能的な運動である．人は話しながら歩いたり，歩きながら振り返ったり，単に移動のために動いたりする．このとき，身体はもっとも安全で効率的な方法によってこの機能的な動作を遂行しようとする．歩行は，バランスを崩しては回復する動作の繰り返しである．それは，転倒を引き起こすような前方への傾斜から開始され，その足が新たな支持面に接地することによってバランスを回復し，転倒を回避する．本章では，歩行周期の観点から歩行の要素や歩行中のさまざまな関節の動き，さらには歩行動作を生み出す協調的な筋活動について学習する．最後に身体機能の不全から生じる異常歩行パターンの簡便な検査法について解説する．

1. 歩行周期

　歩行は，周期的な一連の繰り返し動作であり，個々の機能的な単位が**歩行周期**を構成する．各周期は，空間的・時間的な側面から説明および定量化できる．歩行周期を構成する要素を臨床的に評価することで，標準値との比較が可能となる．標準値からの逸脱は，パフォーマンスの低下や転倒リスクの増大と関連する．

　歩行周期は**立脚期**と**遊脚期**の2つに分けられる．立脚期は，足が地面に接地した時点で始まり，その足が地面から離れた時点で終わる．足が完全に地面から離れると遊脚期が始まり，この期はその足を前方に振り出す間続く．そして足が再度接地した時点で終了し，次の立脚期が始まる．この周期が何度も繰り返されることで，歩行動作となる．通常の歩行では，この周期の60％が立脚期であり，40％が遊脚期である．**図 14.1**は，立脚期と遊脚期の歩行周期における各事象と，主な細項目を示している．

1.1 立脚期

　立脚期は，**初期接地**（踵接地），**足底接地**，**立脚中期**，踵離地，足尖離地の5つの事象に分けられる．足部の接地が進むにつれて，同側の下肢は足関節や足部の上を移動する．この時期の足部には，凹凸面に適応できるような順応性がある．立脚期の終わりに向かうにつれて，足部は足尖離地を補助する硬い"てこ"の役割を果たし，遊脚期に向けて身体を前方に移動するための推進力を発生させる（**図 14.1**）．

　初期接地は，足部が接地した瞬間と定義される．踵接地という用語は，踵以外で接地した場合は不正確な表現かもしれない．たとえば，アキレス腱が極度に短縮した人は，踵接地に必要な足関節の可動域がない可能性があり，つま先から接地となるだろう．初期接地（踵接地）は，歩行周期の開始と考えられている．踵が接地したとき，下肢は足関節軸の後方にあり足趾が伸展されるため，足関節は軽度底屈する．足部は，足関節背屈筋群の遠心性制御を伴いながら床方向へ下降する．足底全体が床に接地したときが足底接地である．荷重が足部に移動するにつれて立脚中期が始まる．踵が床から離れた瞬間が踵離地であり，つま先が離れたときが足尖離地である（**図 14.1**）．

　立脚期は3つの期（**立脚初期**（初期接地期），**立脚中期**，**蹴り出し期**）に細分化される．立脚初期は初期接地から足底接地までである．この期はRancho Los Amigos National Rehabilitation Centerによれば，荷重受容期もしくは荷重応答期と定義されている．立脚中期は，足底接地から踵離地（立脚終期）までである．蹴り出し期は，踵離地から足尖離地までである．専門家の中には，立脚期の最後10％時点から足尖離地までを前遊脚期という用語を用いるものもいる．

1.2 遊脚期

　歩行周期における遊脚期は，**遊脚初期**，**遊脚中期**，**遊脚終期**の3期に細分化される．遊脚初期は，足尖離地から遊脚中期までである．遊脚初期は加速期とも呼ばれる．遊脚中期は，遊脚側下肢が股関節直下にあるときで，加速の終わりから減速の始まりまでである．遊脚終期は，遊脚中期から初期接地までの間の減速期である．この期の膝関節では初期接地に向けて伸展を開始する（**図 14.1**）（この期は，遊脚後期もしくは減速期とも呼ばれ

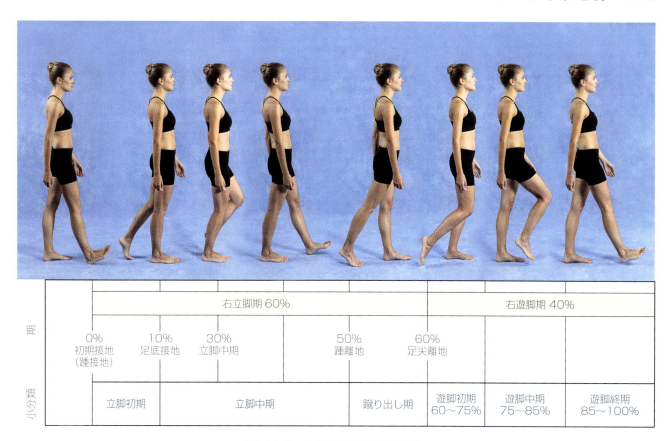

図 14.1 歩行周期における細項目.

る).表 14.1 は,歩行周期の立脚期・遊脚期における各事象をまとめたものである.

1.3 単脚および両脚支持期

立脚期には両下肢が同時に接地する期が2回ある.これらは**両脚支持期**と呼ばれ,初期接地で起こり,対側の足尖離地で終わるというサイクルを繰り返す.それぞれの両脚支持期を合わせると,歩行周期全体の20%を占める.**単脚支持期**は1歩行周期中に2回あり,それは立脚期の中で対側下肢が遊脚している期間である.各肢の単脚支持期は,全歩行周期の40%である.つまり歩行周期の80%は片脚での支持であり,両脚での支持は残りの20%である(図14.2).歩行速度が上がるにつれて,両脚支持期の時間は減少する.走行では,両脚支持期は存在せず,代わりに両脚とも同時に離地している期間が出現する.通常以下の歩行速度では,両脚支持期の時間が延長する.バランス障害や姿勢保持障害のある人は,転倒リスクを減らし不安定性を改善するために両

表 14.1 歩行周期における期および事象

期	事象	歩行周期における時系列率(%)
立脚期	踵接地もしくは初期接地	0
	足底接地	8〜10
	立脚中期	30
	踵離地	30〜50
	足尖離地	60
遊脚期	遊脚初期	60〜75
	遊脚中期	75〜85
	遊脚終期	85〜100

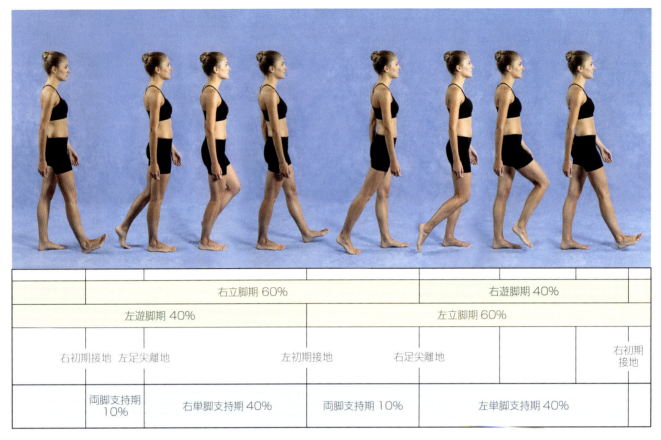

図 14.2 立脚期および遊脚期，単脚支持期および両脚支持期．

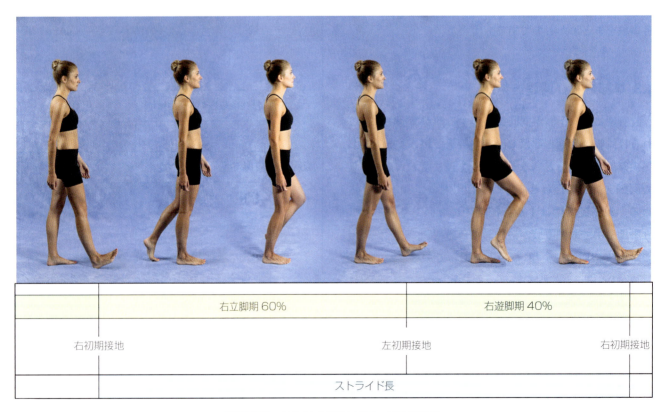

図 14.3 ストライド長とステップ長の要素．

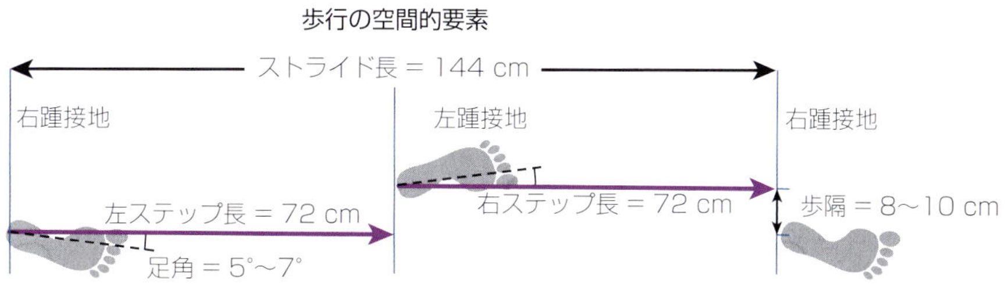

第14章 歩行の運動学　307

歩行の空間的要素

図 14.4　右下肢のストライド長，ステップ長，歩隔，足角に関する空間的要素．

脚支持期を延長した歩行動作をとることが多い．

1.4 歩行の空間的要素

　歩行周期における1歩とは，片方の足の接地からもう片方の足の接地までである．**歩幅（ステップ長）**は片方の足の踵からもう片方の足の踵までの距離である（**図14.4**）．たとえば，右踵の接地位置と左踵の接地位置との距離が左の歩幅であり，右踵の接地位置を左下肢が超えた長さである．歩幅は身長によって異なるものの，平均的には72cmである．歩行周期の対称性は，左右の歩幅の違いを比較することによって測定可能である．

　ストライドは，左右の歩幅の合算である．**ストライド長**は，片方の足の接地位置から同側の足が再び接地するまでの距離であり，左右の歩幅の合計である（**図14.3**）．ストライド長の平均は144cmであり，歩行の1周期全体を表わす（**図14.4**）．

　歩隔は連続する2つの接地における踵中心間の左右距離である．歩隔の平均は8～10cmである．歩隔が大きくなるとは，その人の安定性が低下しバランスが障害されているためにより大きな支持面を必要としていることを意味する．**足角**は歩行中の進行方向の軸と足部の長軸とのなす角であり，成人の平均は5°～7°である．

1.5 歩行の時間的要素

　空間的な距離に加え，歩行の各要素は時間的な概念，特に期間に基づいた測定が行われる．右足もしくは左足で1ステップを完結させるまでの時間を**ステップ時間**と呼ぶ．**歩行率**とも呼ばれる**ケイデンス**は，1分間の歩数である．**ストライド時間**は1回の歩行周期がすべて完了

する時間を指す．健常成人の1分間当たりの歩数の平均は110歩である．空間的・時間的な歩行要素の組み合わせで，一定距離を歩くのに要する時間である**歩行速度**を計測する．速度は1時間当たりもしくは1秒当たりに進む距離により計算され，歩幅と歩行率の積で求められる．歩行速度には個人差があり，運動能力レベル，筋力，バランス能力，年齢，身長，体重による影響を受ける．特に施設入所者では，通常歩行における歩行速度の低下が転倒リスクの増加と関連していることが過去の研究により立証されている．臨床現場においても，歩行速度は患者の転倒リスクを決定因子として扱われている．

2. 歩行時の重心移動

　身体の**質量中心** center of mass（**COM**）は，第2仙椎の前方に位置する．歩行中に身体が前方に移動するにつれてCOMは支持脚の前方へ直線的に移動する．足部で作られる支持基底面を越えてCOMが移動するとき，足部は転倒を防ぐため前方へ踏み出す．このCOMの前方移動と，転倒を防ぐための足部の前方接地の繰り返しが歩行動作を生み出す．COMは歩行周期中，2回上下方向に移動し，最初は上昇し次は下降する．COMの高さは，両脚支持期の中心点でもっとも低くなる．股関節・膝関節の屈曲により身体が低くなり，荷重による衝撃を吸収する．COMの高さは，単脚支持期の中心点で最高となる（**図 14.5A**）．股関節・膝関節が中間位に向かって伸展するにつれて，COMの高さは遊脚側下肢のクリアランスの確保に作用する．COMの垂直方向の変位（最高位と最低位の距離）は，男性で平均約5cmである．歩行中のCOMの変位は，頭部の動きを追跡することによって計測されることが多い．

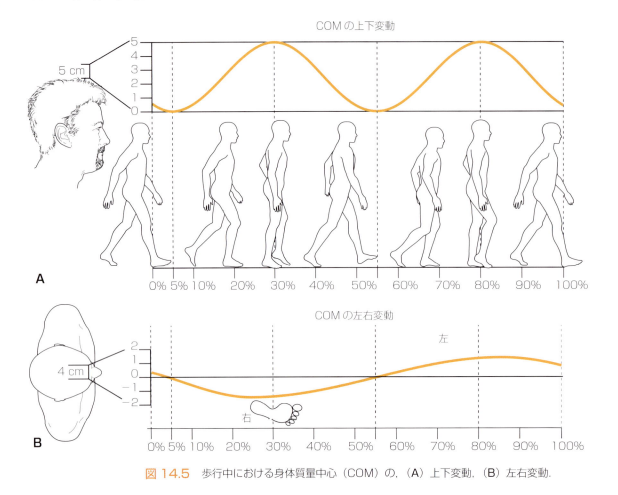

図 14.5　歩行中における身体質量中心（COM）の，（A）上下変動，（B）左右変動．

　歩行時のCOMは垂直方向に加え左右方向にも移動する．COMの右方向への移動は，右の立脚中期でもっとも大きくなる．同様に，左方向のCOM移動は左の立脚中期でもっとも大きくなる．成人における左右の平均変位は約4 cmである．足部の支持基底面が大きくなるほどCOMの左右の変位は大きくなり，逆もまたしかりである．

3. 歩行時の関節運動学

　歩行動作はCOMの直線移動によって生み出される一方，下肢の関節では回転運動が繰り返される．これらの回転運動は主に矢状面で生じ，わずかではあるが前額面，水平面でも生じる．矢状面では，主に股関節，膝関節，足関節，第1足根中足関節，第1中足趾節関節で回転運動が生じ，前額面では主に骨盤の運動が生じる．

3.1　骨盤

　歩行運動中には，矢状面でわずかに骨盤の傾斜運動が起こる．骨盤の後傾は，両脚支持期で歩行周期の最初の時点で生じる．その後，単脚支持期において骨盤は前傾する．立脚期の終わりから蹴り出しの直後にかけて骨盤は後傾する．その後骨盤は，遊脚初期，遊脚中期にかけて前傾し，遊脚終期にかけて後傾する．骨盤の傾斜運動は，歩行速度が上昇すると大きくなる傾向がある．

　前額面において骨盤は，股関節の内外転により10°～15°傾斜する．右下肢への荷重期では，左の腸骨稜が降下し右の腸骨稜よりも下に位置する（図 14.6A）．このとき右股関節は，相対的に内転位となる．左の上前腸骨棘（ASIS）は，水平面上で前方回旋する．

　体幹が前方に移動し体重が左下肢にかかるにつれ右下肢が振り出され，右のASISは水平面で前方回旋する（図 14.6B）．このとき，左ASISは右ASISと比べて後方に位置し，左の足尖離地の後に左下肢の遊脚に伴い前方

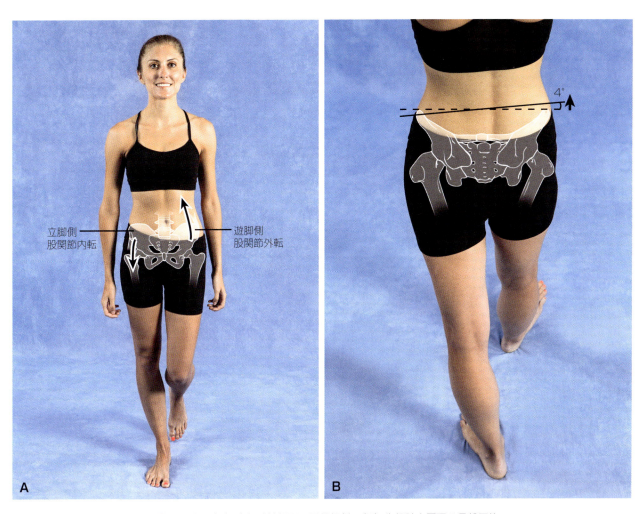

図 14.6 (A) 歩行時前額面の骨盤傾斜．(B) 歩行時水平面の骨盤回旋．

3.2 股関節

　初期接地時には，股関節は矢状面上（前額水平軸）の運動でおよそ 30°屈曲している．身体が足部上を移動するにつれ股関節は伸展し，踵離地の時点では 10°伸展位となる．遊脚期で股関節は再度屈曲し，初期接地の前までにおよそ 30°の最大屈曲角度に達する（図 14.7）．歩行周期において，骨盤の回旋に伴い股関節では水平面で回旋運動が起こる．右下肢の初期接地時に左 ASIS が後方回旋するにつれて右股関節は外旋する．右立脚期では右股関節は左 ASIS が前方回旋するにつれて内旋する．股関節は足尖離地後に中間位に達するまで外旋する．

3.3 膝関節

　膝関節は初期接地時にはおよそ 5°屈曲しており，足底接地にかけておよそ 10°～15°屈曲する．この屈曲は大腿四頭筋の遠心性収縮により制御され，接地側の下肢が荷重を円滑に受けることができる．膝関節の軽度屈曲は，下肢への衝撃吸収の役割も担う．足部に荷重がかかるにつれ膝関節はほぼ完全伸展位をとる．踵離地の際に膝は屈曲を開始し，足尖離地時には 35°に達する．膝関節の屈曲により，床面からの下肢長が短縮し，クリアランスの確保が可能となる．遊脚中期には膝はおよそ 60°屈曲する（図 14.7）．

3.4 足関節

　初期接地時に距腿関節（足関節）は 0°～5°の間でわ

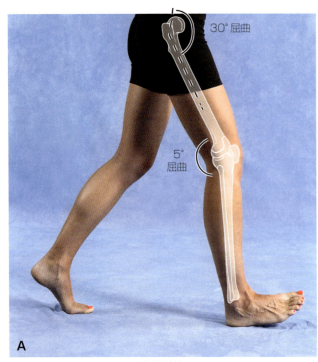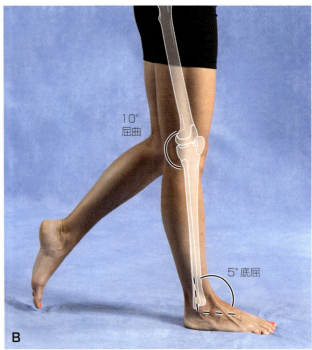

図 14.7　歩行周期における関節運動学.

（次頁に続く）

ずかに底屈している．足関節背屈筋群の遠心性収縮によって足底を床面に下げていく．足底接地をすぎ脛骨が前方移動するにつれ足関節はおよそ 10°背屈する．踵離地時に足関節は底屈によって地面から踵が離れ，足尖離地時にはおよそ 15°～20°の底屈に達する（図 14.7）．

3.5　距骨下関節

第 13 章において，距骨下関節の回内・回外について解説した．初期接地時に距骨下関節において踵骨は前額面上でおよそ 2°～3°内がえしが生じていると推測される．そこから踵骨は外がえしを開始し，立脚中期までに外がえしはおよそ 2°に達する．距骨下関節はそこから逆の運動を開始し，踵離地をすぎて中間位になり，その後内がえしの肢位が続く．踵骨が外がえし方向に動き足部が回内すると，足の縦アーチは低くなり足部はさまざまな状況に適応できるよう柔軟になる．一方，踵骨の内がえしによる踵離地の際に縦アーチは高くなり，蹴り出しを補助するように足部は硬いてこになる（図 14.8）．

3.6　第 1 足根中足関節と第 1 中足趾節関節

歩行周期において，第 1 足根中足関節（リスフラン関節）は，わずかな底背屈運動によって内側縦アーチの柔軟性を支えている．歩行周期において重要なのは，第 1 中足趾節関節（母趾の MTP 関節）の正常な機能である．初期接地時に第 1 MTP 関節はわずかに伸展しており，その後は踵離地まで中間位を保つ．踵が地面から離れるにつれ，MTP 関節は閉鎖性運動のため 45°～55°伸展する（図 13.16D 参照）．その後，足尖離地となり，MTP 関節はわずかに屈曲する．踵離地時の足趾の伸展制限は，蹴り出しの効率性を減少させる．

3.7　体幹と上肢

通常歩行において，上肢では下肢と反対のリズミカルな振りが生じる．股関節が屈曲すると，同側の腕は伸展する．反対に下肢が伸展すると同側の腕は屈曲する．上肢の屈曲伸展運動の範囲は個人によって異なるが，運動パターンはおおよそ一致している．上肢の振りには，歩

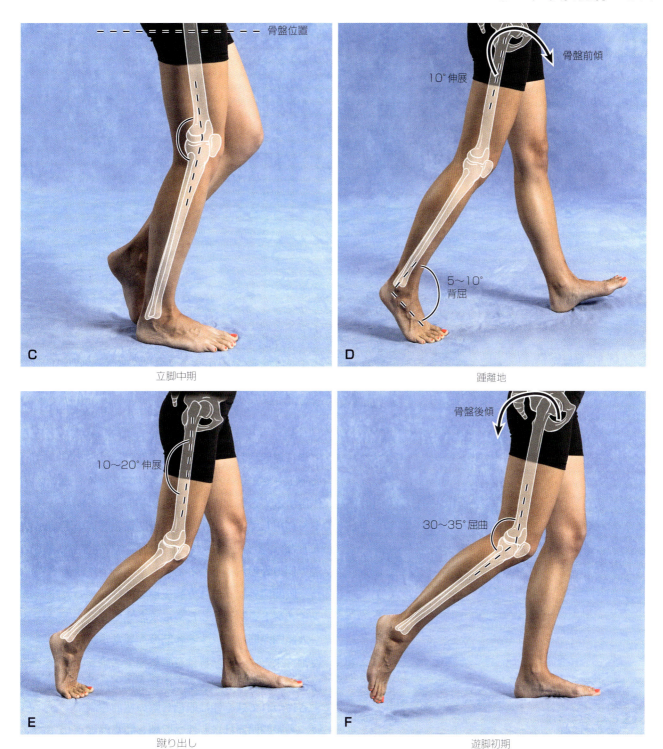

C 立脚中期
D 踵離地
E 蹴り出し
F 遊脚初期

図14.7（続き） （次頁に続く）

行周期における体幹の回旋要素の釣り合いを保つ機能がある．この水平面での軽度の体幹回旋運動により，骨盤と反対の位置に肩甲帯が位置する．上肢の振りと軽度の体幹回旋は，効率的な歩行動作に寄与する．

4. 歩行時の筋活動

4.1 股関節と膝関節における筋活動

ハムストリングと大殿筋は遊脚終期に活動し始め股関

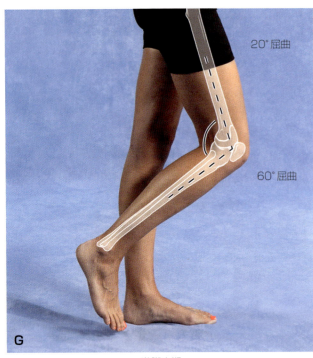

遊脚中期　　　　　　　　　　　遊脚終期

図 14.7（続き）

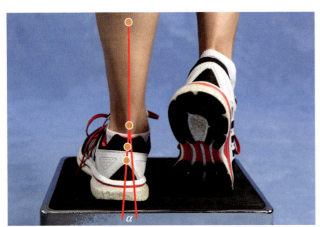

α ＝ 前額面における距骨下関節の角度

図 14.8　歩行時の踵骨の内がえしや外がえしの角度は，下腿と踵骨を2等分するラインを用いて測定する．一般的には歩行時に踵骨は3°の外がえし位から2°の内がえし位まで動く．

　歩行周期において，股関節屈筋群は足尖離地時に下肢を挙上させ，遊脚期で床とのクリアランスを保つために作用する．遊脚期後半では遊脚初期で得られたモーメントを利用して振り出すため，股関節屈筋群の活動を必要としない．歩行周期において支持側の股関節外転筋群は，遊脚側の骨盤が降下するにつれて遠心性に収縮する．また，股関節外転筋群は立脚後期で前額面での大腿骨のアライメントを制御するために求心性に収縮する．

　大腿四頭筋を構成する各筋は，通常歩行時には異なる役割を果たす．広筋群は遊脚終期で活動を開始し，初期接地時の衝撃を吸収する．広筋群は支持脚に荷重が移行するにつれて遠心性に収縮し膝の屈曲を制御する．その後，大腿四頭筋は求心性に収縮し膝を伸展させ，立脚中期において体重支持の役割を担う．立脚期から遊脚期に移行するにつれ，大腿直筋は股関節屈曲を補助し，膝の屈曲を遠心性に制御する．

4.2 足関節と足部における筋活動

　初期接地時に前脛骨筋，長趾伸筋，長母趾伸筋は遠心性に収縮し，床に向かって下降している足部の底屈を減

節を伸展させ，初期接地や立脚期に荷重を受ける準備を行う．股関節伸展筋群は，体幹が支持脚に向けて前方移動しているときの不安定な体幹前傾を抑制する．大殿筋は立脚期全体を通して収縮し続けて体重を支持する．大殿筋は前〜中遊脚期では活動を止め，その後，遊脚終期に股関節屈曲を減速させ伸展に転じる際に活動を高める．

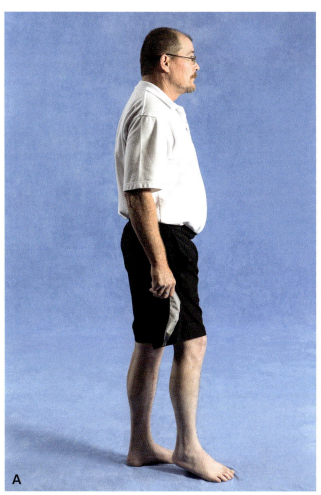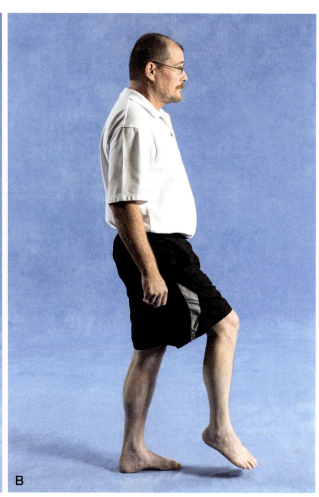

図 14.9　背屈筋群の筋力低下によって，(A) フットスラップもしくは (B) 下垂足が生じる．

速させる．一方，遊脚期ではこれらの筋が収縮し足関節が背屈することで床からのクリアランスを確保する．

腓腹筋，ヒラメ筋とその他の底屈を補助する筋群（第13章参照）は立脚期で遠心性に収縮し，足関節上での下腿の前方移動を制御する．これらの制御がないと，立脚期において膝関節が過剰に屈曲し制御がきかなくなってしまう．底屈筋群は踵離地から活動性を高めて蹴り出しに作用する．底屈筋群は身体の前方への推進力を生み出す．これらの筋群の活動性は離地に際して低下していき，足尖離地でおよそゼロになる．

底屈筋群としての役割に加え，後脛骨筋は歩行周期前半において足部の回外筋として重要な役割を果たす．足部が接地するにつれて後脛骨筋は足部の回内を減速し制御する．後脛骨筋は立脚中期から足尖離地まで足部を求心性に回外させる．後脛骨筋は過度に回内した足部では過剰かつ頻回な回外作用を強いられ損傷を受けやすい．

底屈筋としての役割に加え，長短腓骨筋は回内筋としての役割により足部の回外筋との均衡を図る．長腓骨筋は遊脚後期にかけて体重が下肢にかかる際に第1趾列を固定し，立脚後期および踵離地時に足部を強固にする．足部内在筋群は足部を安定化させ，立脚期において内側縦アーチを支持する．

5. 異常歩行

1箇所もしくは複数箇所の身体の機能不全により歩行のメカニズムに変調をきたすと，異常歩行パターンを呈する．運動・感覚・知覚・認知能力の障害が異常歩行をもたらす．これらの機能不全が神経系もしくは筋骨格系あるいはその両方に影響を与え，典型的な運動パターンが出現する．筋力低下や麻痺および筋などの軟部組織の短縮により生じる典型的な歩行障害について，本項目で

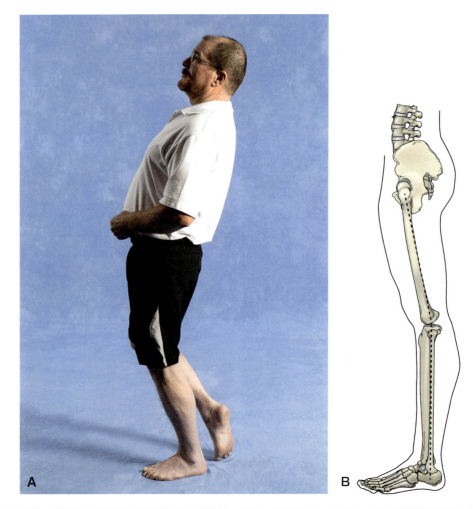

図 14.10　股関節・膝関節伸展筋群の筋力低下は，（A）大殿筋歩行もしくは，（B）反張膝の原因となる．

解説する．これらの異常歩行パターンであっても歩行能力は維持できるが，効率の悪い歩行となる．つまり，エネルギーを過度に消費し身体にストレスを与え，転倒や外傷のリスクを増大させる．

5.1　フットスラップと下垂足

　筋力低下や麻痺は，異常歩行パターンの典型的な原因である．通常，初期接地時に遠心性に収縮する前脛骨筋やその他の足関節背屈筋の機能不全により，フットスラップと呼ばれる異常歩行が生じる（図 14.9A）．フットスラップという用語は，制御困難となった足部が床を打ちつける音を発することに由来する．これらの筋群の機能不全は，遊脚期でみられる下垂足（鶏歩とも呼ばれる）の原因となる．遊脚期において足関節が背屈できないため，足部が下降し，下肢を前方に振り出す際に床と

のクリアランスを確保できない可能性がある．このクリアランス不良を代償して床から足を離すために，股関節や膝関節を過度に屈曲し下肢全体を挙上することがある（図 14.9B）．背屈ができない場合，背屈を補助するか，もしくは必要に応じて底屈を抑制する短下肢装具 ankle-foot-orthosis（AFO）が有効な場合がある．

5.2　大殿筋歩行

　大殿筋が弱化し，股関節伸展を保持できない場合，踵接地時に股関節が折りたたまれるように屈曲する．この場合，股関節は立脚中期には過度に伸展する．このような極度に前後方向へ動揺する体幹・股関節の動きを大殿筋歩行と呼ぶ（図 14.10A）．膝伸筋群の筋力低下は反張膝を起こす可能性があり，立脚期を通して膝関節が完全伸展もしくは過伸展の状態となる．大腿四頭筋の筋力

第14章　歩行の運動学　315

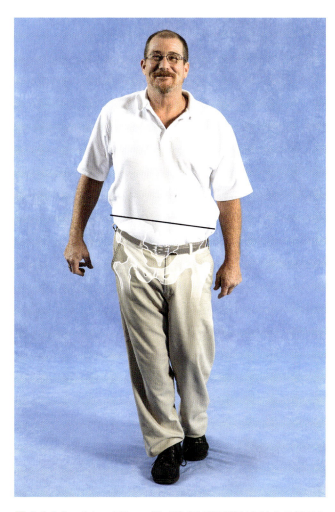

図14.11　トレンデレンブルグ歩行は股関節外転筋力の低下の代償である．

表14.2　歩行に関する加齢現象

空間的時間的変化	運動学的変化
ステップ長の短縮	上肢の振りの減少
ストライド長の短縮	股関節・膝関節・足関節の屈曲減少
歩隔の拡大	安定性の低下
立脚期の延長	初期接地時の衝撃吸収能の低下
両脚支持期の延長	蹴り出しトルクの低下
遊脚期の短縮	
歩行速度の低下	
ステップ率の低下	

低下により荷重時に膝の屈曲制御が困難となり，立脚中期における膝の支持性の低下をもたらす．この場合，体幹が前傾し，膝の関節軸より前方にCOMを移動させることで，膝の伸展筋力ではなく，他動的な膝伸展により安定性を確保しようとする（図14.10B）．

5.3　トレンデレンブルグ歩行

支持側下肢の外転筋の筋力低下は，反対側の骨盤の過度な下降をもたらす．この骨盤の下降は，**トレンデレンブルグ徴候**陽性と呼ばれる．外転筋の筋力低下を代償するため，トレンデレンブルグ歩行では体幹が支持側へ傾斜する（図14.11）．筋力低下が両側にある場合は，立脚期ごとに両側に体幹が動揺し，動揺歩行と呼ばれる．

5.4　背伸び歩行，骨盤引き上げ歩行，分回し歩行

軟部組織の硬化や拘縮，筋の痙性が原因で生じる関節可動域制限により，遊脚期において股関節，膝関節，足関節の屈曲による下肢の短縮が困難となる．これは，遊脚期で下肢を挙上してクリアランスを確保し，身体を前方へ推進させる能力を阻害する．この能力低下を代償するために背伸び歩行，骨盤引き上げ歩行，分回し歩行が生じる．

背伸び歩行では，患者は立脚期で下肢をつま先接地になるまで挙上させ，遊脚側の下肢よりも長くする．これにより遊脚側の下肢を前方移動するための十分なクリアランスを得ることができる（図14.12A）．骨盤引き上げ歩行は，前額面での遊脚側の骨盤を挙上させることにより，同様の効果が得られる．これにより遊脚側下肢が床からのクリアランスを確保できるようになる．分回し歩行では，障害側下肢の振り出しにおいて，矢状面での屈曲というより回すような動作で遊脚する（図14.12B）．

5.5　その他の歩行パターン

疼痛逃避性歩行は，疼痛側の下肢への荷重を避けようとすることによって発生する．典型的には，疼痛側下肢での立脚を回避するため立脚時間は対側よりも短くな

316　第Ⅳ部　下　肢

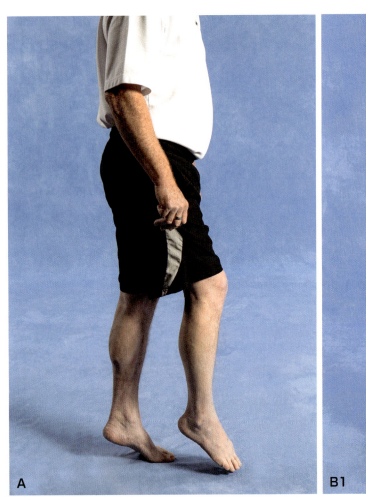 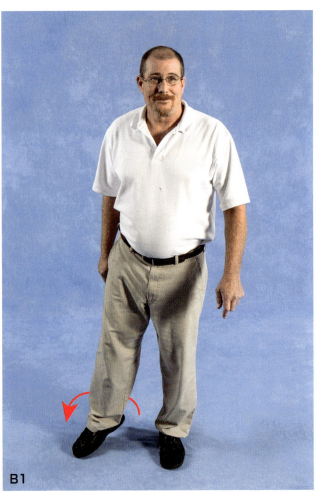

図 14.12　遊脚側下肢の機能的長さ短縮のための代償として，（A）背伸び歩行による支持側の踵上げあるいは，（B）トゥクリアランスを確保するための分回し歩行が起こる．

（次頁に続く）

る．疼痛側での立脚を回避した結果，対側のステップ長は短縮する．

　さまざまな神経疾患により筋の機能が障害され異常歩行パターンが形成される．神経系由来の運動制御不能や筋機能低下については本書では解説しない．しかし，異常歩行パターンの原因によらず，本章で述べた歩行周期における時間的・空間的要素は，歩行パターンの説明に用いることができる．たとえば，パーキンソン病患者では，突進現象，上肢の振りの消失，円背，小刻み歩行がよくみられる．また，失調歩行パターンはさまざまな神経疾患において観察される．失調性歩行においてステップ長や歩隔は不規則で一様でないことが多い．ステップは非律動性で制御を失い，過大な動作が出現する．

　高齢者では，下肢筋力と歩行速度の間に関連性があると考えられている．高齢者や神経疾患患者においては，筋力が低下するにつれ，速度を生み出す能力が低下し，歩行障害となる．表 14.2 は特定の神経疾患由来ではなく，加齢によって引き起こされる歩行パターンの変化を示している．

本章のまとめ

　効率的で安全に移動するためには，身体の各部位が中枢神経系からの出力を受けることと，情報を入力するという双方が協調的に働かなければならない．歩行に関する要素は歩行周期の機能単位によって分類されている．歩行周期はさらに特定の事象と期によって細分化され，時間的，空間的な計測値とその組み合わせによって定量化される．初期での計測内容は，リハビリテーション実施後の予測値に対する比較対象として用いられる．たと

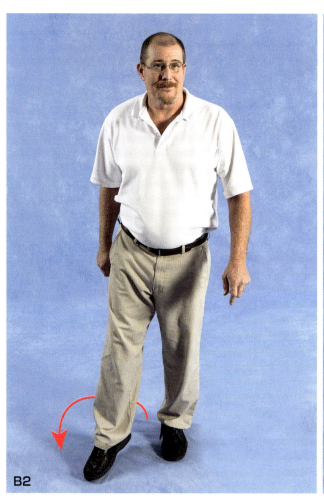 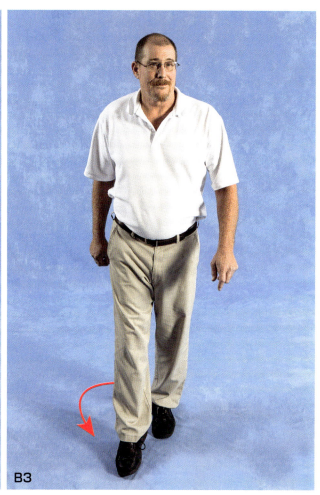

図 14.12（続き）

えば，リハビリテーションの実施前には歩隔が 12 cm であったが，筋力やバランスに関連するリハビリテーションを実施した後には 8 cm に減少するかもしれない．歩隔の減少は，歩行の安定性の向上を示すものと考えられる．リハビリテーションの前後でストライドやステップ長，歩行速度を測定することは，歩行能力の向上を示すことになる．

歩行周期において，身体の各関節は特定の範囲で動く．筋は特定の順序で活動し，歩行周期の中で必要に応じて，安定性・制御・運動を供給する．可動範囲の減少や，歩行中の筋活動の低下は異常歩行パターンをもたらす．異常パターンで歩行可能な場合は，非効率な動作のため多くのエネルギー消費を強いられ，心肺系や筋骨格系により多くの負担がかかる．この動作パターンでは関節にかかるストレスが増加し，関節の経年的な劣化の助長につながる．

症例検討

Jack さんは右脳血管障害による左片麻痺を患い，右下肢と比べて左下肢に重い機能低下がある．本章で学んだ歩行周期における期や事象に関する知識を用いて，Jack さんの歩行パターンに関する次の質問に答えなさい．

1. ステップ長は左右で等しいか．また，その理由を答えなさい．
2. どちらのステップ長がより長いか．考えを述べなさい．
3. 左右の立脚期は，どちらが長いか．
4. Jack さんが用いることのできる安定性の拡大，もしくは転倒リスクを減少できる方法について答えなさい．

章末問題

1. 歩行周期中に生じる以下の状況について，考えられる原因を答えなさい．

   A. 歩隔が 14 cm

   B. 右のステップ長が 50 cm で，左のステップ長が 72 cm

   C. 重複歩の距離が 80 cm であり，ステップ長が左右で同等

2. 歩行周期の中で足底面が床面に対して柔軟であるべき期はどこか．あるいは，足底が硬いてことなるべき期はどこか．

3. 歩行周期における立脚時間と遊脚時間の割合を比較しなさい．なぜそれが同じではないか，推測しなさい．もしこの割合が逆転したり同じであったりする場合には，どのようなことが起こりうるか．

4. 歩行中の上下方向および左右方向の COM の運動を説明しなさい．また，これらの変位が減少すると，どのようなことが観察されるか考えなさい．

5. 歩行周期での下肢の各関節に生じる典型的な運動の名称を答えなさい．

6. 歩行周期における次の筋の遠心性筋活動と求心性筋活動の機能について議論しなさい．

   A. 股関節の伸筋群，外転筋群，屈筋群

   B. 膝関節の伸筋群，屈筋群

   C. 足関節の背屈筋群，底屈筋群

   D. 距骨下関節の回内筋群，回外筋群

   E. 足趾の屈筋群，伸筋群

7. 下記の異常歩行パターンを実演し，考えられる原因について議論しなさい．

   A. フットスラップ

   B. 下垂足

   C. 大殿筋歩行

   D. トレンデレンブルグ歩行

   E. 背伸び歩行

   F. 骨盤引き上げ歩行

   G. 分回し歩行

参考文献

・Beauchet O, Annweiler C, Allali G, Berrut G, Herrmann FR, Dubost V. Recurrent falls and dual task-related decrease in walking speed: is there a relationship? *J Am Geriatr Soc.* 2008;56:1265-1269.

・Levangie PK, Norkin CC. *Joint Structure and Function: A Comprehensive Analysis.* 5th ed. Philadelphia, PA: FA Davis; 2011.

・Neumann DA. *Kinesiology of the Musculoskeletal System.* 2nd ed. St. Louis, MO: Mosby; 2010.

・Quach L, Galica AM, Jones RN, et al. The non-linear relationship between gait speed and falls: The maintenance of balance, independent living, intellect, and zest in the elderly: Boston Study. *J Am Geriatr Soc.* 2011;59:1069-1073.

・Shumway-Cook A, Woollacott MH. *Motor Control: Translating Research into Clinical Practice.* 4th ed. Philadelphia, PA: Lippincott Williams & Wilkins; 2012.

・Winter DA. *Biomechanics and Motor Control of Human Gait.* 2nd ed. Waterloo, Ontario, Canada: University of Waterloo Press; 1991.

・Yang Y, Yoshida Y, Hortobagyi T, Suzuki S. Interaction between thorax, lumbar, and pelvis movement in the transverse plane during gait at three velocities. *J Appl Biomech.* 2013;29:261-269.

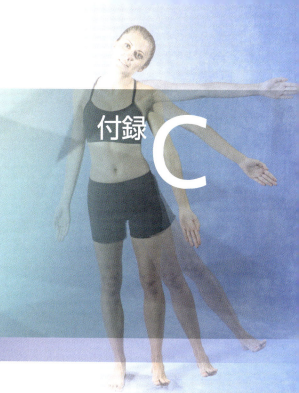

付録C 下肢の筋の起始停止と神経支配・構造

本付録の概要

1. 下肢のデルマトーム
2. 下肢の末梢神経
3. 股関節と膝関節の筋
   - 3.1 短内転筋
   - 3.2 長内転筋
   - 3.3 大内転筋
     - [a] 前部
     - [b] 後（伸展）部
   - 3.4 膝関節筋
   - 3.5 大腿二頭筋
     - [a] 長頭
     - [b] 短頭
   - 3.6 下双子筋
   - 3.7 上双子筋
   - 3.8 大殿筋
   - 3.9 中殿筋
   - 3.10 小殿筋
   - 3.11 薄筋
   - 3.12 腸腰筋
     - [a] 大腰筋
   - 3.13 腸骨筋
   - 3.14 外閉鎖筋
   - 3.15 内閉鎖筋
   - 3.16 恥骨筋
   - 3.17 梨状筋
   - 3.18 膝窩筋
   - 3.19 小腰筋
   - 3.20 大腿方形筋
   - 3.21 大腿直筋
   - 3.22 縫工筋
   - 3.23 半膜様筋
   - 3.24 半腱様筋
   - 3.25 大腿筋膜張筋
   - 3.26 中間広筋
   - 3.27 外側広筋
   - 3.28 内側広筋
4. 足関節と足部の筋
   - 4.1 長趾伸筋
   - 4.2 長母趾伸筋
   - 4.3 短腓骨筋
   - 4.4 長腓骨筋
   - 4.5 第3腓骨筋
   - 4.6 長趾屈筋
   - 4.7 長母趾屈筋
   - 4.8 腓腹筋
   - 4.9 足底筋
   - 4.10 ヒラメ筋
   - 4.11 前脛骨筋
   - 4.12 後脛骨筋

5. 足部の内在筋
　5.1 短趾伸筋
　5.2 第1層
　　[a] 小趾外転筋
　　[b] 母趾外転筋
　　[c] 短趾屈筋
　5.3 第2層
　　[a] 虫様筋

5.4 第3層
　[a] 母趾内転筋
　[b] 小趾屈筋
　[c] 短母趾屈筋
5.5 第4層
　[a] 背側骨間筋
　[b] 底側骨間筋

1. 下肢のデルマトーム

下肢の感覚領域は，腰部と仙骨神経根レベルに関連する皮節分布に配置される（図C.1）．

2. 下肢の末梢神経

下肢末梢神経を図C.2〜C.5に示す．

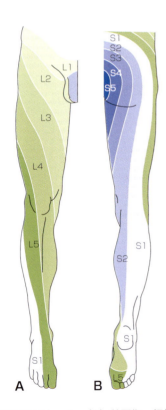

図 C.1　下肢のデルマトーム．（A）前面像．（B）後面像．
(Roy S, Wolf SL, Scalzitti DA. The Rehabilitation Specialist's Handbook, 4th ed. Philadelphia, PA：F.A. Davis Company, 2013：p.209 より許諾を得て転載)

3. 股関節と膝関節の筋

3.1 短内転筋

起始：恥骨下枝
停止：大腿骨粗線の近位 1/3
神経支配：閉鎖神経

3.2 長内転筋

起始：恥骨の前面
停止：大腿骨粗線の中間 1/3
神経支配：閉鎖神経

3.3 大内転筋

[a] 前部
　起始：坐骨枝
　停止
　　水平線維：大腿骨粗線近位
　　斜線維：大腿骨粗線全体
　神経支配：閉鎖神経
[b] 後（伸展）部
　起始：坐骨結節
　停止：大腿骨の内転筋結節
　神経支配：坐骨神経

3.4 膝関節筋

起始：大腿骨の遠位前面

付録C 下肢の筋の起始停止と神経支配・構造 321

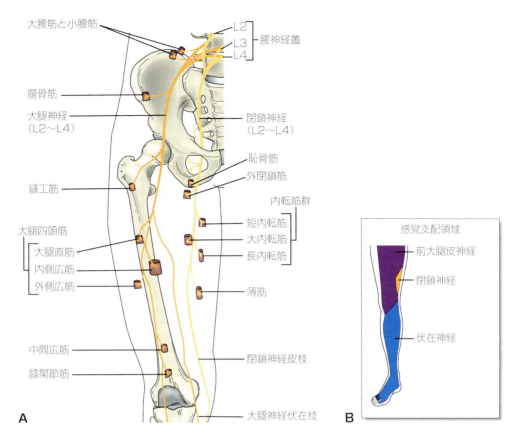

図 C.2 （A）大腿神経と閉鎖神経の筋神経支配．（B）大腿神経と閉鎖神経皮枝の感覚支配領域．

停止：膝関節の近位関節包
神経支配：大腿神経

3.5 大腿二頭筋

[a] 長頭

起始：坐骨結節
停止：腓骨頭
神経支配：坐骨神経

[b] 短頭

起始：大腿骨粗線の外側唇
停止：腓骨頭
神経支配：坐骨神経

3.6 下双子筋

起始：坐骨結節
停止：内閉鎖筋の腱

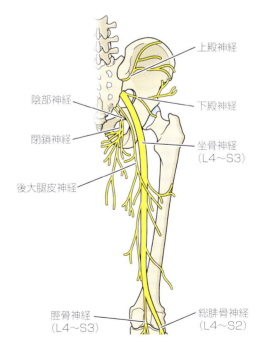

図 C.3 上殿神経と下殿神経と坐骨神経の筋神経支配．
（Roy S, Wolf SL, Scalzitti DA. The Rehabilitation Specialist's Handbook, 4th ed. Philadelphia, PA：F.A. Davis Company, 2013：p.290 より許諾を得て転載）

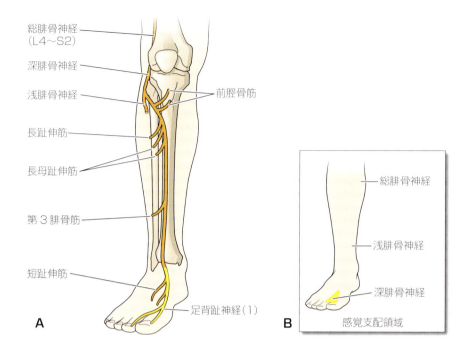

図 C.4 （A）総腓骨神経の深枝，浅枝の筋神経支配．（B）総腓骨神経の深枝，浅枝の感覚支配領域．
(Roy S, Wolf SL, Scalzitti DA. The Rehabilitation Specialist's Handbook, 4th ed. Philadelphia, PA：F.A. Davis Company, 2013：p.209 より許諾を得て転載)

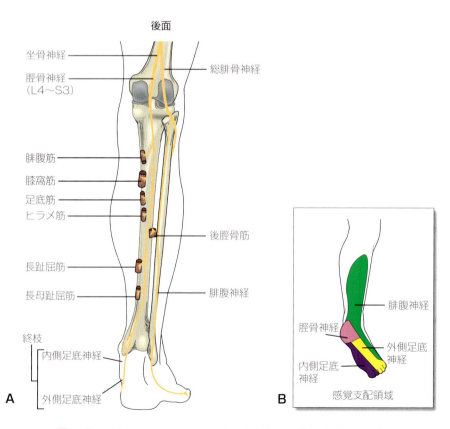

図 C.5 （A）脛骨神経の筋神経支配．（B）脛骨神経の感覚支配領域．

神経支配：大腿方形筋への神経と下双子筋への神経

3.7　上双子筋

起始：坐骨棘の背面

停止：内閉鎖筋の腱

神経支配：内閉鎖筋への神経と下双子筋への神経

3.8　大殿筋

起始：腸骨の外面，殿筋線の後方，胸腰筋膜，仙骨，尾骨の後面

停止：殿筋粗面と腸脛靱帯

神経支配：下殿神経

3.9　中殿筋

起始：腸骨の外面

停止：大転子

神経支配：上殿神経

3.10　小殿筋

起始：腸骨の外面

停止：大転子

神経支配：上殿神経

3.11　薄筋

起始：恥骨下枝

停止：脛骨内側の近位

神経支配：閉鎖神経

3.12　腸腰筋

[a]　大腰筋

起始：横突起，第12胸椎〜すべての腰椎の椎体と椎間円板

停止：小転子

神経支配：腰神経叢および大腿神経

3.13　腸骨筋

起始：腸骨窩，腸骨稜の内唇

停止：小転子

神経支配：大腿神経

3.14　外閉鎖筋

起始：恥骨枝，坐骨枝

停止：大腿骨転子部の内側面

神経支配：閉鎖神経

3.15　内閉鎖筋

起始：恥骨枝下と坐骨枝

停止：大腿骨転子部の内側面

神経支配：内閉鎖筋への神経と下双子筋への神経

3.16　恥骨筋

起始：恥骨櫛

停止：大腿骨の後面の恥骨筋線

神経支配：大腿神経

3.17　梨状筋

起始：仙骨の前面，仙腸関節の関節包に部分的に付着

停止：大転子の頂点

神経支配：梨状筋への神経

3.18　膝窩筋

起始：大腿骨外側上顆外側

停止：近位脛骨，外側半月板

神経支配：脛骨神経

3.19　小腰筋

起始：横突起，第12胸椎と第1腰椎の椎体と椎間円板

停止：恥骨

神経支配：第 1 腰椎神経

3.20 大腿方形筋

起始：坐骨結節

停止：転子間稜の中間

神経支配：大腿方形筋への神経と下双子筋への神経

3.21 大腿直筋

起始：上前腸骨棘

停止：膝蓋骨底，膝蓋腱，脛骨粗面

神経支配：大腿神経

3.22 縫工筋

起始：上前腸骨棘

停止：脛骨内側

神経支配：大腿神経

3.23 半膜様筋

起始：坐骨結節

停止：脛骨内側顆，内側側副靱帯と内側半月板

神経支配：坐骨神経

3.24 半腱様筋

起始：坐骨結節

停止：脛骨内側近位

神経支配：坐骨神経

3.25 大腿筋膜張筋

起始：腸骨稜

停止：大腿筋膜の腸脛靱帯の近位 1/3

神経支配：上殿神経

3.26 中間広筋

起始：大腿骨骨幹部の前外側近位 2/3

停止：膝蓋骨，膝蓋腱，脛骨粗面

神経支配：大腿神経

3.27 外側広筋

起始：大腿骨骨幹部前外側

停止：膝蓋骨，膝蓋腱，脛骨粗面

神経支配：大腿神経

3.28 内側広筋

起始：大腿骨骨幹部前内側

停止：膝蓋骨，膝蓋腱，脛骨粗面

神経支配：大腿神経

4. 足関節と足部の筋

4.1 長趾伸筋

起始：脛骨外側顆，腓骨の近位 2/3，下腿骨間膜

停止：中節骨底，末節骨底に付着する 4 つの腱

神経支配：深腓骨神経

4.2 長母趾伸筋

起始：腓骨の中央面と下腿骨間膜

停止：母趾の末節骨底

神経支配：深腓骨神経

4.3 短腓骨筋

起始：腓骨外側面の遠位 2/3

停止：第 5 中足骨

神経支配：浅腓骨神経

4.4 長腓骨筋

起始：脛骨外側顆，腓骨外側の近位 2/3 と腓骨頭
停止：内側楔状骨と第 1 中足骨底の外側面
神経支配：浅腓骨神経

4.5 第 3 腓骨筋

起始：腓骨の遠位 1/3，下腿骨間膜
停止：第 5 中足骨底
神経支配：深腓骨神経

4.6 長趾屈筋

起始：脛骨後面の中間 1/3
停止：第 2〜第 5 末節骨底への 4 つの分離した腱
神経支配：脛骨神経

4.7 長母趾屈筋

起始：腓骨後面の遠位 2/3
停止：母趾末節骨底の足底面
神経支配：脛骨神経

4.8 腓腹筋

起始：大腿骨外内側上顆の後面
停止：アキレス腱をとなり踵骨隆起
神経支配：脛骨神経

4.9 足底筋

起始：大腿骨外側上顆下部，膝窩靱帯
停止：アキレス腱をとなり踵骨隆起
神経支配：脛骨神経

4.10 ヒラメ筋

起始：腓骨頭後面，脛骨後面の近位 1/3
停止：アキレス腱をとなり踵骨隆起
神経支配：脛骨神経

4.11 前脛骨筋

起始：脛骨外側近位面，脛骨外側顆，下腿骨間膜
停止：内側楔状骨，第 1 中足骨底
神経支配：深腓骨神経

4.12 後脛骨筋

起始：脛骨後面の近位 1/3，腓骨，下腿骨間膜
停止：舟状骨粗面，距骨と第 2〜第 4 中足骨底以外
　　　のすべて足根骨へ線維状に広がる
神経支配：脛骨神経

5. 足部の内在筋

5.1 短趾伸筋

起始：踵骨
停止：4 つの腱は足趾の末端の背側を進行する．1 つ
　　　は母趾の背面，その他 3 つは第 2〜第 4 趾の
　　　長趾伸筋腱に結合する
神経支配：深腓骨神経

5.2 第 1 層

[a] 小趾外転筋
起始：踵骨隆起，足底腱膜小趾屈筋と一緒に第 5 中足
　　　骨底の背面
停止：第 5 基節骨底
神経支配：外側足底神経

[b] 母趾外転筋
起始：屈筋支帯，踵骨，足底腱膜
停止：母趾基節骨底内側
神経支配：内側足底神経

[c] 短趾屈筋
起始：踵骨隆起，足底腱膜
停止：4 つの腱に分かれ，第 2〜第 5 趾中足骨底に付着

326　第Ⅳ部　下　肢

神経支配：内側足底神経

5.3 第2層

[a] 虫様筋

起始：長趾屈筋の腱

停止：各筋は中足趾節関節を横切って，第2〜第5趾の背側趾伸筋腱拡大部に挿入する

神経支配：第2趾内側足底神経，第3〜第5趾：外側足底神経

5.4 第3層

[a] 母趾内転筋

起始

斜頭：第2〜第4中足骨底

横頭：第3〜第5中足趾節関節背側の靱帯の足底面

停止：母趾の基節骨外側底

神経支配：外側足底神経

[b] 小趾屈筋

起始：第5中足骨底

停止：第5趾基節骨底

神経支配：外側足底神経

[c] 短母趾屈筋

起始：立方骨と楔状骨

停止

母足基節骨：1組の種子骨が筋の腱の中にある

神経支配：内側足底神経

5.5 第4層

[a] 背側骨間筋

起始

第1：第1，第2中足骨の相対面

第2：第2，第3中足骨の相対面

第3：第3，第4中足骨の相対面

第4：第4，第5中足骨の相対面

停止

第1：第2趾基節骨底内側面

第2：第2趾基節骨底外側面

第3：第3趾基節骨底外側面

第4：第4趾基節骨底外側面

神経支配：外側足底神経

[b] 底側骨間筋

起始

第1：第3中足骨内側面

第2：第4中足骨内側面

第3：第5中足骨内側面

停止

第1：第3趾基節骨内側面

第2：第4趾基節骨内側面

第3：第5趾基節骨内側面

神経支配：外側足底神経

用語解説

あ

圧縮力 compressive forces：1 点から別の 1 点に直接的に押す力.

安静肢位 resting position：関節間の接触がもっとも小さく, 関節構成体の張力がもっとも小さい肢位.

安静時換気量 quiet ventilation：低負荷活動時における換気量.

安定した平衡状態 stable equilibrium：外乱刺激を受けても身体重心位置が維持・回復できる状態.

い

位置エネルギー potential energy：高さやバネの伸びに由来して物体に蓄積されるエネルギー.

1 回換気量 tidal volume：安静時呼吸において呼吸器系に出入りする空気の量.

一般的な運動 general motion：線形（直進, 並進）と回転を組み合わせた運動.

う

内がえし inversion：足底面が内側を向く運動.

運動エネルギー kinetic energy：動いている物体が持つ物理的なエネルギー.

運動面 cardinal planes：解剖学にて用いられる 3 つの基準となる面. 矢状面, 前額面, 水平面.

え

遠位 distal：体幹から遠い部位.

エンドフィール end-feel：関節を他動で動かしたときに最終域で検者が感じる抵抗感. 制限する構造や器官によって異なる.

お

横断面 transverse plane ☞ 水平面

か

回外 supination：手掌面が上方を向く前腕の回転運動.

外旋 lateral rotation：前方に向いた骨表面が中心から外側に向かって回転する運動.

外側 lateral：身体や物体の中心から離れた場所.

回転 rotation（rotary motion）：軸周りに回転する運動.

外転 abduction：前額面において中心から離れる動き.

回内 pronation：手掌面が下方を向く前腕の回転運動.

外反角 valgus angle：連結された 2 つの骨のうち遠位側が外側に傾斜している状態の角度.

外反股 coxa valga：大腿骨頸部と大腿骨軸の異常な角度増加. 頸体角の増加.

外反膝 genu valgum：前額面において大腿骨と脛骨のなす角度は 170°〜175° である. 170° 以下の場合, 外反膝とされる.

開放運動連鎖 open kinetic chain（OKC）：近位の部位が固定され遠位の部位が動く運動連鎖.

解剖学的肢位 anatomical position：身体部位および運動を説明するための基準となる姿勢. 直立位で正面を向き，足を閉じ上肢を体側にして手掌を正面に向けた姿勢.

カウンターニューテーション counternutation：仙骨の底部が後上方へ頂点部（尾椎）が前下方に動く運動.

踵離地 heel off：歩行周期において，遊脚期の前で踵が床から離れる時期を指す.

加速度 acceleration：単位時間当たりの速度が変化する割合.

可塑性 plasticity：力が取り除かれた後に，その力による変形を維持する能力.

カップルモーション coupled motion：同時に複数軸で生じる運動.

過度な前捻角 excessive anteversion：15°より明らかに大きい前捻角.

下方 inferior：物体や領域の下方.

加力（てこなどに） effort force：回転運動を発生させる方向にかかる力. 力点に働く力.

冠状面 coronal plane ☞ 前額面

慣性 inertia：線形（直進，並進）運動において運動方向や速度の変化に抵抗する力.

慣性モーメント moment of inertia：回転運動に抵抗する力.

関節運動過剰 hypermobile（joint）：関節の運動範囲が著明に増加した状態.

関節運動低下 hypomobile（joint）：関節の運動範囲が著明に減少した状態.

関節の遊び joint play：多くの関節で他動運動にてわずかに可動性を持つ. 副運動とも呼ばれる.

関節包内運動 arthrokinematic motion：関節外運動が起こる際に2つの関節面で生じる運動（転がり，滑り，軸回転など）. 通常は不随意.

き

起始 origin：筋の近位部の付着位置.

拮抗筋 antagonist：主動作筋と反対の動きを起こす筋.

キネシオロジー（身体運動学） kinesiology：動作や身体運動を扱う学問. 運動学.

機能的残気量 functional residual capacity：安静呼気の後に肺の中に残る空気の量. 予備呼気量と残気量の和.

Q角 Q-angle：上前腸骨棘と膝蓋骨の中点を結ぶ線と，膝蓋腱の長軸を結ぶ線がなす角度. 大腿四頭筋による牽引力の方向を臨床的に評価する角度.

強制呼吸 forced ventilation：安静時呼吸以上の速度や深さを呼吸筋群に課す呼吸様式.

共同筋 synergist：少なくとも2つ以上の筋から構成される筋群で，共同で運動を発生させる.

曲線運動 curved line（curvilinear）motion：曲線軌跡をとる運動.

近位 proximal：身体中心に近い部位.

く

屈曲 flexion：矢状面で2つの部位の角度が小さくなる運動.

クリープ creep：一定期間持続的な力がかかることによって生じる組織の変形.

け

脛骨捻転 tibial torsion：脛骨の長軸の遠位端が近位端と比較して20°〜30°内側に捻転していること.

頸体角 angle of inclination：大腿骨長軸と大腿骨頭軸のなす角度. 平均は約125°.

ケイデンス（歩行率） cadence：1分間の歩行における歩数.

蹴り出し期 push off phase：歩行立脚期における分類の1つ. 踵離地より開始し，足尖離地にて終了する. 前遊脚期ともいわれる.

肩甲上腕リズム scapulohumeral rhythm：肩関節挙上3°のうち，肩甲上腕関節が2°，肩甲骨上方回旋が1°の割合で動く.

腱固定 tenodesis ☞ テノデーシス

こ

後捻 retroversion：大腿骨前捻角が15°より有意に小さいこと.

後方 posterior：基準点よりも後ろ.

抗力 resistance force：回転抵抗として働く力.

後弯 kyphotic curve：後方に凸，前方に凹の形状をした脊柱曲線.

骨運動 osteokinematic movement：運動面における骨格系の運動.

骨盤後傾 posterior pelvic tilt：上前腸骨棘と恥骨結合が上方に動くことによる骨盤の回旋.

骨盤前傾 anterior pelvic tilt：上前腸骨棘と恥骨結合が下方移動することによる骨盤の回転.

さ

最大吸気量 inspiratory capacity：安静時の吸気量に予備吸気量を合わせた空気の量.

残気量 residual volume：強制呼気後に肺に残っている空気量.

し

自原抑制 autogenic inhibition：拮抗筋が刺激される一方で，主動作筋は抑制されること.

支持基底面 base of support（BOS）：身体および身体支持のための補助具が支持面と接触している点，およびそれによって作られる面.

矢状軸 sagittal axis：矢状面を向いた軸．前額面での回転運動は矢状軸で生じる.

矢状面 sagittal plane：前後方向に垂直に伸びた面．この面は身体を左右に二分する.

質量中心 center of mass（COM）：均衡のとれる部位．重心（COG）と同じ意味で用いられる.

自動運動 active movement：筋収縮によって生じる運動.

自動制限 active insufficiency：自動運動における可動最終域での筋張力の低下.

しまりの肢位 close-packed position：互いの関節面が最大限接触する位置.

尺屈 ulnar deviation：手関節の尺骨側への外転.

重心 center of gravity（COG）：均衡のとれる部位．質量中心（COM）と同じ意味で用いられる.

自由度 degrees of freedom：関節面において自由に動くことができる面の数.

重力線 line of gravity（LOG）：身体や身体セグメントに作用する重力の方向および大きさ.

主動作筋 agonist：特定の運動を生み出すために収縮する筋.

上方，上部 superior：基準点よりも上.

初期接地 initial contact：歩行周期において足部が地面に最初に接地する時期．踵接地とも呼ばれる.

深層 deep：表面から離れていること．深いようす.

伸展 extension：矢状面で2つの部位の角度が大きくなる運動.

す

垂直軸 vertical（longitudinal）axis：水平面での回転運動は垂直軸で生じる.

水平面（横断面） horizontal（transverse）plane：空間において水平方向に広がる平面で，物体を上下方向に分割する.

スクリューホームムーブメント screw-home mechanism：膝関節伸展時の最終域および完全伸展位から初期屈曲時に，脛骨と大腿骨の間で起こる回旋運動.

ステップ時間 step time：1歩（1ステップ）に要する時間.

ステップ長（歩幅） step length：歩行周期のステップ動作において，一側の踵からもう片方の踵までの距離.

ストライド時間 stride time：1歩行周期を完了するまでの時間.

ストライド長 stride length：左右のステップ長の合算距離．1歩行周期において，最初の接地点から同側下肢の次の接地点までの距離を計測.

せ

生体力学（バイオメカニクス） biomechanics：運動を力学的観点で説明する学問.

静的平衡 static equilibrium：物体にかかる力の合計が等しく反対向きであり，その物体が動かないこと.

前額軸 frontal axis：前額面に対する軸．矢状面での回転運動は前額軸にて生じる.

前額（冠状）面 frontal（coronal）plane：空間において左右に広がる平面．この平面は物体を前後に分割する.

線形運動（直線運動，並進運動） linear（rectilinear) motion：点から点へ直線的に動く運動.

浅層 superficial：表在性，表面に近い部分.

剪断力 shear forces：2つの物体の接触面が互いに反対方向に滑る際に生み出される力.

前捻角 femoral torsion：大腿骨頸部と大腿骨軸の捻転角度．頸部と大腿骨内側・外側上顆軸との位置関係.

全肺気量 total lung capacity (TLC)：肺が形状を保持できる最大の量．肺活量と残気量の合計.

前方 anterior：基準点よりも前.

前弯 lordotic curve：前方凸で後方凹となっている脊柱の弯曲.

そ

相反抑制 reciprocal inhibition：主動作筋が興奮する際に，同時に拮抗筋が抑制されること.

足角 foot angle：歩行時の進行方向と足部の長軸のなす角.

足尖離地 toe off：歩行周期において床から踵が離れた後，床からつま先が離れる時点.

足底接地 foot flat：歩行周期において足底全面が床に接地したとき.

速度 velocity：速さと運動の向きを表わす.

外がえし eversion：足底が中央線から外に向かう回転運動.

た

体軸骨格 axial skeleton：頭蓋，脊椎，胸郭，胸骨，仙骨，尾骨.

体肢骨格 appendicular skeleton：骨盤，肩甲骨および上下肢の骨.

対立動作 opposition：母指の指腹が他の指の指腹に向かう動作.

他動運動 passive movement：筋力ではなく外力由来で生じる運動.

他動的伸張制限 passive insufficiency：筋を最終位まで伸ばした際の被伸張性低下.

単脚支持期 single-limb support：歩行周期において単脚のみが地面と接している期間．遊脚期全体の対側での立脚期.

ち

力 force：押したり引いたりすることにより動きを生み出す，止める，変化させるもの.

張力 tension (distraction) forces：1点から別の1点に動かす力.

直線運動 ☞ 線形運動

て

停止 insertion：筋の遠位の付着部.

テノデーシス（腱固定）tenodesis：多関節にまたがっている筋が他動的に伸張され，またがっている関節が動くこと.

と

橈屈 radial deviation：手関節の橈骨側への外転.

同時収縮 cocontraction (stabilization)：主動作筋と拮抗筋の同時収縮.

頭側（頭方）cephalic (cranial)：頭に近づく方向.

動的平衡 dynamic equilibrium：一定の速度で動いている物体の平衡.

トルク torque：軸周りに回転させる力．モーメントアームと力の積.

トレンデレンブルグ徴候 Trendelenburg sign：単脚支持の際に非荷重側に骨盤が降下すること．荷重側の股関節外転筋の筋力低下が原因とされることが多い.

な

内旋 medial rotation：骨の前面が内側に向かって回転する運動.

内側 medial：身体もしくは構造が中心や内方に向かう側.

内転 adduction：前額面において中心に近づく動き.

内反角 varus angle：連結された2つの骨のうち遠位側が内側に傾斜している状態の角度.

内反股 coxa vara：大腿骨頸部と大腿骨軸の異常な角度減少．頸体角の減少.

内反膝 genu varum：前額面において大腿骨と脛骨のなす角度が180°以上の場合.

に

ニューテーション nutation：仙骨底が前下方に，尾骨が後上方に動くこと．

ね

捻転力 torsion：長軸周りに捻る方向に働く力．

は

バイオメカニクス ☞ 生体力学

肺活量 vital capacity：肺において，最大努力にて吸い込んで吐き出す空気の量．

把持 prehension：手指で物体を握ったり保持したりする能力．

ひ

尾側 caudal：ラテン語由来の用語で尾部を指す．人の場合，足部側を指す．

ふ

不安定な平衡状態 unstable equilibrium：外部からの力（外乱）が加わったときに重心位置を保持，回復することがむずかしい状態．

フォースカップル force couple：複数の筋が異なる方向から作用し，同じ回転トルクを発生させる力．

副運動（関節） accessory movement：ほとんどの関節で他動運動にてわずかに生じるもの．関節の遊びとも呼ばれる．

付着角 angle of insertion：腱と腱付着部の骨の長軸とのなす角度．

分回し circumduction：少なくとも2つの面で生じる円運動パターン．

へ

平衡状態 neutral equilibrium：重心は移動しているが，同一平面内にとどまっている状態．

閉鎖運動連鎖 closed kinetic chain（CKC）：遠位部が固定され近位部が動く関節運動．

ベクトル vector forces：大きさと方向によって規定される力の量．

変位 displacement：単一もしくは複数の力による位置の変化．

ほ

歩隔 step width：連続する2回の踵接地時の左右の踵中心間の距離．

歩行周期 gait cycle：歩行において立脚期と遊脚期の機能的単位からなる．

歩行速度 gait speed, walking speed：単位時間当たりの歩行距離．

歩幅 ☞ ステップ長

ま

曲げ bending：物体の長軸に対して直角に変形させる力．圧縮力は凹面を作り，張力は凸面を作る．

も

モーメントアーム moment arm：回転軸と力点間の垂直距離．

ゆ

遊脚期 swing phase：歩行周期において下肢が床から離れたときに開始となり，その下肢が前方に移動し床に接地したときに終了となる．

遊脚終期 late swing：歩行周期の遊脚期における分類の1つで，遊脚中期後から開始し初期接地（踵接地）に向かって減速する期間を指す．遊脚後期あるいは減速期とも呼ばれる．

遊脚初期 early swing phase：歩行周期における遊脚前期．遊脚期を3つに分けた中の1つで，足尖離地から下肢が股関節の下に位置するまで（遊脚中期まで）の期間．加速期とも呼ばれる．

遊脚中期 mid-swing phase：遊脚初期の加速期から遊脚後期の減速期へと移行する時期で，遊脚期で股関節の直下に下肢がきたときから開始される．

床反力 ground reaction force（GRF）：地面と接する物体が地面から受ける反力．

ゆるみの肢位 loose-packed position：しまりの肢位以外のすべての関節の位置．ゆるみの肢位では関節包内運動，骨運動のいずれも十分な関節の遊びがある．

よ

腰仙角 lumbosacral angle：第5腰椎と第1仙椎関節面と水平面で形成される角度.

腰椎骨盤リズム lumbopelvic rhythm：骨盤に対する腰椎の運動.

予備吸気量 inspiratory reserve volume：安静吸気後からさらに最大限吸気できる空気の量.

予備呼気量 expiratory reserve volume：安静呼気位からさらに強制的に吐くことができる量.

り

立脚期 stance phase：歩行周期において，初期接地から同側の足部が離地するまでの期間.

立脚初期（初期接地期，イニシャルコンタクト） initial contact phase：歩行周期の立脚期の分類の1つで，初期接地で始まり足底接地で終了となる．荷重を引き受ける期（荷重応答期）ともいわれる.

立脚中期 mid-stance phase：足底接地で開始され踵離地で終了する歩行周期中の立脚期の分類の1つ.

リバースアクション（逆作用） reversal action：通常は筋収縮により遠位の停止部が近位の起始部に近づく．逆作用とは，筋収縮により近位部が遠位部に近づく運動を指す.

リポジション reposition：解剖学的肢位に戻ること.

両脚支持期 double limb support：歩行周期において両下肢で同時に接地・支持している期間.

索 引

欧文索引

A

α運動ニューロン 69, 71
A band 54
abduction 8, 327
abductor pollicis brevis (APB) 212
abductor pollicis longus (APL) 194, 199
acceleration 328
accessory movement 331
actin 52
active insufficiency 65, 329
active length-tension curve 64
active movement 329
active protein 52
adduction 8, 330
adenosine triphosphate (ATP) 54
afferent sensory neuron 57
agonist 50, 329
anatomical position 328
angle of inclination 328
angle of insertion 331
antagonist 50, 328
anterior 4, 330
anterior cruciate ligament (ACL) 損傷 258
anterior inferior iliac spine (AIIS) 230, 269
anterior pelvic tilt 329

anterior superior iliac spine (ASIS) 230
appendicular skeleton 330
ardinal planes 327
arthrokinematic motion 328
autogenic inhibition 69, 329
axial skeleton 330
axon 57
A帯 53

B

base of support (BOS) 17, 329
bending 331
biomechanics 329
bowleg 252

C

C1 102
C2 102
cadence 328
carpal tunnel syndrome (CTS) 198
carpometacarpal (CM) 関節 200
carrying angle 181
caudal 4, 331
center of gravity (COG) 329
center of mass (COM) 16, 307, 329
central nervous system (CNS) 57
cephalic 4, 330

CE 角 234
circumduction 331
clawing hand 211
close kinetic chain (CKC) 14, 252, 262, 331
close-packed position 329
cocontraction 50, 330
collagen 62
compartment 204
compressive forces 327
concentric 54
contractile fiber 52
contradirectional lumbopelvic rhythm 239
COPD 127, 130
coronal plane 329
counternutation 109, 328
coupled motion 101, 328
coxa valga 327
coxa vara 330
cranial 4, 330
creep 328
critical length 63
cross-bridge 54
curved line motion 328
curvilinear motion 328

D

deep 6, 329

333

deep tendon reflex 70
degrees of freedom 329
delayed-onset muscle soreness
　(DOMS) 70
desmin 53
displacement 331
distal 4, 327
distal interphalangeal (DIP) 関節
　202, 288
　の関節可動域 203
distraction forces 330
double limb support 332
dynamic equilibrium 330

E

early swing phase 331
eccentric 54
efferent motor neuron 57
effort force 82, 328
elastin 62
end-feel 327
eversion 330
excessive anteversion 328
expiratory reserve volume 332
extension 8, 329
extensor digitorum longus (EDL) 292
extensor hallucis longus (EHL) 292
extensor pollicis brevis (EPB) 194
external limb force (ELF) 22
external moment arm (EMA) 23, 85
extrafusal muscle fiber 69

F

fatigue resistant 62
femoral torsion 330
flexion 8, 328
flexor digitorum profundus (FDP)
　199, 205
flexor digitorum superficialis (FDS)
　199, 205
flexor pollicis brevis (FPB) 212
foot angle 330
foot flat 330
foot slap 音 292
force 330
force couple 24, 331
forced ventilation 328
forward head posture 174
frontal axis 8, 329
frontal plane 8, 329
functional residual capacity 328

G

γ 運動ニューロン 70
gait cycle 331
gait speed 331
general motion 327
genu valgum 327
genu varum 330
glycosaminoglycan (GAG) 34
Golgi tendon organ (GTO) 68
ground reaction force (GRF) 80, 331

H

H zone 54
heel off 328
horizontal plane 8, 329
hypermobile (joint) 328
hypomobile (joint) 328
H 帯 52, 54

I

I band 54
impingement 204
inactivity 72
inertia 328
inferior 4, 328
initial contact 329
initial contact phase 332
insertion 59, 330
inspiratory capacity 329
inspiratory reserve volume 332
internal moment arm (IMA) 22, 85
internal muscle force (IMF) 22
interneuron 57
interphalangeal (IP) 関節 202, 288
intervertebral disc (IVD) 97
intrafusal muscle fiber 69
intrinsic minus position 211
intrinsic plus position 211
inversion 327
ipsidirectional lumbopelvic rhythm
　239
isokinetic exercise 55
isometric 54
isotonic 54
I 帯 54

J・K

joint play 328

kinematics 10
kinesiology 4, 328
kinetic energy 327
knock-knee 252
kyphotic curve 329

L

late swing 331
lateral 4, 327
lateral collateral ligament (LCL)
　179, 258
lateral rotation 8, 327
line of gravity (LOG) 17, 329
linear motion 329
longitudinal axis 329
loose-packed position 331
lordotic curve 330
low of parsimony 188
lumbopelvic rhythm 239, 332
lumbosacral angle 332

M

M band 54
mechanical advantage (MA) 84
medial 4, 330
medial collateral ligament (MCL)
　179, 258
medial rotation 8, 330
meniscectomy 34
metacarpophalangeal (MP) 関節 202
　の関節可動域 203
metatarsophalangeal (MTP) 関節
　288, 310
mid-stance phase 332
mid-swing phase 331
milking action 36
moment arm 22, 331
moment of inertia 328
motor end plate 54
motor neuron 57
motor unit 57
muscle spindle 68
muscle spindle reflex 70
myofilament 52
myosin 52
M 線 52, 54

N

neutral equilibrium 331
nutation 108, 330

O

open kinetic chain (OKC)　14, 252, 262, 328
opponens pollicis (OP)　212
opposition　330
origin　59, 328
osteokinematic movement　329

P

passive insufficiency　66, 330
passive movement　330
patellofemoral pain syndrome (PFS)　262
pennate structure　59
physiological crosssectional area (PCSA)　59
plasticity　328
plyometric exercise　64
posterior　4, 328
posterior cruciate ligament (PCL)　258
posterior inferior iliac spine (PIIS)　231
posterior pelvic tilt　329
posterior superior iliac spine (PSIS)　230
posterior tibial tendon dysfunction (PTTD)　295
postural muscle　62
potential energy　327
prehension　331
pronation　327
protraction　104
proximal　4, 328
proximal interphalangeal (PIP) 関節　202, 288
　の関節可動域　203
push off phase　328

Q

Q-angle　328
quiet ventilation　327
Q 角　205, 328

R

radial deviation　330

ray　287
reciprocal inhibition　69, 330
rectilinear motion　329
rehabilitative ultrasound imaging (RUI)　58
reposition　202, 332
residual volume　329
resistance force　82, 329
resting length　63
resting position　327
retraction　104
retroversion　156, 328
reversal action　9, 332
reversal of muscle action　248
rotary motion　327
rotation　327
round shoulder　174

S

sagittal axis　8, 329
sagittal plane　8, 329
sarcolemma　52
sarcomere　53
sarcopenia　71
sarcoplasm　52
scapular plane　155
scapulohumeral rhythm　328
screw-home mechanism　329
sensory neuron　57
shear forces　330
single-limb support　330
SITS　169
slumped posture　174
spinal interneuron　57
stabilization　330
stabilizer　50
stable equilibrium　327
stance phase　332
static equilibrium　329
step length　329
step time　329
step width　331
straight-leg raise (SLR)　273
stretch reflex　69
stride length　329
stride time　329
structural protein　53
superficial　4, 330
superior　4, 329

supination　327
swing phase　331
synergist　50, 328

T

tendinous iliotibial　243
tenodesis　66, 205, 330
tenodesis action　205
tension forces　330
tibial torsion　328
tidal volume　327
titin　53
TLC　122
toe off　330
toeing-in　233
torque　330
torsion　331
total lung capacity (TLC)　330
transverse carpal ligament (TCL)　196, 208
transverse plane　329
Trendelenburg sign　330

U

ulnar deviation　329
unstable equilibrium　331

V

valgus angle　327
varus angle　330
vastus medialis longus (VML)　269
vastus medialis oblique (VMO)　269
vector forces　331
velocity　330
vertical axis　8, 329
viscoelastic property　64
vital capacity　331

W

walking speed　331
Wolff の法則　38

Z

Z 線　52

和文索引

あ

アーチ　200, 290
アキレス腱　51, 294
アクチン　52
握力　215
遊び　10, 44, 328, 331
圧縮力　16, 22, 327
圧迫力　235
アデノシン三リン酸（ATP）　54
鞍関節　43
安静肢位　44, 327
安静時換気量　327
安静時呼吸　121, 124
暗帯　53
安定筋（群）　50, 116
安定した平衡状態　327

い

異常歩行　313
位置エネルギー　81, 327
1回換気量　121, 327
一般的な運動　12, 327
イニシャルコンタクト　332
咽頭口喉部　148
咽頭口部　148
インピンジメント　163, 204
インピンジメント症候群　172
陰部神経　321

う

烏口肩峰アーチ　161, 164
烏口肩峰靱帯　159, 161, 163
烏口鎖骨靱帯　157, 163
烏口上腕靱帯　159, 161, 163
烏口突起　155
烏口腕筋　171, 220
羽状筋　59, 61
羽状構造　59
内がえし　9, 282, 327
　, 踵骨　310
　, 足（関節）　11, 282
運動エネルギー　81, 327
運動学　3, 10, 328
運動終板　54, 57
運動制御　69
運動単位　57
　の動員　57

運動ニューロン　57, 67, 70
運動面　6, 327
運動連鎖　13
運搬角　181

え

腋窩神経　220, 221
腋窩嚢　163
腋窩ひだ　164
エネルギー　81
エラスチン　33, 62
遠位　4, 327
遠位脛腓関節　279, 281
遠位指節間関節　202
遠位趾節間関節　288
　の関節可動域　203
遠位手根列　194
遠位橈尺関節　178, 182, 184
遠位横アーチ　200
円回内筋　188, 206, 224
嚥下　134
円形状筋　61
遠心性運動ニューロン　57
遠心性収縮　54
円錐靱帯　158, 163
エンドフィール　43, 327
円背　174

お

横隔神経　125
横隔膜　122, 125, 148
横行線維　210
横手根靱帯（TCL）　196, 198, 208
黄色靱帯　100
横靱帯　102, 163
横走線維　212
横足根関節　280, 286, 300
　の運動　287
横断面　7, 329
横突間靱帯　101
横突起　96, 121, 144
横突棘筋（群）　113, 145
横突孔　95
凹凸の法則　241
凹凸パターン　45
横突肋骨窩　107
応力-歪み関係　19
オッカムの剃刀　188

オトガイ舌骨筋　139, 148

か

外果　279, 293
回外　9, 327
　, 足　282
　, 横足根関節　300
　, 距骨下関節　286, 297, 299
　, 踵骨内がえしを伴う　301
　, 前腕　11, 183, 185, 188
回外筋　188, 224
開口　137, 139
介在ニューロン　57, 67
回旋　101, 158
　, 骨盤　239
　, 鎖骨　157
　, 体幹と頸部　11
外旋　9, 42, 327
　, 肩　11
　, 脛骨　267
　, 肩甲上腕関節　163
　, 肩鎖関節　159
　, 股関節　238, 240
　, 膝関節　257, 265, 268
回旋筋（群）　145
　, 膝関節　270
外旋筋群, 股関節　247
回旋筋腱板　169
外側　4, 327
外側顆　233, 252, 261
外側回旋動脈　234
外側顎靱帯　136
外側顆上線　233
外側顆上稜　179
外側環軸関節　102
外側胸筋神経　220
外側楔状骨　280
外側広筋　51, 242, 266, 268, 324
外側膝蓋骨支帯線維　259
外側尺側側副靱帯　180
外側上顆　179, 206, 233, 252
外側神経束　220
外側靱帯　204
外側前腕皮神経　221
外側足底神経　322
外側側副靱帯（LCL）　35, 179, 258
外側縦アーチ　290
外側頭直筋　114, 146
外側半月板　255, 256, 261

外側翼突筋　135, 139, 147
外的モーメントアーム（EMA）　23, 85, 270
回転　327
外転　9, 42, 327
　, 足　282
　, 肩　11
　, 肩甲上腕関節　163
　, 股関節　11, 240
　, 趾節関節　289
　, 母指　203
回転運動　12, 81
外転筋群, 股関節　246
回転軸　7
回転力　22
回内　9, 327
　, 足　282
　, 横足根関節　300
　, 距骨下関節　286, 297, 299
　, 踵骨外がえしを伴う　299
　, 前腕　11, 183, 185, 188
外反角　179, 327
外反股　232, 327
外反膝　252, 265, 327
外反肘　182
外反母趾　280
外腹斜筋　51, 110, 114, 129, 146
外閉鎖筋　242, 247, 323
開放運動連鎖（OKC）　14, 252, 262, 328
解剖学的嗅ぎタバコ窩　194, 196
解剖学的滑車　86
解剖学的肢位　4, 328
解剖学的なあぶみ　292
解剖頸　155
海綿骨　37, 41
外力　15, 22
外肋間筋　126, 149
カウンターニューテーション　109, 328
下顎窩　134
下顎角　135
下顎下制　136
下顎挙上　136
下顎後退　137
下顎骨　134
下顎枝　135
下顎切痕　135
下顎前突　137
下顎体　135
下顎底　135
踵接地　273, 304
踵離地　304, 311, 328

顆間窩　252, 255
顆間切痕　252
下関節上腕靱帯　163
下関節突起　95, 96
顆間隆起　253
鍵つまみ　216
かぎ爪手　211
下気道　148
角運動　12
顎関節　133
顎関節関節包　136
顎関節機能障害　140
核鎖　70
顎舌骨筋　139, 148
核袋　70
顎二腹筋　139, 147
角変位　81
下後鋸筋　110, 127, 149
下後腸骨棘（PIIS）　231
下肢の筋　319
下肢のデルマトーム　320
下肢の末梢神経　320
荷重応答期　304
荷重受容期　304
顆状関節　43
顆上稜　178
下神経幹　220
下垂足　313, 314
下制　158
　, 下顎　136
　, 肩甲骨　162
　, 鎖骨　157
下制筋群, 肩甲胸郭関節　168
下前腸骨棘（AIIS）　230, 269
下双子筋　241, 247, 321
鵞足　266, 272
加速期　331
加速度　78, 79, 328
加速度の法則　78
可塑性　19, 328
片脚立位　247
下腿三頭筋　293
下腿の筋群　291
下腿の4つの筋群　293
肩の筋　220
滑液　35
滑液のミルキング作用　36
滑液包　36, 235, 257
滑車　86, 205, 280
滑車溝　179
滑車切痕　178
活性タンパク質　52
カップリングパターン　101

カップルモーション　101, 328
滑膜　41
滑膜性関節　38
下殿神経　321
可動関節　39
下頭斜筋　113, 147
過度な前捻　233
過度な前捻角　328
カフ　169
下方　4, 328
下方回旋
　, 肩甲骨　162
　, 肩鎖関節　158
下方回旋筋群, 肩甲胸郭関節　169
加力　82, 328
感覚経路　67
感覚支配領域　221, 222
　, 脛骨神経　322
感覚ニューロン　57, 67, 70
寛骨　230
寛骨臼　231
寛骨臼縁　231
寛骨臼横靱帯　234
寛骨臼窩　235
寛骨臼肢動脈　234
寛骨臼唇　235
環指　200
環軸関節　102
環状滑車　206, 208
冠状靱帯　255
冠状面　6, 329
慣性　76, 328
慣性の法則　76
慣性モーメント　76, 80, 328
関節運動　44
　, 肩関節複合体　167
　, 歩行　308
　の種類　11
関節運動過剰　44, 328
関節運動低下　44, 328
関節円板　134, 157, 195
関節窩　155
関節下結節　155
関節窩後方結節　134
関節可動域, 指　203
関節結節　134
関節上結節　155
関節唇　234
関節突起間関節　97
関節軟骨　34, 36
関節の遊び　10, 44, 328, 331
関節包　34, 135, 235
関節包外靱帯　35

関節包内運動　44, 328
　の凹凸パターン　45
関節包内靱帯　35
関節リウマチ　35
環椎　102
環椎後頭関節　102

き

機械的受容器　100
気管　148
気管支　148
起始　59, 143, 219, 319, 328
基節骨　202, 280
拮抗筋　50, 328
基底核　69
キネシオロジー　4, 328
キネマティクス　10
機能的コンパートメント　204
機能的残気量　122, 328
機能的肢位　214
逆作用　9, 332
逆説的な呼吸運動パターン　130
吸気筋　124
吸気補助筋　127
球状握り　215
求心性感覚ニューロン　57
求心性収縮　54
胸横筋　129, 149
胸郭　119
胸棘筋　113, 145
胸骨　120
頬骨　134, 155
胸骨角　120
胸骨剣状結合　120
胸骨甲状筋　139
胸骨上切痕　120
胸骨舌骨筋　139, 148
胸骨体　120
胸骨軟骨結合　121
胸骨柄　120, 155
胸骨柄結合　120
胸骨柄靱帯　121
胸最長筋　113, 145
胸鎖関節　120, 154, 156, 167
　の運動　157
胸鎖関節靱帯　157
胸鎖乳突筋　51, 114, 127, 147
強制吸気　127
強制吸気筋　127
強制呼気　128
強制呼吸　121, 328
共線力　20

胸腸肋筋　113, 145
胸椎　104, 120, 144
胸椎後弯　95
胸椎弯曲　104
共同筋　50, 140, 328
胸半棘筋　146
胸壁のコンプライアンス　129
胸腰筋膜　107
胸肋関節　121
棘下窩　155
棘下筋　51, 169, 170, 220
棘間靱帯　100
棘筋　145
棘上窩　155
棘上筋　169, 223
棘上筋腱　164
棘上靱帯　100, 232
曲線運動　10, 328
棘突起　95, 96
距骨　279
距骨外側結節　280
距骨下関節　280, 282, 285, 297
　中間位　286
　の運動　284
距骨頸　280
距骨頭　280
距舟関節　287
距舟靱帯　287
挙上　158
　, 下顎　136
　, 肩甲骨　162
　, 鎖骨　157
挙上筋群, 肩甲胸郭関節　168
距腿関節　278, 281
　の運動　285
筋　49
　の起始　143, 219, 319
　の神経支配　143, 219, 319
　の伸縮域　65
　の停止　143, 219, 319
　の動員　189
　の同時収縮　189
近位　4, 328
近位脛腓関節　253, 279, 281
近位指節間関節　202
　の関節可動域　203
近位趾節間関節　288
近位手根列　194
近位橈尺関節　178, 182
近位横アーチ　200
筋外膜　62
筋活性　54
筋間中隔　291

筋形質　52
筋原線維　52
筋収縮　54
筋周膜　62
筋節　53
筋線維　59
　の動員　188
筋線維束　52
筋線維タイプ　59
筋線維配列　59
筋線維膜　52
筋電図　58
筋内膜　62
筋肉減少症　71
筋パワー　82
筋皮神経　220, 221
筋フィラメント　52
筋紡錘　69
筋紡錘反射　70

く

区画　204, 207
屈曲　8, 42, 328
　, 肩　11
　, 肩甲上腕関節　163
　, 股関節　11, 237, 240
　, 趾節関節　288
　, 膝（関節）　11, 257, 262, 268
　, 体幹　11
　, 肘（関節）　11, 181
　, 母指　203
屈筋滑車　206
屈筋群
　, 股関節　242
　, 膝関節　270
屈筋腱鞘の滑車機構　205
屈筋支帯　196, 208
鞍関節　43
クリープ　19, 328
グリコサミノグリカン（GAG）　34
クロスブリッジ　54
クロスブリッジ理論　54

け

頸棘筋　113, 145
脛骨　253, 279
脛骨結節　253
脛骨神経　321, 322
脛骨粗面　253, 255
脛骨大腿関節　253, 255
脛骨捻転　279, 328

脛骨プラトー　253
頸最長筋　109, 113, 145
脛舟靱帯　281
脛踵靱帯　281
茎状突起　136
　の手掌面への傾斜　195
頸切痕　120
頸体角　156, 232, 328
頸長筋　114, 146
頸腸肋筋　113, 145
頸椎　102, 144
頸椎前弯　95
ケイデンス　307, 328
茎突下顎靱帯　136
茎突舌骨筋　139, 148
頸半棘筋　109, 146
頸板状筋　109, 147
脛腓関節　281
鶏歩　314
結合組織鞘　70
楔状骨　280
月状骨　194
月状面　234
結節間溝　157
蹴り出し　311
蹴り出し期　304, 328
腱　36
腱画　115
肩関節複合体　153, 167
肩甲下窩　155
肩甲下筋　169, 170, 223
肩甲下神経　220
肩甲胸郭関節　154, 159, 164, 167
　の筋群　168
肩甲挙筋　51, 109, 128, 168, 220
肩甲棘　155
肩甲骨　120, 155
　の運動　159
肩甲骨外側縁　155
肩甲骨肩峰　154
肩甲骨後方傾斜　159
肩甲骨上角　155
肩甲骨内側縁　155
肩甲骨面　155
肩甲骨面挙上　163
肩甲上神経　220
肩甲上腕関節　154, 161, 164, 167,
　169
　の運動　163
肩甲上腕リズム　166, 328
肩甲舌骨筋　139, 148
肩甲背神経　220
腱固定　66, 205, 330

肩鎖関節　154, 157, 167
　の運動　158
肩鎖靱帯　159, 163
腱鞘　36
剣状突起　120
腱上膜　36
減速期　304, 331
腱中心　122
肩峰　120, 155
肩峰下インピンジメント　163
肩峰下滑液包　164
肩峰下スペース　161, 163
腱膜　63

こ

交感神経幹神経節　144
後距腓靱帯　282
咬筋　51, 139, 147
口腔　148
後脛距靱帯　281
後脛骨筋　294, 313, 325
後脛骨筋腱　294
後脛骨筋腱機能不全（PTTD）　295
後根　144
交叉滑車　206
後斜角筋　114, 125, 146
後十字靱帯（PCL）　35, 254, 258, 261
後縦靱帯　99
甲状舌骨筋　139, 148
後上腕皮神経　221
後神経束　220
項靱帯　100
後仙腸靱帯　232
構造タンパク質　53
後足部　279
後退　158
　，下顎　137
　，胸鎖関節　157
　，肩甲骨　162
後退筋群，肩甲胸郭筋群　169
後大腿皮神経　321
巧緻つまみ　216
巧緻握り　215
喉頭　148
後頭下筋　147
後内側関節包　259
後捻　156, 233, 328
広背筋　51, 127, 168, 172, 220
後方　4, 328
後方傾斜，肩甲骨　159
硬膜　144
抗力　82, 329

口輪筋　61
後弯　94, 329
後弯姿勢　106
股関節　229
　の運動　237
　の筋　241, 320
股関節外旋筋群　247
股関節外転筋群　246
股関節屈曲位
　での膝関節屈曲　274
　での膝関節伸展　273
股関節屈曲可動域　239
股関節屈筋群　242
股関節伸筋群　245
股関節伸展位
　での膝関節屈曲　273
　での膝関節伸展　274
股関節内旋筋群　247
股関節内転筋群　243
呼気筋　124
小刻み歩行　316
呼吸　121
呼吸器官　148
呼吸筋　124
呼吸数　121
呼吸補助筋　124
骨運動　6, 329
骨格筋　51
骨格系　32
骨間筋　213
骨間靱帯　281
骨間膜　180
骨細胞　36
骨盤　230
　の運動（大腿骨に対する）　239
　の回旋　239
　の下降　240
　の後傾　109
　の前傾　109
骨盤回旋　309
骨盤傾斜　309
骨盤後傾　239, 240, 329
骨盤前傾　239, 240, 329
骨盤引き上げ歩行　315
骨膜　37
骨稜　157
コラーゲン　62
コラーゲン線維　33
ゴルジ腱器官（GTO）　68
転がり
　，尺骨　181
　，上腕骨頭　163, 166
　，橈骨　185

340 索引

転がり運動　44
コンパートメント　204, 207

さ

細気管支　148
載距突起　279, 280, 281
最大吸気量　122, 329
最長筋　145
細胞質基質　34
鎖骨　120, 155
　の運動　157
坐骨　231
鎖骨下筋　223
鎖骨下神経　220
鎖骨間靱帯　157
坐骨棘　231
坐骨結節　111, 272
坐骨神経　248, 321
坐骨大腿靱帯　236
作用・反作用の法則　79
サルコペニア　71
サルコメア　53
三角筋　51, 61, 169, 171, 220
三角筋下滑液包　161, 164
三角筋後部線維　171, 173
三角筋粗面　157
三角筋中部線維　171
三角骨　194
三角靱帯　281, 282
三角線維軟骨　184
残気量　122, 329
3軸性関節　43

し

軸回旋　45
　, 膝関節　265, 268
軸索　57, 68
軸索終末　68
軸椎　102
自原抑制　69, 329
指骨　200
仕事　81
仕事率　81
示指　200
支持基底面（BOS）　17, 307, 329
歯状突起　102
矢状軸　7, 8, 329
矢状面　6, 8, 329
指伸展機構　209, 210
姿勢保持筋　62

指節間関節　202
趾節間関節　288
指節骨　200
趾節骨　279, 280
指尖つまみ　216
支帯　63, 207
膝横靱帯　255
膝窩　253
膝蓋下滑液包　257
膝蓋下脂肪体　256, 257
膝蓋腱　253, 259
膝蓋骨　252, 254
　の外方偏位　265
　の軌道　264
膝蓋骨支帯　258
膝蓋骨中間点　266
膝蓋上滑液包　257
膝蓋靱帯　266
膝蓋大腿関節　252, 255
膝蓋大腿関節痛症候群（PFS）　262
膝窩筋　268, 273, 295, 323
膝窩筋腱　259
膝窩神経　253
膝窩動脈　253
膝関節　35, 251
　の筋　320
膝関節回旋筋群　270
膝関節筋　320
膝関節屈筋群　270
膝関節形成術　27
膝関節伸筋群　268
失調性歩行　316
質量　79
質量中心（COM）　16, 307, 329
自動運動　13, 329
自動制限　65, 329
自動的張力　64
自動的長さ-張力曲線　64
歯突起　102
指背腱膜　211
指腹つまみ　216
しまりの肢位　44, 329
シャーピー線維　36
斜角筋群　113, 125
尺側手根屈筋　199, 201, 206, 224
尺側手根伸筋　199, 200, 224
尺側側副靱帯　195, 197
斜索　180, 182
車軸関節　41
斜線維　210
尺屈　42, 197, 329
　, 手関節　199
尺骨　178

尺骨滑液鞘　198
尺骨滑車切痕　181
尺骨滑車稜　178
尺骨茎状突起　179, 180, 194
尺骨鉤状突起　178, 180
尺骨神経　220, 222
尺骨切痕　180
縦隔　148
収縮　54
収縮構造　52
収縮性線維　52
収縮性タンパク質　52
舟状骨　194, 280
舟状骨粗面　280
重心（COG）　16, 329
重心移動　307
収束状筋　61
自由度　9, 329
終末索　209
重力線（LOG）　17, 329
ジュール（J）　81
手外来筋（群）　205, 206, 225
手外来筋優位肢位　211
手関節　193
　の運動　196
　の尺屈　199
　の掌屈　199
　の橈屈　199
手関節屈筋群　199
手関節伸筋群　199
手根管　196
手根管症候群（CTS）　198
手根骨　202
手根中央関節　194, 195
手根中手関節　200, 202
手根中手靱帯　201
手指屈筋群　205
種子骨　291
手指伸筋群　207
手掌腱膜　206
樹状突起　68
主動作筋　50, 329
手内在筋（群）　212, 214, 225
手内在筋優位肢位　211
手内在筋劣位　211
小円筋　51, 169, 170, 223
上外側上腕皮神経　221
上顎骨　134
上関節窩　144
上関節上腕靱帯　161, 163
上関節突起　95, 96
上気道　148
小胸筋　127, 168, 223

掌屈，手関節　199
上下伸筋支帯　63
上後鋸筋　127
上項線　113
小後頭直筋　113, 147
上後鋸筋　149
上後腸骨棘（PSIS）　230
踵骨　279
踵骨骨棘　292
踵骨粗面　280
踵骨中間位　299
小坐骨切痕　231
小指　200
小指外転筋　225
小趾外転筋　298, 325
小指球筋　212
小指屈筋　213
小趾屈筋　298, 326
小指伸筋　200, 210, 225
小指対立筋　213, 226
硝子軟骨　36
上肢の筋　219
上肢の末梢神経　220
上神経幹　220
上前腸骨棘（ASIS）　111, 230
上双子筋　241, 247, 323
掌側骨間筋　61, 213, 226
掌側尺骨手根靱帯　197
掌側手根間靱帯　197
掌側手根中手靱帯　202
掌側中手靱帯　202
掌側橈骨手根靱帯　195, 197
掌側橈尺靱帯　183, 184
掌側板　204
小殿筋　241, 246, 323
小転子　233
上殿神経　321
小頭滑車溝　178
上頭斜筋　113, 147
小脳　69
踵腓靱帯　282
上部　329
上方　4, 329
上方回旋
　，肩甲骨　102, 170
　，肩鎖関節　158
上方回旋筋群，肩甲胸郭関節　169
小腰筋　243, 323
踵立方関節　287
小菱形筋　168, 223
小菱形骨　195
上腕筋　51, 186, 224
上腕骨　155, 178

上腕骨外側上顆炎　198
上腕骨滑車溝　179
上腕骨小頭　178
上腕三頭筋　224
上腕三頭筋外側頭　187
上腕三頭筋長頭　187
上腕三頭筋長頭腱　170
上腕三頭筋内側頭　187
上腕二頭筋　51, 61, 184, 188, 223
上腕二頭筋腱　163, 164
上腕二頭筋短頭　184
上腕二頭筋長頭　184
上腕二頭筋長頭腱　163, 170
初期接地　304, 310, 329
初期接地期　304, 332
趾列　287
歯列不正　140
伸筋群
　，股関節　245
　，膝関節　268
伸筋腱　210
伸筋支帯　196, 200, 207, 210
神経幹　220
神経系　67
神経支配　143, 219, 319
神経受容体　68
人工股関節置換術　249
人工膝関節置換術　275
深指屈筋（FDP）　199, 201, 206, 225
深層　4, 329
　，内在筋　297
深層筋（群）　213, 294
靱帯　35, 99, 135
靱帯結合　38
伸張反射　69
伸展　8, 42, 329
　，肩　11
　，肩甲上腕関節　163
　，股関節　11, 238, 240
　，趾節関節　289
　，膝（関節）　11, 257, 260, 262, 267
　，体幹　11
　，肘（関節）　11, 181
　，母指　203
深腓骨神経　322
深部腱反射　70
深部膝蓋下滑液包　258

す

錘外筋線維　69
髄核　97, 98

髄核分離　99
髄鞘　68
垂直軸　7, 8, 329
錘内筋線維　69
水平外転　163
水平内転　163
水平面　7, 8, 329
スクリューホームムーブメント　45, 266, 329
ステップ時間　307, 329
ステップ長　329
ストライド時間　307, 329
ストライド長　307, 329
スプリング靱帯　286, 291
スプリント動作　245
滑り　10
　，尺骨　181
　，上腕骨頭　163, 166
　，橈骨　185
滑り運動　44
スランプ姿勢　99, 116, 174

せ

静止長　63
生体力学　329
正中環軸関節　102
正中神経　220, 222
正中仙骨稜　231
静的平衡　76, 329
生理学的横断面積（PCSA）　59
脊髄　69
脊髄介在ニューロン　57
脊髄神経　144
脊髄神経後枝　144
脊髄神経根　144
脊髄神経節　144
脊髄神経前枝　144
脊柱　93
　の弯曲　94
脊柱起立筋（群）　113, 145
脊柱起立筋腱膜　110
脊椎すべり症　96
舌骨　134
舌骨下筋群　139, 148
舌骨上筋群　139, 147
背伸び歩行　315
線維　62
線維芽細胞　34
線維骨トンネル　207
線維性タンパク質　33
線維性連結　38
線維軟骨結合　38

線維輪 97, 98
前額軸 7, 8, 329
前額面 6, 8, 329
前鋸筋 109, 169, 170, 223
仙棘靱帯 101, 107, 231, 232
前距腓靱帯 279, 282
線形運動 10, 329
前脛距靱帯 281
前脛骨筋 51, 293, 312, 325
前脛骨筋腱 293
前脛腓靱帯 279
仙結節靱帯 101, 107, 231, 232
仙骨 107, 231
仙骨孔 231
仙骨翼 231
前根 144
浅指屈筋 (FDS) 199, 201, 205, 225
前斜角筋 114, 125, 146
前十字靱帯 (ACL) 35, 254, 258, 260
　の損傷 257, 258
前縦靱帯 99, 232
前仙腸靱帯 232
前仙尾靱帯 232
浅層 4, 330
　, 内在筋 296
浅層筋群 293
前足部 279
前大腿皮神経 321
剪断力 16, 330
仙腸関節 107, 231
仙腸靱帯 101, 107
全長 - 張力曲線 65
仙椎 107, 144
仙椎後弯 95
前頭筋 51
前頭直筋 114, 146
前突, 下顎 137
前捻角 233, 235, 330
全肺気量 (TLC) 122, 330
浅腓骨神経 322
仙尾骨靱帯 108
前方 4, 330
前方傾斜, 肩甲骨 159
前方突出 158
　, 胸鎖関節 157
　, 肩甲骨 162
前方突出筋群, 肩甲胸郭筋群 169
前遊脚期 328
前弯 94, 106, 243, 330
前腕回外 183, 185, 188
前腕回内 183, 185, 188
前腕の筋 223

そ

双顆関節 134
総指伸筋 199, 200, 210, 225
総指伸筋腱 209
相反抑制 69, 330
総腓骨神経 321, 322
僧帽筋 51, 110, 223
僧帽筋下部線維 168
僧帽筋上部線維 168
僧帽筋中部線維 168, 169
足角 307, 330
足関節 277
　の動き 282
　の筋 291, 324
足根骨 278
側索 209, 210
足尖離地 304, 330
足底 279
足底筋 272, 294, 325
足底筋膜 297
足底筋膜炎 292
足底腱膜 287, 291
足底骨間筋 298
足底接地 304, 310, 330
足底方形筋 298
速度 77, 330
側頭窩 134
側頭筋 51, 139, 147
側頭骨 134
足背 279
足部 277
　の動き 282
　の筋 291, 324
足部アーチ 290
側副靱帯 204
鼠径靱帯 231, 232
咀嚼 134
咀嚼筋群 147
粗線外側唇 270
粗大つまみ 216
粗大握り 215
側屈 101
　, 体幹と頸部 11
足根骨 279
足根中足関節 287
足根洞 279
外がえし 9, 281, 330
　, 足 282
　, 踵骨 310
　, 足関節 11

た

第 1 指 200
第 1 趾列 287
第 1 足根中足関節 310
第 1 中足趾節関節 310
第 1 頸椎 102
第 1 手根中手関節 202
第 1 層 298, 325
第 1 中足骨 280
第 1 のてこ 82
第 1 背側骨間筋 210
第 1 肋骨 120
大円筋 51, 173, 223
体幹安定化エクササイズ 117
体幹の筋 143
体幹のデルマトーム 145
大胸筋 51, 61, 127, 172, 221
大胸筋胸肋部 174
大胸筋鎖骨部 174
大後頭直筋 113, 147
第 5 指 200
第 5 趾列 288
第 5 中足骨粗面 280
大坐骨孔 231, 232
大坐骨切痕 231
第 3 指 200
第 3 趾列 288
第 3 層 298, 326
第 3 のてこ 83, 86
第 3 腓骨筋 291, 293, 325
体軸骨格 32, 330
体肢骨格 32, 330
対側方向腰椎骨盤リズム 239
大腿筋膜張筋 51, 63, 242, 246, 324
大腿骨 230, 231, 252
大腿骨頸部 233
大腿骨粗線 232
大腿骨頭 233
大腿骨頭窩 233
大腿骨頭靱帯 234
大腿骨捻転角 232
大腿三角 244
大腿四頭筋 266, 268
　のモーメントアーム 254
大腿四頭筋腱 259, 266, 269
大腿神経 244, 321
大腿直筋 51, 61, 242, 266, 268, 324
大腿二頭筋 51, 241, 245, 321
大腿二頭筋滑液包 258
大腿二頭筋短頭 270
大腿二頭筋長頭 270
大腿方形筋 241, 247, 324

タイチン　53
大殿筋　63, 110, 241, 311, 323
大殿筋歩行　314
大転子　232
大内転筋　51, 243, 320
第2指　200
第2趾列　287
第2〜第4CM関節の運動　201
第2頸椎　102
第2層　298, 326
第2中足骨　280
第2のてこ　83
大脳皮質　69
タイプⅠ線維　33, 59
タイプⅡ線維　33
タイプⅡA線維　59
タイプⅡX線維　59
大腰筋　110, 115, 242, 323
第4指　200
第4趾列　288
第4層　298, 326
対立　201
　，母指　203
対立動作　330
大菱形筋　168, 223
大菱形骨　195
多羽状筋　59, 61
楕円関節　41
多関節筋　241
縦アーチ　200
他動運動　13, 330
他動制限　66
他動的伸張制限　330
他動的の張力　63
多腹筋　59
樽状胸郭　130
多裂筋　113, 145
短回旋筋　113, 145
単脚支持期　305, 330
端座位　18
単軸性関節　40
短趾屈筋　298, 325
短趾伸筋　296, 325
短掌筋　226
短小指屈筋　226
短足底靱帯　287
短橈側手根伸筋　199, 200, 224
短橈側手根伸筋溝　195
短内転筋　242, 320
短腓骨筋　51, 293, 295, 324
短母指外転筋（APB）　212, 225
短母指屈筋（FPB）　212, 226
短母趾屈筋　298, 326

短母指伸筋（EPB）　194, 196, 208, 225
短母趾伸筋　296
短肋骨挙筋　128, 149

ち

力　14, 79, 330
力-速度曲線　67
恥骨　231
恥骨筋　51, 242, 246, 323
恥骨結合　111, 231
恥骨結節　231
恥骨上枝　231
恥骨大腿靱帯　236
恥骨稜　231
遅発性筋痛（DOMS）　70
緻密骨　37, 41
中央索　209, 210
中間位　286, 299
中間楔状骨　280
中間広筋　266, 268, 324
肘関節　177
　の運動　181
肘関節屈筋群　184
中関節上腕靱帯　161, 163
肘関節伸筋群　187
肘筋　188, 223
中指　200
中斜角筋　114, 125, 146
中手骨　200, 202
中手骨間靱帯　197
中手指節関節　202
　の関節可動域　203
中手靱帯　201
中神経幹　220
中枢神経系（CNS）　57
中節骨　202, 280
中足間関節　288
中足骨　279, 280
中足趾節関節　288
中足部　279
中殿筋　51, 241, 246, 323
肘頭　180
肘頭窩　178
肘頭突起　178
虫様筋　206, 213, 226, 298, 326
長回旋筋　113, 145
蝶下顎靱帯　136
蝶形骨　134
腸脛靱帯　51, 63, 243, 253, 258
腸脛靱帯症候群　264
腸骨　230

腸骨窩　231
腸骨筋　323
腸骨結節　231
腸骨大腿靱帯　235, 236
腸骨稜　111, 231
長趾屈筋　293, 294, 325
長趾屈筋腱　294
長趾伸筋（EDL）　292, 312, 324
長掌筋　199, 201, 206, 225
長足底靱帯　287
長短腓骨筋　313
長橈側手根伸筋　199, 200, 224
長内転筋　242, 320
蝶番関節　40
長腓骨筋　51, 293, 295, 325
長腓骨筋腱　293
長母指外転筋（APL）　194, 196, 199, 208, 225
長母指屈筋　199, 205, 206, 208, 225
長母趾屈筋　294, 325
長母趾屈筋腱　294
長母指伸筋　196, 200, 208, 225
長母趾伸筋（EHL）　292, 312, 324
長母指伸筋溝　195
腸腰筋　51, 115, 242, 323
腸腰靱帯　101, 232
張力　16, 330
腸肋筋　145
長肋骨挙筋　128, 149
直線運動　10, 329

つ

椎間円板　121
椎間関節　95, 97
椎間板（IVD）　97
椎間板ヘルニア　99
椎弓　94, 96
椎弓根　94
椎弓板　95, 96
椎孔　94, 96
椎骨　94, 144
椎骨動脈　144
椎体　94, 96, 121
椎体終板　98
対麻痺患者の立位保持　236
つまみ　216

て

底屈
　，足　282
　，距腿関節　285

底屈筋群　295
停止　59, 143, 219, 319, 330
釘植　38
底側骨間筋　326
底側踵舟靱帯　286
てこ　82
てこの原理　82
デスミン　53
テニス肘　14, 198
手のアーチ　200
手の（機能的）肢位　211, 214
テノデーシス　66, 205, 330
テノデーシス・アクション　205
デルマトーム　145, 320
殿筋粗面　233
殿溝　247
転子間線　233
転子間稜　233

と

頭位前方位　139, 140
動員，運動単位の　57
頭棘筋　145
橈屈　42, 197, 330
　，手関節　199
橈骨　178
橈骨窩　178, 180
橈骨茎状突起　180, 194
橈骨月状靱帯　195, 197
橈骨舟状骨月状靱帯　195, 197
橈骨舟状骨有頭靱帯　195, 197
橈骨手根関節　194
橈骨神経　220, 221
橈骨神経溝　178
橈骨切痕　180
橈骨粗面　178, 180
橈骨頭　178, 180
頭最長筋　109, 113, 145
同時収縮　50, 330
橈尺関節　178, 182
橈尺関節円板　184
橈尺靱帯　184
等尺性収縮　54
豆状骨　194
頭側　4, 330
橈側滑液鞘　198
橈側手根関節　195
橈側手根屈筋　198, 199, 201, 206,
　224
等速性運動　55
橈側側副靱帯　197
同側方向腰椎骨盤リズム　239

頭長筋　114, 146
等張性収縮　54
頭直筋　114
疼痛逃避性歩行　315
動的安定性機構　169
動的平衡　77, 330
頭半棘筋　109, 113, 128, 146
頭板状筋　51, 109, 147
頭部前方突出位　174
頭方　4, 330
動揺歩行　315
トォイン　233
突進現象　316
トルク　22, 79, 330
トレンデレンブルグ徴候　315, 330
トレンデレンブルグ歩行　248, 315
トロポニン　52
トロポミオシン　52

な

内果　279, 293
内在筋
　，足　296, 325
　，足底　298
内旋　9, 42, 330
　，肩　11
　，脛骨　267
　，肩甲上腕関節　163
　，肩鎖関節　159
　，股関節　238, 240
　，膝関節　257, 265, 268
内側　4, 330
内側顆　233, 252, 261
内側回旋動脈　234
内側顆上線　233
内側顆上稜　179
内側胸筋神経　220
内側楔状骨　280
内側結節　280
内側広筋　51, 242, 266, 268, 324
内側広筋斜走線維（VMO）　269
内側広筋縦走線維（VML）　269
内側膝蓋骨支帯線維　259
内側上顆　179, 206, 252
内側上腕皮神経　222
内側神経束　220
内側靱帯　204
内側前腕皮神経　222
内側足底神経　322
内側側副靱帯（MCL）　35, 179, 258
　の損傷　181
内側縦アーチ　290, 313

内側半月板　255, 257, 261
内側翼突筋　139, 147
内的な筋力（IMF）　22
内的モーメントアーム（IMA）　22, 85
内転　9, 42, 330
　，足　282
　，肩　11
　，肩甲上腕関節　163
　，股関節　11, 240
　，趾節関節　289
　，母指　203
内転筋群，股関節　243
内転筋結節　253
内反角　180, 330
内反股　232, 330
内反膝　252, 330
内反肘　182
内腹斜筋　110, 114, 129, 146
内閉鎖筋　241, 247, 323
内力　15
内肋間筋　126, 129, 149
長さ‐張力曲線　64
軟骨　34, 36
軟骨間靱帯　121
軟骨結合　38
軟骨細胞　34
軟骨性連結　38

に

2関節筋　243, 245, 272
握り　215
2軸性関節　41
ニューテーション　108, 330
ニュートン（N）　79
ニュートン・メートル（Nm）　81
ニュートンの運動法則　76
　，第1法則　76
　，第2法則　78
　，第3法則　79

ね・の

捻れ　16
粘弾性　64
捻転力　16, 331

脳幹　69

は

把握　214
肺　148

バイオメカニクス　3, 329
背臥位　18
肺活量　122, 331
肺気量　121
肺気量分画　121
背屈
　, 足　282
　, 距腿関節　285
　, 手関節　199
背側結節　194, 195
背側腱膜　209
背側骨間筋　213, 226, 298, 326
背側指神経　221
背側橈骨手根靱帯　195, 197, 202
背側橈尺靱帯　183, 184, 202
肺胞　148
廃用　72
白線　115
バケツハンドルの動き　124
把持　331
発火　57
発火頻度　57
薄筋　51, 242, 272, 323
薄筋滑液包　258
薄筋腱　266
ハバース管　37
ハムストリング　245, 272, 274, 311
パワー　81
半羽状筋　59, 61
半棘筋　145
半月膝蓋腱　255
半月板　255
　の動き　257
　の機能　256
半月板切除　34
半腱様筋　51, 241, 245, 270, 324
半腱様筋滑液包　258
半腱様筋腱　266
反射　70
反張膝　262, 264, 314
半膜様筋　241, 245, 259, 270, 324

ひ

鼻咽頭　148
皮下膝蓋下滑液包　257
皮下膝蓋前滑液包　257
鼻腔　148
腓骨　253, 279
尾骨　231
腓骨筋外側頭　294
腓骨筋内側頭　294
腓骨頭　272, 279

非軸性関節　43
肘の筋　223
非収縮構造　52
非収縮性線維　53
尾側　4, 331
引っぱり筋の反作用　248
ヒップハイク　113
腓腹筋　51, 259, 293, 325
腓腹筋外側頭　272
腓腹筋滑液包　258
腓腹筋内側頭　272
腓腹神経　322
非紡錘状筋　61
被膜下洞　70
ヒラメ筋　51, 293, 325
疲労耐性　62

ふ

不安定な平衡状態　331
フォースカップル　24, 26, 243, 246, 331
フォルクマン管　37
不活動　72
復位　202
副運動　10, 328, 331
腹横筋　110, 115, 129, 146
伏在神経　321
腹斜筋　114
腹直筋　51, 114, 129, 146
付着角　23, 331
フットスラップ　313, 314
不動結合　39
プライオメトリック運動　64
プロトラクション　104
分回し　163, 331
　, 指　202
分回し歩行　315

へ

閉口　137, 139
平衡状態　18, 331
閉鎖運動連鎖（CKC）　14, 214, 252, 262, 331
閉鎖孔　230
閉鎖神経　321
閉鎖神経皮枝　321
並進運動　10, 329
平面関節　43
ベクトル　331
　の力　19
ベクトル合成　20

ベクトル分解　21
変位　14, 331
変形性膝関節症　257
扁平足　291

ほ

方形回内筋　188, 206, 224
方形靱帯　182
縫合　38
縫工筋　51, 61, 242, 266, 272, 324
縫工筋腱　266
方向を表わす用語　4
紡錘状筋　59, 61
放線状肋骨頭靱帯　107
ボール＆ソケット関節　43
歩隔　307, 331
歩行　303
　の関節運動学　308
歩行時の筋活動　311
歩行周期　12, 278, 304, 331
歩行速度　307, 331
歩行率　307, 328
母指　200
母趾外転筋　298, 325
母指球筋　212
母指伸筋群　208
母指対立筋（OP）　212, 226
母指内転筋　226
母趾内転筋（群）　213, 298, 326
ほぞ穴　281
骨　36
歩幅　329
ポンプハンドルの動き　124

ま

曲げ　16, 331
末梢神経
　, 下肢　320
　, 上肢　220
末節骨　202, 280
マトリックス　36
慢性閉塞性肺疾患（COPD）　127, 130

み・む

ミオシン　52

むち打ち　77

め

明帯　54
メカノレセプター　100

も

モーメントアーム　22, 65, 83, 270, 331
　，大腿四頭筋　254

ゆ

遊脚期　278, 304, 331
　，後期　304, 331
　，終期　304, 312, 331
　，初期　304, 311, 331
　，中期　304, 312, 331
有鉤骨　195
有頭骨　195
床反力（GRF）　80, 331
指の円運動　202
ゆるみの肢位　44, 331

よ

腰神経叢　321
腰仙角　106, 332
腰腸肋筋　113, 145
腰椎　106
腰椎骨盤リズム　239, 332
腰椎前弯　95, 106, 243
腰方形筋　110, 114, 128, 147

翼状肩甲　174
翼状靱帯　102
横アーチ　200, 290
予備吸気量　122, 332
予備呼気量　122, 332

り

離開　16
力学的優位性（MA）　84, 87
梨状筋　241, 246, 247, 323
梨状筋症候群　248
リスター結節　194
リスフラン関節　310
立位　18
立脚期　278, 304, 332
　，終期　304
　，初期　304, 332
　，中期　304, 311, 332
立方骨　280
リトラクション　104
リバースアクション　9, 59, 127, 168, 332
リバース型人工肩関節置換術　86
リハビリテーション用の超音波イメージング（RUI）　58
リポジション　202, 332
両脚支持期　305, 332
菱形筋　109, 168, 170
菱形靱帯　157, 163
臨界長　63
輪状靱帯　179, 182

れ

連結橋　54
連結橋理論　54

ろ

肋横突関節　106, 121
肋横突関節靱帯　107
肋鎖靱帯　157
肋椎関節　106, 121
肋軟骨　120
肋軟骨結合　120, 121
肋下筋　126, 149
肋間筋群　126
肋間神経　126
肋骨　106, 120
肋骨窩　107, 120
肋骨角　120
肋骨挙筋　127, 149
肋骨溝　107

わ

鷲手　211
ワット（W）　81
弯曲　94, 104
腕尺関節　178
腕神経叢　220
腕橈関節　178
腕橈骨筋　51, 186, 224

運動学とバイオメカニクスの基礎

2019 年 9 月 30 日　　発行	著　者 Vickie Samuels
	監訳者 黒澤和生，赤坂清和，河西理恵
	発行者 小立鉦彦
	発行所 株式会社 南 江 堂
	〒113-8410 東京都文京区本郷三丁目 42 番 6 号
	☎ (出版) 03-3811-7236 (営業) 03-3811-7239
	ホームページ https://www.nankodo.co.jp/
	印刷・製本 小宮山印刷工業

Foundation in Kinesiology and Biomechanics
ⓒ Nankodo Co., Ltd., 2019

定価は表紙に表示してあります.
落丁・乱丁の場合はお取り替えいたします.
ご意見・お問い合わせはホームページまでお寄せください.

Printed and Bound in Japan
ISBN 978-4-524-24692-2

本書の無断複写を禁じます.

JCOPY〈出版者著作権管理機構　委託出版物〉

本書の無断複写は，著作権法上での例外を除き，禁じられています．複写される場合は，そのつど事前に，出版者著作権管理機構 (TEL 03-5244-5088, FAX 03-5244-5089, e-mail: info@jcopy.or.jp) の許諾を得てください.

本書をスキャン，デジタルデータ化するなどの複製を無許諾で行う行為は，著作権法上での限られた例外（「私的使用のための複製」など）を除き禁じられています．大学，病院，企業などにおいて，内部的に業務上使用する目的で上記の行為を行うことは私的使用には該当せず違法です．また私的使用のためであっても，代行業者等の第三者に依頼して上記の行為を行うことは違法です.